Approaches to Chronic Kidney Disease

A Guide for Primary Care Providers and Non-Nephrologists

慢性肾病治疗学

基层医疗机构与非肾病专家指南

原著 [美] Jerry McCauley [美] Seyed Mehrdad Hamrahian
　　 [美] Omar H. Maarouf
主审 吴 歌
主译 赵瑛瑛 高 丹 李冠华 程静茹 郝雅鑫

中国科学技术出版社
·北 京·

图书在版编目（CIP）数据

慢性肾病治疗学：基层医疗机构与非肾病专家指南 / (美) 杰里·麦考利 (Jerry McCauley) 等原著；赵瑛瑛等主译 . -- 北京：中国科学技术出版社，2025. 4. ISBN 978-7-5236-1242-2

Ⅰ . R692.05-62

中国国家版本馆 CIP 数据核字第 2025Y9H431 号

著作权合同登记号：01-2024-1782

First published in English under the title

Approaches to Chronic Kidney Disease: A Guide for Primary Care Providers and Non-Nephrologists

edited by Jerry McCauley, Seyed Mehrdad Hamrahian, Omar H. Maarouf

策划编辑	靳 婷 延 锦
责任编辑	方金林
装帧设计	佳木水轩
责任印制	徐 飞

出　　版	中国科学技术出版社
发　　行	中国科学技术出版社有限公司
地　　址	北京市海淀区中关村南大街 16 号
邮　　编	100081
发行电话	010-62173865
传　　真	010-62179148
网　　址	http://www.cspbooks.com.cn

开　　本	889mm×1194mm　1/16
字　　数	446 千字
印　　张	16.5
版　　次	2025 年 4 月第 1 版
印　　次	2025 年 4 月第 1 次印刷
印　　刷	北京博海升彩色印刷有限公司
书　　号	ISBN 978-7-5236-1242-2/R·3428
定　　价	328.00 元

（凡购买本社图书，如有缺页、倒页、脱页者，本社销售中心负责调换）

译者名单

主　审	吴　歌	郑州大学第一附属医院
主　译	赵瑛瑛	郑州大学第二附属医院
	高　丹	郑州大学第一附属医院
	李冠华	郑州大学第一附属医院
	程静茹	郑州大学第一附属医院
	郝雅鑫	郑州大学第一附属医院
副主译	田瑞杰	郑州大学第一附属医院
	李梦迪	郑州大学第一附属医院
	郭澄奕	郑州大学第一附属医院
译　者	（以姓氏汉语拼音为序）	
	刘晓静	郑州大学第一附属医院
	刘芷萁	郑州大学第一附属医院
	田　雨	郑州大学第一附属医院
	王莉飞	郑州大学第二附属医院
	吴靓宁	郑州大学第一附属医院
	谢静涵	郑州大学第二附属医院
	星文彦	郑州大学第一附属医院
	尹苗雨	郑州大学第一附属医院
	周　静	郑州大学第一附属医院

内容提要

　　本书引进自 Springer 出版社，由美国肾病学家 Jerry McCauley、Seyed Mehrdad Hamrahian 和 Omar H. Maarouf 联袂撰写，是一部专注于慢性肾病治疗相关内容的实用著作。全书共 24 章，对慢性肾病这一世界性重大公共卫生问题的新进展进行了全面综述。本书内容实用、阐释简明，对非肾病学专业的临床医生，尤其是在资源有限、服务不足的农村地区治疗慢性肾衰竭患者的临床医生具有较高参考价值。

主审简介

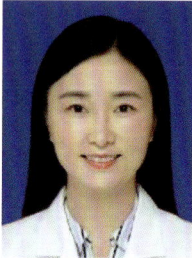

吴 歌

主任医师，教授，硕士研究生导师。河南省康复医学会肾脏病康复分会副主任委员，河南省医院协会血液净化管理专委会委员，中国中药协会肾病中药发展研究专业委员会委员。20 年来一直工作于临床、教学、科研一线，在临床工作中不断学习、实践、总结，具有坚实的专业基础理论和专业技术知识，主要研究方向为慢性肾病的防治，熟练掌握肾内科常见病及多发病诊治，尤其擅长急慢性肾小球肾炎、IgA 肾病、肾病综合征、高血压肾损害、糖尿病肾病、乙肝病毒相关性肾炎、狼疮性肾炎、间质性肾炎及各种急慢性肾衰竭的诊断和治疗；熟练掌握肾穿刺活检及腹膜透析技术，可进行颈内静脉、股静脉置管等多项操作，对疑难病、少见病也有很高的诊治水平，达到国内先进水平。主持省厅、省部级项目 8 项；参与国家自然科学基金项目 2 项。参编著作 3 部，发表学术论文 40 余篇，其中 SCI 收录期刊、国内核心期刊论文 30 余篇。

主译简介

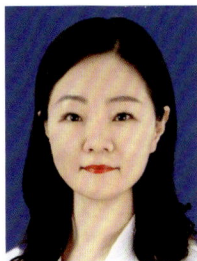

赵瑛瑛

主任医师，硕士研究生导师，郑州大学第二附属医院肾病风湿免疫科主任。河南省医学重点（培育）学科带头人。中国医师协会肾脏内科医师分会委员，中国康复医学会肾脏病康复分会委员，河南省康复医学会肾脏病康复分会主任委员，河南省医学会肾脏病学分会副主任委员，河南省医学会肾脏病理学分会常务委员，河南省医师协会肾脏内科医师分会常务委员，河南省研究型医院学会肾脏病学专委会常务委员，河南省研究型医院学会危重肾脏病专委会副主任委员，河南省医学会风湿病分会委员。郑州市医学会风湿病学专委会常务委员，河南省郑州市慢性病鉴定专家组成员。20 余年来致力于肾小球肾炎、肾病综合征、急慢性肾衰竭的诊断及治疗，并对危重症肾小球疾病、重症狼疮性肾炎、系统性血管炎、妊娠与肾病的诊治有着丰富的临床经验，熟练掌握腹膜透析相关医疗技术，开展了自动化腹膜透析、腹膜透析相关管路并发症治疗。从 1997 年 9 月至今，先后承担本科班五年制和七年制临床、预防、检验、口腔专业内科学泌尿系统大班及 PBL 理论及循证医学授课。主持承担省级科研项目 10 余项。获河南省医学科学技术进步奖二等奖 1 项，发明专利 1 项；参编著作 2 部，荣获郑州大学及郑州大学第二附属医院"三育人"先进个人。发表核心期刊论文 40 余篇，并在国家级核心期刊发表"PBL、EBM 及案例分析在肾内科临床教学中的应用"等教学文章。

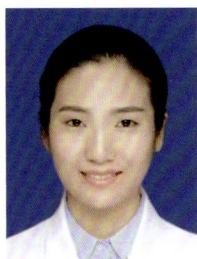

高 丹

博士，副主任医师，硕士研究生导师。美国范德堡大学联合培养博士，河南省研究型医院学会肾脏病学专委会常务委员、单克隆免疫球蛋白血症相关疾病专委会常务委员。擅长中西医结合诊治肾脏内科的常见病和多发病，如 IgA 肾病、肾病综合征、肾炎综合征、狼疮性肾炎、糖尿病肾病、高血压肾损伤，以及各种原发性肾小球肾炎、继发性肾小球肾炎，对各种急慢性肾衰竭、肾脏危重急症也积累了很多临床经验。主持完成国家自然科学基金项目 1 项，河南省医学科技攻关计划项目 1 项，河南省教育厅重点项目 1 项；参与多项国家级和省厅级科研项目。获河南省科技进步奖 3 项，河南省教育厅科技成果奖一等奖 1 项，河南省医学科学技术进步奖一等奖 2 项。多次获得医院"先进个人""三育人"等荣誉称号。参编留学生教材 1 部，发表专业论文 20 余篇。

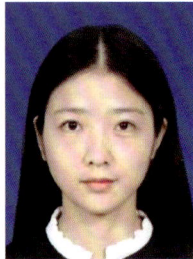

李冠华

中共党员，博士，主治医师，硕士研究生导师。河南省康复医学会肾脏病康复分会青年委员。主持国家自然科学基金青年基金项目 1 项，省部级课题 1 项；参与国家自然科学基金面上项目数项。发表论文 10 余篇。

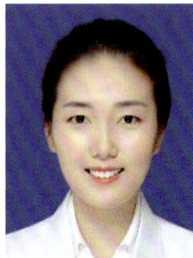

程静茹

博士，副主任医师，硕士研究生导师。毕业于南方医科大学，进修于北京大学第一医院，致力于临床医学及教学科研工作第一线，擅长各类原发性肾病、继发性肾病及其他各类肾病的慢病管理，熟悉肾脏病理阅片，掌握 B 超引导下肾脏穿刺活检术、透析导管置入术。主持国家自然科学基金青年基金项目 1 项（项目批准号：81703952），河南省自然科学基金面上项目 1 项。获 2022 年度河南省教育厅科技成果奖一等奖。获专利 4 个。发表与合作发表 SCI 收录论文 20 余篇，其中一作 2 篇（IF 4.135、IF 3.295），共同一作 2 篇（IF 6.656、IF 3.991）；中文核心期刊论文 10 余篇。

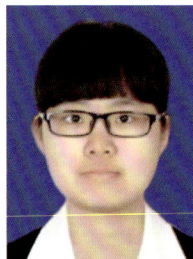

郝雅鑫

主治医师。毕业于南京大学八年制临床医学专业，从事肾脏内科临床及教学工作，熟练掌握各种原发性及继发性肾病（如膜性肾病、IgA 肾病、狼疮性肾炎、血管炎等）诊治。

译者前言

　　慢性肾病已成为危害人类健康的全球性重要公共卫生问题。我国人群慢性肾病（CKD）的患病率为 10.8%，患者人数超 1.3 亿；但与发达国家不同，我国 CKD 早期阶段（即 CKD 1～2 期）的患者比例高达 84.3%。鉴于我国患者基数庞大，并且 CKD 发病过程隐匿，对 CKD 早期筛查与识别的需求更为迫切。*Approaches to Chronic Kidney Disease: A Guide for Primary Care Providers and Non-Nephrologists* 一书由 Jerry McCauley 等编写，对常见的继发性肾病、慢性肾病的病因、危险因素、并发症及治疗进行了系统的描述，每种疾病独立成章，按照流行病学、临床表现、激发因素、治疗方法等描述，逻辑性强，能让读者迅速掌握疾病特点，识别慢性肾病，并为读者认识疾病提供了全面而深入的视角。

　　为了更好地服务广大的临床医生，尤其是非肾病专业医生，我们组织国内同行翻译本书，以期早期识别、干预慢性肾病，减轻治疗负担。科学技术日新月异，书中翻译可能遗有不完善之处，恳请各位同道不吝指正。

赵瑛瑛　高　丹　李冠华　程静茹　郝雅鑫

原书前言

　　慢性肾病是世界性的重大公共卫生问题，仅在美国就有近1/7的成人患有慢性肾病。慢性肾病可累及多个系统，会导致包括心血管疾病在内的多种并发症。因此，慢性肾病患者的年死亡率是非慢性肾病患者的2倍。用于治疗慢性肾病患者（包括进展到需要透析或肾移植的终末期肾病患者）的费用高达数十亿美元，给医疗保健系统造成了巨大的经济负担。

　　早期干预和转诊到肾内科不仅能改善患者的生活质量，还能延缓向终末期肾病的发展或推迟临床并发症的发生，如心血管疾病和死亡。初级医疗保健提供者对基本慢性肾衰竭临床指南的了解、预测疾病进展的能力和准确的转诊时机可以增加肾移植的可能性，并改善转向肾脏替代治疗的过渡，包括开始使用永久性血管通路，而不是隧道式透析导管进行血液透析（如果选择放弃腹膜透析），从而减少相关的医疗费用。

　　本书对这一领域的最新进展进行了全面的综述。对于非肾病专业的临床医生，尤其是对于在资源有限、服务不足的乡村地区治疗慢性肾衰竭患者的医生来说，本书将成为他们的宝贵资源。本书介绍了该疾病的流行病学和危险因素，还讨论了慢性肾衰竭的并发症，以及如何为不可避免的肾脏替代治疗（包括肾移植）做准备等内容。

Jerry McCauley

Seyed Mehrdad Hamrahian

Omar H. Maarouf

Philadelphia, PA, USA

致　谢

　　我们要感谢所有患者，他们是我们多年以来最好的导师。我们尤其要感谢所有作者，感谢他们为撰写这部有价值的专著所付出的时间和努力。最后，我们要感谢我们的家人，尽管我们在 COVID-19 大流行期间经历了种种挑战，但他们在这个漫长的过程中一直给予我们支持。

Seyed Mehrdad Hamrahian

Jerry McCauley

Omar H. Maarouf

目 录

第1章 初级保健临床医生的肾脏生理学
Renal Physiology for Primary Care Clinicians

Fitsum Hailemariam　Bonita Falkner　著

肾脏的功能是维持体液和化学的稳态，并促进血流动力学的稳定。肾脏具有强大的过滤血浆和重吸收血浆滤液的能力。例如，正常的肾小球滤过率（glomerular filtration rate，GFR）约为 125ml/(min·1.73m^2)。以一个体重 70kg 的普通人的正常滤过率计算，24h 内将产生 180L 滤液。每天的肾小球滤液中含有超过 1kg 的氯化钠和其他类似血浆的成分[1, 2]。每天的尿量为 1~2L，因此超过 98% 的肾小球滤液会被肾小管重吸收[2]。肾脏除重吸收钠和氯以外，还必须重吸收其他被过滤的物质，包括葡萄糖、碳酸氢盐和氨基酸。在某些肾小管部位会分泌一些物质，特别是钾离子和氢离子[1]。本章将回顾肾脏的解剖学和生理学，讨论与肾脏生理相关的几种临床疾病。

肾脏的大小与年龄、性别和身高相关。成人肾脏的平均长度为 10~12cm，右肾可能略小于左肾[3]。

虽然肾脏大小存在相当大的变异性，但人类肾脏平均由大约 100 万个独立的功能性肾单位组成，每个肾单位包含一个肾小球或过滤单元[4]。每个肾单位的功能会因区域位置不同而有所差异，但在临床检测肾功能时，所有肾单位都被视为一个整体。肾通过快速循环血浆实现对体内水分的稳定过滤。这是通过肾单位的三个主要组成部分来实现的：①肾小球滤过；②肾小管重吸收；③肾小管分泌。这些功能部分会对多种其他因素做出反应，包括肾血流量（renal blood flow，RBF）、神经内分泌效应、体内液体和营养的供应。

一、肾脏的血管结构

在静息状态下，肾脏每分钟灌注 1.2L 血液，约占心输出量的 25%。与其他血管床相比，肾脏的血管阻力较低[5]。肾脏供血的组织结构与肾功能的不同组成部分相关。进入肾脏的血流基本模式如图 1-1 所示。肾脏的动脉从腹主动脉出发，经肾动脉主干将血液输送到肾脏，然后分支为节段动脉，再分支至叶间动脉，接着分支为弓状动脉，然后是小叶间动脉，最后再分支为入球小动脉。入球小动脉分叉并延伸为毛细血管网，形成肾小球团。肾小球毛细血管网汇合形成出球小动脉。迂曲小管由出球小动脉发出（未显示），并延伸至髓质深处，形成直小血管[6]。

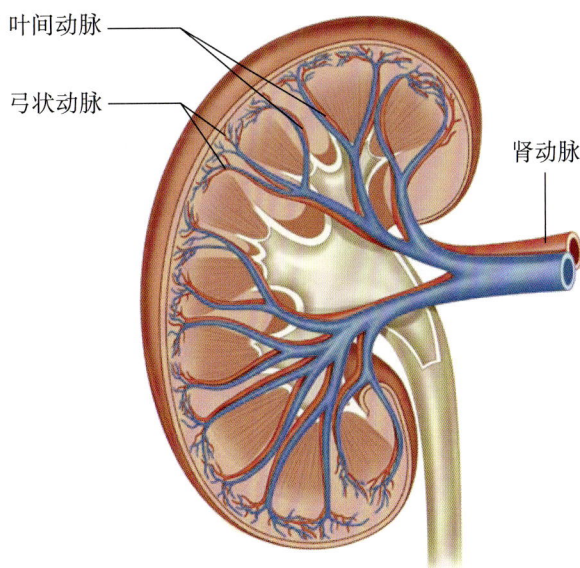

▲ 图 1-1　肾脏的血管结构

从肾动脉主干流入肾脏的血流在肾脏内部的分布并不均匀。90% 的肾脏血流流向肾皮质，肾皮质占肾脏体积的 75%。每 100 克肾脏的皮质血流量约为 500ml/min。每 100 克肾脏的外髓部血流量约为 100ml/min，内髓部约为 25ml/min。在这种分布下，RBF 的可检测变化将主要反映肾皮质的血流变化[7]。

肾皮质与肾髓质之间的血流差异在调节肾小管渗透压方面也发挥着重要作用。肾皮质小管周围毛细血管的血流量较高，可维持与血浆相似的间质渗透压。然而，肾髓质的间质渗透压更高。这种差异维持了肾髓质渗透梯度，对于水的重吸收和钠的排泄是必要的[8]。

控制 RBF 的因素包括：①全身动脉压；②循环血量；③肾血管阻力。肾血管阻力由小动脉调节。这些血管对外源性神经和激素机制做出反应。

例如，在失血性休克或脱水导致血压很低或循环容量不足的情况下，肾血管阻力会因出球小动脉收缩而增加，肾小管滤液会最大限度地重吸收，以保护血浆容量和肾小／球滤过功能。还有一种内在的自主机制也对肾血管阻力起作用，这种机制被称为"肾脏自动调节"。参与肾脏自动调节的介质包括对管球反馈的反应，其中远端肾小管致密斑对氯化物的摄取信号会引发肾小球入球小动脉和出球小动脉的肌源性血管反应[9]。

涉及肾脏血管系统的临床疾病之一是肾动脉狭窄。肾动脉狭窄会引起高血压。在年轻患者中，肾动脉狭窄通常由肾动脉主干或肾段动脉的纤维肌发育异常引起；而在老年患者中，肾动脉狭窄通常由动脉粥样硬化引起。

二、肾小球滤过率

肾脏中起过滤作用的是肾小球，肾小球是位于入球小动脉和出球小动脉之间的一种特殊毛细血管网（图 1-2）。过滤是血液从毛细血管内腔通过毛细血管壁将水分子、小分子溶质转移进入肾小囊的囊腔。

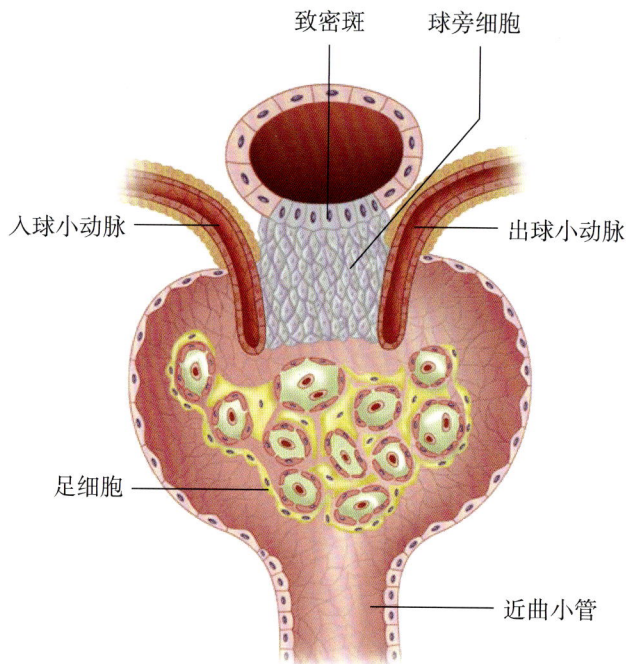

▲ 图 1-2　肾小球的结构

经许可转载，图片由 Dr.Tinsae Alemayehu 提供

由于内皮细胞内侧腔上的孔隙数量和尺寸的增加，以及毛细血管基底膜（即肾小球基底膜）的特殊结构，肾小球毛细血管壁的渗透性远高于身体中的其他毛细血管。

在肾小球的血管极处，显示了入球小动脉和出球小动脉及其与致密斑和近曲小管细胞之间的关系。囊壁由壁层上皮细胞覆盖，并延伸至尿极的近端小管细胞。图 1-2 还显示了覆盖肾小球基底膜和具有孔隙的脏层上皮细胞（足细胞）。

调节 GFR 的因素包括：①肾小球基底膜的通透性；②毛细血管血压；③囊内静水压；④胶体渗透压。

毛细血管内静水压是调节 GFR 的主要变量，它取决于全身动脉压及肾小球入球小动脉和出球小动脉的阻力。

- 入球小动脉收缩会降低毛细血管内静水压。
- 入球小动脉扩张会升高毛细血管内静水压。
- 出球小动脉收缩会升高毛细血管内静水压。
- 出球小动脉扩张会降低毛细血管内静水压。

神经和激素因素都会影响动脉血管的收缩和扩张。

囊内静水压是肾小球囊内滤液的体积所产生的压力。它代表了一个与滤过相反的力量。在正常情况下，这种压力很小。然而，在大量溶质性利尿的情况下，囊内液体的体积增加，从而升高了囊内静水压。

胶体渗透压是一种与滤过相反的力量，由血浆蛋白的渗透效应产生。通常情况下，血浆蛋白浓度相对稳定。除非毛细血管内血压降至非常低的水平（此情况下 GFR 将显著下降），否则胶体渗透压对 GFR 的改变可能并不显著。

慢性肾小球肾炎和糖尿病肾病是常见的肾脏疾病，慢性炎症会损害肾小球功能。功能性肾单位减少，剩余肾单位的代偿性超滤会导致肾小球的进一步损伤。在这些情况下，血管紧张素转换酶抑制药（angiotensin-converting enzyme inhibitor，ACEI）可通过阻断出球小动脉的血管收缩作用，降低毛细血管内静水压，减少高滤过，从而保护肾小球[10]。

三、肾小管功能

肾脏有两种肾单位群体。皮质肾单位位于外皮质的更外围区域，其髓襻相对较短。近髓肾单位位于内皮质。这些肾单位的髓襻非常长，延伸至肾髓质的深部。由于延伸至高渗透力的肾髓质区域，近髓质肾单位的肾小管具有更强的浓缩能力[11]。

肾小管在解剖和功能上分为四个部分：①近曲小管；②髓襻；③远曲小管；④集合管（图1-3）。影响水和溶质从肾小管管腔向细胞外液间隙的运输机制在不同的肾小管部位存在差异。

溶质和水的运输有两种基本途径。主动转运包括离子进入上皮细胞的跨细胞运输途径。离子在管腔上皮细胞表面的移动受浓度梯度或电化学梯度控制。然后，该物质通过主动转运机制泵入间质。另一种运动方式是细胞旁途径。溶质和水以被动方式在细胞间隙中移动。被动转运是在主动转运所产生的梯度下进行的。被动转运的速度还取决于细胞间连接的相对渗透性[1]。

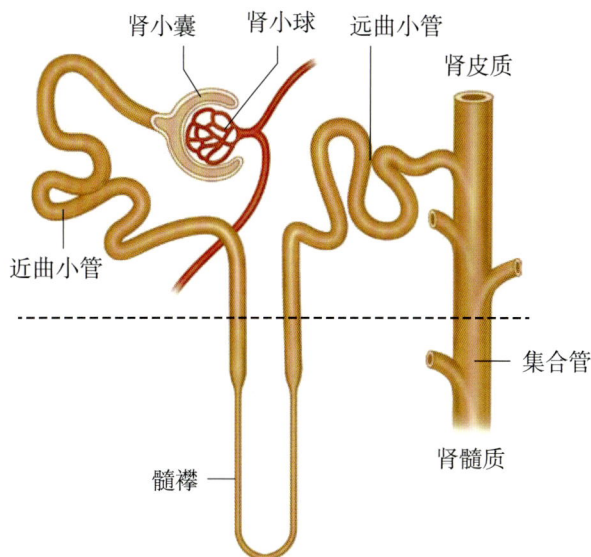

▲ 图 1-3　近髓肾单位示意，其中标注了不同的节段和集合管

经许可转载，图片由 Dr. T Alemayehu MD PedsID 提供

四、近端小管

60%～70% 的肾小球滤液在近端小管段被重吸收。

近端小管通过重吸收大部分的 $NaHCO_3$ 和几乎所有超滤液中的营养物质，促进体液、电解质和营养物质的平衡。这个转运过程是等渗的，细胞跨膜运动受电势梯度的调控。

近端小管的第·阶段重吸收主要重吸收包括糖类、氨基酸、碳酸氢盐和有机代谢物在内的必需营养物质。这些是与钠偶联的转运过程。葡萄糖的转运机制是钠 - 葡萄糖协同转运蛋白。值得注意的是，一类新的降糖药物，即 SGLT2 抑制药会阻断钠 - 葡萄糖协同转运蛋白的活性，导致葡萄糖尿，并向远端小管输送更多的钠离子。水的转运紧随溶质转运，并由微小的渗透梯度驱动。

近端小管的第二阶段重吸收是对钠和氯的重吸收。之前对碳酸氢盐、钠和有机溶质的重吸收产生了新的梯度。氯离子和钠离子从肾小管腔内进入肾小管细胞，然后被主动泵入肾间质，并进一步被动转运水分。

许多有机离子和药物通过从近端小管细胞分泌到管腔的方式从血浆中排出。除溶质的重吸收和分泌外，近端小管细胞还具有代谢活性。25-羟维生素 D 在近端小管细胞中被转化为 1,25-二羟维生素 D[12]。

五、髓襻细段

髓襻细段由降支细段和升支细段组成。这些区段具有独特的渗透特性，在尿液浓缩和稀释中发挥着重要作用[13]。

进入降支细段的小管液相对于血浆是等渗的，浓度约为 300mOsm/kg H_2O。这一段对水的渗透性很高，而对溶质的渗透性相对较低。因此，当小管液暴露在逐渐高渗的髓质间质时，水从肾小管腔向间质移动[14]。

在髓襻弯曲的位置，升支细段开始出现。这一段髓襻是不透水的，但对 NaCl 具有很高的渗透性。然后，小管液沿着逐渐减小的间质渗透压流动，钠和氯离子从管腔中移出，使小管液的浓度逐渐降低。由于水的渗透性不明显，肾小管上皮细胞可以维持渗透梯度[13, 14]。

六、远端小管

远端小管段由髓襻升支粗段和远曲小管组成。两个段之间的是致密斑[15]。

致密斑降分隔开升支粗段和远曲小管。远曲小管的这一部分与肾小球入球小动脉和出球小动脉接触。这些肾小管和血管结构共同构成球旁器（juxtaglomerular，JG）。入球小动脉中的颗粒细胞分泌肾素，这是生成血管紧张素 II 所必需的酶。JG 由肾小管和血管细胞组成，它们共同作用为一个合胞体。当钠浓度下降或小管容积减低时，会激活释放肾素，最终导致醛固酮分泌增加和钠潴留[16]。

升支粗段中，对布美他尼敏感的 Na^+-K^+-$2Cl^-$ 共转运体（Na^+-K^+-$2Cl^-$ contransport，NKCC2）是重吸收钠的另一个主要位置，占钠重吸收的 25%～30%。襻利尿药作用于 NKCC2，阻断升支粗段对钠的重吸收，从而达到利尿和排钠的效果[17]。

从升支粗段流出并进入远曲小管的小管液相对于血浆而言是低渗的。远端小管对水的渗透性很差。

肾小管液体的进一步稀释是通过钠的主动转运进一步重吸收 NaCl 实现的。在正常情况下，Na^+-Cl^- 共转运体（Na^+-Cl^- contransport，NCC）对另外 4% 的钠重吸收做出了贡献[17]。NCC 的活性受远端小管的 Na^+ 浓度和醛固酮的调节[1]。远曲小管是跨细胞钙重吸收的主要部分，受甲状旁腺激素、活化维生素 D 和其他因素的调节。远端小管中的 NCC 是噻嗪类利尿药的作用部位；同时，噻嗪类利尿药还可通过影响 NCC 增加钙的重吸收[18]。

七、集合管

集合管的最初部分被称为连接管和皮质集合管。在这些段之后，集合管开始汇合。肾单位的逐渐汇合导致集合管直径增大。集合管段是钠、钾、氢离子和水成分的最终调节位置。集合管由不同类型的细胞组成，它们调节这些不同的输运功能。大部分被过滤的钾在小管液到达集合管之前被重吸收。集合管细胞能够根据膳食摄入情况既进行钾的重吸收，又进行钾的分泌。

主细胞中的上皮钠通道（epithelial Na^+ channel，EnaC）是钠重吸收的主要机制，并受醛固酮调节。EnaC 介导的钠重吸收遵循电化学梯度，并促使主细胞中钾的分泌，以及间质细胞的氢的分泌[19]。主动转运机制的效率足以在缺钠条件下产生钠浓度为 1mEq/L 的尿液。

集合管是激素调节的位置。甲状旁腺激素和降钙素影响钙的分泌并作用于集合管的初始部位。醛固酮刺激钠的重吸收、钾的分泌和氢的分泌。下丘脑 - 垂体 - 肾脏轴调节全身水和渗透平衡，在口渴的情况下,（下丘脑）会分泌抗利尿激素（antidiuretic hormone，ADH），并在集合管的最终部分重吸水分。这是实现小管液（即尿液）最终浓度的机制。

参 考 文 献

[1] Christov M, Alper SL. Tubular transport: core curriculum. Am J Kidney Dis. 2010;56(6):1202–17.

[2] Weisberg LS, Zanger R. Minerals in dialysis therapy: an introduction. Semin Dial. 2010;23:547–8.

[3] Glodny B, Unterholzner V, Taferner B, et al. Normal kidney size and its influencing factors – a 64-slice MDCT study of 1.040 asymptomatic patients. BMC Urol. 2009;9:19. Published 2009 Dec 23.

[4] Pollak MR, Quaggin SE, Hoenig MP, Dworkin LD. The glomerulus: the sphere of influence. Clin J Am Soc Nephrol. 2014;9(8):1461–9. https://doi.org/10.2215/Cjn.09400913.

[5] Kaufman DP, Basit H, Knohl SJ. Physiology, glomerular filtration rate (Gfr). Statpearls Publishing. Last Update: April 25, 2019.

[6] Leslie SW, Sajjad H. Anatomy, abdomen and pelvis, renal artery. Statpearls Publishing. Updated 2019 Oct 21.

[7] Young LS, Regan MC, Barry MK, et al. Methods of renal blood flow measurement. Urol Res. 1996;24:149–60.

[8] Dalal R, Bruss ZS, Sehdev JS. Physiology, renal blood flow and filtration. Statpearls Publishing. Updated 2019 May 15.

[9] Burke M, Pabbidi MR, Farley J, Roman RJ. Molecular mechanisms of renal blood flow autoregulation. Curr Vasc Pharmacol. 2014;12(6):845–58.

[10] Hostetter TH, Rennke HG, Brenner BM. The case for intrarenal hypertension in the initiation and progression of diabetic and other glomerulopathies. Am J Med. 1982;72(3):375–80.

[11] Jamison RL. Short and long looped nephrons. Kidney Int. 1987;31:597–605.

[12] Curthoys NP, Moe OW. Proximal tubule function and response to acidosis. Clin J Am Soc Nephrol. 2014;9(9):1627–38.

[13] Dantzler WH, Layton AT, Layton HE, Pannabecker TL. Urine-concentrating mechanism in the inner medulla: function of the thin limbs of the loops of Henle. Clin J Am Soc Nephrol. 2014;9(10):1781–9.

[14] Sands JM, Layton HE. The physiology of urinary concentration: an update. Semin Nephrol. 2009;29(3):178–95.

[15] Mount DB. Thick ascending limb of the loop of Henle. Clin J Am Soc Nephrol. 2014;9(11):1974–86.

[16] János P, Raymond H. Macula densa sensing and signaling mechanisms of renin release. J Am Soc Nephrol. 2010;21(7):1093–6.

[17] Layton A, Laghmani K, Vallon V, Edwards A. Solute transport and oxygen consumption along the nephrons: effects of Na+ transport inhibitors. Am J Physiol Renal Physiol. 2016;311(6):F1217–29.

[18] Subramanya AR, Ellison DH. Distal convoluted tubule. Clin J Am Soc Nephrol. 2014;9(12):2147–63.

[19] Pearce D, Soundararajan R, Trimpert C, Kashlan OB, Deen PMT, Kohan DE. Collecting duct principal cell transport processes and their regulation. Clin J Am Soc Nephrol. 2015;10(1):135–46.

第 2 章 慢性肾病的现状、定义和流行病学
State of the Care, Definition, and Epidemiology of Chronic Kidney Disease

Jingjing Zhang 著

一、慢性肾病的定义

慢性肾病（chronic kidney disease，CKD）是全球性的健康问题。CKD 的不良结果导致较高的死亡率和社会经济负担，但其可以通过早期检测和干预来预防。为了通过常规实验室检查发现早期 CKD，美国国家肾脏基金会（National Kidney Foundation，NKF）肾脏疾病预后质量倡议（Kidney Disease Outcomes Quality Initiative，KDOQI）于 2002 年首次发布了 CKD 的定义，以规范疾病诊断标准和疾病分期。

根据 KDOQI-CKD 指南，无论是否存在肾脏损伤，肾小球滤过率（glomerular filtration rate，GFR）低于 60ml/(min·1.73m²) 持续 3 个月以上可被诊断为 CKD。无论 GFR 水平如何，所有存在肾脏损伤的个体均可被诊断为患有 CKD。值得注意的是，患者在进行 CKD 分期之前，其 GFR 水平应持续稳定 3 个月以上（表 2-1）[1]。肾脏损伤被定义为镜下血尿、蛋白尿或肾脏组织学异常。被分类为 CKD 5 期且正在接受透析的患者被认为是终末期肾病（end-stage renal disease，ESRD）。2012 年，认识到白蛋白尿在 CKD 进展、心血管死亡、急性肾损伤（acute kidney injury，AKI）和全因死亡方面的重要性后，国际肾脏学会和改善全球肾脏病预后组织（Kidney Disease：Improving Global outcomes，KDIGO）修订了 KDOQI-CKD 分期系统，将白蛋白尿水平添加到这一分期系统[2]（表 2-2）。热图根据白蛋白尿水平将每个 CKD 分期分为三个亚组。蛋白尿水平较高的患者比蛋白尿水平较低的患者更快进展到 ESRD。随后，KDIGO 建议应根据病因（C）、GFR 类别（G）和白蛋白尿水平（A）对 CKD 进行分类；这个 CGA 系统强调了 CKD 可逆性危险因素的重要性，成为快速进展的指标[2]。

表 2-1 慢性肾病的定义和分期

肾小球滤过率 [ml/(min·1.73m²)]	伴肾脏损伤 a	不伴肾脏损伤
≥90	1	
60～89	2	
30～59	3	3
15～29	4	4
<15（或透析）	5	5

a. 肾脏损伤定义为病理改变或者有损伤标志，包括血、尿或影像学异常
改编自参考文献 [1]

二、慢性肾病的意义

2010 年，慢性肾病在全球导致总死亡人数的原因中排名第 18 位（每年死亡率为 16.3/10 万）；而在 1990 年，它排名第 27 位[3]。2006—2008 年，英格兰 28.7%～38.2% 的 ESRD 患者在 3 年内死亡[4]。在美国，CKD 也是一个重大的公共卫生问题。根据最近的美国肾脏数据系统（US Renal Data System，USRDS）数据，2016 年有 726 331 名美国人患有 ESRD，粗略患病率为 2160.7/100 万。在 ESRD 人群中，63.1% 接受维持性血液透析

表 2–2 基于 GFR 和白蛋白尿水平预测的 CKD 分期

基于 GFR 和白蛋白尿水平预测的 CKD 分期：KDIGO 2012			白蛋白尿分期		
			A_1 正常至轻度升高 <30mg/g <3mg/mmol	A_2 中度升高 30～300mg/g 3～30mg/mmol	A_3 重度升高 >300mg/g >30mg/mmol
GFR 分类 [ml/(min·1.73m²)]	G_1 正常或更高	≥90			
	G_2 轻度降低	60～89			
	G_{3a} 轻至中度降低	45～59			
	G_{3b} 中至重度降低	30～44			
	G_4 重度降低	15～29			
	G_5 肾衰竭	<15			

绿色：低危（如果没有其他肾脏损伤，没有 CKD）；黄色：中危；橙色：高危；红色：很高危
CKD. 慢性肾病；GFR. 肾小球滤过率；KDIGO. 改善全球肾脏病预后组织
引自 KDIGO.

（hemodialysis，HD），7% 进行腹膜透析（peritoneal dialysis，PD），29.6% 接受功能性肾移植。仅在 2016 年，就报道了 124 675 例新发 ESRD 病例，粗略发病率为 373.4/100 万[5]。

尽管与 15 年前相比，ESRD 患者的死亡率有了显著改善，但根据 USRDS 数据，在接受 HD 和 PD 治疗的患者中，仅有 2/3 和 4/5 的患者在开始透析后的 2 年仍然存活[5]，这是一个惊人的死亡率。高死亡率不仅影响 ESRD 患者，还影响非透析的 CKD 患者。一项针对 28 000 名患者的研究发现，仅有 3.1% 的 CKD 2～4 期患者进展到需要肾脏替代治疗，而 24.5% 的患者在观察期的 5 年半内去世[6]。另一项研究显示，在 1 120 295 名检测了肾功能的成人中，经过 2.84 年的随访，CKD 3 期患者的死亡率比 CKD 2 期患者高 20%，CKD 4 期患者的死亡率比 CKD 2 期患者高 80%。当然，最严重的是 CKD 5 期[7]，其死亡率比 CKD 2 期高 3.2 倍。除 CKD 患者的高死亡率外，在大型社区人群中，其他事件如心血管事件和住院也与 CKD 相关。心血管疾病是 CKD 患者死亡的主要原因[8, 9]，即使 GFR 轻度降低，也与较高的心血管

风险相关[6]。

三、慢性肾病的经济负担

ESRD 患者承受着生理和情感上的巨大痛苦，而 ESRD 患者产生的费用也给整个社会带来了经济负担。在美国，ESRD 患者占医疗保险受益人比例虽然不到 1%，但却占据了医疗保险计划支出的 5%。1999 年，美国约有 35 万人患有 ESRD，导致医疗保险 ESRD 计划支出了 127 亿美元[10]。这些费用到 2010 年增加到每年 280 亿美元[11]。据 USRDS 的一份报告，2015 年 ESRD 受益人支出已达 340 亿美元[12]。

非透析和肾移植的 CKD 患者费用也非常高。CKD 的分期越晚，支出越高。根据 2012 年的数据，CKD 1～2 期的人均医保费用为 17 969 美元，CKD 3 期为 19 392 美元，CKD 4～5 期为 25 623 美元，ESRD 为 65 142 美元[13]。这项分析为寻找和减缓 CKD 早期进展以降低医疗支出奠定了基础。2015 年，仅对有肾脏疾病的医保受益人的总支出接近 1000 亿美元，其中超过 640 亿美元用于非 ESRD 的 CKD 医保受益人。截至 2019 年，传

统医保计划中约有 20% 的资金用于美国患有肾脏疾病的人群。为了增加对患有肾脏疾病患者的支出效益，美国卫生与公共服务部于 2019 年 7 月启动了总统的"推进美国肾脏健康"计划[14]。

四、终末期肾病的常见原因

预防 CKD 和 ESRD 的策略需要关注导致肾脏疾病的原因。自 1988 年至今，USRDS 数据库报告了 ESRD 的主要病因。2009 年，USRDS 报告称，ESRD 的主要原因包括糖尿病（diabetes mellitus，DM）（38%）；高血压（hypertension，HTN）（24%）；肾小球肾炎（15%）；囊性肾病（5%）；泌尿系统疾病，包括结石（2%）；以及未知原因（16%）[15]。至 2016 年，ESRD 的主要原因为 DM（48%）、HTN（29%）、肾小球肾炎（8%）、囊性肾病（3%）和未知原因（13%）[5]。尽管导致 ESRD 的原发疾病的贡献比例各不相同，但 DM、HTN 和肾小球肾炎仍然是最常见的病因（图 2-1）。导致 ESRD 的主要疾病也是非透析 CKD 最常见的原因。

五、慢性肾病的流行病学／患病率

CKD 和 ESRD 都给社会带来了沉重的经济

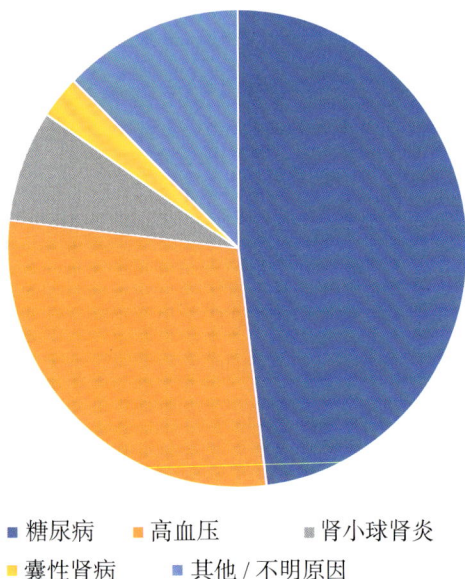

■ 糖尿病　　■ 高血压　　■ 肾小球肾炎
■ 囊性肾病　　■ 其他／不明原因

▲ 图 2-1　**2016 年终末期肾病的病因分布，数据来源于 2018 年美国肾脏数据系统报告**
改编自参考文献 [5]

负担。几乎所有 ESRD 病例都是由 CKD 进展而来[16]。考虑到其自然进程，预计在 ESRD 流行病学出现实质性变化之前，CKD 流行病学也会有前期的变化。

在过去的 30 年里，随着新的定义和生物标志物的建立，几项依据美国国家健康和营养调查（National Health and Nutrition Examination Survey，NHANES）数据的研究显示 CKD 的流行病学特征发生了变化。Hsu 等估计在 NHANES II（1976—1980） 至 NHANES III（1988—1994），20—74 岁人群中 CKD 的总患病率［在该研究中 CKD 定义为估算的肾小球滤过率（estimated GFR，eGFR）< $60ml/(min \cdot 1.73m^2)$］每年增加 1.7%[17]。Coresh 等报道了在 NHANES III（1988—1994）至 NHANES 1999—2004，CKD 1～4 期患病率每年增长 3.5%（采用基于血清肌酐的 eGFR）[18]；而 Grams 等报道了 NHANES III（1988—1994）到 NHANES 1999—2002，CKD 3～4 期每年增长高达 5.0%（采用基于胱抑素 C 的 eGFR）[19]。

另一项研究显示美国 CKD 的患病率在 1988—1994 年至 1999—2004 年从 10.0% 增加到 13.1%，人口老龄化，以及糖尿病、高血压和肥胖症患病率的增加似乎在一定程度上解释了这种现象。

时间趋势显示 21 世纪初以来 CKD 患病率的增加速度已经放缓。在大多数按年龄、性别、种族／族裔和糖尿病状态划分的亚组中[20]，所有种族／族裔的 CKD 患病率都达到了平稳状态，除了非西班牙裔黑种人的患病率仍在增加。根据 USRDS 的数据，2003 年美国的 ESRD 发病率（按年龄、性别和种族／族裔调整）为 386/100 万，而 2011 年、2012 年和 2013 年分别为 356/100 万、352/100 万和 351/100 万；这些数值显示，约 10 年后会出现一个平稳期。

CKD 早期阶段的患病率相对稳定，约为 14.8%，这意味着约有 3000 万美国成人患有 CKD，还有数百万人患病风险升高。在 CKD 早期阶段中，CKD 3 期占 CKD 人群的主要部分，其次为 CKD 2 期，而 CKD 4 期仅占人群的不到 0.5%（表 2-3）。

至 21 世纪初，由于人口增长和老龄化的推动，CKD 导致的死亡和伤残有所增加，全球 CKD 负担沉重[21]。全球的趋势与美国类似。

CKD 和 ESRD 患病率的趋势对于制定和规划医疗保健政策非常重要。

六、慢性肾病的危险因素和发病率

在美国和全球范围内，CKD 与高血压、糖尿病和肥胖有关。近年来，美国的少数族裔人群和许多亚洲国家出现了糖尿病和高血压的过高发生。在许多发展中国家，高血压和糖尿病是 CKD 的主要原因，而传染病、环境污染、农药、水质、滥用镇痛药和使用草药等也是这些地区 CKD 的常见原因[22]。

预防 CKD 的关键是控制与其相关的危险因素。在美国，糖尿病、高血压和肥胖是主要可预防的 CKD 原因。

研究糖尿病与慢性肾病之间的关联需要使用标准化的诊断标准。2009 年，美国糖尿病协会（American Diabetes Association，ADA）召集了一个国际专家委员会，正式推荐使用糖化血红蛋白（HbA1c）水平来诊断糖尿病[23]，并在 2011 年得到了世界卫生组织（World Health Organization，WHO）的认可[24]，其中将 IIbA1c≥6.5% 定为糖尿病的诊断标准。根据这个定义，根据 NHANES

数据，在 1988—1994 年和 2011—2012 年，糖尿病的患病率在整体人群和所有亚组中的增长速度比 1988—1994 年更快[25]。2011—2012 年，美国成人中糖尿病的估计患病率为 12%～14%，其中非西班牙裔黑种人、非西班牙裔亚裔人群和西班牙裔人群的患病率最高。

1998 年以来，WHO 和国际糖尿病联盟（International Diabetes Federation，IDF）一直在评估全球范围内糖尿病的增加情况。一项评估显示，2000 年全球有 1.71 亿人患有糖尿病，并预测到 2030 年这一数字将增至 3.66 亿[26]，而 2013 年实际患病人数已超过这一数字[27]。

作为另一个重要的 CKD 危险因素，高血压的患病率已经得到广泛研究。根据 JNC8（译者注：2014 成人高血压治疗循证指南）的更新[28]，血压高于 140/90mmHg 是诊断高血压的标准，2009 年和 2010 年男性高血压的患病率为 30.5%，女性为 28.5%[29]。在 2015 年收缩压干预试验（Systolic Blood Pressure Intervention Trial，SPRINT）研究发表后[30]，美国心脏协会（American Heart Association，AHA）更新了高血压指南，将 130/80mmHg 作为高血压的标准[31]，这意味着美国 46% 的人口符合高血压诊断的标准[32]。SPRINT 研究纳入了具有心血管事高危风险但没有糖尿病的患者，相比血压控制 140mmHg 以下，通过强化降

慢性肾病 (CKD) 分期	患病率 [%（95%CI）]	
	NHANES 1988—1994	NHANES 1999—2004
1	1.71（1.28～2.18）	1.78（1.35～2.25）
2	2.70（2.17～3.24）	3.24（2.61～3.88）
3	5.42（4.89～5.95）	7.69（7.02～8.36）
4	0.21（0.15～0.27）	0.35（0.25～0.45）
5	NA	NA
合计	10.03（9.16～10.91）	13.07（12.04～14.10）

表 2–3　基于 NHANES 1988—1994 年和 1999—2004 年的数据，美国 20 岁及以上成人 CKD 各期的患病率

NHANES. 美国国家健康和营养调查
改编自参考文献 [19]

压使收缩压维持在 120mmHg 以下，降低了致死性和非致死性主要心血管事件发生率和全因死亡率。因为强化血压控制带来的明显好处，该研究在中期分析阶段被提前终止。为了控制高血压，认识高血压的重要性不言而喻。根据 NHANES 的八组数据，将 1999—2014 年美国 18—39 岁的年轻成人与其他成年年龄组的高血压患病率及时间趋势、认识、治疗和控制情况进行了比较。整体而言，在研究期间，高血压患者的认识、治疗和控制水平有所改善，患病率趋于稳定，但 18—39 岁的年轻成年男性的高血压认识率、治疗率和控制率最低，需要来自医疗服务提供者，特别是基层医生的额外教育[33]。

虽然肾小球肾炎是 ESRD 的第三大常见原因，但其临床和病理诊断非常复杂，并且通常不可预防。因此，糖尿病和高血压是导致 CKD 发展的主要危险因素，而肥胖作为一种可预防的因素也与 CKD 高度相关。

肥胖加速了死亡风险，并与许多并发症相关，包括心血管疾病、2 型糖尿病、高血压、血脂异常、阻塞性睡眠呼吸暂停、脂肪肝和胆道疾病、骨关节炎、含肾癌的多种恶性肿瘤、神经精神并发症及健康相关生活质量的受损。

来自美国和其他国家的越来越多的证据表明，独立于糖尿病和高血压，肥胖是导致新发 CKD 和 ESRD 发展的一个潜在危险因素[34]。

在一项涵盖 11 104 名健康参与者的研究中，经过 14 年的跟踪观察，有 1377 名参与者（12.4%）发展成了 CKD［定义为 GFR<60ml/(min·1.73m^2)］。该研究显示，研究初始时较高的 BMI 是 CKD 发展的一个危险因素。在随访期间，BMI 增加了 10% 以上的参与者患 CKD 的风险显著升高（OR=1.27）[35]。

早在 40 多年前就有研究第一次观察到少数肥胖患者可出现蛋白尿，提出了肥胖与蛋白尿之间的关系[36]。在这些患者的肾活检中，最常见的组织学损伤是局灶节段性肾小球硬化（focal segmental glomerulosclerosis，FSGS）[37]。蛋白尿是心血管疾病和 CKD 快速进展的危险因素。一项前瞻性和随机研究显示，在不同类型蛋白尿肾病患者中，体重减轻可引起蛋白尿减少[38]。体重减轻是否能改善肾功能目前尚不清楚，但一项纳入青少年群体的研究显示出一定的好处。在该研究中，接受肥胖矫正手术的青少年，在调整后每降低 10 个单位的 BMI，eGFR 增加了 3.9ml/(min·1.73m^2)。术前肾脏异常表现在青少年中得到了改善[39]。

然而，在美国肥胖问题仍然很普遍。2008 年的一项 Meta 分析估计美国男性肥胖率为 24.2%，女性肥胖率为 33.9%。在工业化国家，CKD 男性中有 13.8% 与超重和肥胖相关，CKD 女性中占 24.9%。肥胖会升高普通人群中 CKD 的风险，并且该关联似乎在女性中比在男性中更为明显[36]。在美国，2007—2008 年至 2015—2016 年，成人中肥胖和严重肥胖的患病率持续上升；然而，在青少年中没有显著的趋势[37]。随着年轻一代成长，成人中肥胖患病率可能最终会下降。

一项汇集了来自 195 个国家数据的全球性研究对超重和肥胖及相关的发病率和死亡率趋势进行建模。结果显示，1980—2017 年，肥胖的患病率增加了 1 倍以上。至 2017 年，儿童肥胖的患病率为 5%，成人为 12%[38]。有趣的是，亚裔美国人可能比非洲裔美国人更容易发生肥胖相关并发症。

肥胖问题应该在初级医生访视中得到评估和解决。早期的减重教育可以帮助预防 CKD 的发展。

七、关注慢性肾病

为了预防 CKD 和减缓 CKD 的进展，患者和全科医生应该意识到这种疾病的诊断。大多数已发表的报道都支持早期识别 CKD 的重要性。CKD 的晚期发现和肾脏专科转诊与不良结局相关。在开始透析治疗的 CKD 患者中，晚期转诊与 1 年内死亡风险较高相关[39]。

在全球范围内，只有 6% 的普通人群和 10% 的高风险人群意识到自己患有 CKD[40]。在美国，NHANES 1999—2000 年的数据显示，仅有 8.2% 的 CKD 3 期参与者自称有肾脏疾病病史[41]。其他研究证实，只有不到 10% 的 CKD 3 期患者意识到自己患有该病，但在 CKD 4 期患者中，认知率约增加了 40%[42]。

造成肾脏专科医生对 CKD 患者较晚进行评估的原因有很多，与黑种人和缺乏健康保险相关。这显然会导致并发症的负担和严重程度增加，以及死亡率的增加[43]。

肾脏专科医生较晚对患者进行 CKD 评估的原因部分是患者的否认或医疗提供者的不警觉。一些研究报道医疗保健提供者对 CKD 的意识较低。在美国，2005 年，仅有不到 10% 的轻至中度肾功能下降（CKD 3 期）的个体称曾被告知肾功能减退或出现肾衰竭[41]。这些数据表明，一部分医疗提供者对 CKD 的诊断和治疗不足。在欧洲，也有类似的研究结果。在意大利，一项对 451 548 名成人进行全国范围的普通医生随访的审计中发现[44]，只有 17% 进行了血清肌酐检测，其中 16% 的 eGFR 低于 60ml/（ min·1.73m²）。在这些成人中，只有 15% 的 CKD 被正确诊断。在另一项意大利研究中，39 525 名高血压患者中，23% 患有 CKD，但只有 3.9% 被正确诊断[45]。在发展中国家，特别是在无法提供肾脏替代治疗（renal replacement therapy，RRT）的国家，情况可能更加严峻。印度的一项研究显示，错误的诊断导致肾脏专科转诊延迟，从而错过了实施减缓疾病进展、增加心血管保护和为 RRT 做准备的机会[46]。

鉴于晚期 CKD 检测和肾脏专科转诊与不良结局相关，国际社会开发出一些项目来提高 CKD 认识，如 KDOQI 分期系统、美国国立卫生研究院（National Institutes of Health，NIH）国家肾脏疾病教育计划（National Kidney Disease Education Program，NKDEP）[47]和美国国家肾脏基金会肾脏早期评估项目（National Kidney Foundation Kidney Early Evaluation Program，NKF-KEEP）[1]。NKF-KEEP 是第一个面向高危 CKD 成年人群的全国性健康筛查项目，旨在增强意识[48]。

八、预防和筛查

ESRD 通常是由 CKD 引起的，而 CKD 的早期阶段可以通过常规实验室检查来检测。CKD 的不良结局也可以通过早期发现和治疗来预防或延缓。

九、筛查

CKD 的诊断性检测在某些寻求医疗帮助的其他疾病患者中可能是必要的[49]，特别是那些患有糖尿病、高血压、心血管疾病、结构性肾脏 – 泌尿道疾病、可能涉及肾脏的自身免疫病及有 CKD 家族史或遗传性肾脏疾病的患者[49, 50]。

全球范围内需要制定策略，早期识别和治疗 CKD 患者，特别是那些存在心血管事件和进展为 ESRD 风险的患者，尤其是在 RRT 不容易获得的国家。

关于筛查患者以识别谁最可能从预防措施中受益，目前有不同的观点。目前的建议是在日常初级保健中对患有糖尿病、高血压、心血管疾病、结构性肾脏疾病、可能涉及肾脏的自身免疫病和有肾脏疾病家族史的个体进行筛查。一些研究表明，对 CKD 进行筛查是具有成本效益的，特别是对于糖尿病患者。在糖尿病患者中，统计模型显示，筛查蛋白尿并随后使用 ACEI 治疗蛋白尿异常的患者，可以降低成本、ESRD 的累计发生率并改善预期寿命[51]。在针对血管紧张素Ⅱ受体拮抗药（angiotensin receptor blocker，ARB）氯沙坦研究的经济学评估中也发现类似的结果[52]。在患有 2 型糖尿病和肾病的患者中，氯沙坦治疗不仅可以使每个患者的 ESRD 发生推迟 33.6 天，而且还可以实现可观的费用节省，每位患者净节省 3522 美元。

Palmer 的另一项研究表明，在有高血压的 2 型糖尿病患者中进行肾病筛查，可以在 2 年后显著改善临床结局并节省费用。敏感性分析证明了结果的稳健性，筛查和最佳治疗始终可以改善患者预后，在经济上具有出色的价值，甚至在某些情况下还可以带来整体费用节约。财务方面的担忧不应成为在这类患者中实施肾病筛查的障碍[51]。

然而，对于在一般人群中筛查 CKD 的成本效益尚不清楚。

十、延缓慢性肾病的进展

有效的策略可以减缓 CKD 的进展，降低心血管病死亡和 ESRD 的风险。主要策略包括血压控制，最好使用能够阻断肾素 – 血管紧张素 – 醛固酮系统的药物，以及进行良好的血糖控制。在每年的健康检查中也需要关注减重的情况。尽管目前没有证据支持使用他汀类药物可以减缓肾功能的损失，但无论起始胆固醇浓度多少，降脂治疗能降低 CKD 患者的主要动脉粥样硬化事件发生率[53]。纠正酸中毒被认为可以减缓 GFR 的下降，因此在早期 CKD 中应重视酸中毒的纠正[54]。一个廉价且易于应用的方法是实现最佳的盐和蛋白质摄入。最后，自我管理和支持小组可以改善生活方式和饮食习惯，增加对疾病的认知，并提高对治疗的依从性，可能会改善人体指标、血糖和血压控制[55]。目前一项随机临床试验正在研究自我管理为基础的干预对于患有 CKD 3 期患者的成本效益[56]。实施治疗策略需要多学科的参与。

目前，针对肾素 – 血管紧张素 – 醛固酮系统（renin-angiotensin-aldosterone system，RAAS）的干预是减缓 CKD 进展的唯一治疗选择。在 NIDDM 患者使用血管紧张素 Ⅱ 受体拮抗药氯沙坦减少终点事件（Reduction of Endpoints in NIDDM with the Angiotensin Ⅱ Antagonist Losartan，RENAAL）试验发表 18 年后[57]，一种新的药物类别——SGLT2 抑制药被证明对延缓患有糖尿病的 CKD 患者的疾病进展有效，并且还能提供心血管保护作用[58]。2019 年 ADA 指南推荐在 2 型糖尿病患者中，如果存在心力衰竭或 CKD 病史，SGLT2 抑制药是到二甲双胍之后添加的首选药物[59]。内分泌学家、心脏病学家、肾病学家甚至是全科医生都需要了解 SGLT2 抑制药的新时代，并为合适的患者开具这种药物。我们预计在未来 10 年里将看到 CKD 流行病学的变化。

总结

在过去的 20 年里，CKD 流行病学已经受到了广泛的关注，并被纳入了全国性健康促进计划和疾病预防目标，如美国的 "2020 年健康人群" 倡议。美国卫生与公共服务部设定了一个目标，即 2020 年将美国人群 CKD 的患病率降低 10%[60]。

在 2019 年 7 月，美国卫生与公共服务部推出了另一个肾脏健康倡议，即总统的 "推进美国肾脏健康" 计划，其三个目标是：①到 2030 年患 ESRD 的美国人数减少 25%；②到 2025 年有 80% 的新增 ESRD 患者选择居家透析或进行肾移植；③到 2030 年可供移植的肾脏数量增加 1 倍[14]。

所有医疗提供者共同努力的目标是增加对 CKD 的认识，减缓 CKD 的进展，降低因 CKD 和 ESRD 导致的死亡率，并减轻 CKD 带来的经济负担。

参考文献

[1] Levey AS, Coresh J, Bolton K, et al. K/DOQI clinical practice guidelines for chronic kidney disease: evaluation, classification, and stratification. Am J Kidney Dis. 2002;39:S1–266.

[2] Chapter 1: definition and classification of CKD. Kidney Int Suppl. 2013;3:19–62. https://doi.org/10.1038/kisup.2012.64.

[3] Lozano R, Naghavi M, Foreman K, et al. Global and regional mortality from 235 causes of death for 20 age groups in 1990 and 2010: a systematic analysis for the Global Burden of Disease Study 2010. Lancet. 2012;380:2095–128. https://doi.org/10.1016/S0140-6736(12)61728-0.

[4] Storey BC, Staplin N, Harper CH, et al. Declining comorbidity-adjusted mortality rates in English patients receiving maintenance renal replacement therapy. Kidney Int. 2018;93:1165–74.

[5] 2018 USRDS annual report data, ESRD in United State. Mortality. USRDS.

[6] Keith DS, Nichols GA, Gullion CM, et al. Longitudinal follow-up and outcomes among a population with chronic kidney disease in a large managed care organization. Arch Intern Med. 2004;164:659–63.

[7] Go A, Chertow G, Fan D, et al. Chronic kidney disease and the risks of death, cardiovascular events, and hospitalization. NEJM. 2004;351:1296–305.

[8] Garg AX, Clark WF, Haynes RB, House AA. Moderate renal insufficiency and the risk of cardiovascular mortality: results from the NHANES I. Kidney Int. 2002;61:1486–94.

[9] Weiner DE. Chronic kidney disease as a risk factor for cardiovascular disease and all-cause mortality: a pooled analysis of community-based studies. J Am Soc Nephrol. 2004;15:1307–15. https://doi.org/10.1097/01.ASN.0000123691.46138.E2.

[10] 2001 USRDS annual report. Economic costs of ESRD.

[11] Joyce AT, Iacoviello JM, Nag S, et al. End-stage renal disease-associated managed care costs among patients with and without diabetes. Diabetes Care. 2004;27:2829–35. https://doi.org/10.2337/diacare.27.12.2829.

[12] Saran R, Robinson B, Abbott KC, et al. US renal data system 2017 annual data report: epidemiology of kidney disease in the United States. Am J Kidney Dis. 2018;71:A7. https://doi.org/10.1053/j.ajkd.2018.01.002.

[13] Wang V, Vilme H, Maciejewski ML, Boulware LE. The economic burden of chronic kidney disease and end-stage renal disease. Semin Nephrol. Elsevier. 2016;36:319–30.

[14] Division N. HHS launches President Trump's 'Advancing American Kidney Health' initiative. In: HHS.gov. https://www.hhs.gov/about/news/2019/07/10/hhs-launches-president-trump-advancing-american-kidney-health-initiative. html. 2019. Accessed 30 Nov 2019.

[15] Incidence, prevalence, patient characteristics, and treatment modalities. Am J Kidney Dis. 2012;59:e183–94. https://doi.org/10.1053/j.ajkd.2011.10.027.

[16] El Nahas AM, Bello AK. Chronic kidney disease: the global challenge. Lancet. 2005;365:331–40.

[17] Hsu C, Vittinghoff E, Lin F, Shlipak MG. The incidence of end-stage renal disease is increasing faster than the prevalence of chronic renal insufficiency. Ann Intern Med. 2004;141:95. https://doi.org/10.7326/0003-4819-141-2-200407200-00007.

[18] Coresh J, Selvin E, Stevens L, et al. Prevalence of chronic kidney disease in the United States. JAMA. 2007;298:2038–47.

[19] Grams ME, Juraschek SP, Selvin E, et al. Trends in the prevalence of reduced GFR in the United States: a comparison of Creatinine- and Cystatin C–based estimates. Am J Kidney Dis. 2013;62:253–60. https://doi.org/10.1053/j.ajkd.2013.03.013.

[20] Murphy D, McCulloch CE, Lin F, et al. Trends in prevalence of chronic kidney disease in the United States. Ann Intern Med. 2016;165:473. https://doi.org/10.7326/M16-0273.

[21] Xie Y, Bowe B, Mokdad AH, et al. Analysis of the Global Burden of Disease study highlights the global, regional, and national trends of chronic kidney disease epidemiology from 1990 to 2016. Kidney Int. 2018;94:567–81.

[22] Hsiao L-L. Raising awareness, screening and prevention of chronic kidney disease: it takes more than a village. Nephrology. 2018;23:107–11. https://doi.org/10.1111/nep.13459.

[23] Kilpatrick ES, Bloomgarden ZT, Zimmet PZ. International Expert Committee report on the role of the A1C assay in the diagnosis of diabetes: response to the International Expert Committee. Diabetes Care. 2009;32:e159.

[24] Organization WH. Use of glycated haemoglobin (HbA1c) in diagnosis of diabetes mellitus: abbreviated report of a WHO consultation. Geneva: World Health Organization; 2011.

[25] Menke A, Casagrande S, Geiss L, Cowie CC. Prevalence of and trends in diabetes among adults in the United States, 1988–2012. JAMA. 2015;314:1021–9.

[26] Wild S, Roglic G, Green A, et al. Global prevalence of diabetes: estimates for the year 2000 and projections for [2030. Diabetes Care. 2004;27:1047–53.

[27] Guariguata L, Whiting DR, Hambleton I, et al. Global estimates of diabetes prevalence for 2013 and projections for 2035. Diabetes Res Clin Pract. 2014;103:137–49.

[28] James PA, Oparil S, Carter BL, et al. 2014 Evidence-based guideline for the management of high blood pressure in adults: report from the panel members appointed to the Eighth Joint National Committee (JNC 8). JAMA. 2014;311:507. https://doi.org/10.1001/jama.2013.284427.

[29] Guo F, He D, Zhang W, Walton RG. Trends in prevalence, awareness, management, and control of hypertension among United States adults, 1999 to 2010. J Am Coll Cardiol. 2012;60:599–606.

[30] The SPRINT Research Group. A randomized trial of intensive versus standard blood-pressure control. N Engl J Med. 2015;373:2103–16. https://doi.org/10.1056/NEJMoa1511939.

[31] Lloyd-Jones DM, Morris PB, Ballantyne CM, et al. 2017 focused update of the 2016 ACC expert consensus decision pathway on the role of non-statin therapies for LDL-cholesterol lowering in the management of atherosclerotic cardiovascular disease risk. J Am Coll Cardiol. 2017;70:1785–822. https://doi.org/10.1016/j.jacc.2017.07.745.

[32] Muntner P, Carey RM, Gidding S, et al. Potential US population impact of the 2017 ACC/AHA high blood pressure guideline. J Am Coll Cardiol. 2018;71:109–18.

[33] Zhang Y, Moran AE. Trends in the prevalence, awareness, treatment, and control of hypertension among young adults in the United States, 1999 to 2014. Hypertension. 2017;70:736–42. https://doi.org/10.1161/HYPERTENSIONAHA.117.09801.

[34] Rhee CM, Ahmadi S-F, Kalantar-Zadeh K. The dual roles of obesity in chronic kidney disease: a review of the current literature. Curr Opin Nephrol Hypertens. 2016;25:208–16. https://doi.org/10.1097/MNH.0000000000000212.

[35] Gelber RP, Kurth T, Kausz AT, et al. Association between body mass index and CKD in apparently healthy men. Am J Kidney Dis. 2005;46:871–80. https://doi.org/10.1053/j. ajkd.2005.08.015.

[36] Wang Y, Chen X, Song Y, et al. Association between obesity and kidney disease: a systematic review and meta-analysis. Kidney Int. 2008;73:19–33. https://doi.org/10.1038/sj.ki.5002586.

[37] Hales CM, Fryar CD, Carroll MD, et al. Trends in obesity and severe obesity prevalence in US youth and adults by sex and age, 2007–2008 to 2015–2016. JAMA. 2018;319:1723. https://doi.org/10.1001/jama.2018.3060.

[38] Gregg EW, Shaw JE. Global health effects of overweight and obesity. N Engl J Med. 2017;377:80–1. https://doi.org/10.1056/NEJMe1706095.

[39] Kazmi WH, Obrador GT, Khan SS, et al. Late nephrology referral and mortality among patients with end-stage renal disease: a propensity score analysis. Nephrol Dial Transplant. 2004;19:1808–14.

[40] Ene-Iordache B, Perico N, Bikbov B, et al. Chronic kidney disease and cardiovascular risk in six regions of the world (ISN-KDDC): a cross-sectional study. Lancet Glob Health. 2016;4:e307–19.

[41] Coresh J, Byrd-Holt D, Astor BC, et al. Chronic kidney disease awareness, prevalence, and trends among US adults, 1999 to 2000. J Am Soc Nephrol. 2005;16:180–8.

[42] Plantinga LC, Boulware LE, Coresh J, et al. Patient awareness of chronic kidney disease: trends and predictors. Arch Intern Med. 2008;168:2268–75.

[43] Kinchen KS, Sadler J, Fink N, et al. The timing of specialist evaluation in chronic kidney disease and mortality. Ann Intern Med. 2002;137:479. https://doi.org/10.7326/0003-4819-137-6-200209170-00007.

[44] Minutolo R, De Nicola L, Mazzaglia G, et al. Detection and awareness of moderate to advanced CKD by primary care practitioners: a cross-sectional study from Italy. Am J Kidney Dis. 2008;52:444–53.

[45] Ravera M, Noberasco G, Weiss U, et al. CKD awareness and blood pressure control in the primary care hypertensive population. Am J Kidney Dis. 2011;57:71–7.

[46] Parameswaran S, Geda SB, Rathi M, et al. Referral pattern of patients with end-stage renal disease at a public sector hospital and its impact on outcome. Natl Med J India. 2011;24:7.

[47] National Kidney Disease Education Program, National Institutes of Health. Improving the understanding, detection and management of kidney disease. [Cited 2 Apr 2012]. Available from URL: http://www.nkdep.hih.gov/–Google Search. https://www.google.com/search?q=National+Kidney+Disease+Education+Program%2C+National+Institutes+of+Health.+Im proving+the+Understanding%2C+Detection+and+Management+of+Kidney+Disease.+%5B Cited+2+Apr+2012.%5D+Available+from+URL%3A+http%3A%2F%2F+www.nkdep.hih.gov%2F&rlz=1C1GGRV_enUS748US749&oq=National+Kidney+Disease+Education+Prog ram%2C+National+Institutes+of+Health.+Improving+the+Understanding%2C+Detection+and+Management+of+Kidney+Disease.+%5BCited+2+Apr+2012.%5D+Available+from+UR L%3A+http%3A%2F%2F+www.nkdep.hih.gov%2F&aqs=chrome..69i57.507j0j8&sourceid =chrome&ie=UTF-8. Accessed 9 Jan 2020.

[48] Saab G, Whaley-Connell AT, McCullough PA, Bakris GL. CKD awareness in the United States: the Kidney Early Evaluation Program (KEEP). Am J Kidney Dis. 2008;52:382–3. https://doi.org/10.1053/j.ajkd.2008.05.026.

[49] Powe NR, Boulware LE. Population-based screening for CKD. Am J Kidney Dis. 2009;53:S64–70. https://doi.org/10.1053/j.ajkd.2008.07.050.

[50] Levey AS, Atkins R, Coresh J, et al. Chronic kidney disease as a global public health problem: approaches and initiatives – a position statement from Kidney Disease Improving Global Outcomes. Kidney Int. 2007;72:247–59. https://doi.org/10.1038/sj.ki.5002343.

[51] Palmer AJ, Valentine WJ, Chen R, et al. A health economic analysis of screening and optimal treatment of nephropathy in patients with type 2 diabetes and hypertension in the USA. Nephrol Dial Transplant. 2008;23:1216–23.

[52] Herman WH, Shahinfar S, Carides GW, et al. Losartan reduces the costs associated with diabetic end-stage renal disease: the RENAAL study economic evaluation. Diabetes Care. 2003;26:683–7.

[53] Baigent C, Landray MJ, Reith C, et al. The effects of lowering LDL cholesterol with simvastatin plus ezetimibe in patients with chronic kidney disease (Study of Heart and Renal Protection): a randomised placebo-controlled trial. Lancet. 2011;377:2181–92.

[54] Madias NE. Metabolic acidosis and CKD progression. Clin J Am Soc Nephrol. 2020. https://doi.org/10.2215/CJN.07990520.

[55] Cueto-Manzano AM, Martinez-Ramirez HR, Cortés-Sanabria L. Management of chronic kidney disease: primary health-care setting, self-care and multidisciplinary approach. Clin Nephrol. 2010;74:S99–104.

[56] Blickem C, Blakeman T, Kennedy A, et al. The clinical and cost-effectiveness of the BRinging Information and Guided Help Together (BRIGHT) intervention for the self-management support of people with stage 3 chronic kidney disease in primary care: study protocol for a randomized controlled trial. Trials. 2013;14:28.

[57] Brenner BM, Cooper ME, de Zeeuw D, et al. Effects of losartan on renal and cardiovascular outcomes in patients with type 2 diabetes and nephropathy. N Engl J Med. 2001;345(12):861–9.

[58] Perkovic V, Jardine MJ, Neal B, et al. Canagliflozin and renal outcomes in type 2 diabetes and nephropathy. N Engl J Med. 2019;380:2295–306. https://doi.org/10.1056/NEJMoa1811744.

[59] American Diabetes Association. 11. Microvascular complications and foot care: standards of medical care in diabetes—2019. Diabetes Care. 2019;42:S124–38. https://doi.org/10.2337/dc19–S011.

[60] Chronic Kidney Disease | Healthy People 2020. https://www.healthypeople.gov/2020/topics-objectives/topic/chronic-kidney-disease/objectives. Accessed 30 Nov 2019.

第3章　慢性肾病患者的检查策略
Screening Tests for CKD Detection

Maitreyee M. Gupta　William Dennis Coffey　著

慢性肾病被定义为肾脏结构或功能异常，持续3个月，对健康有影响[1]。这具体包括GFR下降<60ml/(min·1.73m²)或存在一种或多种肾损害标志物（尿蛋白>30mg/g、尿沉渣异常、电解质和其他因肾小管疾病引起的异常、影像学发现的结构性异常、组织学发现的异常或肾移植史）持续3个月。本章讨论了检查方法在CKD中的应用和解释。首先，检测和评估肾脏疾病最重要的检查是简单的尿液分析。其次是GFR，它不仅可以定义CKD，还可以让我们对严重程度进行分级。除GFR外，蛋白尿和血尿在评估CKD中也非常重要。还有放射学研究，也是评估肾脏疾病的另一个有用工具。最后是肾活检，这仍然是诊断CKD病因的金标准。使用这些检查策略的目的是早期识别、评估CKD，解决病因，并延缓肾脏疾病的进展。

一、尿液分析

尿液分析是评价肾功能和尿路疾病最基本的检测方法。它操作简单，易执行。如果患者GFR降低或根据临床表现怀疑有肾脏疾病（新发水肿、血尿）或其他与肾功能相关的疾病（系统性红斑狼疮、小血管炎、糖尿病），应进行完整的尿液分析。

完整的尿液分析包括三个部分：大体检查、试纸分析和尿沉渣显微镜检查，这些将在下文讨论[2]。

（一）尿液样本采集

尿液分析必须要求患者清洗外阴后采集中段尿标本[3]。尿液样本采集前72h内应避免剧烈运动，以避免运动性蛋白尿和血尿。对于女性，最好避免在月经期间进行尿液样本采集，以避免污染。尿液也可以从留置导尿管中获得，使用新鲜制作的样本。注意导管可能引起血尿。

室温下取标本后2h内应及时检查。在2～8℃冷藏标本有助于保存，以便以后分析。

（二）尿液大体检查

1. 浑浊

在感染、结晶沉淀或乳糜尿中可见到浑浊的尿液。

2. 颜色

尿液稀释时颜色较浅，浓缩时颜色较深。可引起尿液颜色变化的情况有血尿、血红蛋白尿或肌红蛋白尿（粉红色尿、红色尿、棕色尿），黄疸（黑黄色尿、棕色尿），药物（如利福平和苯妥英，橘红色尿液），亚甲蓝（蓝色尿），乳糜尿和磷酸盐结晶（白色尿液），尿黑酸、黑色素瘤、肌红蛋白尿和血红蛋白尿（黑色尿），以及导尿患者的细菌尿（紫色尿）。

3. 红棕色尿

要区分各种情况，需要先对尿液进行离心，看红色为尿液沉淀物（有血尿）还是上清液（有血红蛋白尿、肌红蛋白尿或其他原因，如某些药物）。

4. 血红蛋白尿和肌红蛋白尿

血红蛋白尿是指尿液中存在游离血红蛋白。这发生在血红蛋白从完整的红细胞中释放出来，如血管内溶血、急性输血反应、严重疟疾药物治疗，也与血清中触珠蛋白水平减少相关。它会产生红褐色的"可乐色"尿液。

肌红蛋白是一种铁和氧结合蛋白，当有骨骼肌破裂（横纹肌溶解）时被迅速过滤和排泄，也与血清肌酐激酶升高相关。

（三）试纸分析

尿液试纸分析提供了一个快速的半定量评估尿液特征的测试方法，可检测以下尿液参数：pH、血红素、白细胞酯酶、亚硝酸盐、白蛋白、比重和葡萄糖。

1. 血红素

血红素通过其伪过氧化物酶活性来检测，后者使过氧化氢和显色剂产生颜色变化。血红素阳性结果不能确定红细胞的存在，镜检证实是必需的。在没有红细胞的情况下，阳性结果来自尿液中游离血红蛋白或肌红蛋白，以及尿液中有高浓度细菌活动导致的假过氧化物酶活性增高。假阴性结果主要是由于维生素 C 过量摄入导致的抗坏血酸过量。

2. 蛋白质

成人生理性蛋白尿不超过 150mg/24h。有 4 种方法可用于评估蛋白尿。

(1) 试纸法：试纸颜色的变化取决于缓冲液中蛋白质改变 pH 的程度与其浓度成正比的特性。这种方法对白蛋白的测试最敏感，但重要的局限性是它不能检测到中等程度的蛋白尿（以前称为"微量蛋白尿"），30～300mg/d 的半定量蛋白尿的报告（微量，1+，2+，3+）不一定准确。

(2) 24h 尿蛋白排泄：仍然是金标准。它测量的是总蛋白，而不是单独的白蛋白，因此可以检测骨髓瘤中的轻链。

(3) 蛋白质 – 肌酐比率：这是一个替代 24h 尿蛋白的实用方法。随机尿样中蛋白 – 肌酐比值与 24h 蛋白排泄之间存在相关性。它不受水摄入量变化的影响，已成为慢性肾病分期和预后的一部分[4]。

(4) 检测非白蛋白含量：特别是免疫球蛋白轻链可通过磺基水杨酸进行筛选。尿蛋白的定量可

以通过在醋酸纤维素或琼脂糖凝胶上电泳进行分析。

3. 白细胞酯酶

白细胞酯酶由巨噬细胞释放，是一个标记白细胞存在的方法，高糖尿或蛋白尿可导致假阴性结果。

4. 亚硝酸盐

检测可将硝酸盐还原为亚硝酸盐的细菌，如尿液中的大多数革兰阴性（肠杆菌科）。那些不能降低硝酸盐的细菌（假单胞菌、肠球菌）往往与复杂的尿路感染相关。该测试的灵敏度较低，特别是当尿液在膀胱中停留时间较短时。

5. pH

尿液 pH 范围为 4.5～8，取决于全身酸碱平衡。

6. 葡萄糖

葡萄糖催化过氧化物酶可导致色素氧化。抗坏血酸和感染可出现假阴性。最重要也是最明显的导致高糖尿的原因是未控制的糖尿病。肾小管近端缺损患者出现血糖正常的尿糖症，同时伴有高磷酸盐尿、尿酸尿、肾小管酸中毒。接受 SGLT2 抑制药的患者也会出现尿糖升高。

（四）尿沉渣

尿沉渣显微镜检查是尿液分析的重要组成部分，通过研究尿液中脱落的细胞、管型和晶体，可以评估 CKD 的病因和疾病活动性。红细胞管型是肾小球肾炎的典型症状。肾盂肾炎、间质性肾炎和其他小管间质性疾病中可见白细胞和白细胞管型。由于慢性实质疾病，在扩张和萎缩的肾小管中形成宽大管型或蜡样管型。

离心尿液的方法很简单，可以在门诊进行。取 10ml 尿液，以 3000rpm 离心 5min。丢弃上清液后，轻摇重悬微球颗粒，移液到载玻片一滴，盖上盖玻片，在低倍（100×）和高倍（400×）显微镜下评估。

不同类型尿沉淀物的发现在描述 CKD 的病因学中受到重视[5, 6]。

1. 肾炎和肾病性尿沉渣

肾病综合征的定义是活跃尿沉渣、蛋白尿、

高血压、GFR 下降。尿沉渣的特点是含有大量的红细胞（red blood cell，RBC）和红细胞管型。

红细胞和红细胞管型：同构红细胞（与血涂片上的红细胞相似）对肾小球病因没有特异性。肾盂外病变包括肾结石、尿路感染、过度抗凝、泌尿系统恶性肿瘤。畸形红细胞对肾小球损伤更有特异性，它们可能在受损肾小球基底膜间隙时形成（图 3-1A）。

肾病综合征的特征是水肿、低白蛋白血症、高级别蛋白尿（蛋白质排泄＞3.5g）和高胆固醇血症。尿沉渣一般呈淡色（无细胞）。尿沉淀物可能有脂质尿和脂质管型。

2. 间质性肾炎

通常以肌酐升高和尿液异常为线索。尿液分析可显示白细胞酯酶阳性，但尿培养阴性，以及低级别的蛋白尿。

白细胞和白细胞管型：尿沉渣可显示白细胞（white blood cell，WBC）和白细胞管型。白细胞比红细胞大，比肾小管上皮细胞（RTEC）小，具有多叶结构。肾盂肾炎也可见白细胞管型（图 3-1B）。

3. 急性肾损伤

一系列急性肾损伤发作会导致肾脏慢性瘢痕形成并最终发展成 CKD。

随着急性或慢性肌酐升高，尿沉渣中有不同数量的肾小管上皮细胞、透明管型（肾前性损伤）和颗粒管型（急性肾小管坏死、缺血性损伤）。大量结晶尿也可见于由肾小管内梗阻所致的急性肾损伤（急性尿酸肾病、乙二醇中毒、药物）。

(1) 肾小管上皮细胞：这些细胞是从不同肾单位脱落的肾小管上皮，体积很大（是红细胞的 2 倍大小），呈圆形或多边形。

(2) 颗粒管型：这些管型由降解的细胞溶酶体和被超滤的血清蛋白或细胞外糖蛋白（尿调素）融合而成，这些糖蛋白来源于髓襻升支细胞（细颗粒管型）或混杂了其他细胞（粗颗粒管型）。当颗粒管型比较致密的时候，被称为"泥棕色管型"。它们是急性肾损伤中急性肾小管坏死（acute tubular necrosis，ATN）患者的典型表现（图 3-1C）。

(3) 透明管型：无色，低折射率，见于肾前性 AKI，因真性或有效血容量减少所致，患者尿液呈浓缩性和酸性，有利于 Tamm-Horsfall 蛋白的沉积（图 3-1D）。

(4) 宽大管型或蜡样管型：宽大管型是由透明物质组成，其折射率比透明管型大得多，因此具有蜡状外观。它们的边缘有裂缝，形成于因慢性实质疾病而扩张的萎缩性小管。

4. 结晶尿

尿液中的晶体为结石疾病、罕见代谢紊乱和

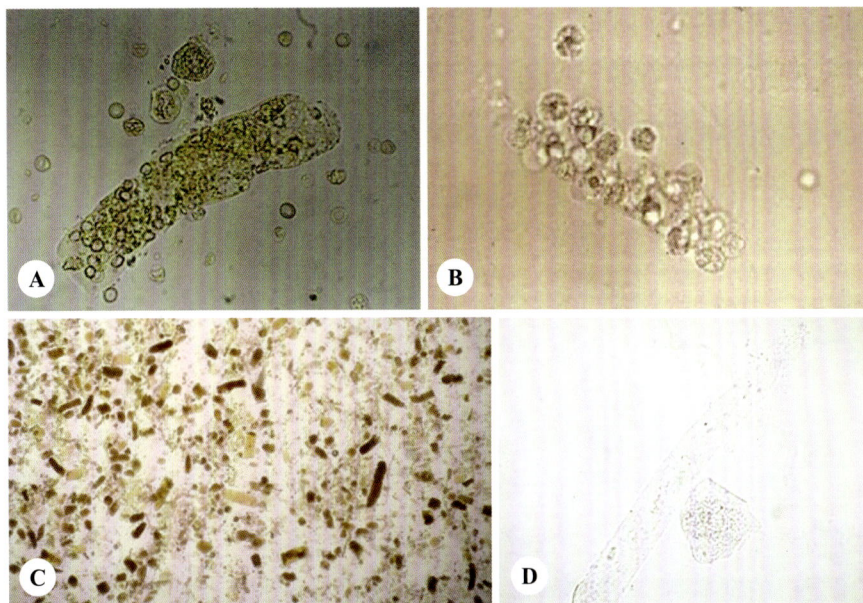

◀ 图 3-1　**A.** 红细胞管型由含有不同退化阶段和特征的红细胞的基质组成；**B.** 白细胞管型具有多形核白细胞，可通过分叶核识别；**C.** 颗粒管型表现为浑浊的棕色、细小或粗糙的粒状管型；**D.** 透明管型在尿液中表现为淡色和轻微折射，在尿液中很少见

药物肾毒性患者提供了重要信息，并为 CKD 的潜在病因提供了线索（图 3-2）。

(1) 尿酸结晶：在 pH<5.8 的酸性尿液中沉淀，外观多种多样，包括菱形。

(2) 草酸钙结晶：不依赖于尿液 pH，可能以"哑铃"形状的一水形式出现，也可能以包膜形状的二水形式出现。

(3) 磷酸钙结晶：形成于相对碱性的尿液中，pH>7.0，呈棺材状结构。

(4) 胱氨酸结晶：呈六角形，其出现可诊断胱氨酸尿症。

(5) 三磷酸盐结晶：由磷酸铵镁组成，存在于碱性尿液中。它们发生在被产生脲酶的微生物（如解脲支原体）感染的尿液中。

(6) 药物结晶：尿 pH 低，血容量减少，沉淀药物结晶。例如，磺胺类药物、环丙沙星、阿昔洛韦、甲氨蝶呤、阿扎那韦、静脉用维生素 C（草酸钙）、乙二醇和醉酒（草酸钙晶体）。

二、肾小球滤过率及其评价

当发现肾脏疾病时，最重要的评估肾功能障碍存在和程度的方法是 GFR。

GFR 是每个肾单元的平均滤过率和两个肾脏中肾单位的数量的乘积。男性和女性的 GFR 正常值约为 130ml/(min·1.73m²)，根据年龄、性别和体型有相当大的差异[7]。

（一）肾小球滤过率评估

GFR 的测量在日常临床实践中是复杂和耗时的，因此 GFR 是根据血清标志物使用估计方程估计的。

（二）肾小球滤过率测量

GFR 不能直接测量。相反，它用一种理想的过滤标志物的尿清除率来测量[2]。

一种物质的清除率 C_x，定义为单位时间内通过排泄清除一种标志物的血浆体积。

$$C_x = (U_x \times V)/P_x$$

方程中，P_x 为过滤负荷，U_x 为 x 的尿浓度，V 为尿流量。

理想的过滤标志物是在肾小球自由滤过，既不分泌也不重吸收，在肾脏排泄过程中不改变。因此，过滤负荷（$GFR \times P_x$）与尿排泄率（$U_x \times V$）相同。

$$GFR \times P_x = (U_x \times V)$$

代入第一个方程。

$$GFR = C_x$$

血浆清除率是替代尿液清除率测量 GFR 的可选方法，它避免了定时收集尿液的需要。它是在静脉注射外源性过滤标志物后通过定时血浆测量进行的，清除方程如下。

$$C_x = A_x/P_x$$

方程中 A_x 为给药标志物量，P_x 为血浆浓度随时间消失曲线下计算面积。

理想的滤过标志物在肾小球自由过滤，在体内不被分泌、不被重吸收、不合成或不代谢。因此，经肾小球滤过的量就是通过尿液排出的量。外源性过滤标志物的金标准是菊粉，但价格昂贵且比较麻烦。替代过滤标志物（如放射性或非放

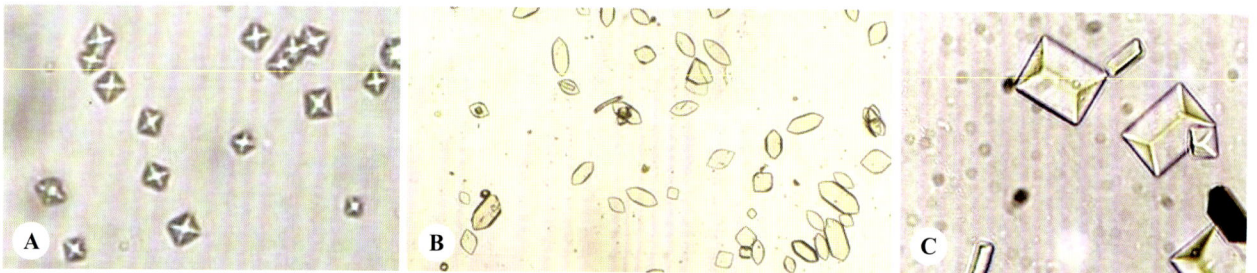

▲ 图 3-2　A. 草酸钙晶体；B. 尿酸结晶；C. 三磷酸盐结晶

射性碘甲酸盐、DTPA 或 EDTA）用于研究或需要准确评估 GFR 的地方，如给药治疗指数较窄的毒性药物使用和肾捐献前[8, 9]。

（三）估算的肾小球滤过率

在临床实践中，eGFR 最常用的方法是使用内源性滤过标志物血清肌酐。

eGFR 的计算包括肌酐清除率的测量和基于血清肌酐的估计方程，如 Cockcroft-Gault 方程，肾脏疾病饮食改良研究方程（Modified Diet in Renal Disease，MDRD），以及慢性肾病流行病学协作公式（Chronic Kidney Disease Epidemiology Collaboration，CKD-EPI）。

内源性滤过标志物只能用于估计肾功能稳定的 GFR。随着肾功能的快速变化，内源性标志物（如肌酐）的积累没有足够的时间来反映肾脏疾病的严重程度。

（四）肌酐作为估算的肾小球滤过率的指标

肌酐来源于肌肉分解代谢和膳食肉类摄入。肌酐的生成与肌肉质量成正比，这可以从年龄、性别、种族和体型来估计。肌酐被自由过滤，不被重新吸收，因此被用作肾功能的标志。它在近端小管中分泌，尿肌酐的 10%～40% 来源于此。

使用肌酐作为 GFR 估计的标志物，优点包括易于测量，测定方法广泛可用和成本低。缺点包括大量的非 GFR 决定因素（表 3-1），导致给定血浆肌酐水平的 GFR 范围很广。

血清肌酐值在女性中较低，在黑种人中较高，反映了肌肉量大小和肌酐水平。

此外，肌酐存在于肠道分泌物中，可被细菌降解。如果 GFR 降低，通过肾外途径消除的肌酐量增加。因此，抗生素可以通过减少肠道菌群来升高血清肌酐。

临床上，由于肌酐分泌抑制或肾外消除，很难区分血清肌酐浓度升高的原因，但如果在最初 eGFR 降低的患者中，血清肌酐浓度发生显著变化，血清尿素浓度保持不变，则应怀疑 GFR 下降以外的其他过程。

（五）肌酐清除率

肌酐清除率是通过 24h 尿液收集中的肌酐排泄量和稳定状态下血清肌酐的单次测量来计算的。

在 60kg 的女性中，得到以下结果：$SCr = 1.3mg/dl$；$UCr = 100mg/dl$。

$$V = 1.5L/d$$

因此，$CrCl = (100 \times 1.3)/1.5 = 87L/d$。

要转换为 ml/min，将该值乘以 1000 转换为 ml，然后除以 1440（1 天的分钟数）。

$$CrCl = (87 \times 1000)/1440 = 60ml/min$$

不准确的收集是使用此方法的主要限制。在一个完整的收集中，健康的年轻男性和女性肌酐的排泄量应分别为每天 20～25ml/kg 和每天 15～20ml/kg。

表 3-1　影响血清肌酐浓度的因素		
	条件 / 机制	对血清肌酐的影响
影响肌酐生成的因素	膳食摄入量（素食）	减少
	肌肉量减少（截肢、营养不良、肌肉萎缩）	减少
	肾病综合征、镰状细胞贫血（肾小管分泌肌酐增加）	减少
影响肾小管分泌肌酐的因素	三甲氧苄啶、西咪替丁、非诺贝特等药物（肾小管分泌肌酐增加）	增加
碱性苦味酸肌酐测定法的干扰	酮酸和头孢类药物	增加

由于小管分泌的因素，肌酐清除率高估了GFR。在GFR较低时，小管分泌的肌酐排泄量可能超过过滤的量[10]。

（六）从血清肌酐估计肾小球滤过率

GFR可以通过使用年龄、性别、种族和体型作为肌酐生成代用物的方程式估计出来。它们相当准确地跟踪GFR随时间的变化。在肾功能变化迅速的情况下，它们并不准确[10]。

（七）Cockcroft-Gault公式

该公式根据血清肌酐、年龄、性别和体重来估计肌酐清除率。

$$CrCl(ml/min) = \left[(140 - 年龄) \times 去脂体重(kg) / Cr(mg/dl)\right] / [Cr(mg/dl)] \times 72$$

该公式解释了与年龄相关的肌酐生成减少和与体重增加相关的肌酐升高，尽管在当今肥胖的时代，体重增加并不意味着肌肉质量增加。该公式没有针对体表面积进行调整，它是在使用标准化肌酐测定法之前开发的。

（八）MDRD公式

这是1999年开发的。它使用标准化血清肌酐（SCr）、年龄、性别和种族来估计BSA[ml/(min·1.73m²)]的GFR。修订后的四变量方程已重新表达用于标准化SCr。

$$GFR\left[ml/(min·1.73m^2)\right] = 175 \times SCr^{-1.154} \times 年龄^{-0.203} \times 0.742（女性）\times 1.210（黑种人）$$

对于非住院CKD患者，无论诊断如何，它都可作为参考，但在较高的GFR下，它是不精确的，因此使用MDRD公式计算的eGFR>60ml/(min·1.73m²)不能作为精确的数值去报道[11, 12]。

（九）CKD-EPI公式

CKD-EPI公式于2009年开发，使用与MDRD公式相同的四个变量。该公式的开发是为了在GFR正常或轻度降低[即高于60ml/(min·1.73m²)]的

患者中提供更准确的eGFR[12, 13]。目前，美国的大型临床实验室已经从使用MDRD公式改为使用CKD-EPI公式来报告eGFR。GFR水平越高，CKD-EPI表现越好。在按性别、种族、糖尿病、移植状态、老年人定义的亚组中，以及更高的BMI之下，MDRD公式在GFR水平较低时表现更好[14]。

在针对不同人群的多项研究中，与MDRD公式相比，使用CKD-EPI公式可以降低CKD的患病率，并更准确地预测不良后果的风险[15, 16]。

这三种估计公式都受到影响血清肌酐生成因素的影响，因为它们都固有地利用血清肌酐值。在某些患者群体中，肌酐产生和处理的差异会使这些公式不太准确，如糖尿病患者、孕妇、特定种族群体（亚洲人）和那些体重或习惯极端的人。

替代对照试验，如24h尿液样本计算肌酐清除率，用胱抑素C或肌酐－胱抑素估计公式估计GFR，以及外源性过滤标志物测量的方法，比单独用血肌酐能更准确地评估GFR。

（十）尿素作为GFR的标志物

血尿素氮（blood urea nitrogen，BUN）对评估GFR的价值有限，因为其受大量可变的非GFR决定因素影响，主要是尿素生成和管状再吸收。

尿素是肝脏中蛋白质分解代谢的最终产物。尿素生成率随着高蛋白饮食（高营养）、皮质类固醇的使用和胃肠道出血后血液的吸收而增加。分解代谢状态如化疗、严重营养不良和肝脏疾病会减少尿素的生成。

因此，肝脏疾病可能与接近正常的BUN（由于尿素生成减少）和血清肌酐（由于肌肉萎缩）相关，尽管GFR降低相对较大[17]。

尿素在肾小球中自由过滤，40%～50%被动重吸收，大部分在近端小管。血容量减少导致近端钠和尿素重吸收增强，导致BUN的升高与GFR和血清肌酐的变化不成比例。BUN/血清肌酐比值的升高表明肾灌注减少，这是肾功能不全的原因。

尿素清除率测定在晚期肾病患者中是有用的。由于肾小管重吸收，尿素清除率低估了GFR，肌酐

清除率高估了 GFR（肾小管分泌）。估计晚期肾病患者 GFR 的一种方法是取两种清除率的平均值。

$$eGFR = （肌酐清除率 + 尿素清除率）/2$$

（十一）血清胱抑素 C

最近，人们对使用胱抑素 C 作为肌酐的替代或补充标志物来估计 GFR 有相当大的兴趣，并且在 GFR 水平较高的患者中可能特别有利。胱抑素 C 是一种含有 122 个氨基酸的蛋白质，是半胱氨酸蛋白酶抑制剂的一员。它是由在所有有核细胞中表达的基因以恒定的速率产生的。它在肾小球被自由地过滤而不被重新吸收。它在小管中代谢，因此不能直接用于测量清除率。它的生产速度被认为是相对恒定的，不受饮食变化的影响。虽然胱抑素 C 被认为不受性别、年龄和肌肉质量的影响，但现在研究表明高胱抑素 C 水平与男性、身高和体重、瘦体重、脂肪量、糖尿病、炎症标志物及年龄增长相关[18]。即使使用相同的试验，也能观察到胱抑素 C 含量的实质性变化，其国际标准化测定方法正在研发中。这些检测比血清肌酐测定更昂贵。

研究表明，血清肌酐和胱抑素 C 在单一公式中的结合比单独使用乙醚标志物的公式更能提供准确的 eGFR[19, 20]。

基于胱抑素 C 的 eGFR 被推荐作为确证试验。胱抑素 C 的预后优势在 GFR > 45ml/（min·1.73m^2）的个体中最为明显。对于 GFR 估计为 45～60ml/（min·1.73m^2）且无其他肾脏疾病（如蛋白尿或影像学异常）的患者，胱抑素 C 可作为 CKD 诊断的确诊指标[1]。

（十二）在需要高度准确性的情况下的 GFR 评估

1. 肾供者评估

肾供者需要清除率测量，如 24h 尿肌酐清除率或尿 / 血浆外源性过滤标志物清除率。

2. 药物剂量

历史上，Cockcroft-Gault 公式被用于制订药物剂量指南。研究表明，MDRD 公式与实测 GFR 的一致性高于 Cockcroft-Gault 公式[21]。因此，对于大多数患者，MDRD 和 CKD-EPI 公式可用于药物剂量决策。对于肌酐产生或分泌存在变数的患者，如肌肉量极端和饮食异常，限制了基于肌酐的估计公式的准确性，可以通过使用胱抑素或肌酐 - 胱抑素 C 公式，测量肌酐清除率或使用外源性滤过标志物测量 GFR 来决定给药，特别是对于治疗窗口较窄的药物[22]。

三、除估算的肾小球滤过率外的肾功能评估

通过 eGFR 和尿液分析来评估肾功能已在前文中讨论过。除 GFR 外，对患者的评估还包括病史和体格检查，以及与 CKD 相关的全身性疾病的血清学评估。蛋白尿和血尿是 CKD 临床评估的关键参数，因此我们将在后文进行更深入的讨论，随后讨论肾脏的放射学成像和肾活检的组织诊断。

（一）病程

评估病程的最佳方法是比较当前的尿液分析和血肌酐与以往趋势之间的关系。影像显示肾脏小是慢性的特征性表现。超声显示肾实质回声增强提示非特异性肾脏疾病。回声增强，合并肾脏小，支持 CKD 的诊断。

由红细胞生成素缺乏引起的贫血、高磷血症和低白蛋白血症是晚期 CKD 的常见表现，但不是特异性的。

（二）肾病分类和主要病因

根据肾脏损害的原因和部位，可分为肾前性（肾灌注减少）、肾性（肾小球 / 肾小管或间质病变）或肾后性病变（梗阻性）[1]。

1. 肾前性病变

肾脏损害继发于持续的心力衰竭和肝硬化，肾脏灌注持续减少。

2. 肾后性（梗阻性）病变

任何病因引起的慢性梗阻（腹壁、腹部 / 盆腔肿瘤压迫输尿管、腹膜后纤维化），如果不治疗，

可导致不可逆的腹膜后纤维化。

3. 肾性病变

肾性病变包括血管疾病，如肾硬化损害血管。肾小球疾病可表现为肾炎或肾病类型。镜下血尿提示肾炎类型，异常尿液镜下有红细胞管型和红细胞畸形。肾病型伴蛋白尿（＞3.5g），尿沉渣镜检少见细胞和管型。蛋白尿和血尿在下文进一步讨论。

（三）蛋白尿

蛋白尿是慢性肾病临床评价中最重要的指标之一。首先，它可能是早期肾脏疾病的唯一征兆，即使 GFR 正常，血清肌酐没有升高，糖尿病肾病就是一个典型的例子。无论 GFR 如何，持续性蛋白尿就符合 CKD 的诊断。其次，蛋白尿也是未来肾功能丧失和 CKD 进展最重要的危险因素。减少蛋白尿的干预措施，如控制血压和血糖，也能延缓 CKD 的进展。最后，蛋白尿是心血管死亡的一个独立而重要的危险因素。

蛋白尿可能反映了血浆蛋白的异常损失，原因包括：①肾小球对大分子蛋白的渗透性增加（白蛋白尿或肾小球蛋白尿）；②正常过滤蛋白的肾小管重吸收不完全（肾小管蛋白尿）；③低分子量蛋白血浆浓度增加（蛋白尿过量，如免疫球蛋白轻链）。

1. 白蛋白尿

白蛋白是一种在正常人群尿液中发现的血浆蛋白，在肾脏疾病患者中大量存在。白蛋白尿，而不是蛋白尿在临床上越来越多地被使用，指南根据白蛋白尿水平对肾脏疾病进行分类。最近的流行病学数据表明，白蛋白尿与心血管风险有很强的分级关系[23]。它是肾小球疾病的最早标志，甚至在 GFR 下降之前出现，如糖尿病肾病。它通常与潜在的高血压、肥胖和血管疾病相关，而这些疾病的潜在肾病理尚不清楚。

白蛋白量：正常白蛋白排泄率＜20mg/d。持续性白蛋白尿为 30～300mg/d，以前称为"微量蛋白尿"。

2. 尿蛋白排泄总量的测定

半定量尿试纸测量在尿检中已被讨论过。24h 尿液采集是定量测量总蛋白排泄的金标准，正常值为 150mg/d。它被用来做出最初的治疗决定。它对患者来说很麻烦，而且经常收集不正确。尿蛋白／肌酐比（urine protein/creatinine ratio，UPCR）和白蛋白／肌酐比（urine albumin/creatinine ratio，UACR）在晨尿标本中用于估计 24h 的排泄和跟踪 CKD 患者的治疗效果[1, 24]。

3. 蛋白尿患者的治疗方法

如果重复定性检查不再显示蛋白尿，则诊断为短暂性蛋白尿。它可发生在发热、运动和尿路感染时，特别是在年轻人中[25]。直立性蛋白尿在青少年中也是一种良性疾病，其特征是直立时蛋白质排泄增加，仰卧时排泄正常。晨尿标本 UPCR 正常，或分开收集的 24h 尿中仰卧位 UPCR 正常，均可确诊[25]。对持续性蛋白尿进行彻底的评估是必要的，包括测量肌酐、血清和尿液免疫固定电泳、其他血清学检查、放射学检查和肾活检。对于没有肾脏疾病或糖尿病、高血压等危险因素的个体，不建议进行蛋白尿筛查。肾病范围蛋白尿（3.5g/d）与原发性和继发性肾小球疾病患者预后较差相关，减少蛋白尿的治疗对肾脏具有保护作用。孤立的非肾病性蛋白尿可能有一个更缓慢的过程。

（四）血尿

血尿可是肉眼可见的，也可是显微镜可见的（在离心的尿液沉渣中每高倍镜下有 3 个或更多的红细胞）。显微镜下血尿在肾小球疾病中很常见，如果与红细胞畸形、红细胞管型和蛋白尿相关，则应予以考虑。应做彻底的病史调查和尿液培养以排除感染。肾脏影像学检查（CT 使用或不使用对比剂，也称为 CT 尿路造影）有助于排除多囊肾病、结石和肿瘤。如果肾小球原因调查无法诊断，则应进行肾活检。在 35 岁以上的患者中，如果没有肾小球性病因，则必须进行膀胱镜检查以排除尿路上皮恶性肿瘤。

肉眼可见的血尿呈红色或棕色。血液试纸呈阳性，上清液呈红色或棕色提示肌红蛋白尿或血红蛋白尿。引起血尿的其他原因包括 IgA 肾病（上呼吸道感染后 1 天内发作性明显血尿）、腰痛腹股沟综合征、薄基底膜病。肉眼血尿需要泌尿科检查，包括任何年龄的膀胱镜检查，除非病史是肾小球性血尿的特征。

没有尿路疾病症状的患者，不建议用常规尿检筛查血尿。

四、肾脏疾病的放射学检查

许多放射学方法被用来评估肾病患者。随着成像方法的范围越来越广，选择最佳的方法来提供准确的诊断有时并不容易。美国放射学会（American College of Radiology，ACR）发布了适当性标准指南，建议选择影像学检查以快速解决临床情况，同时将成本和对患者的潜在不良影响（如辐射暴露和对比剂肾病）降至最低[26]。

下面列出了常用的影像学检查，并在下文进行了更深入的讨论。

- 超声。
- CT。
- MRI。
- 腹部 X 线片。
- 肾动脉造影术。
- 放射性核素检查。
- 逆行或顺行肾盂造影。

（一）超声

超声是肾病患者首选和最常见的影像学检查。它价格低廉，提供了一种快速评估肾脏大小和实质厚度（回声性）的方法（图 3-3A）。回声增强和肾脏长度＜10cm 的结合几乎总是表明疾病无法治愈。这是慢性肾病（如肾小球肾炎）治疗中非常重要的决定因素[27]（图 3-3B）。

图 3-3A 示正常右肾纵切面超声图像。正常成人肾脏的长度为 9～12cm。注意肾皮质回声正常，与相邻肝脏相比回声稍低（空白箭）。髓质锥体比成人皮质的回声更低（白粗箭）。由于存在脂肪，肾窦可见回声（白细箭）。

图 3-3B 示右肾纵切面超声图像，回声明显。肾皮质（实白箭）比邻近的肝脏（空白箭）回声更强，这是一种非特异性表现，但在肾脏内科疾病中可以看到。

超声还可识别肾积水、尿路阻塞程度和结石。肾结石成像的灵敏度取决于结石的大小。单侧肾大常由梗阻引起。需要注意的是，腹膜后纤维化也可能出现无扩张的梗阻。此外，扩张的集合系统可以存在，而不一定具有功能障碍。在这种情况下，核同位素 MAG3 扫描可以用来区分两者。

超声能够区分实性和单纯性肾囊性病变。进一步区分实性和复杂囊性病变可能需要 CT 或 MRI。超声还可见到膀胱壁、膀胱内容物及双侧尿喷流。慢性前列腺增大的个体，可通过超声检查发现膀胱壁有小梁，膀胱排空后残余体积增大（正常＜50ml）。

多普勒超声用于评估肾血管血流。阻力指数是评价血管顺应性和阻力的参数。在成人患者中，该值＞0.7 被认为是异常的。虽然在移植肾脏中也有报道，但它是一种不灵敏且非特异性的排斥反应指标[28]。多普勒波形的形态可以指示肾动脉狭

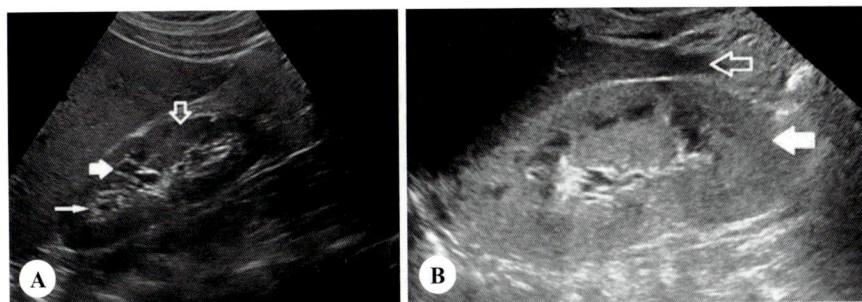

◀ 图 3-3　A. 肾脏超声：正常肾脏；B. 肾脏超声：高回声肾脏

窄。然而，需要注意的是，肾动脉狭窄超声筛查在技术上是一项具有挑战性的检查，只有在高容量中心由经验丰富的放射科医生执行时才可靠。慢性肾动脉狭窄可见单侧小、瘢痕肾。

（二）CT

肾脏CT检查有助于评估CKD的结构性病因，如肾结石（图3-4A和B）和肾肿块（图3-4C），并定位异位肾、腹膜后肿块、复杂囊肿和肿块。

图3-4A所示轴位CT显示输尿管膀胱与膀胱交界处有一个4mm的阻塞性结石（白箭）。

图3-4B示同一例患者腹部和骨盆冠状位增强CT显示轻度左侧肾积水（实白箭）。注意右侧未扩张的集合系统（空白箭）。

图3-4C示腹部和骨盆轴位增强CT，可见到左肾中极5cm肿块（实白箭）。肿块周围强化，中心区域低密度，与坏死相吻合。检查结果为可疑肾细胞癌。

急性肾绞痛和梗阻的发作最终导致慢性瘢痕形成和肾功能丧失。CT对实质和输尿管结石的检测灵敏度高，而肾超声或腹部X线片不一定能检测到。CT是评价结石的金标准。

CT也用于肾脏肿瘤的分期和肾静脉血栓的诊断。它对年轻患者的成人多囊性疾病的检测也比

超声筛查具有更高的灵敏度。

CTA可以显示动脉壁和管腔，这有助于肾动脉血运重建手术的规划（图3-5）。肾脏血管和髂血管的良好描绘是肾移植的关键一步，无论是供者还是受者。

为了尽量减少对比剂肾病，在仔细地风险评估之前，对比剂不应给予GFR低于30ml/min的患者，在GFR为30～60ml/min时慎用[29]。值得注意的是，在血液透析的基础上，ESRD患者可以接受静脉用碘化放射对比剂，而不用担心时机和影响eGFR或肌酐。然而，在那些接受腹膜透析的ESRD患者中，应该保留残余的肾功能，因为他们严重依赖它。这些患者应避免静脉注射碘化放射对比剂。

（三）MRI

MRI通常作为另一种成像方式的辅助手段，很少作为首选成像方式。

MRA用于评估肾血管性高血压，其有创性比导管血管造影小。然而，在肾小球估计率降低的患者中，尤其是透析患者，MRI期间给予钆与肾源性系统性纤维化（nephrogenic systemic fibrosis，NSF）的严重疾病密切相关。这种想法现在改变了。最近的研究表明，无论肾功能或透析状态如

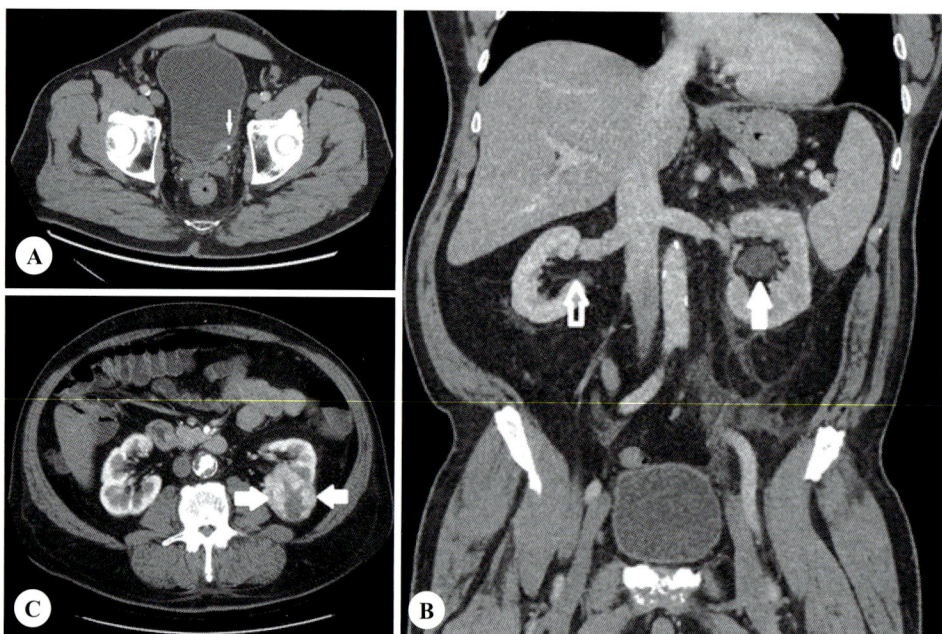

▲ 图3-4　A. CT示结石；B. CT示肾积水和结石；C. CT示肾肿块

何，较新的 Ⅱ 类钆制剂发生 NSF 的风险非常低（如果有的话）[30]。

美国食品药品管理局（Food and Drug Administration, FDA）建议，如果可能的话，eGFR < 30ml/（min·1.73m²）的患者应避免钆成像。然而，它也补充说明，由于 NSF 的风险可能与较新的钆制剂关系很小，建议与放射科医生讨论[31, 32]。

MRI 连同肾静脉造影和 CT，被认为是肾静脉血栓的诊断金标准。MRI 有助于区分复杂的实性

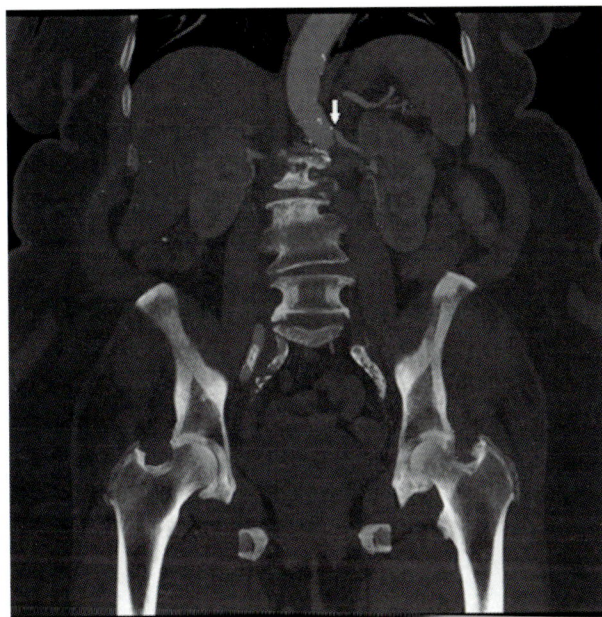

▲ 图 3-5　血管造影（冠状位）

使用最大强度投影算法的 CTA 冠状位片显示左肾动脉起源处中度狭窄（箭），可见左肾动脉起始处小的动脉粥样硬化钙化

和囊性肿块。当超声和 CT 不能诊断，并且由于过敏或肾功能减退不能使用对比剂时，它是一个有用的辅助手段。

（四）腹部 X 线片

腹部 X 线片不常用于评估肾脏疾病。腹部 X 线片可以识别含钙结石、鸟粪石结石和半胱氨酸结石，但会遗漏放射性尿酸结石。它也会漏掉可能覆盖在骨骼结构上的小结石（图 3-6）。

图 3-6A 腹部 X 线片显示左肾下极有几个结石覆盖（空箭）。肾周脂肪和肾实质的交界面可见左肾的轮廓（实箭）。

图 3-6B 显示同一患者的冠状位 CT，证实存在左肾下极结石（实箭）。此外，由于肾盂输尿管连接处轻度狭窄，左肾盂和肾盏轻度突出（空箭）（此图像在 X 线片上未见）。

（五）肾动脉造影术

当有干预计划时，通常在 CTA 或 MRA 之后进行常规血管造影。由于 CT 和 MR 血管造影等无创检查的可用性，肾动脉造影术在 CKD 的检查中较少使用。它仍然适用于一些临床情况，如疑似结节性多动脉炎。

此外，肾动脉造影术具有有创性，与对比剂肾病的风险相关，也有胆固醇栓塞的风险（图 3-7）。

（六）放射性核素检查

肾脏放射性核素扫描提供肾脏功能和解剖评

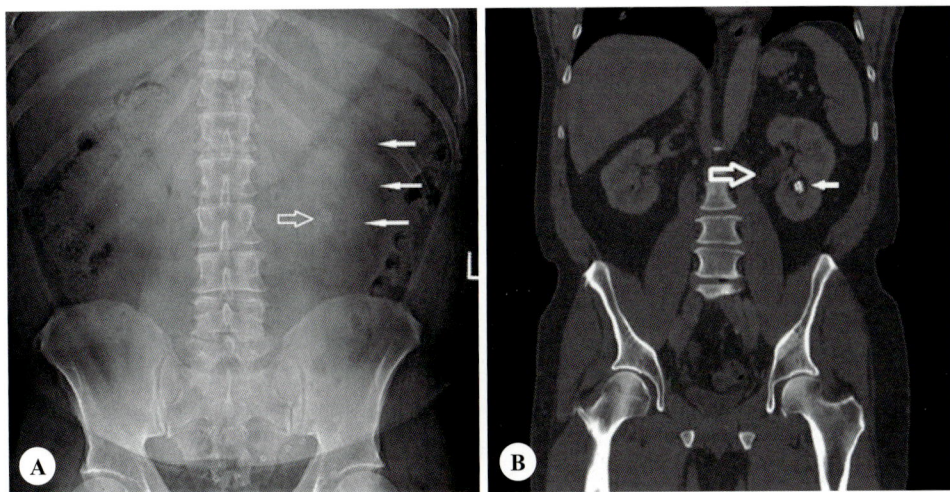

◀ 图 3-6　A. 腹部 X 线（KUB）片显示肾结石；B. KUB 片显示的结石在冠状位 CT 上的表现

估。这是鉴别梗阻性和非梗阻性肾积水（盆腔扩张）的可靠方法，也确定了两个肾脏之间的功能差异。这也是美国许多移植中心对肾移植供者评价、测量 GFR 所选择的方法[33]。

具有不同作用机制的药物可用于肾脏成像。^{99m}Tc-DTPA 是一种常用的肾小球药物，用于成像和 GFR 计算。对于肾功能较差的患者，小管分泌剂（如 ^{99m}Tc-MAG3）的肾成像优于 DTPA（图 3–8）。小管保留剂包括 ^{99m}Tc-DMSA，提供出色的皮质成像，可用于可疑的肾瘢痕或炎症和肾盂肾炎（与近端小管的巯基高亲和力结合）。

（七）逆行或顺行肾盂造影

逆行和顺行肾盂造影通常由介入放射科医生和泌尿科医生在其他影像学检查中输尿管显示不佳的情况下进行。它可以显示肾盂和输尿管，并可用于细胞学采样。回肠膀胱可通过逆行或顺行检查来评估。

五、肾活检

经皮肾活检是诊断肾脏疾病确切病因的重要工具，也是确定活动性（可逆性）和慢性瘢痕（不可逆性）变化程度的重要工具，可以预测疾病和对治疗的反应。活检标本的常规评估包括光镜、免疫荧光和电子显微镜。

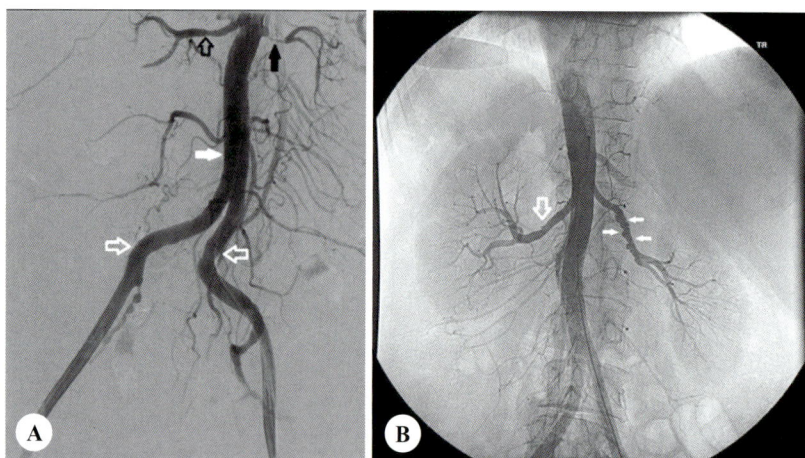

◀ 图 3–7 A. 肾动脉造影（肾动脉狭窄）：腹主动脉及其主要分支动脉造影显示左肾动脉弥漫性严重狭窄（实黑箭），以及右肾动脉（空黑箭）、腹主动脉（实白箭）、髂总动脉（空白箭）。B. 肾动脉造影（纤维肌肉发育不良）：肾动脉造影显示右侧肾动脉相对狭窄的多灶区与小梭状动脉瘤交替出现，称为束状外观（实箭）。左肾动脉正常（空箭）

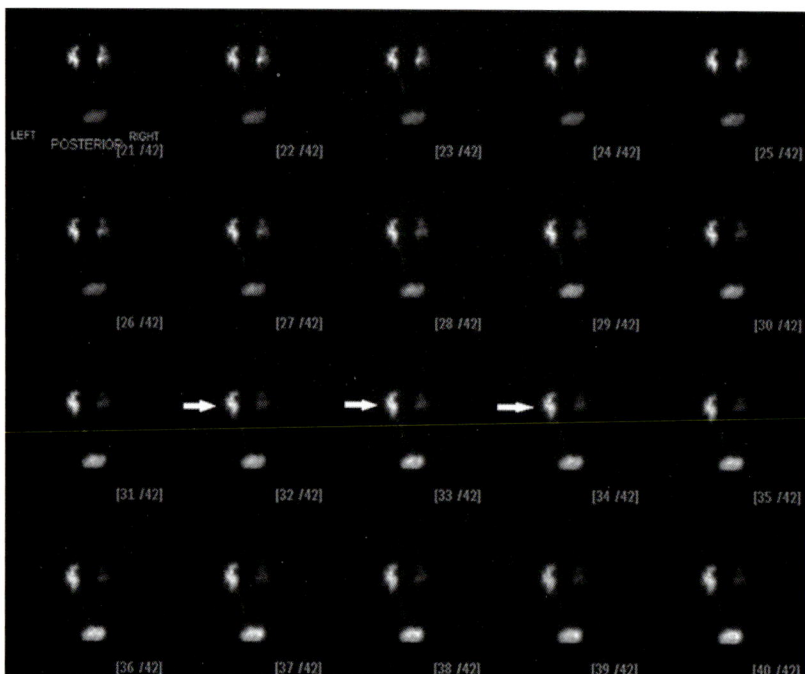

◀ 图 3–8 核素检查显示示踪剂清除延迟，提示梗阻：静脉注射放射性药物后，双肾灌注和功能正常。然而，在给予利尿药呋塞米后，示踪剂从左肾（白箭）的清除延迟，与集合系统阻塞保持一致

（一）适应证

肾活检分析应明确具体的诊断，反映疾病的活动性和慢性长期性，并提供指导治疗计划的信息。以下综述了是否需要肾活检的临床情况[34, 35]。

1. 肾病综合征

当肾病综合征的病因不明时，将进行肾活检。很可能存在以下三种原因之一，即微小病变、局灶节段性肾小球硬化或膜性肾病（抗 PLA2R 血液检查现在用于区分原发性和继发性膜性肾病）。其他诊断，如淀粉样变、膜性肾病伴潜在狼疮、膜性增生性肾小球肾炎，没有典型的血清学标志物。以下肾病蛋白尿患者可能不需要行肾穿刺活检，包括患有糖尿病多年伴视网膜病变者、非常肥胖者（伴蛋白尿缓慢增加，与肥胖相关的继发性 FSGS）和明显的恶性肿瘤患者（膜性肾病与实体瘤相关，随着恶性肿瘤的治疗而消失）。

2. 急性肾病综合征

血尿、细胞管型、蛋白尿、高血压和肾功能不全通常是由系统性疾病引起的，需要进行肾活检，如显微镜下多血管炎、多血管炎肉芽肿病、抗 GBM 疾病、狼疮、乙型或丙型肝炎相关性肾脏疾病，这些疾病的治疗和治疗强度将由活检结果决定。

不明原因的急性慢性肾病，如药物相关性急性间质性肾炎、梗阻、肾前性病变和急性肾小管坏死，可能在不需要活检的情况下诊断。小肾或缓慢进行性慢性肾衰竭通常不做活组织检查，因为发现可治疗疾病的可能性较小，除非尿液检查结果有明显改变而另有指征。

3. 孤立性肾小球血尿

如果与蛋白尿无关且肾功能正常，则活检不会改变治疗方法。一般来说，最常见的诊断是薄基底膜病、IgA 肾病和 Alport 综合征。无蛋白尿，长期预后良好，除 ACEI 外，无须特殊治疗。需要对疾病进展和蛋白尿的发展进行持续的随访监测。孤立性非肾病性蛋白尿中，低级别蛋白尿（500～1000mg/d）一般不需要肾活检。其中一些患者有原发性局灶节段性肾小球硬化、IgA 肾病或膜性肾病，免疫抑制治疗将不适用于这些低级别蛋白尿患者。

（二）禁忌证

以下是肾活检的禁忌证。

- 小的高回声肾（＜9cm），通常提示慢性不可逆疾病。
- 多发囊肿。
- 孤立肾。
- 肾盂积水。
- 不受控制的出血倾向。
- 不受控制的高血压。
- 活动性尿路感染。

经皮穿刺肾活检的绝对禁忌证包括严重高血压、不受控制的出血倾向、不能配合的患者和孤立肾[36]。

（三）肾活检前所需检查

经皮肾活检前的基本检查包括病史、体格检查和实验室检查，包括完整的生化特征、全血细胞计数、血小板计数、凝血酶原时间、部分凝血活酶时间和出血时间，以评估患者是否有出血风险[37]。正在服用抗血小板或抗血栓药物（如阿司匹林、ω-3 脂肪酸、糖蛋白 Ⅱb/Ⅲa 抑制药、双嘧达莫和非甾体抗炎药）的患者，理想情况下应在经皮肾活检前至少 1 周停用这些药物，并在活检后至少 1 周停用[38, 40]。

血小板减少＜140 000/μl 与肾活检后出血增加相关。血小板计数＜100 000/μl 的患者出现症状性血肿的风险最高（40%）[40]。

（四）并发症

出血是肾活检的主要并发症。在所有其他器官中，肾活检的出血风险最高（1.2%）。集合系统可发生出血，导致肉眼血尿，进入肾周间隙，导致血肿和红细胞比容下降；或在肾包膜下导致压力填塞[41, 42]。其他潜在的并发症包括部位疼痛、肉眼血尿、动静脉瘘形成和软组织感染。肾活检通常进行 24h 的观察，在此期间确定主要并发症，并监测生命体征和红细胞比容。

参 考 文 献

[1] KDIGO 2012.

[2] Floege J, Johnson RL, Feehally J. Comprehensive clinical nephrology. 4th ed. Missouri: Elsevier Saunders; 2010.

[3] Kouri T, Fogazzi G, Gant V, et al. European urinalysis guidelines. Scand J Clin Lab Med. 2000;60(Suppl 231):1–96.

[4] Tangri N, Stevens LA, Griffith J, et al. A predictive model for progression of chronic kidney disease to kidney failure. JAMA. 2011;305:1553.

[5] Perazella MA. The urine sediment as a biomarker of kidney disease. Am J Kidney Dis. 2015;66(5):748–55.

[6] Cavanaugh C, Perazella MA. Urine sediment examination in the diagnosis and management of kidney disease: core curriculum. Am J Kidney Dis. 2019;73(2):258–72.

[7] Stevens LA, Coresh J, Levey AS. Assessing kidney function-measured and estimated glomerular filtration rate. N Engl J Med. 2006;354:2473.

[8] Stevens LA, Levey AS. Measured GFR as a confirmatory test for estimated GFR. J Am Soc Nephrol. 2009;20:2305.

[9] Stevens LA, Levey AS. Measurement of renal function in chronic renal disease. Kidney Int. 1990;38:167–84.

[10] Rowe C, Stitch AJ, Barrat J, et al. Biological variation of measured and estimated glomerular filtration rate in patients with chronic kidney disease. Kidney Int. 2019;96:429.

[11] KDIGO 2012 Clinical practice guideline for the evaluation and management of chronic kidney disease. Kidney Int Suppl. 2013;3:19–62.

[12] Levey AS, Bosch JP, Lewis JB, et al. A more accurate method to estimate glomerular filtration rate from serum creatinine a new prediction equation. Modification of diet in Renal Disease Study Group. Ann Intern Med. 1999;130:461.

[13] Levey AS, Stevens LA, Schmid CH, et al. A new equation to estimate glomerular filtration rate. Ann Intern Med. 2009;150:604.

[14] Stevens LA, Schmid CH, Greene T, et al. Comparative performance of the CKD Epidemiology Collaboration (CKD-EPI) and modification of diet in renal disease (MDRD) study equations for estimating GFR levels above 60 ml/min/1.73m^2. Am J Kidney Dis. 2010;56:486.

[15] Matsushita L, Mahmoodi BK, Woodward M, et al. Comparison of risk prediction using the CKD-EPI and the MDRD study equation for estimated glomerular filtration rate. JAMA. 2012;307:1941.

[16] Levey AS, Stevens LA. Estimating GRF using CKD epidemiology collaboration (CKD-EPI) creatinine equation: more accurate GFR estimates, lower CKD prevalence estimates, better risk predictions. Am J Kidney Dis. 2010;55:622.

[17] Florencia IA, Magdalena B, Fernanada M, et al. How to evaluate renal function in stable cirrhotic patients. Postgrad Med. 2017;129(8):866–71.

[18] Knight EL, Verhave JC, Spiegelman D, et al. Factors influencing serum cystatin C levels other that renal function and impact on renal function measurement. Kidney Int. 2004;65:1416.

[19] Ma YC, Zuo L, Chen JH, et al. Improved GFR estimation by combined creatinine and cystatin C measurements. Kidney Int. 2007;72:1535.

[20] Inker LA, Schmid CH, Tighiouart H, et al. Estimating glomerular filtration rate from serum creatinine and cystatin C. N Engl J Med. 2012;367:20.

[21] Stevens LA, Nolin TD, Richardson MM, et al. Comparison of dosing recommendations based on measured GFR and kidney function

estimating equations. Am J Kidney Dis. 2009;54:33.

[22] Matzke GR, Aronoff GR, Atkinson AJ Jr, et al. Drug dosing consideration in patients with acute and chronic kidney disease-a clinical update from kidney disease: improving global outcomes (KDIGO). Kidney Int. 2011;80:1122.

[23] Mok Y, Ballew S, Sang Y, et al. Albuminuria as a predictor of cardiovascular outcomes in patients with acute myocardial infarction. J Am Heart Assoc. 2019;8:e010546. https://doi.org/10.1161/JAHA.118.010546.

[24] Lamb EJ, MacKenzie F, Stevens P. How should proteinuria be detected and measured? Ann Clin Biochem. 2009;46:206–17.

[25] Robinson RR. Isolated proteinuria in asymptomatic patients. Kidney Int. 1980;18:395.

[26] ACR appropriateness criteria. Available at: https://acsearch.acr.org.

[27] Moghazi S, Jones E, Schroepple J, et al. Correlation of renal histopathology with sonographic findings. Kidney Int. 2005;67:1515.

[28] Lubas A, Grzegorz K, Niemczyk S. Renal resistive index as a marker of vascular damage in cardiovascular diseases. Int Urol Nephrol. 2014;46:395–402.

[29] Bahrainwala JZ, Leonberg-Yoo AK, Rudnick MR. Use of radiocontrast agents in CKD and ESRD. Semin Dial. 2017;30:290–304. Weisbord S, Gallagher M, Jneid H, et al. N Engl J Med. 2018;378:603–14.

[30] ACR manual on contrast media. https://www.acr.org/-/media/ACR/Files/Clinical-Resources/Contrast_Media.pdf.

[31] Schieda N, Blaichman J, Costa AF, et al. Gadolinium-based contrast agents in kidney disease: comprehensive review and clinical practice guideline issued by Canadian Association of Radiologists. Can Assoc Radiol J. 2018;69(2):136–50.

[32] Endrikat J, Dohanish S, Schleyer N. 10 years of nephrogenic systemic fibrosis: a comprehensive analysis of nephrogenic systemic fibrosis reports received by a pharmaceutical company from 2006–2016. Investig Radiol. 2018;53(9):541–50.

[33] Levy AS, Inker LA. GFR evaluation in living kidney donor candidates. J Am Soc Nephrol. 2017;28(4):1062–71. https://doi.org/10.1681/ASN.2016070790.

[34] Feehally J, Appel GB. Renal biopsy: how effective, what technique, and how safe. J Nephrol. 1993;6:4.

[35] Whittier WL, Korbet SM. Renal biopsy: update. Curr Opin Nephrol. 2004;13:661.

[36] Clinical competence in percutaneous renal biopsy. Health and public policy committee. American College of Physicians. Ann Intern Med. 1988;108:301.

[37] Korbet SM. Percutaneous renal biopsy. Semin Nephrol. 2002;22:254.

[38] Manno C, Strippoli GF, Arnesano L, et al. Predictors of bleeding complications in percutaneous ultrasound-guided renal biopsy. Kidney Int. 2004;66:1570.

[39] Hogan JJ, Mocanu M, Berns JS. The native kidney biopsy: update and evidence for best practice. Clin J Am Soc Nephrol. 2016;11:354.

[40] Simard-Meilleur MC, Troyanov S, Roy L, et al. Risk factors and timing of native kidney biopsy complications. Nephron Extra. 2014;4:42.

[41] Whittier WL, Korbet SM. Timing of complications in percutaneous biopsy. J Am Soc Nephrol. 2004;15:142.

[42] Corapi KM, Chen JL, Balk EM, Gordon CE. Bleeding complications of native kidney biopsy: a systematic review and metanalysis. Am J Kidney Dis. 2012;60:62.

第 4 章　延缓慢性肾病进展
Slowing Chronic Kidney Disease Progression

Pooja Sanghi　Yasmin Brahmbhatt　著

慢性肾病（chronic kidney disease，CKD）的定义是肾损伤标志物和（或）GFR<60ml/（min·1.73m²），持续 3 个月以上。慢性肾病与不良的临床结局、较差的生活质量和较高的医疗费用相关。CKD 可发展为终末期肾病（end-stage renal disease，ESRD），这种情况需要通过透析进行肾脏替代治疗，直到患者能够接受肾移植。

许多 CKD 独立于潜在的病因导致肾纤维化。众所周知，肾纤维化不仅是一种静态的"瘢痕"，而且是一个涉及复杂的细胞事件的动态过程，这些事件引发了纤维化的发展。防止纤维化形成或减缓纤维化形成是防止 CKD 进展的关键。

减少 CKD 进展的四种主要干预措施是控制血压<140/90mmHg，使用 ACEI 或 ARB 治疗蛋白尿和高血压，控制糖尿病，纠正代谢性酸中毒。基于他汀类药物的治疗可减少慢性肾病的血管事件。对于晚期 CKD 患者，转诊至肾病学专科可以改善患者的结局。优化控制其他 CKD 危险因素，如高脂血症和吸烟，也可以减缓 CKD 的进展。

一、慢性肾病的检测

专家小组已经确定了不充分的证据以支持基于一般人群 CKD 的检测。KDOQI 和 KDIGO 指南建议在患有糖尿病和（或）高血压的高危人群中进行 CKD 有针对性的检测。在实践中，CKD 的检测通常发生在常规治疗中，因为无处不在的基础和综合代谢试验包括血清肌酐检测。早期发现 CKD，可提供在症状出现之前避免并发症发生的机会。

根据估算的 GFR（estimated GFR，eGFR）检测 CKD 比单独使用血清肌酐更能准确地评估肾功能。蛋白尿的定量在临床实践中的应用不如 eGFR 的评估广泛，但它对评估预后是至关重要的。尿白蛋白/肌酐比（urine albumin creatinine ratio，UACR）比尿蛋白/肌酐比更敏感和特异，尽管两者都可以预测临床结果（图 4-1）。

在没有 CKD 诊断但有高血压和糖尿病等 CKD 危险因素的患者中，2017 年只有 43.2% 的联邦医疗保险受益人进行了尿白蛋白检测，考虑到这是一个高危人群，这是一个相对较低的检测率[2]。

（一）优化高血压控制延缓慢性肾病进展

高血压是心血管疾病发病率和死亡率的一个可调控的危险因素，而降低血压是减缓肾脏疾病进展的重要干预措施。在过去 10 年里，血压的最佳目标一直是一个激烈的研究和争论的焦点。有关该问题的讨论已经有所记载。目前，在 CKD 患者中，根据 KDIGO 2012 年高血压指南，无论蛋白尿的程度如何，建议将收缩压控制在 130mmHg 以下，舒张压控制在 80mmHg 以下。

ACEI 和 ARB 是治疗 CKD 高血压的主要药物。ACEI 阻止血管紧张素 I 转换为有效的血管紧张素 II，而 ARB 竞争性地阻断血管紧张素 II 受体。这种阻断具有减少醛固酮分泌，降低周围血管阻力，有效降低全身血压的作用。重要的是，血管紧张素 II 的阻断还导致肾小球出球小动脉扩张，从而降低肾小球内压，这是这些药物发挥肾保护作用的可能机制。ACEI 和 ARB 现已被广泛用于治疗

KDIGO 2012 指南，通过 GFR 和白蛋白尿分类评估 CKD 的预后			持续性白蛋白尿的分类，描述和范围		
			A₁	A₂	A₃
			正常至轻度升高	中度升高	严重升高
			<30mg/g <3mg/mmol	30～300mg/g 3～30mg/mmol	>300mg/g >30mg/mmol
GFR 分期 [ml/(min·1.73m²)]	G₁	正常或升高	≥90			
	G₂	轻度降低	60～89			
	G₃ₐ	轻至中度降低	45～59			
	G₃ᵦ	中至重度降低	30～44			
	G₄	重度降低	15～29			
	G₅	肾衰竭	<15			

▲ 图 4-1　**KDIGO 2012 指南通过 GFR 和白蛋白尿分类评估 CKD 的预后**

绿色：低风险（如果没有其他肾病的标志物，并且没有慢性肾病的存在）；黄色：中风险；橙色：高风险；红色：非常高风险[1]

KDIGO. 改善全球肾脏病预后组织；GFR. 肾小球滤过率；CKD. 慢性肾病

蛋白尿性 CKD，并且已纳入 AHA/ACC 2017 年高血压指南。对于 ACEI 或 ARB 在没有蛋白尿的 CKD 高血压患者中的益处还存在不确定性，因为证据喜忧参半。然而，在实践中，这个困境较少出现，因为除非患者有蛋白尿或血清肌酐水平升高足以诊断为 CKD 3 期，否则常规上并不将其诊断为 CKD。此外，大多数这类高血压患者需要多种药物来控制血压水平，其中通常包括 ACEI 或 ARB。如果实验室检查确认存在高醛固酮状态，则可以使用盐皮质激素受体拮抗药作为第 4 种或第 5 种药物选择。KDOQI 指南建议所有 CKD 和高血压患者都应该接受 ACEI 或 ARB 治疗，因为这些药物已被证明可以减缓 GFR 的下降，而不是依赖于它们的降压效果[3]。有很好的证据表明，在晚期 CKD 中也可以继续使用 ACEI 或 ARB 治疗，除非担心这些药物会导致 GFR 下降或出现高钾血症[4]。在 CKD 早期（CKD 1～3b 期），通常会逐渐增加 ACEI 或 ARB 的剂量，以减少蛋白尿，因为较低程度的蛋白尿与 GFR 下降速度较慢相关。一旦调整了药物剂量，理想情况下医生应在 4 周内评估治疗反应。

高盐饮食削弱了 ACEI 的有效性，而钠的减少则增强了 ARB 的抗蛋白尿作用。事实上，最近的数据显示，高盐饮食（＞14g/d）与蛋白尿性 CKD 患者患 ESRD 的风险升高（独立于血压）相关[5]。与普通饮食相比，摄入富含水果和蔬菜的饮食，并密切监测晚期 CKD 患者的钾水平，可以降低收缩压和舒张压[6]。我们应强调个体化治疗和以患者为中心的医疗治疗。避免复杂的药物剂量方案和高额的个人费用可以提高患者的依从性，从而减缓 CKD 的进展。仔细评估和避免药物的不良反应也将提高患者对药物的依从性。识别并停止使用可能升高血压的物质是非常重要的，如非甾体抗炎药和复合口服避孕药[7]。

在许多情况下，很难评估高血压是否导致了 CKD，反之亦然。主动脉硬化通过血流动力学（流量和压力）机制导致肾损害。具体地说，主动脉硬化会升高主动脉搏动压力，并将其传递到肾脏和大脑等高流量器官中脆弱的微血管系统。随之而来的血管压力升高可导致微血管损伤，以及内皮功能障碍、氧化应激和慢性炎症。肾组织经常在微血管、肾小球或肾小管周围显示炎症改变，不仅发生在急进性高血压时，在轻度高血压亦然[8]，因此，可导致 CKD 进展。

动脉粥样硬化和动脉硬化在大多数 CKD 患者中都很明显。动脉粥样硬化是一种进行性闭塞性损害，继发于沿血管壁形成的载脂斑块，导致弥漫性内膜钙化。CKD 环境导致动脉硬化，定义为动脉的弥漫性血管重塑和最终的血管弹性丧失，这是钙磷稳态异常和成骨分化所致动脉中层钙化的结果。控制不佳的轻中度高血压可导致小动脉肾硬化，这是一种肾小球球前小动脉的血管病变，导致肾小球缺血和随后的 CKD 进展。高血压性肾硬化是一种非特异性的临床诊断，适用于非糖尿病患者，通常是那些最近有非洲血统的患者，他们患有 CKD、低水平的蛋白尿和高血压。缺乏明显病因的肾病患者通常在粗略评估后被贴上"高血压性肾硬化"的标签。基因突破（存在 2 个 *APOLI* 基因肾风险变异体）表明，遗传性肾小球硬化能以类似于小动脉肾硬化的方式呈现，而这些肾脏局限性疾病继发性地升高血压[9]。这一基因发现在一定程度上解释了为什么特定种族患 CKD 的风险更高。此外，许多具有这些基因变异的患者可能直到血压升高才被诊断为 CKD，在这一点上，CKD 的显著进展可能已经发生。因此，在这些高危人群中早期筛查和发现 CKD 的人群健康措施可能有助于减缓 CKD 的进展。

（二）减少蛋白尿延缓慢性肾病进展

CKD 的进展很可能是多因素的，但蛋白尿和高血压可能会加重肾功能下降[10]。RAAS 阻滞药主要通过降低血压来降低 CKD 进展的风险。抑制血管紧张素转换酶的药物降低肾小球毛细血管对蛋白质的通透性，从而减少蛋白尿，防止肾小球硬化症的发展[11]。RAAS 阻滞药对减缓 CKD 进展的有利作用随着蛋白尿的减少而增加。肾脏疾病饮食调整（Modification of Diet in Renal Disease，MDRD）研究表明，基线蛋白尿越高的患者，GFR 下降的速度越快。这项研究表明，较低的血压显著减少了蛋白尿和 GFR 的下降。他们建议，蛋白尿超过 1g 的患者应以血压＜125/75mmHg 为目标，而每天蛋白尿为 0.25～1g 的患者目标血压应小于

130/80mmHg[12]。

在糖尿病患者和非糖尿病患者中使用 ACEI 和 ARB[13] 的其他里程碑式的研究[3, 14] 一直被证明可以减缓蛋白尿性 CKD 的进展。ACEI 的有益作用除降低血压和尿蛋白排泄外，还受多种因素的影响。REIN 研究[15] 第一次证明 ACEI 类药物雷米普利在非糖尿病性 CKD 患者中具有肾脏保护作用，可以减缓 GFR 下降速度。该研究的研究对象是 24h 蛋白尿为 3g 的患者。

另一个重要试验是非胰岛素依赖型糖尿病患者使用血管紧张素 II 受体拮抗药氯沙坦降低终点的循证医学研究（RENAAL），该试验针对 2 型糖尿病患者进行，显示使用 ARB 治疗，在最初 6 个月内每减少 50% 的白蛋白尿，肾脏终点（定义为血清肌酐加倍）的风险降低 36%，以及随后的 ESRD 风险降低 45%[16]。此外，AASK 试验观察了患非糖尿病性肾病的非洲裔美国人使用 ACEI 的益处，发现即使在较低水平的蛋白尿情况下，也能同样有效地减缓 CKD 进展并降低 ESRD 的风险。还有一项重要的试验发现，联合应用 ACEI 和 ARB 会增加低血压和肾功能障碍等不良反应[17]。

大量文献表明，ACEI 或 ARB 是慢性肾病合并高血压（伴 / 不伴蛋白尿）的一线药物，可以预防 CKD 的进展。目前的 KDOQI 指南指出，CKD 和高血压患者应该接受 ACEI 或 ARB 治疗。

还有其他药物和生活方式措施已被证明可以减少蛋白尿。最近一项涵盖超过 78 000 名患者的 Meta 分析证实，白蛋白尿减少 30% 可使进展为 ESRD 的风险降低 23.7%，而不考虑药物类别[18]。非二氢吡啶类钙通道阻滞药（calcium channel blocker，CCB）与二氢吡啶类 CCB 相比，由于其选择性扩张出球小动脉，可显著减少蛋白尿，这与血压变化无关[19]。

一项系统综述和 Meta 分析[20] 表明，在 ACEI 或 ARB 治疗的基础上加用盐皮质激素受体拮抗药（螺内酯），可有效降低 CKD 患者的血压和尿蛋白排泄量。然而，这些好处可能被高甘油三酯血症或肾功能下降的风险增加所抵消。此外，这

项研究没有将 GFR 下降或 ESRD 作为终点。对 CKD 1～4 期患者随机对照试验进行的另一项 Meta 分析[21] 显示，限制饮食钠在降低血压和减少蛋白尿方面有显著益处。低盐摄入使 24h 蛋白尿和白蛋白尿分别减少 0.39g/d 和 0.05g/d。蛋白尿的变化与收缩压的变化呈线性相关，提示限钠的抗蛋白尿作用可能依赖于血压降低。一项小型随机研究显示，适度减肥可显著改善蛋白尿性 CKD 患者的蛋白尿[22]。

总体而言，ACEI 和 ARB 可以减少蛋白尿，延缓 CKD 进展，这是公认的。非二氢吡啶类 CCB 和糖皮质激素拮抗药可作为辅助治疗。通过仔细递增 ACEI 或 ARB 剂量，将蛋白尿降至每天 500mg 以下，可以减缓 CKD 进展，期间必须密切监测电解质和血压。所有患者都应该接受有关低盐饮食重要性的教育。

二、延缓糖尿病肾病进展

20 世纪 90 年代初，E. Lewis 等[23] 的里程碑式试验表明，ACEI 对胰岛素依赖型糖尿病肾病的肾功能恶化具有保护作用，与其对血压的影响无关，之后糖尿病肾病（diabetic kidney disease，DKD）的自然进展过程被彻底改变。从那时起，许多研究表明，ACEI 和 ARB 治疗在减缓 1 型胰岛素依赖型和 2 型非胰岛素依赖型糖尿病患者 DKD 的进展方面有好处。ACEI 和 ARB 的肾脏保护作用机制如前所述。目前的 KDIGO 指南建议，所有 CKD 和蛋白尿患者除以血压＜130/80mmHg 为靶点外，还应接受 ACEI 或 ARB 治疗，以延缓 DKD 的进展。然而，联合治疗（ACEI 和 ARB）应避免，因为有急性肾损伤和高钾血症并发症的风险。加重的蛋白尿是 CKD 进展的标志，如果电解质、肾功能和血压允许，应增加 ACEI 或 ARB 治疗以减少蛋白尿。预防 1 型和 2 型糖尿病的 DKD 还包括从糖尿病病程的早期加强血糖控制。在 1 型糖尿病患者中，以 HbA1c≤7% 为目标的强化血糖控制，与标准治疗相比，9 年内发生微量蛋白尿和大量蛋白尿的风险分别降低了 34% 和 56%[24]。

KDIGO 指南建议 HbA1c 目标接近 7%，以预防或延缓糖尿病微血管并发症的进展。然而，低血糖患者，如糖尿病和 CKD 患者，不应将 HbA1c 目标控制在 7% 以下。最近的 CRENTICS 试验[25] 表明，eGFR 超过 30ml/min 的 2 型糖尿病和蛋白尿性 CKD 患者，接受 SGLT2 抑制药卡格列净治疗的患者，肾衰竭和心血管事件的风险降低 30%。患者每天接受卡格列净 100mg 与 ACEI 或 ARB 的联合治疗，与安慰剂组相比，没有不良反应或并发症。

肾近端小管中的 SGLT2 可重吸收约 90% 过滤的葡萄糖。在 2 型糖尿病中，SGLT2 的不适应性上调有助于维持高血糖。抑制这些转运蛋白已被证明可以通过诱导糖尿有效地改善血糖控制，并且通常耐受性良好。SGLT2 抑制药还可降低血压和尿酸，并诱导利尿。发生在 DKD 中的早期高滤过损伤可被 SGLT2 抑制药逆转，这被认为是减缓 CKD 进展的主要机制。在治疗开始时，我们通常将伴随的利尿药剂量减少 50%，并密切监测电解质。在几周内，血清肌酐可能会有小幅上升（类似于 ACEI 或 ARB 治疗），随着时间的推移会稳定下来。在撰写本书时，这类药物尚未被批准用于肾移植患者。这一新疗法改变了 DKD 治疗的格局。

人群层面的方法在减少 DKD 方面非常重要。最近的一项研究显示，实施高血压和糖尿病治疗指南、定期蛋白尿检测、使用 ACEI 和 ARB、初级保健提供者多学科治疗，以及支持营养、体力活动和糖尿病教育的额外服务，可将糖尿病相关肾衰竭减少 54%[26]。

三、延缓心血管疾病的慢性肾病进展

心血管疾病（cardiovascular disease，CVD）仍然是世界范围内患者死亡的主要原因，占透析患者死亡的 41%，是普通人群的 20 倍[27]。在 CKD 患者中，CVD 的死亡远比进展为终末期肾病（end-stage kidney disease，ESKD）更为常见[28]。CVD 和 CKD 患者可能由于共同的危险因素（如糖尿病、高血压、高脂血症、吸烟等），影响肾血管的动脉粥样硬化，在心力衰竭时降低肾脏血流灌注的体内平衡变化，以及在诊断过程中暴露于对比剂和动脉粥样硬化栓子，可能升高 CKD 进展的风险[29]。慢性肾功能不全队列（Chronic Renal Insufficiency Cohort，CRIC）研究显示，自我报告的心力衰竭是 ESKD 或 GFR 下降 50% 的独立危险因素[30]。此外，Elsayad 等[31]表明，心血管疾病与肾功能下降和肾脏疾病的发展独立相关。因此，优化 CVD 的治疗方法，不仅可以降低死亡率，还可以减少 GFR 的下降。该病主要的血流动力学机制包括盐和水滞留导致液体超载，从而导致心、肾静脉充血。肾静脉充血可能是临床上肾功能障碍加速的关键，最终导致肾纤维化和 CKD 进展[32]。注意容量状态和维持正常血容量是防止 CKD 进展的关键。CVD 对肾脏的进一步影响可以在本书的其他地方找到。

四、优化代谢性酸中毒延缓慢性肾病进展

在 CKD 患者中，肾脏排泄日常酸负荷的能力受损，导致酸性物质潴留和代谢性酸中毒（metabolic acidosis，MA）。代谢性酸中毒的患病率随着 GFR 的下降而增加。未经治疗的慢性代谢性酸中毒往往会导致 CKD 患者 GFR 的降低加速。这是由于肾脏内源性激素包括血管紧张素 Ⅱ、醛固酮和 ET-1 等介导酸排泄增加的作用，但它们长期上调会促进炎症和纤维化的发生[33]。慢性代谢性酸中毒还会刺激氨基酸产生，增加酸排泄，但也会导致氨诱导的补体激活，C3 和 C5b～9 的沉积可以造成肾小管间质损伤，进一步加重 CKD 的进展。所有这些效应，以及肾组织中的酸积累共同加速肾脏疾病的进展。除 GFR 下降外，代谢性酸中毒还与骨质疏松、骨骼肌分解和死亡率升高相关。

根据 KDIGO 指南，如果血清 HCO_3^- <22mEq/dl 且没有禁忌证，建议使用口服碱制剂治疗代谢性酸中毒，并力求将其保持在正常范围内[1]。然而，目前尚未进行大型临床试验来确定口服碱制剂对 CKD 患者代谢性酸中毒矫正的疗效和安全性。小

规模研究支持治疗代谢性酸中毒能够保护肾功能的观点[34]。

对于大多数 CKD 患者来说，长期饮食中摄入富含碱性的水果和蔬菜可能是合理的，前提是血清钾浓度允许并进行监测。一项针对高血压性 CKD 患者的研究显示，即使在晚期 CKD 中，水果和蔬菜与口服碱制剂在保护 GFR 方面具有同样的有效性，而且不会引起高钾血症[35]。如果因为高钾血症或患者依从性差而不适合进行营养疗法，可以考虑药物治疗。

在决定是否开始药物治疗时，应考虑以下因素，即代谢性酸中毒的严重程度、血压和容量状态。代谢性酸中毒合并高钾血症可能是开始碱疗的最重要原因，因为这可以帮助降低血清钾浓度，并继续使用 RAAS 阻滞治疗。如果患者持续出现代谢性酸中毒，血清 HCO_3^- 低于 18mEq/L，那么合理地开始碱疗，前提是没有其他短期原因导致碳酸氢盐浓度低。使用基于钠的碱疗的主要问题是液体潴留、血压升高、外周水肿和肺水肿。迄今为止，在 CKD 患者中进行的小规模研究结果显示，碳酸氢钠 / 枸橼酸盐治疗组与对照组在血压、体重和心力衰竭住院方面没有明显差异。这并不完全出乎意料，因为当钠与氯离子结合而不是其他阴离子结合时，与钠相关的液体潴留更为显著。虽然其机制复杂且多因素，但高氯血症通过管球反馈诱导肾血管收缩，导致 GFR 降低，进而增加钠和水的重吸收。

如果发生碳酸氢尿症，碱疗也可能导致低钾血症。因此，对钾的密切监测是有必要的。一些患者使用碳酸氢钠后会出现胃肠道不良反应。腹胀和嗳气是常见的胃肠道不良反应，如果这些不良反应限制了依从性，应该考虑改用枸橼酸钠。尽管药物治疗似乎是安全的，但也存在需要监测的潜在风险。确定碱疗是否有益和安全的大规模试验早就应该进行了。

五、高脂血症

目前对于降脂治疗是否能减缓 CKD 进展的

数据并不明确，还没有关于将这些药物用于减缓 CKD 进展的推荐。

然而，在过去 10 年中，已经有几项研究探讨了降脂治疗在 CKD 患者中的应用[36, 37]，一项 Meta 分析[38] 显示，降脂治疗可以减少 CKD 患者心脏死亡和动脉粥样硬化介导的心血管事件的发生。KDIGO 2014 关于 CKD 的降脂治疗指南建议，所有非透析的 50 岁以上 CKD 患者应接受他汀类药物治疗以降低整体心血管疾病风险[39]。尽管血脂异常是 CVD 的一个主要可调节危险因素，并且在 CKD 患者中很常见，但只有约 50% 的这些患者同时具有升高的 LDL-C 水平并接受降脂治疗[40]。相反，基线 LDL-C 水平较低的患者，包括 CKD 患者，在降脂治疗下有更高的脑出血（intracerebral hemorrhage，ICH）风险，这可能加重了降脂治疗的不良反应。许多研究没有足够的统计能力来检测此特定结果的差异，也没有报道根据基线和随访期间的 LDL-C 水平分层的并发症（包括 ICH）[41]。

其他降脂药物，特别是纤维酸衍生物，通常用于 CKD 可以提高血清肌酐水平。有趣的是，尽管肌酐升高，但研究并未显示 ESRD 风险升高[42]。

六、高尿酸血症

尿酸已被认为是 CKD 发展和进展的可能可调节危险因素之一。高尿酸血症被定义为血清尿酸浓度＞7mg/dl，并且在 CKD 患者中很常见。随着肾功能恶化，尿酸水平会增加，这是由肾脏排泄功能下降所致的。关于高尿酸血症是否对 CKD 进展起作用，已经争论了几十年。最近的证据[43] 表明，高尿酸血症有助于高血压的发展。动物研究表明，高尿酸血症通过激活有利于钠滞留、血管收缩和血压升高的血管活性和炎症过程而诱发高血压。尿酸是 RAAS 的有效激活剂。它激活肾脏近端小管细胞中的前肾素受体，刺激肾内 RAAS，并增加肾脏肾素表达、血浆肾素活性、血清醛固酮水平和细胞内血管紧张素 II 水平[44]。Sato 等[44] 详细描述了尿酸的促炎作用，以及尿酸如何增加肾间质炎症。随后，许多研究表明，降低尿酸水

平对减缓 CKD 进展有好处，但许多其他研究并没有。2014 年和 2018 年的两项大型 Meta 分析[45, 46] 得出结论，降尿酸治疗可能减缓 CKD 进展，但需要更大规模的随机对照试验来评估降尿酸治疗对 CKD 进展的影响。最近的两项随机对照试验[47, 48] 显示，别嘌醇并没有减缓 GFR 的下降，尽管降低了尿酸。因此，由于没有确凿的证据，不建议使用降尿酸治疗来减缓无症状高尿酸尿症患者的 CKD 进展，尽管在实践中偶尔会在个案的基础上这样做。此外，降尿酸治疗的安全性也是一个令人担忧的原因。最近的一项随机双盲对照试验对痛风和心血管疾病患者进行了非布司他（非嘌呤类黄质氧化酶抑制药）和别嘌醇（嘌呤类黄质氧化酶抑制药）的比较。研究发现，就心血管不良事件的发生率而言，非布司他并不比别嘌醇差，但非布司他的全因死亡率和心血管死亡率高于别嘌醇组[49]。尽管别嘌醇在降低尿酸水平方面非常有效，但在一些患者中，它可能会引起严重的皮肤不良反应（瘢痕）。HLA-B*5801 是别嘌醇致瘢痕的一个非常强的标志物。据报道，HLA-B*5801 携带者频率在非洲人为 2%～4%，在高加索人为 1%～6%，在亚裔印度人为 3%～15%，在中国患者为 8.8%～10.9%。最近的一项研究[50] 发现，在携带 HLA-B58 的 CKD 患者中，别嘌醇致瘢痕的发生率相当高，而 HLA-B58 的存在可能会增加别嘌醇致瘢痕的风险。鉴于这一证据，如果考虑使用别嘌醇，理想情况下应该在高危人群中进行血清 HLA-B58 检测。

肥胖与慢性肾病进展

在没有 CKD 的人群中，肥胖是心血管疾病和死亡的危险因素，但肥胖对 CKD 患者的影响尚不确定。许多研究表明，肥胖与 CKD 的发生相关[51]。

肥胖可能恶化或导致 CKD 的确切机制尚不清楚，并不是所有的肥胖患者都会患上 CKD。肥胖对肾脏的危害可能是由糖尿病、高血压等并存的疾病引起的，而糖尿病和高血压是 CKD 和 CVD 的典型危险因素，但肥胖也通过产生被称为

脂肪因子的内分泌因子对肾脏产生直接影响。脂肪因子会导致氧化应激和肠道菌群改变，同时增加胰岛素的产生和胰岛素抵抗，容易产生尿毒症毒素，并导致肾功能减退。肥胖的糖尿病患者所获得的炎症环境易导致肾小球硬化和肾小管间质萎缩。肥胖相关肾小球病变（obesity-related glomerulopathy，ORG）是一种以肾小球肥大、进行性肾小球硬化和肾功能下降为特征的疾病。几十年来，肥胖一直与局灶节段性肾小球硬化相关。此外，胰岛素抵抗的增加、脂肪组织的增加和脂肪因子的增加会导致 RAAS 的过度激活，从而导致肾小球高滤过，增加 GFR，增加钠和水的重吸收。这可能导致高血压和相关的蛋白尿，继而导致 CKD 进展。更高的 BMI 还与肾结石患病率增加相关，因为它促进了胰岛素抵抗、尿液低 pH 和尿草酸排泄增加[52]。

考虑到肥胖对各种疾病过程的有不利影响，在晚期 CKD 和 ESRD 患者中，肥胖一直与较低的死亡率联系在一起似乎是违反常理的。流行病学研究表明，BMI 与非透析依赖型慢性肾病（non-dialysis dependent CKD，NDD-CKD）患者的生存之间存在着一种相反的矛盾关系，即超重或肥胖范围内的 BMI 与生存益处相关。与 BMI 在 $20\sim25kg/m^2$ 的 NDD-CKD 患者相比，BMI 在 $25\sim30kg/m^2$ 的 NDD-CKD 患者的动脉粥样硬化事件较少。然而，BMI$>30kg/m^2$ 的 NDD-CKD 患者与 BMI 在 $20\sim25kg/m^2$ 的患者相比，动脉粥样硬化事件的发生率没有显著差异[53]。这表明，较高的 BMI 可能对 CKD 患者的心血管事件具有保护作用，但这一结论必须谨慎看待。高 BMI 的表面保护作用可能是由 BMI 作为肥胖衡量标准的不完善所致，因为它没有区分肥胖和较高非脂肪组织的影响。将腰围与 BMI 的效应分开研究显示，与死亡率的逆向关联关系会逆转[54]。更高的肌肉质量也被证明解释了至少部分归因于 BMI 升高的积极影响。虽然 BMI 很容易计算并在许多营养指南中使用，但这一指标对脂肪质量分布的估计很差，特别是在 CKD 中。此外，许多研究表明，减

肥和减肥手术后 GFR 的改善反映了高血压和糖尿病控制的改善[55]，这随后可以减缓 CKD 的进展。

在超重或肥胖的糖尿病患者中，与基于教育和支持糖尿病的持续治疗相比，包括限制热量和增加体力活动在内的生活方式干预可将发生 CKD 的风险降低 30%。研究未发现与肾脏相关的不良反应的安全性问题[56]。男性的腰围和腰臀比分别超过 102cm 和 0.9，女性的腰围和腰臀比分别超过 88cm 和 0.8，CKD 的风险升高。肥胖是代谢综合征的主要组成部分。多项研究表明，代谢综合征与 CKD 的发病相关[57-59]。最近的研究发现了一种独特的肥胖亚型，称为代谢健康肥胖症，与传统肥胖症相比，这种肥胖症具有代谢负荷低的显著特征，如更好的血脂和炎症特征，更低的胰岛素抵抗和更低的血压。韩国最近的一项观察性研究发现，代谢异常和肥胖都与 CKD 进展的风险显著升高相关。即使没有代谢异常的肥胖患者，CKD 进展的风险也会升高[60]。尽管体重减轻导致肥胖患者的死亡率和发病率总体下降，但几乎没有数据表明，在非糖尿病人群中，随着体重的减轻，GFR 得以保留或 CKD 进展减缓。

由于总体上缺乏证据，目前还没有关于减肥预防 CKD 进展的建议。对于有 CKD 风险的肥胖者和早期 CKD 患者，减轻体重的生活方式建议似乎是合理的，特别是控制糖尿病和高血压的建议。因为肥胖控制对 CKD 的发生和发展的独立影响很难脱离高血压和 2 型糖尿病的影响，所以在少数代谢健康的非高血压肥胖患者中推荐减肥仍然是没有根据的。

七、吸烟

吸烟最初被描述为糖尿病患者 CKD 的危险因素，最近的证据表明它是普通人群中 CKD 发展的危险因素[61]。观察性研究表明，吸烟对肾脏功能有不利影响，但其发生的生物学机制仍不完全清楚。血流动力学和非血流动力学介导的改变都可能导致吸烟者的肾脏损害。已提出的吸烟导致肾脏损伤的非血流动力学机制包括氧化应激、一氧

化氮生物利用度降低、ET-1浓度增加、肾小管细胞损伤和血管加压素分泌增加[62]。也有研究表明，吸烟会导致炎症状态加重，并与肾功能下降相关[63]。血流动力学调节的变化包括吸烟引起的短暂但显著的血压升高。这些短暂的全身血压升高与肾脏疾病的进展相关[64]。CKD与心血管疾病和吸烟交织在一起[65]。一些研究证明，吸烟者单侧和双侧动脉粥样硬化性肾动脉狭窄的患病率更高，因此吸烟可能加速肾衰竭的进程[66]。这一假设是基于这样的考虑，即除肾动脉管腔狭窄外，小动脉和动脉栓子损伤（即胆固醇微栓子）的组合被认为是导致肾功能进行性丧失的原因。吸烟也是胆固醇栓塞的已知危险因素，可导致肾功能下降。

吸烟也会导致肾小球结构的改变。Nasr 等[67]描述了目前重度吸烟者或有吸烟史的患者发展为特发性结节状肾小球硬化（idiopathic nodular glomerulosclerosis，ING）的大量病例系列。这些患者主要是老年人和白种人，平均累积吸烟期为15 年。这些患者大多表现为肾衰竭和蛋白尿。超过 20% 的患者出现肾病综合征。所有肾活检均表现为弥漫性结节状系膜硬化症和动脉硬化，从活检到ESRD 的中位时间只有 26 个月。持续吸烟和缺乏血管紧张素 II 阻滞药对肾脏存活率有负面影响。

早期的多项研究[68, 69]表明，吸烟会升高患ESRD 的风险，包括大量蛋白尿的风险显著升高，这与男性性别和吸烟数量相关。Halimi 等[70]对普通人群中的志愿者进行了研究，发现当前吸烟者患大量蛋白尿的风险（aRR 分别为 3.26 和 2.69）比以前吸烟者（aRR 分别为 3.26 和 2.69）更高，这表明不可逆转的肾脏损害与吸烟相关。日本的一项基于社区的研究[71]和其他多项研究强调，高累积吸烟暴露（终生吸烟暴露 25 年）是男性和女性 CKD的独立危险因素。此外，最近的一项 Meta 分析[72]提出吸烟是增加 CKD 的独立危险因素的证据。

尽管缺乏随机对照数据，但有很好的证据表明，在 CKD 和糖尿病患者中，戒烟可以延缓蛋白尿并延缓进展为 ESRD[73-75]。我们有理由认为，吸烟对普通人群的益处（即降低死亡率、降低心血

管疾病和癌症的发病率）也适用于 CKD 患者。

一些相对较少的观察性研究检测了 CKD 患者中与吸烟相关的死亡率、CKD 进展和血管事件的风险。两项多中心前瞻性队列研究[53, 76]表明，吸烟对 CKD 患者的死亡率和心血管事件有不利影响。然而，这些研究之间存在显著的异质性，吸烟与CKD 进展之间的关联仍不清楚。

虽然关于 CKD 吸烟者结局的更多证据还在争论不休，但 KDOQI 指南建议所有 CKD 和 ESRD患者都应被建议戒烟，以减缓 CKD 的进展，降低心血管疾病的风险。Fourmanek 等[77]描述了药物疗法和动机访谈 / 行为技术的结合，这些技术在戒烟方面具有最高的成功率。

八、针对肾纤维化的新疗法延缓慢性肾病进展

肾纤维化是许多 CKD 的共同结果，独立于其潜在的病因。众所周知，肾纤维化不是一种静态的"瘢痕"，而且是一个动态的过程，涉及一系列复杂的细胞事件，这些事件会引发纤维化阶段的发展。纤维化的特点是基质生成增加，基质降解受抑制，系膜和成纤维细胞激活，肾小管上皮细胞向间充质细胞转化，肌成纤维细胞激活和细胞凋亡[78]。已有研究表明，甲基巴度松龙可预防肾纤维化，其主要作用机制是参与细胞保护基因上调的转录因子上调，最终导致抗炎作用。在 2 型糖尿病和CKD 3b 期或 CKD 4 期患者中进行的研究表明，甲基巴度松龙可以降低血清肌酐长达 52 周。然而，后来的一项试验[80]旨在调查服用甲基巴度松龙的ESRD 或心血管原因死亡的结局，结果发现，ESRD或心血管原因死亡的风险并未降低。此外，该药物较高的心血管事件发生率促使试验提前终止。

药物疗效和安全性方面的挑战既归因于 CKD分子机制的多样性，也源于肾脏结构的复杂性。由于 CKD 和纤维化时肾小管和肾小球功能受到影响，给药浓度在大多数情况下不能有效地分配到靶细胞。然而，目前有 20 多项临床试验研究基因治疗，主要涉及使用 miRNA 或 siRNA 为基础的

药物，以改善与特定靶基因表达受损相关的各种病理变化。

结论

减缓 CKD 的进展是改善患者预后的关键。本章重点介绍了当前的循证治疗和美国国家指南，以降低 CKD 中的 CVD 风险和减缓 CKD 的进展。

然而，尽管有这些指导方针，目前的证据表明，在医疗保健提供方面存在重大差距。最近的一项全国性研究[81]发现，未控制高血压的患病率很高，在过去 15 年中，ACEI/ARB 的使用减少了，而预先使用他汀类药物的患者比例很低。我们应该探索进一步的研究，重点是为 CKD 患者实现可持续的高质量医疗服务。

参考文献

[1] Levin A, Stevens PE. Summary of KDIGO 2012 CKD Guideline: behind the scenes, need for guidance, and a framework for moving forward. Kidney Int. 2014;85(1):49–61.

[2] Saran R, et al. US renal data system 2019 annual data report: epidemiology of kidney disease in the United States. Am J Kidney Dis. 2020;75(1 Suppl 1):A6–a7.

[3] Jafar TH, et al. Angiotensin-converting enzyme inhibitors and progression of nondiabetic renal disease. A meta-analysis of patient-level data. Ann Intern Med. 2001;135(2):73–87.

[4] Hsu TW, et al. Renoprotective effect of renin-angiotensin-aldosterone system blockade in patients with predialysis advanced chronic kidney disease, hypertension, and anemia. JAMA Intern Med. 2014;174(3):347–54.

[5] Vegter S, et al. Sodium intake, ACE inhibition, and progression to ESRD. J Am Soc Nephrol. 2012;23(1):165–73.

[6] Appel LJ, et al. A clinical trial of the effects of dietary patterns on blood pressure. DASH Collaborative Research Group. N Engl J Med. 1997;336(16):1117–24.

[7] Brahmbhatt Y, Gupta M, Hamrahian S. Hypertension in premenopausal and postmenopausal women. Curr Hypertens Rep. 2019;21(10):74.

[8] Hashimoto J, O'Rourke MF. Inflammation and arterial stiffness in chronic kidney disease: cause or consequence? Am J Hypertens. 2017;30(4):350–2.

[9] Freedman BI, Cohen AH. Hypertension-attributed nephropathy: what's in a name? Nat Rev Nephrol. 2016;12(1):27–36.

[10] Jafar TH, et al. Progression of chronic kidney disease: the role of blood pressure control, proteinuria, and angiotensin-converting enzyme inhibition: a patient-level meta-analysis. Ann Intern Med. 2003;139(4):244–52.

[11] Ruggenenti P, Perna A, Remuzzi G. Retarding progression of chronic renal disease: the neglected issue of residual proteinuria. Kidney Int. 2003;63(6):2254–61.

[12] Peterson JC, et al. Blood pressure control, proteinuria, and the progression of renal disease. The Modification of Diet in Renal Disease Study. Ann Intern Med. 1995;123(10):754–62.

[13] Strippoli GF, Craig M, Craig JC. Antihypertensive agents for preventing diabetic kidney disease. Cochrane Database Syst Rev. 2005;(4):Cd004136.

[14] Maschio G, et al. Effect of the angiotensin-converting-enzyme inhibitor benazepril on the progression of chronic renal insufficiency. The Angiotensin-Converting-Enzyme Inhibition in Progressive Renal Insufficiency Study Group. N Engl J Med. 1996;334(15):939–45.

[15] Randomised placebo-controlled trial of effect of ramipril on decline in glomerular filtration rate and risk of terminal renal failure in proteinuric, non-diabetic nephropathy. The GISEN Group (Gruppo Italiano di Studi Epidemiologici in Nefrologia). Lancet. 1997;349(9069):1857–63.

[16] de Zeeuw D, et al. Proteinuria, a target for renoprotection in patients with type 2 diabetic nephropathy: lessons from RENAAL. Kidney Int. 2004;65(6):2309–20.

[17] Yusuf S, et al. Telmisartan, ramipril, or both in patients at high risk for vascular events. N Engl J Med. 2008;358(15):1547–59.

[18] Heerspink HJ, et al. Drug-induced reduction in albuminuria is associated with subsequent renoprotection: a meta-analysis. J Am Soc Nephrol. 2015;26(8):2055–64.

[19] Bakris GL, et al. Differential effects of calcium antagonist subclasses on markers of nephropathy progression. Kidney Int. 2004;65(6):1991–2002.

[20] Currie G, et al. Effect of mineralocorticoid receptor antagonists on proteinuria and progression of chronic kidney disease: a systematic review and meta-analysis. BMC Nephrol. 2016;17(1):127.

[21] Garofalo C, et al. Dietary salt restriction in chronic kidney disease: a meta-analysis of randomized clinical trials. Nutrients. 2018;10(6):732.

[22] Morales E, et al. Beneficial effects of weight loss in overweight patients with chronic proteinuric nephropathies. Am J Kidney Dis. 2003;41(2):319–27.

[23] Lewis EJ, et al. The effect of angiotensin-converting-enzyme inhibition on diabetic nephropathy. The Collaborative Study Group. N Engl J Med. 1993;329(20):1456–62.

[24] Barnett AH, et al. Efficacy and safety of empagliflozin added to existing antidiabetes treatment in patients with type 2 diabetes and chronic kidney disease: a randomised, double-blind, placebo-controlled trial. Lancet Diabetes Endocrinol. 2014;2(5):369–84.

[25] Perkovic V, et al. Canagliflozin and renal outcomes in type 2 diabetes and nephropathy. N Engl J Med. 2019;380(24):2295–306.

[26] Bullock A, et al. Vital signs: decrease in incidence of diabetes-related end-stage renal disease among American Indians/Alaska Natives-United States, 1996–2013. MMWR Morb Mortal Wkly Rep. 2017;66(1):26–32.

[27] Cozzolino M, et al. Cardiovascular disease in dialysis patients. Nephrol Dial Transplant. 2018;33(Suppl_3):iii28–34.

[28] Gargiulo R, Suhail F, Lerma EV. Cardiovascular disease and chronic kidney disease. Dis Mon. 2015;61(9):403–13.

[29] Fox CS, et al. Predictors of new-onset kidney disease in a community-based population. JAMA. 2004;291(7):844–50.

[30] Rahman M, et al. Association between chronic kidney disease progression and cardiovascular disease: results from the CRIC study. Am J Nephrol. 2014;40(5):399–407.

[31] Elsayed EF, et al. Cardiovascular disease and subsequent kidney disease. Arch Intern Med. 2007;167(11):1130–6.

[32] Schefold JC, et al. Heart failure and kidney dysfunction: epidemiology,

mechanisms and management. Nat Rev Nephrol. 2016;12(10):610–23.

[33] Wesson DE, Buysse JM, Bushinsky DA. Mechanisms of metabolic acidosis-induced kidney injury in chronic kidney disease. J Am Soc Nephrol. 2020;31(3):469–82.

[34] de Brito-Ashurst I, et al. Bicarbonate supplementation slows progression of CKD and improves nutritional status. J Am Soc Nephrol. 2009;20(9):2075–84.

[35] Goraya N, et al. A comparison of treating metabolic acidosis in CKD stage 4 hypertensive kidney disease with fruits and vegetables or sodium bicarbonate. Clin J Am Soc Nephrol. 2013;8(3):371–81.

[36] Palmer SC, et al. HMG CoA reductase inhibitors (statins) for people with chronic kidney disease not requiring dialysis. Cochrane Database Syst Rev. 2014;(5):Cd007784.

[37] Baigent C, et al. The effects of lowering LDL cholesterol with simvastatin plus ezetimibe in patients with chronic kidney disease (Study of Heart and Renal Protection): a randomised placebo-controlled trial. Lancet. 2011;377(9784):2181–92.

[38] Upadhyay A, et al. Lipid-lowering therapy in persons with chronic kidney disease: a systematic review and meta-analysis. Ann Intern Med. 2012;157(4):251–62.

[39] Wanner C, Tonelli M. KDIGO Clinical practice guideline for lipid management in CKD: summary of recommendation statements and clinical approach to the patient. Kidney Int. 2014;85(6):1303–9.

[40] Parikh NI, et al. Cardiovascular disease risk factors in chronic kidney disease: overall burden and rates of treatment and control. Arch Intern Med. 2006;166(17):1884–91.

[41] Van Laecke S. Lipid lowering and risk of haemorrhagic stroke in CKD. Nat Rev Nephrol. 2019;15(11):667–9.

[42] Jun M, et al. Effects of fibrates in kidney disease: a systematic review and meta-analysis. J Am Coll Cardiol. 2012;60(20):2061–71.

[43] Feig DI, et al. Uric acid and the origins of hypertension. J Pediatr. 2013;162(5):896–902.

[44] Sato Y, et al. The case for uric acid-lowering treatment in patients with hyperuricaemia and CKD. Nat Rev Nephrol. 2019;15(12):767–75.

[45] Liu X, et al. Effects of uric acid-lowering therapy on the progression of chronic kidney disease: a systematic review and meta-analysis. Ren Fail. 2018;40(1):289–97.

[46] Bose B, et al. Effects of uric acid-lowering therapy on renal outcomes: a systematic review and meta-analysis. Nephrol Dial Transplant. 2014;29(2):406–13.

[47] Doria A, et al. Serum urate lowering with allopurinol and kidney function in type 1 diabetes. N Engl J Med. 2020;382(26):2493–503.

[48] Badve SV, et al. Effects of allopurinol on the progression of chronic kidney disease. N Engl J Med. 2020;382(26):2504–13.

[49] White WB, et al. Cardiovascular safety of febuxostat or allopurinol in patients with gout. N Engl J Med. 2018;378(13):1200–10.

[50] Chung WH, Hung SI, Chen YT. Human leukocyte antigens and drug hypersensitivity. Curr Opin Allergy Clin Immunol. 2007;7(4):317–23.

[51] Kramer H, et al. Obesity and prevalent and incident CKD: the hypertension detection and follow-up program. Am J Kidney Dis. 2005;46(4):587–94.

[52] Kovesdy CP, Furth S, Zoccali C. Obesity and kidney disease: hidden consequences of the epidemic. Physiol Int. 2017;104(1):1–14.

[53] Ricardo AC, et al. Healthy lifestyle and risk of kidney disease progression, atherosclerotic events, and death in CKD: findings from the Chronic Renal Insufficiency Cohort (CRIC) study. Am J Kidney Dis. 2015;65(3):412–24.

[54] Postorino M, et al. Abdominal obesity and all-cause and cardiovascular mortality in end-stage renal disease. J Am Coll Cardiol. 2009;53(15):1265–72.

[55] Stenvinkel P, Zoccali C, Ikizler TA. Obesity in CKD--what should nephrologists know? J Am Soc Nephrol. 2013;24(11):1727–36.

[56] Wing RR, et al. Cardiovascular effects of intensive lifestyle intervention in type 2 diabetes. N Engl J Med. 2013;369(2):145–54.

[57] Huh JH, et al. An association of metabolic syndrome and chronic kidney disease from a 10–year prospective cohort study. Metabolism. 2017;67:54–61.

[58] Lucove J, et al. Metabolic syndrome and the development of CKD in American Indians: the Strong Heart Study. Am J Kidney Dis. 2008;51(1):21–8.

[59] Kurella M, Lo JC, Chertow GM. Metabolic syndrome and the risk for chronic kidney disease among nondiabetic adults. J Am Soc Nephrol. 2005;16(7):2134–40.

[60] Yun HR, et al. Obesity, metabolic abnormality, and progression of CKD. Am J Kidney Dis. 2018;72(3):400–10.

[61] Briganti EM, et al. Smoking is associated with renal impairment and proteinuria in the normal population: the AusDiab kidney study. Australian Diabetes, Obesity and Lifestyle Study. Am J Kidney Dis. 2002;40(4):704–12.

[62] Orth SR. Smoking--a renal risk factor. Nephron. 2000;86(1):12–26.

[63] Pecoits-Filho R, et al. Associations between circulating inflammatory markers and residual renal function in CRF patients. Am J Kidney Dis. 2003;41(6):1212–8.

[64] Orth SR. Effects of smoking on systemic and intrarenal hemodynamics: influence on renal function. J Am Soc Nephrol. 2004;15(Suppl 1):S58–63.

[65] White SL, et al. Chronic kidney disease in the general population. Adv Chronic Kidney Dis. 2005;12(1):5–13.

[66] Orth SR. Smoking and the kidney. J Am Soc Nephrol. 2002; 13(6):1663–72.

[67] Nasr SH, D'Agati VD. Nodular glomerulosclerosis in the nondiabetic smoker. J Am Soc Nephrol. 2007;18(7):2032–6.

[68] Klag MJ, et al. Blood pressure and end-stage renal disease in men. N Engl J Med. 1996;334(1):13–8.

[69] Pinto-Sietsma SJ, et al. Smoking is related to albuminuria and abnormal renal function in nondiabetic persons. Ann Intern Med. 2000;133(8):585–91.

[70] Halimi JM, et al. Effects of current smoking and smoking discontinuation on renal function and proteinuria in the general population. Kidney Int. 2000;58(3):1285–92.

[71] Yamagata K, et al. Risk factors for chronic kidney disease in a community-based population: a 10–year follow-up study. Kidney Int. 2007;71(2):159–66.

[72] Xia J, et al. Cigarette smoking and chronic kidney disease in the general population: a systematic review and meta-analysis of prospective cohort studies. Nephrol Dial Transplant. 2017;32(3):475–87.

[73] Chase HP, et al. Cigarette smoking increases the risk of albuminuria among subjects with type I diabetes. JAMA. 1991;265(5):614–7.

[74] Orth SR. Cigarette smoking: an important renal risk factor – far beyond carcinogenesis. Tob Induc Dis. 2002;1(2):137–55.

[75] Chuahirun T, et al. Cigarette smoking exacerbates and its cessation ameliorates renal injury in type 2 diabetes. Am J Med Sci. 2004;327(2):57–67.

[76] Staplin N, et al. Smoking and adverse outcomes in patients with CKD: the Study of Heart and Renal Protection (SHARP). Am J Kidney Dis. 2016;68(3):371–80.

[77] Fourmanek P, Salisbury-Afshar E, Afshar M. Helping patients with ESRD and earlier stages of CKD to quit smoking. Am J Kidney Dis. 2018;72(2):255–66.

[78] Nastase MV, et al. Targeting renal fibrosis: mechanisms and drug delivery systems. Adv Drug Deliv Rev. 2018;129:295–307.

[79] Pergola PE, et al. Bardoxolone methyl and kidney function in CKD with type 2 diabetes. N Engl J Med. 2011;365(4):327–36.

[80] de Zeeuw D, et al. Bardoxolone methyl in type 2 diabetes and stage 4 chronic kidney disease. N Engl J Med. 2013;369(26):2492–503.

[81] Tummalapalli SL, Powe NR, Keyhani S. Trends in quality of care for patients with CKD in the United States. Clin J Am Soc Nephrol. 2019;14(8):1142–50.

第 5 章　慢性肾病的进展和尿毒症症状
Progression of CKD and Uremic Symptoms

Gurwant Kaur　Vikram Patney　著

一、慢性肾病的定义

慢性肾病（chronic kidney disease，CKD）的定义如下[1]。

1. GFR＜60ml/（min·1.73m²）（超过 3 个月）。

2. 肾损害的标志（一个或多个超过 3 个月）。

• 白蛋白尿：尿白蛋白≥30mg/24h 或 UACR≥30mg/g。

• 尿沉渣异常。

• 肾脏损伤的标志，如血尿或影像检查显示肾脏结构异常。

• 肾小管疾病。

• 肾移植史。

（一）临床表现

早期 CKD 的患者无症状。这就体现了早期教育、干预和预防各种因素引起 CKD 发展的重要性。细微的表现可能包括感到疲倦、贫血和（或）尿液异常。很多时候，初级保健医生对患者进行常规检查，可以发现 CKD 定义中提到的异常，并做出 CKD 的诊断。时间线有助于 CKD 与急性肾损伤的鉴别，3 个月以上的检查结果一致对诊断 CKD 非常重要。

（二）常规病史和体格检查内容

1. 询问患者是否听说过 CKD，或者是否曾经被诊断过 CKD，这对于了解他们疾病的基本过程非常重要。

2. 询问非甾体抗炎药（nonsteroidal anti-inflammatory drug，NSAID）的使用情况和服用时间（几周到几个月或几年）是至关重要的。了解慢性疼痛史有助于了解此类药物的使用史（例如，慢性头痛，背部或关节痛，或女性月经期间的剧烈疼痛）。

3. 获得任何先前急性肾损伤（acute kidney injury，AKI）发作的细节是至关重要的，如果需要的话，请进行透析。

4. 自出生或幼儿期有明显的反复尿路感染（urinary tract infection，UTI）史。

（三）利用现有的实验室数据和影像学检查

1. 许多患者在临床评估时，都有可用的实验室数据。比较当前估算的 GFR（eGFR）值与已知的值，对于深入了解患者的疾病及其发展轨迹至关重要。

2. 既往尿液分析（urinalysis，UA）的结果可以提供许多线索，能用以了解肾功能异常，但结果也可能不明显。

(1) 详细分析 UA 对于检测血液中的指标阳性很重要。重要的是，要注意 UA 是否有相应的红细胞。女性患者必须小心确保她们在收集尿液样本时不在月经期。

(2) 较低的尿比重可以提示肾脏浓缩功能差，这可能发生在 CKD 患者和老年患者身上。

(3) 评估 UA 中的尿蛋白，进行定量，无论是 UACR 或尿蛋白 / 肌酐比（urine protein-to-creatinine ratio，UPCR）。

(4) 在某些情况下，任何晶体的存在都有助于确定 CKD 的病因。

3. 既往因一些与肾脏不相关的健康问题所做

的专门的肾脏超声或任何其他成像（如腹部 CT）可用于评估肾脏的解剖。腹部 X 线检查有助于发现肾实质钙化（肾钙化症）或泌尿系统结石（肾结石）。

（四）危险因素

具有以下任何危险因素之一[1]的患者发生 CKD 的风险较高，应密切随访。

- 糖尿病。
- 高血压。
- 急性肾损伤。
- 心血管疾病（慢性心力衰竭、心脏移植后、脑血管疾病、周围血管疾病、缺血性心脏病等）。
- 存在血尿或蛋白尿。
- 肥胖。
- 吸烟。
- 少数民族。
- CKD、ESRD 或任何遗传性肾脏疾病的家族史。
- 肾结石、肾脏结构改变或前列腺肥大。
- 全身性疾病，如系统性狼疮性肾炎（systemic lupus nephritis，SLE）、多发性骨髓瘤（multiple myeloma，MM）等。

（五）病因学

- 糖尿病和高血压一直是全球 CKD 的主要原因。
- 肾小球性肾炎。
- 肾小管间质和血管疾病（肾动脉 / 静脉血栓形成）。
- 多次和反复出现的 AKI。
- 非甾体抗炎药和对比剂的使用。
- 感染（如人类免疫缺陷病毒、肝炎，尤其是乙型肝炎病毒和丙型肝炎病毒感染）。
- 中美洲肾病中提出的环境暴露性肾病、草药和杀虫剂。
- 存在其他全身性疾病（如心脏疾病、肝脏疾病和慢性风湿性疾病等）。
- 任何先天性（先天性发育不全或一侧肾缺如、多囊肾）或获得性肾单位丢失（肾细胞癌肾切除术）。

（六）分期及其进展

CKD 根据 eGFR 分为五个不同的阶段：当 eGFR 为 ≥90ml/（min·1.73m²）时，它被归类为 G_1；当 eGFR 在 60~89ml/（min·1.73m²）时，它被归类为 G_2；当 eGFR 在 45~59ml/（min·1.73m²）时，它被归类为 G_{3a}；当 eGFR 在 30~44ml/（min·1.73m²）时，它被归类为 G_{3b}；当 eGFR 在 15~29ml/（min·1.73m²）时，它被归类为 G_4；当 eGFR<15ml/（min·1.73m²）时，它被归类为 G_5（图 5-1）。当 UACR<30mg/g 时，白蛋白尿分期为 A_1，当 ACR 在 30~300mg/g 时，分期为 A_2，当尿 ACR>300mg/g 时，分期为 A_3（图 5-2）。

分　期		特　点	eGFR [ml/（min·1.73m²）]
G_1		正常或高	≥90
G_2		轻度下降	60~89
G_3	G_{3a}	轻至中度下降	45~59
	G_{3b}	中至重度下降	30~44
G_4		重度下降	15~29
G_5		肾衰竭	<15

▲ 图 5-1　慢性肾病分期，eGFR 表示肾小球滤过率[1]
改编自 KDIGO: Kidney Disease Improving Global Outcomes, 2012.

分　类	尿蛋白 / 肌酐比值（mg/g）	
A_1	<30	正常至轻度增加
A_2	30~300	中度增加
A_3	>300	重度增加

▲ 图 5-2　慢性肾病按蛋白尿分类[1]
改编自 KDIGO: Kidney Disease Improving Global Outcomes, 2012.

根据上述分类，如果患者的 eGFR 为 38ml/（min·1.73m²），白蛋白尿为 280mg/g，持续时间超过 3 个月，则该患者将被归类为 CKD 3bA₂。为了评估进展，需要在一段时间对患者进行内密切随访。

（七）进展

在与患者的讨论中，最有价值的问题是关于 CKD 的进展。确定危险因素并尝试揭示 CKD 的病因也非常重要。在本章中，我们将讨论有助于确定 CKD 进展的危险因素。答案非常广泛。这实际上取决于 CKD 的病因和我们正在处理的并发症的性质。

二、进展的定义及其评估

CKD 进展的主要决定因素是其病因，并通过 eGFR 和蛋白尿评估其进展。

关于 CKD 进展的明确且可靠的定义是缺乏的，根据得到的临床结果，如肾衰竭与死亡，可确定为快速进展型[2]。

CKD 进展是不可避免的[3]。CKD 的自然过程是不断进展，如 eGFR 下降，最终导致 ESRD。可以通过检查 eGFR 和白蛋白尿来评估其进展速度[4]。肾功能下降减少可带来显著益处，即延缓 CKD 进展到 ESRD 的自然过程和延迟或减少透析需求。

CKD 的进展速度取决于危险因素，以及具有相同或类似原因的 CKD 个体之间的并发症的严重程度。

密切监测 CKD 需要根据个人的风险状况和整体的临床情况而定，并非所有 CKD 患者都需要密切监测[5]。

随着肾功能的下降，需要更频繁的临床评估和病史记录，以了解症状的细节和体格检查的特点。同时需要密切监测代谢图像，以评估 eGFR、血清肌酐和血清电解质的变化趋势，并对尿液进行尿蛋白监测。治疗医生的专业知识和临床判断是治疗的关键。

（一）向患者说明情况

向患者透露 CKD 的诊断对治疗医生和患者来说都是非常痛苦和不舒服的。对于无症状的高龄患者，其下肾功能可能没有异常。"慢性"这个词可能引起患者非常大的压力，并可能引起一连串的"严重性"想法，同时"肾脏疾病"这个词使患者立即开始思考透析或移植治疗。从患者的角度来看，要确定 eGFR 的下降程度是与年龄相符，从而让患者的可接受程度更高[6]。

（二）转诊至肾病专科

当 eGFR 低于 $30ml/(min \cdot 1.73m^2)$ 时，应将患者转诊至肾病专科医生处，以讨论和计划肾脏替代治疗。因为晚期 CKD 无临床症状，所以患者拒绝寻求帮助直到出现症状，AKI 容易导致 ESRD。由于社会经济障碍、医生之间的参考偏差及卫生系统的变异性，可能延迟转诊至肾病专科医生的时机。根据所在的地理位置，转诊的等待时间可能因地而异。因此，熟悉自己所在地区的肾病专家一个好主意。在大多数临床实践中，有症状和晚期 CKD 患者有优先转诊权。

（三）肾脏疾病的自然史

肾脏受到损害后，临床表现的严重程度可以从无症状到长期后遗症和需要肾脏替代治疗不等。作为对损伤的适应过程，肾单位会发生变化以维持滤过率。这包括剩余的肾单位增加滤过率，称为适应性过度滤过。这个过程最初是有益的，然而，它可能导致肾单位及其肾小球的长期损伤，表现为蛋白尿和肾衰竭的进展，导致了慢性变化，包括小管萎缩、间质纤维化和肾小球硬化症。

在 CKD 患者中，肾功能下降的速度各不相同。这取决于 CKD 的潜在病因、并发症的程度、社会经济地位、个体遗传变异、种族和其他因素。AKI 的发作可能会加速 CKD 的进展，从而最终导致 ESRD[7]。

随着年龄的增长，身体器官结构和功能会发生变化。同样，肾脏也会经历衰老的变化。肾脏体积的变化和肾囊肿的出现造成了巨大的解剖学变化。皮质变薄伴肾单位丢失、肾小球硬化伴肾小管萎缩（tubular atrophy，TA）和间质纤维化（interstitial fibrosis，IF）造成组织学变化。GFR 的丧失是功能性的改变。区分正常衰老过程与可预防或可治疗的疾病过程中 GFR 的病理性下降是很重要的。然而，目前 CKD 的分类并没有考虑到年龄。同样值得注意的是，迄今为止还没有可用的治疗方法来预防与年龄相关的 GFR 下降。老年人肾单位储备较低使他们更容易患 AKI。

（四）病理生理学及其进展

CKD 的主要病理表现为小管、间质的慢性改变，如 TA 和 IF。反复、频繁和特别严重的 AKI 正在成为 CKD 及 ESRD 进展的重要原因。这些是初始发生 AKI 后适应不良性修复的结果，涉及炎症介质，以及年龄、性别、遗传和慢性合并症等个体因素[8]。AKI、CKD 和 ESRD 之间的这种相互关系如图 5-3 所示。即使 AKI 只发作一次也会升高 CKD 的风险[9]。CKD 的严重程度及其进展将取决于剩余功能性肾单位的多少和间质瘢痕形成的程度。药物，如非甾体抗炎药、抗生素等，可影响健康的肾实质，导致肾间质炎症的发生，并可导致 IF。血管损伤，如作为心血管疾病的一部分的血管炎、慢性缺血或作为系统性疾病（如 DM 和 SLE）的一部分的血管损伤，可影响血管和肾小球毛细血管内皮，并导致 TA 和 IF 途径的压倒性炎症。CKD 是一种慢性炎症状态。RAAS 激活在 CKD 的进展中起重要作用。近端小管刷状缘上的 ACE[10] 介导了 RAAS 的局部激活。在远端小管的肾小管液中也检测到了 ACE。血管紧张素 II 也驱动肾组织的纤维化。

（五）预测进展的因素

目前已经确定了许多与肾功能迅速丧失相关的因素。这些因素包括适应性高滤过、肾小球内高血压和肾小球肥大、白蛋白尿、不受控制的 HTN、高血糖和黑种人。

三、肾小球内高血压和肾小球肥大

作为对肾单位丢失的代偿反应，剩余肾单位试图增加肾小球的压力以维持 GFR。肾血管扩张，升高肾小球内压力和增加肾小球的大小，使 GFR 的下降最小化。然而，这些适应的发生是以减少

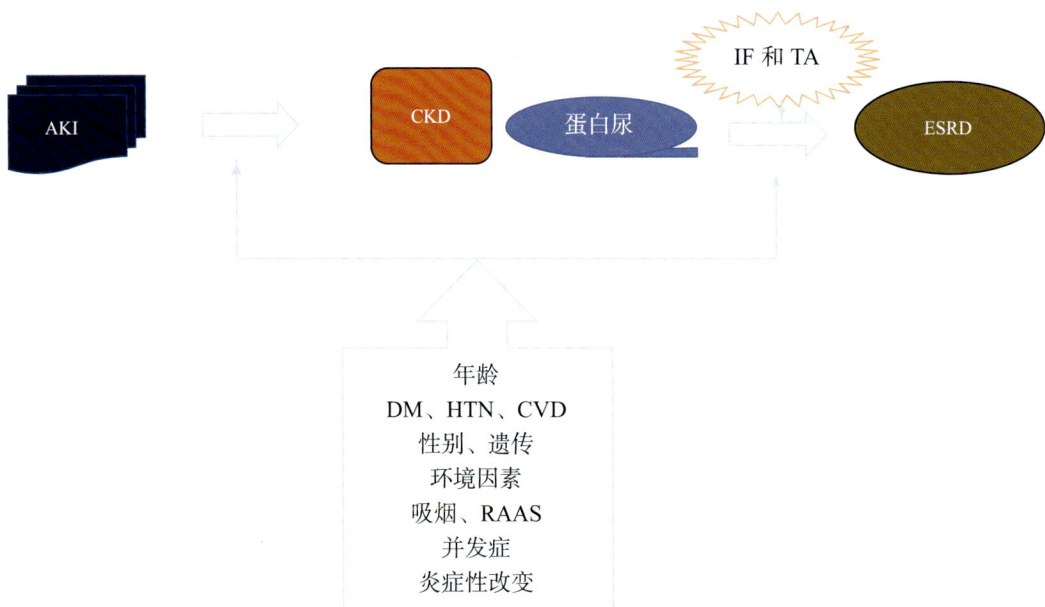

▲ 图 5-3　**AKI、CKD 和 ESRD 之间的关系及其影响因素**

AKI. 急性肾损伤；CKD. 慢性肾病；ESRD. 终末期肾病；DM. 糖尿病；HTN. 高血压；CVD. 心血管疾病；RAAS. 肾素 - 血管紧张素 - 醛固酮系统；IF. 间质纤维化；TA. 肾小管萎缩

流向致密斑的流量并导致管球反馈激活为代价的。这会扰乱肾脏内肾小球压力的生理性自动调节。RAAS 调节肾血管系统的血管张力，维持水盐平衡，同时调节肾脏组织生长[11]。长时间的 RAAS 激活导致全身性和肾小球毛细血管性高血压，从而导致血管内皮损伤。壁应力增加可能导致肾小球上皮细胞（足细胞）与肾小球毛细血管壁分离。肾系膜细胞的压力增加也会加重肾损伤。系膜细胞通过拉伸刺激细胞外基质（extracellular matrix，ECM）的合成和沉积，导致系膜扩张和肾小球硬化[12]。此外，血管紧张素 Ⅱ 和醛固酮通过促纤维化和促炎作用而加重肾脏损伤。这使得抑制 RAAS 成为延缓 CKD 进展的重要靶点。

四、蛋白尿

蛋白尿已被确定为促进肾脏疾病进展的一个重要病因。减少蛋白尿可保护肾脏免受糖尿病和非糖尿病患者 CKD 进展的影响。蛋白尿的存在会升高 CKD 患者的心血管疾病风险和总死亡率[13]。这也是非糖尿病合并蛋白尿患者 CKD 进展的最佳预测指标[14]。在糖尿病患者中，与有这些异常因素的患者相比，无白蛋白尿或低蛋白尿的 CKD 进展率要低得多[15]。多种因素可导致蛋白尿引起的肾脏损害，包括对系膜细胞的毒性、肾小管的超负荷及其增生。特定的滤过物质，如铁 / 转铁蛋白和白蛋白结合的脂肪酸，也会诱发毒性。控制血压是限制蛋白尿的重要因素。肾小球上皮细胞（足细胞）损伤导致蛋白尿，细胞损伤可能在肾小球硬化变性中起到重要作用。

五、肾小管间质纤维化

肾小管细胞变薄、萎缩、管腔扩张和间质纤维化变化标志着肾脏的慢性不可逆损伤。这些变化是慢性进行性肾脏疾病长期预后和 GFR 的预测因子。

六、糖尿病和慢性肾病

糖尿病是 CKD 的主要原因之一。糖尿病肾病（diabetic nephropathy，DN）是糖尿病常见并发症之一。糖尿病患者的 GFR 比非糖尿病患者下降更快[16]。肾小球血流动力学紊乱、调节性肾小球高滤过、晚期糖基化终产物（advanced glycation end product，AGE）引起的氧化应激和炎症、管球反馈受损在糖尿病患者 CKD 的发病机制中起重要作用。肾小球肥大（系膜细胞肥大和 ECM 积累）、TA 和 IF 是主要的病理学表现。

（一）代谢性酸中毒

随着功能性肾单位总数的损伤和逐渐减少，剩余肾单位适应性排泄更多的酸。酸主要以铵的形式排出体外（H^+ 以 NH_4Cl 的形式排泄）。氨的积累会激活补体系统并导致肾小管间质损伤。通过使用碱疗限制氨的产生有助于防止肾损伤的进展。尿酸是一种可滤过的小分子，与 GFR 呈反比关系。高尿酸水平可能是由于晚期 CKD 的清除率较低。与 GFR 较低的晚期 CKD 相比，保留肾功能时的基线尿酸水平高与肾衰竭的相关性更大。关于常规使用降尿酸药物及其对 CKD 进展的影响的数据不一致。其全因死亡率呈 J 形曲线[17]。

（二）吸烟和使用非法药物

在生活中任何时候使用违禁药物（可卡因、大麻和海洛因）和烟草与 CKD 进展和全因死亡率的风险较高都相关[18]。

（三）与医疗保健专业人员的互动

一项观察性研究显示，与初级保健医生（primary care physician，PCP）互动不良的患者及西班牙裔 CKD 患者住院风险较高，但与死亡或 ESRD 发病率无关[19]。

（四）对自己的健康负责

个人参与 CKD 自我管理行为被证明与临床结局相关。未按推荐方案执行的患者最终导致不良结局。更好的个人管理可以延缓 CKD 的进展，特别是在糖尿病患者中。值得注意的是，情绪问题和认知功能障碍在阻止患者坚持推荐的自我管理方面起着重要作用[20]。研究发现，CKD 患者良好的药物依从性与 GFR 的较高下降相关[21]。

（五）社会经济影响

在控制社会人口学和临床方面因素后，受教育程度较低的个体会更多有白蛋白尿和 GFR 的降低。与未高中毕业的人群相比，大学毕业生肾功能降低的概率要低 11%[22]。无论在黑种人还是白种人中，贫穷社区与 ESRD 的发病率较高密切相关[23]。在研究 CKD 及其进展时，语言障碍、文化水平、缺乏与专业医疗人员的沟通、健康保险覆盖的范围、自付费用和个人信仰等因素构成了社会经济、文化和社会心理因素之间的相互作用。

七、非洲裔美国人的 APOL1 基因型

APOL1 基因如下。

1. G1 等位基因（丝氨酸取代甘氨酸，异亮氨酸取代蛋氨酸，分别位于 342 位和 384 位）。

2. G2 等位基因（388 位和 389 位的天冬酰胺和酪氨酸两个氨基酸缺失）。

值得一提的是，在 AA 人群中，为了从这些遗传变异发展为 CKD，需要以另一种危险因素或健康事件的形式进行"第二次打击"，在这些潜在的遗传变化存在的情况下，CKD 风险升高。

高危基因型，如纯合子（G1/G1、G2/G2）或复合基因型受精卵（G1/G2）出现肾脏问题风险升高[24]。13% 的 AA 被发现携带有两个 APOL1 高危等位基因，只有 20% 的高危基因型 AA 发生 ESRD[25]。这导致 CKD 风险会升高 2 倍，非糖尿病性 ESRD 风险升高 7~10 倍，肾移植衰竭风险增加[26-28]。有变异的肾脏供者的移植物生存率较差[24]。与非非洲裔的美国患者相比，高风险基因型与 AA 患者发生原发性局灶节段性肾小球硬化的风险升高 17 倍，HIV 相关肾病的风险增加 29 倍，高血压肾硬化的风险增加 7 倍，狼疮性肾炎的风险增加 3 倍相关[29, 30]。

有趣的是，这些遗传变异对锥虫病流行地区的人起保护作用。

管理 CKD 的进展总体而言，包括以下几个方面。

- 控制血压。
- 控制糖尿病。
- 控制蛋白尿。
- 减轻体重。
- 戒烟。
- 保持合并症的稳定性（如心、肾和肝等合并症的稳定性）。
- 治疗感染（乙型和丙型肝炎病毒、HIV 感染等）。
- 停用任何有害药物（如非甾体抗炎药）。

在没有其他选择的情况下，尽量减少对比剂暴露次数和降低对比剂暴露剂量。对比剂暴露是否会改变治疗进程，需要基于个人基础条件进行评估。

为了了解阻止 CKD 进展的方法，了解本章前面提到的危险因素和 CKD 的潜在病理生理是非常重要的。

八、慢性肾病的表现及其治疗

CKD 的进展具有以下临床和生化特征。

- 代谢：高钾血症。
- 酸碱：代谢性酸中毒。
- 贫血。
- 骨和矿物质疾病、继发性甲状旁腺功能亢进症。
- 容量状况 / 血压变化。
- 尿毒症症状。

九、尿毒症

尿毒症或尿毒症综合征的概念是指肾衰竭中发生的症状和体征，这些症状不能用容量超负荷、离子浓度异常或缺乏功能正常的肾脏分泌的红细胞生成素等激素来解释。尿毒症被认为是由肾衰竭引起的体内氮和其他有害代谢废物积聚造成的[31]。尿毒症的定义随着时间的推移发生了变化，这是由于人们对与肾衰竭相关的手足搐搦、高钾

血症、酸中毒、高血压和贫血等疾病的发病机制的了解有所提高，以及透析和肾移植等肾脏替代方式的出现。

（一）发病机制

尿毒症引起的症状被认为由肾衰竭导致的有机溶质的滞留所引起。这些多余的溶质会引起直接毒性作用，导致动脉粥样硬化、胰岛素抵抗、自由基产生增加、细胞凋亡和正常纤维素功能破坏[32]。虽然尿素是肾衰竭患者血液中积累的最重要的有机溶质，但多种滞留的有机溶质被认为是导致尿毒症症状出现的原因[33]。包括欧洲尿毒症毒素工作组在内的许多研究人员已经确定了 100 多种在肾衰竭中滞留于血液中的溶质[34]。由于多种溶质的滞留，以及尿毒症症状的多样性和精密性，很难确定起主要作用的溶质。未能识别有毒的溶质限制了我们通过透析或其他方式去除这些溶质的治疗能力[35]。尿素是肾脏排泄量最大且易于测量的有机溶质。为方便起见，尿素被用作"代表性"溶质来测量透析在去除尿毒症毒素方面的充分性。然而，众所周知，与较大的溶质（如 β_2- 微球蛋白和肌红蛋白）相比，目前规定的透析可更加有效去除尿素等较小的溶质。这可能导致某些尿毒症症状持续存在，即使在正在透析的肾衰竭患者中也是如此。Depner 将其命名为残留综合征，包括尿毒症的不充分透析诱导的细胞外体积变化，以及无机离子紊乱所产生的影响[36]。

（二）症状和体征

尿毒症一般起病隐匿，当 GFR 降至 60ml/（min·1.73m²）以下时，可能开始出现不同严重程度的症状。尿毒症样疲劳是早期的非特异性症状，容易被忽视。在慢性肾病晚期，当 GFR 为 10～15ml/（min·1.73m²）时，这些症状更容易识别。这些症状和体征可能包括以下内容[31]。

- 疲劳。
- 精神状态改变。
- 癫痫发作。
- 昏迷。

- 睡眠障碍。
- 不宁腿综合征。
- 周围神经病变。
- 厌食。
- 恶心。
- 味觉和嗅觉改变。
- 瘙痒。
- 抽搐。
- 暖气。
- 闭经和性功能障碍。
- 肌肉萎缩。
- 浆膜炎（包括心包炎）。
- 儿童生长迟缓。
- 胎儿宫内发育迟缓。
- 胰岛素抵抗。
- 静息能量消耗减少。
- 体温降低。
- 氧化剂水平增加。
- 白蛋白氧化。

尿毒症的细胞效应可能包括以下方面，即血小板功能障碍，粒细胞和淋巴细胞功能障碍，红细胞存活期缩短。

重要的是要认识到尿毒症与晚期 CKD 和 ESRD 患者营养不良、炎症和动脉粥样硬化（营养不良 - 炎症 - 动脉粥样硬化综合征或 MIA 综合征）同时发生之间的关系。营养不良与透析患者死亡率增加相关。尿毒症毒素会导致氧化应激增加、胰岛素抵抗、内皮功能障碍和动脉粥样硬化恶化，从而升高这些患者的心血管死亡率。此外，晚期慢性肾病患者的生活质量与肾功能损害程度有密切关系[37]。尿毒症的症状很可能在这些患者生活质量差中起主导作用。因此，在开始透析或移植之前，识别并制订计划治疗晚期 CKD 患者的尿毒症症状、严重营养不良、体重减轻或虚弱非常重要。

（三）治疗方法

透析（血液透析或腹膜透析）是治疗尿毒症

和 ESRD 其他并发症的主要方式。尿毒症患者开始透析的适应证包括因厌食、味觉改变、恶心和呕吐引起的体重下降，同时还包括尿毒症性心包炎、出血和脑病。开始透析的其他适应证包括高钾血症、容量超负荷和药物难治性酸中毒。透析有助于减轻尿毒症的症状，但只有肾移植才能改善残留综合征，并且是首选的肾脏替代治疗。将每天蛋白质摄入量降低至 0.6～0.8g/（kg·d），已被用于减缓 GFR 低于 45ml/min 患者的慢性肾病进展，并减轻更晚期慢性肾病的尿毒症症状，以及用于透析治疗的过渡[38, 39]。肾脏保护的需要应

与蛋白质－能量营养不良的风险相平衡，蛋白质－能量营养不良是这些患者预后不良的预测指标。因此，最好不要将蛋白质摄入量降低到低于 0.8g/（kg·d），要考虑在急性疾病和分解代谢状态或患者有蛋白质－能量营养不良时将蛋白质摄入量暂时增加到 1g/（kg·d）。

结论

CKD 是一个全球性的健康问题，这与其显著的发病率和死亡率相关，尤其是心血管结局。及早发现和改变可改变的因素并治疗根本病因是评估、监测和预防 CKD 进展的关键。

参考文献

[1] Kidney Disease: Improving Global Outcomes (KDIGO) CKD Work Group. KDIGO 2012 Clinical practice guideline for the evaluation and management of chronic kidney disease. Kidney Int Suppl. 2013;3:1–150.

[2] Chapter 2: definition, identification, and prediction of CKD progression. Kidney Int Suppl (2011). 2013;3(1):63–72.

[3] Sharaf El Din UA, Salem MM, Abdulazim DO. Stop chronic kidney disease progression: time is approaching. World J Nephrol. 2016;5(3):258–73.

[4] Kuro OM. A phosphate-centric paradigm for pathophysiology and therapy of chronic kidney disease. Kidney Int Suppl (2011). 2013;3(5):420–6.

[5] Eftimovska N, Stojceva-Taneva O, Polenakovic M. Slow progression of chronic kidney disease and what it is associated with. Prilozi. 2008;29(1):153–65.

[6] Stevens RJ, Evans J, Oke J, Smart B, Hobbs FDR, Holloway E, et al. Kidney age, not kidney disease. CMAJ. 2018;190(13):E389–E93.

[7] Li L, Astor BC, Lewis J, Hu B, Appel LJ, Lipkowitz MS, et al. Longitudinal progression trajectory of GFR among patients with CKD. Am J Kidney Dis. 2012;59(4):504–12.

[8] Yang L. How acute kidney injury contributes to renal fibrosis. Adv Exp Med Biol. 2019;1165:117–42.

[9] Thakar CV, Christianson A, Himmelfarb J, Leonard AC. Acute kidney injury episodes and chronic kidney disease risk in diabetes mellitus. Clin J Am Soc Nephrol. 2011;6(11):2567–72.

[10] Sibony M, Gasc J-M, Soubrier F, Alhenc-Gelas F, Corvol P. Gene expression and tissue localization of the two isoforms of angiotensin I converting enzyme. Hypertension. 1993;21(6_pt_1):827–35.

[11] Brewster UC, Perazella MA. The renin-angiotensin-aldosterone system and the kidney: effects on kidney disease. Am J Med. 2004;116(4):263–72.

[12] Cortes P, Riser BL, Yee J, Narins RG. Mechanical strain of glomerular mesangial cells in the pathogenesis of glomerulosclerosis: clinical implications. Nephrol Dial Transplant. 1999;14(6):1351–4.

[13] Culleton BF, Larson MG, Parfrey PS, Kannel WB, Levy D. Proteinuria as a risk factor for cardiovascular disease and mortality in older people: a prospective study. Am J Med. 2000;109(1):1–8.

[14] Ruggenenti P, Perna A, Mosconi L, Pisoni R, Remuzzi G. Urinary protein excretion rate is the best independent predictor of ESRF in non-diabetic proteinuric chronic nephropathies. "Gruppo Italiano di Studi Epidemiologici in Nefrologia" (GISEN). Kidney Int. 1998;53(5):1209–16.

[15] Koye DN, Magliano DJ, Reid CM, Jepson C, Feldman HI, Herman WH, et al. Risk of progression of nonalbuminuric CKD to end-stage kidney disease in people with diabetes: the CRIC (Chronic Renal Insufficiency Cohort) Study. Am J Kidney Dis. 2018;72(5):653–61.

[16] Hemmelgarn B, Zhang J, Manns B, Tonelli M, Larsen E, Ghali W, et al. Progression of kidney dysfunction in the community-dwelling elderly. Kidney Int. 2006;69(12):2155–61.

[17] Srivastava A, Kaze AD, McMullan CJ, Isakova T, Waikar SS. Uric acid and the risks of kidney failure and death in individuals with CKD. Am J Kidney Dis. 2018;71(3):362–70.

[18] Bundy JD, Bazzano LA, Xie D, Cohan J, Dolata J, Fink JC, et al. Self-reported tobacco, alcohol, and illicit drug use and progression of chronic kidney disease. Clin J Am Soc Nephrol. 2018;13(7):993–1001.

[19] Cedillo-Couvert EA, Hsu JY, Ricardo AC, Fischer MJ, Gerber BS, Horwitz EJ, et al. Patient experience with primary care physician and risk for hospitalization in Hispanics with CKD. Clin J Am Soc Nephrol. 2018;13(11):1659–67.

[20] Schrauben SJ, Hsu JY, Rosas SE, Jaar BG, Zhang X, Deo R, et al. CKD Self-management: phenotypes and associations with clinical outcomes. Am J Kidney Dis. 2018;72(3):360–70.

[21] Cedillo-Couvert EA, Ricardo AC, Chen J, Cohan J, Fischer MJ, Krousel-Wood M, et al. Self-reported medication adherence and CKD progression. Kidney Int Rep. 2018;3(3):645–51.

[22] Choi AI, Weekley CC, Chen SC, Li S, Kurella Tamura M, Norris KC, et al. Association of educational attainment with chronic disease and mortality: the Kidney Early Evaluation Program (KEEP). Am J Kidney Dis. 2011;58(2):228–34.

[23] Volkova N, McClellan W, Klein M, Flanders D, Kleinbaum D, Soucie JM, et al. Neighborhood poverty and racial differences in ESRD incidence. J Am Soc Nephrol. 2008;19(2):356–64.

[24] Siemens TA, Riella MC, Moraes TP, Riella CV. APOL1 risk variants and kidney disease: what we know so far. J Bras Nefrol. 2018;40(4):388–402.

[25] Wasser WG, Tzur S, Wolday D, Adu D, Baumstein D, Rosset S, et al.

Population genetics of chronic kidney disease: the evolving story of APOL1. J Nephrol. 2012;25(5):603–18.

[26] Genovese G, Friedman DJ, Ross MD, Lecordier L, Uzureau P, Freedman BI, et al. Association of trypanolytic ApoL1 variants with kidney disease in African Americans. Science. 2010;329(5993):841–5.

[27] Foster MC, Coresh J, Fornage M, Astor BC, Grams M, Franceschini N, et al. APOL1 variants associate with increased risk of CKD among African Americans. J Am Soc Nephrol. 2013;24(9):1484–91.

[28] Freedman BI, Julian BA, Pastan SO, Israni AK, Schladt D, Gautreaux MD, et al. Apolipoprotein L1 gene variants in deceased organ donors are associated with renal allograft failure. Am J Transplant. 2015;15(6):1615–22.

[29] Kopp JB, Nelson GW, Sampath K, Johnson RC, Genovese G, An P, et al. APOL1 genetic variants in focal segmental glomerulosclerosis and HIV-associated nephropathy. J Am Soc Nephrol. 2011;22(11):2129–37.

[30] Divers J, Núñez M, High KP, Murea M, Rocco MV, Ma L, et al. JC polyoma virus interacts with APOL1 in African Americans with nondiabetic nephropathy. Kidney Int. 2013;84(6):1207–13.

[31] Meyer TW, Hostetter TH. The pathophysiology of uremia. Brenner & Rector's the kidney. Philadelphia: Elsevier, Inc; 2016. p. 1807–21.

[32] Vanholder R, Gryp T, Glorieus G. Urea and chornic kidney disease: the comeback of the century? (in uraemia research). Nephrol Dial Transplant. 2017;12:4–12.

[33] Meyer TW, Hostetter TH. Uremia. N Engl J Med. 2007;27:1316–25.

[34] Duranton F, Cohen G, De Smet R, Rodriguez M, Jankowski J, Vanholder R, et al; European Uremic Toxin Work Group. Normal and pathologic concentrations of uremic toxins. J Am Soc Nephrol. 2012;23:1258–70.

[35] Meyer TW, Hostetter TH. Approaches to uremia. J Am Soc Nephrol. 2014;25:2151–8.

[36] Depner TA. Uremic toxicity: urea and beyond. Semin Dial. 2001;14:246–51.

[37] Rogan A, McCarthy K, McGregor G, Hamborg T, Evans G, Hewins S. Quality of life measures predict cardiovascular health and physical performance in chronic renal failure patients. PLoS One. 2017;12(9):e0183926.

[38] Kalantar-Zadeh K, Fouque D. Nutritional management of chronic kidney disease. N Engl J Med. 2017;377:1765–76.

[39] Kovesdy CP, Kalantar-Zadeh K. Back to the future: restricted protein intake for conservative management of CKD, triple goals of renoprotection, uremia mitigation and nutritional health. Int Urol Nephrol. 2016:725–9.

第6章 糖尿病肾病
Diabetic Kidney Disease

Omar H. Maarouf 著

糖尿病肾病（diabetic kidney disease，DKD）是在糖尿病背景下由多种异质因素引起的慢性肾病（chronic kidney disease，CKD）[1, 2]。2007 年，KDOQI 委员会在其临床实践指南中引入了 DKD 这个术语[2]。当假定糖尿病是肾脏疾病的原因且没有通过肾活检进行组织诊断时，使用这个术语。这样可以与糖尿病肾病（diabetic nephropathy，DN）❶相区别，后者通过肾活检确认糖尿病是导致组织损伤和 CKD 的罪魁祸首。DKD 与心血管疾病及其死亡率密切相关[3]，因此，其发病机制和潜在治疗的研究相当复杂[4]。

一、发病机制

研究表明，糖尿病的高血糖会导致糖基化终产物（advanced glycation end-products，AGE）的形成，同时伴随着活性氧自由基的增加。这些副产物会引发原位炎症，导致肾小球及其毛细血管、肾小管和间质组织的损伤和纤维化，进而形成 CKD。这些糖基化副产物在基质中的沉积早在1936 年就被 Kimmelstiel 医生和 Wilson[5] 医生详细描述过。因此，肾小球系膜中的这些经典病变现在被称为 Kimmelstiel-Wilson 结节。AGE 可以导致分子途径的激活，加重 DKD 患者肾脏中的局部炎症，从而导致组织纤维化[6]。这一过程伴随着 TGF-β 通路对系膜细胞的激活和扩张[7]。通过促炎和促纤维化因子的作用，炎症和肾脏组织损伤加重，使巨噬细胞进一步聚集到肾脏中。其对

肾脏组织的持续损害将导致 DKD 进展为终末期肾病（end-stage kidney disease，ESKD）[8]。

许多研究表明，控制血糖是防止 DKD 进一步进展的重要措施，这得到了"糖尿病和血管疾病中的行动"（Action in Diabetes and Vascular Disease）长期随访结果的支持[9]。高血糖不仅会引起肾脏的炎症和纤维化，还会改变肾小球的血流动力学反应。研究表明，无法控制的血糖会导致 RAAS 激活[10]。这种 RAAS 激活被认为会导致优先的入球小动脉扩张和出球小动脉收缩，从而增加肾小球内压和肾小球超滤（图 6-1）。

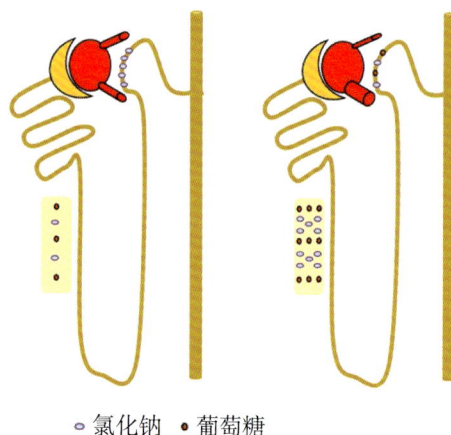

○ 氯化钠　● 葡萄糖

▲ 图 6-1 将正常肾脏与糖尿病肾病进行比较，在正常肾脏生理中，近端小管中葡萄糖的传递量增加，导致钠 – 葡萄糖协同转运蛋白 2（SGLT2）抑制药通道重吸收更多的葡萄糖，进而导致氯化钠的拖拽。在糖尿病肾病中，致密斑减少氯化钠的输送导致管球反馈，入球小动脉扩张，出球小动脉收缩，从而导致高滤过状态，这是糖尿病肾病的基本病理生理机制

---

❶ 译者注：国外学者根据病理学概念对 DKD 和 DN 进行了区分解读，但国内学界一般没有明确区分两者，故本章所述内容仅供参考。

肾小管通过管球反馈系统影响肾小球滤过[11]。在高血糖时，肾小球对高血糖的血流动力学反应受到近端小管对糖的处理影响[1, 12]。在近端小管中糖的输送增加，增强了近端小管中 SGLT2 通道的表达，增加了糖的重吸收，并且将糖和氯化钠（NaCl）一起转运，增加了盐的重吸收。

这会导致氯化钠向致密斑的传递减少。因此，致密斑会错误地感知到氯化钠传递减少，导致 GFR 下降。因此，通过管球反馈（tubuloglomerular feedback，TGF），入球小动脉扩张，导致肾小球高滤过状态。与血管收缩剂（如血管紧张素 II 和 ET-1）对肾小球出球小动脉增加的血管收缩反应相比，入球小动脉对血管扩张剂（如一氧化氮和前列腺素）有差异性的增强反应[13]。入球小动脉扩张和出球小动脉收缩都会导致肾小球内压增加，从而引起 DKD 中的高滤过状态（图 6-1）。

在 DKD 中，肾小球的超滤进一步复杂化，其原因之一是小动脉的顺应性降低[14]。顺应性降低会降低肾脏的自主调节潜力。所有这些因素导致肾小球内压力增加。肾小球内持续增加的压力将损伤肾单位中的肾小球结构，包括足细胞、系膜细胞，以及提供给各个肾单位的小动脉和毛细血管的内皮细胞。这种结构性损伤将导致 DKD 进展为 ESKD[15]。

在伴有高血压的 DKD 患者中，高血压会进一步加剧肾小球的超滤。这会进一步增加肾小球内压力，从而使 DKD 中的肾组织损伤更加严重[16]。

目前现有的通过 RAAS 阻滞来减缓 DKD 进展的传统治疗方法[17, 18]只能部分有效，而且仍存在显著的剩余风险，威胁着 DKD 患者进展至 ESKD。RENAAL 和 IDNT 两项研究均显示仅对 DKD 进展具有约 20% 的风险降低作用[19]。

二、发病率和流行率

近 30% 的糖尿病患者会发展成 DKD，这是全球最主要导致 ESKD 的原因[19]。约 50% 的 DKD 患者存在尿白蛋白增多（即 UACR≥30mg/g）[20]。尽管 DKD 的患病率很高，但在美国，肾脏疾病意识却出奇地差，只有 10% 的 CKD 3 期糖尿病患者［eGFR 为 30～59ml/（min·1.73m^2）］意识到他们有肾脏疾病[21]。

在 2 型糖尿病中，更难定义 DKD。2 型糖尿病可能在多年内未被诊断出来，导致糖尿病的诊断和治疗延迟。与 1 型糖尿病不同，2 型糖尿病中的 DKD 发作通常发生在 40 岁以上[22]。

2 型糖尿病患者发生蛋白尿的发生率是 1 型糖尿病的 3 倍[22]。DKD 的表现与其他 CKD（如膜性肾病或单克隆免疫球蛋白病）类似。DKD 患者的蛋白尿程度有所不同，并且表现出高血容量状态，如下肢水肿。因此，在寻找潜在治疗方法时，改善对糖尿病和非糖尿病肾病（non-diabetic kidney disease，NDKD）的识别至关重要[23]。

三、危险因素

（一）年龄

根据 2018 年美国 CDC 的报告，DKD 的风险随着年龄增长而升高，在 60—70 岁时有 1/3 的人口受到影响。DKD 是一种缓慢进展的疾病，随着年龄增长，由于长期暴露于糖尿病，易患进展性肾病。

（二）种族 / 民族

DKD 在非洲裔美国人和拉丁裔美国人社区更为普遍[24]。考虑到种族是一种社会构造而不是生物学上的概念[25]，由于低社会经济地位人群缺乏医疗保健、健康食物和健康生活方式（包括锻炼），该人群 DKD 的患病率增加[26]。

（三）肥胖

DKD 常常伴随着肥胖，导致一些病理特征，如肾小球高滤过、进行性蛋白尿、足细胞损伤和局灶节段性肾小球硬化[27]。肥胖相关肾损伤的病理特征是肾小球肥大和适应性局灶节段性肾小球硬化[28]。肥胖可以导致 2 型糖尿病，并加重 1 型糖尿病的临床进程[29]。肥胖和糖尿病是 DKD 中心血管疾病和 CKD 进展相互关联的危险因素。

（四）不受控制的血糖水平

有大量证据表明，控制血糖可以阻止 1 型和 2 型糖尿病患者 DKD 的进展[30, 31]。较低的 HbA1c 水平可以逆转确诊 DKD 的超滤过状态[32]。良好的血糖控制已被证明可以改善蛋白尿[33]，并停止肾功能迅速下降[31]。

（五）高血压

血压未能控制会导致尿液白蛋白增加和 DKD 进展恶化[34]。由于 1 型糖尿病的发病时间明确，随着年龄增长，DKD 患者中高血压的发生率显著上升。在 2 型糖尿病中，有 50% 的患者在诊断时已经患有高血压。大多数研究表明，无论抗高血压药物的类别如何，良好的血压控制都可以延缓 DKD 的进展。在 ALLHAT 试验中，使用低剂量氯噻酮的糖尿病患者相比使用氨氯地平和赖诺普利者，达到了更低的血压水平，因此获得了更好的治疗效果[35]。

多项研究显示，使用 ACEI 和血管紧张素 Ⅱ 受体拮抗药可以保护 1 型和 2 型糖尿病患者，延缓 DKD 的进展，尤其是对于微量白蛋白尿患者更为有效[36, 37]。

当血压略高于目标值时，单药疗法可能足以达到糖尿病患者高血压的治疗目标，但大多数患者最终需要联合治疗，根据 ACCOMPLISH 试验结果，联合使用长效二氢吡啶类药物和 ACEI 或血管紧张素 Ⅱ 受体拮抗药（ARB）可以起到良好的治疗效果。如果患者出现下肢水肿或充血性心力衰竭等血容量过多的症状，添加循环利尿药（非噻嗪类）有助于同时控制血压和血容量。

如果需要添加更多的降压药物，β 受体阻滞药（如卡维地洛）可能是首选药物，因为其对血糖和微量白蛋白尿的控制效果更好。

根据 SPRINT 研究的结果，我们建议将目标血压设定为 125～130/80mmHg，这与当前 ADA 的指南相似[38]。

（六）蛋白尿

长期以来，有关糖尿病患者微量白蛋白尿（30～300mg/g 或 mg/d）与 DKD 及其进展相关的描述已经存在。后续的研究表明，非胰岛素依赖型糖尿病患者突然出现大量白蛋白尿可预示 DKD 的进展[39-41]。

最近的证据表明，DKD 的进展中，其显著的蛋白尿并非一成不变[42]。通过良好的糖尿病控制，蛋白尿可以逆转[43, 44]，即使对于具有肾病综合征范围的蛋白尿患者也是如此[45]。一份来自意大利的有趣报道涉及患有糖尿病和白蛋白尿患者的肾小球活检，结果显示，只有 1/3 的患者出现典型糖尿病变化，而另外 1/3 的患者则显示正常组织[46]。DKD 进展的最重要预测因子不是蛋白尿的程度，而是 eGFR 的变化，eGFR 快速下降将导致 CKD 的进展[47]。

DKD 的进展是多样化的，取决于诸多因素，包括糖尿病和其他心血管疾病风险控制。DKD 的 GFR 年均下降率为 $3ml/(min \cdot 1.73m^2)$[43, 48]。在 NHANES Ⅲ 数据分析中，研究人员发现，有 1/3 的 DKD 患者并没有明显的蛋白尿[49]。微量白蛋白尿的程度对微血管病变的发展起到了贡献作用，特别是在 1 型糖尿病中[50]。相比之下，非蛋白尿性和蛋白尿性 DKD 的大血管疾病患病率相似[51, 52]。在 NHANES Ⅲ 研究中，只有 1/3 的患者出现视网膜病变，而在 DKD 存在的情况下，增殖性视网膜病变与组织损伤的严重程度相关联。

四、肾活检的作用

在 DKD 中，尿白蛋白变化或 GFR 突然降低时肾活检非常重要。在美国，大多数活检是在 DKD 患者进入 CKD 4 期或尿白蛋白尿进展到肾病综合征范围时进行的[53]。一项纳入 600 多例接受肾活检的糖尿病患者的单中心队列数据显示，只有 1/3 的患者表现为 DKD，另外 1/3 显示有其他的病理变化，还有 1/3 显示为 NDKD[54]。在这项研究中，多变量分析显示，糖尿病持续时间增加 1 年，会使 NDKD 的可能性降低 5%，而糖尿病持续时间超过 12 年是糖尿病肾病的最佳预测指标（灵敏度 58%，特异度 73%）。

五、病理学

与 1 型糖尿病患者主要表现为典型的糖尿病肾小球病不同，2 型糖尿病患者在肾活检中呈现多种病理学表现[55-57]。DKD 的最早病理变化是肾小球基底膜增厚。糖尿病患者肾脏的最典型病理学表现是系膜扩张并合并节段性系膜溶解，其中的结节状改变被称为 "Kimmelstiel-Wilson 结节"（图 6-2）。随着 DKD 的进展，组织将显示出足细胞受损的迹象，包括足突融合和肾小球硬化（图 6-3 和

图 6-4）。由于内皮下沉积物的存在，DKD 也会出现血管损伤。这种血管损伤表现为小动脉透明变性和较大血管动脉硬化。介导 DKD 向 ESKD 发展的最终共同途径是肾小管间质纤维化（表 6-1）。

六、进展

DKD 的自然进程尚未明确定义，DKD 患者不遵循经典的进展模式。在英国前瞻性糖尿病研究（United Kingdom Prospective Diabetes Study，

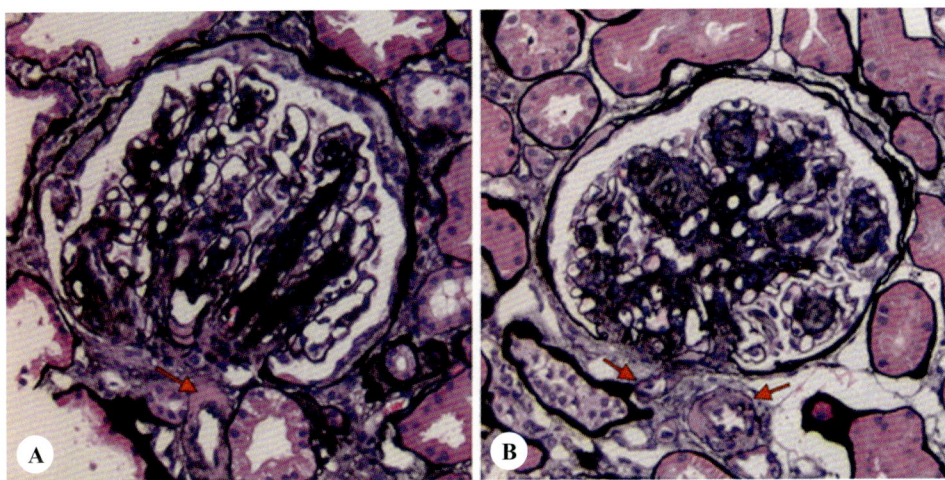

◀ 图 6-2　A. 弥漫性系膜扩张和小动脉透明变性的糖尿病肾病（红箭）；B. 糖尿病肾病伴有结节状系膜扩张（Kimmelstiel-Wilson 结节）及入球和出球小动脉透明变性（红箭，Jones 银染色）
改编自参考文献 [55]

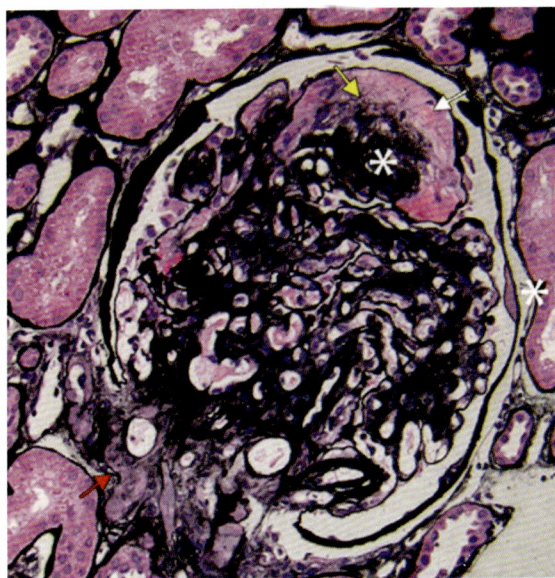

▲ 图 6-3　糖尿病肾病伴有 Kimmelstiel-Wilson 结节（上方星号）和相邻系膜溶解（黄箭），以及显著小动脉透明变性的微动脉瘤（白箭）。肾小囊上有一个胶囊样突起（下方星号）（Jones 银染色）
改编自参考文献 [55]

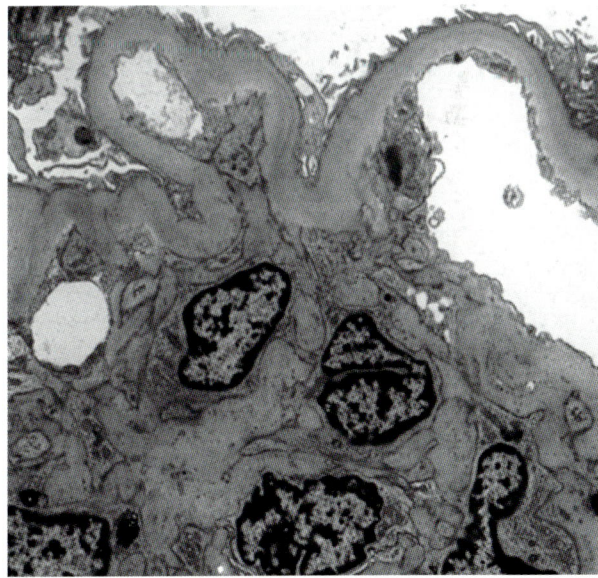

▲ 图 6-4　显示晚期糖尿病肾病，肾小球基底膜明显增厚，系膜扩张，主要是由于系膜基质增加。有部分足细胞突消失，表明足细胞受损（电子显微镜观察）
改编自参考文献 [55]

UKPDS）中，低于一半的 DM2 患者（40%）在确诊后中位数 15 年内出现了白蛋白尿，并且近 1/3 的人出现了 eGFR<60ml/（min·1.73m²）的情况[41]。即使没有白蛋白尿或肾功能受损，也并不排除 DKD 患者肾脏结构上出现变化。一项尸检研究显示，组织病理学变化与 DKD 的严重程度和持续时间之间缺乏相关性。值得注意的是，1/5 的肾脏组织结构变化的 DKD 患者没有白蛋白尿或 eGFR 降低的表现[59]。

关于 DKD 相关并发症，一些研究表明，在 DKD 中主要的肾小管间质性疾病使这些患者易于患红细胞生成素缺乏症，导致贫血的患病率相对于 NDKD 的 CKD 患者（在相同的 eGFR）而言更高[60]。值得注意的是，心血管疾病相关死亡与 DKD 进展至 ESKD 存在竞争关系[61]。

七、治疗

在没有直接治疗 DKD 的情况下，控制心血管危险因素可以延缓 DKD 的进展。控制血糖是 DKD 患者护理的基石。在 1 型糖尿病中，涉及超过 1300 例患者的糖尿病控制和并发症试验（Diabetes Control and Complications Trial，DCCT）是一个重要的研究，该试验证明了严格控制血糖水平可以延缓 DKD 的发展[62]。ADA 建议对存在微血管或大血管并发症的患者，HbA1c 目标值应该控制在<8% 以下[63]。

血压控制是控制 DKD 发病和进展的另一个基石。在存在显著白蛋白尿（尿白蛋白排泄量>300mg/d）的情况下，这一点变得更加重要。关于 RAAS 阻滞对 1 型糖尿病患者的益处，已经在 30 年前得到证实，卡托普利可以防止死亡、ESKD。卡托普利可以延缓高血压和正常血压患者 DKD 的进展[64]。

至于 2 型糖尿病，伊贝沙坦糖尿病肾病试验（IDNT）[17] 和用 ARB 氯沙坦（RENAAL）降低非胰岛素依赖性糖尿病肾病终点事件试验[18] 均显示，使用 ARB 控制血压可以延缓 DKD 的进展并减少 ESKD 的发生率。

值得注意的是，目前没有重大试验在非白蛋白尿性 DKD 中显示出相同的益处。

RAAS 阻滞（通过 ACEI 或 ARB）在这三个试验中的好处促使对联合用药的益处进行调查。两项大型 RCT［美国退伍军人事务部 DKD 研究（VA NEPHRON-D）[65] 及正在进行的替米沙坦单独和与雷米普利联合应用的全球终点试验（ONTARGET）[66]］显示，联合应用 ACEI 和 ARB 治疗导致出人意料的肾脏结果恶化。VA NEPHRON-D 试验不得不提前停止。

患有肾脏疾病的糖尿病患者的心血管风险升高。血脂异常是已知的心血管危险因素，DKD 中建议使用他汀类药物治疗[67]。

钠 – 葡萄糖协同转运蛋白 2（sodium-gluccse co-transporter-2，SGLT2）抑制药是最近开发出来用于控制血糖的一类新药物，引起了肾脏学界的极大兴趣，因为它在心血管疾病结果方面显示出明显的益处，包括降低总体死亡率。

表 6-1 糖尿病肾病的国际病理分类[58]		
分类	描述	纳入标准
1	轻度或非特异性的光学显微镜变化和经电子显微镜证实的肾小球基底膜（GBM）增厚	女性 GBM>395nm，男性 GBM>430nm
2a	轻度系膜扩张	>25% 观察到系膜
2b	重度系膜扩张	>25% 观察到系膜
3	结节性硬化症	Kimmelstiel-Wilson 病变
4	晚期糖尿病性肾小球硬化	>50% 的肾小球出现整体肾小球硬化

SGLT2 抑制药通过抑制 SGLT2 通道阻断近端小管中的葡萄糖重吸收，从而导致明显的糖尿。在糖尿病中，SGLT2 通道的表达增加导致近端小管中的葡萄糖重吸收增加。这种葡萄糖重吸收会将尿液中的 NaCl 转入近端小管，导致盐分潴留。因此，氯化钠输送至致密斑减少，通过管球反馈机制导致肾小球内压增加，同时伴随着肾小球入球小动脉扩张、GFR 增加和随后的超滤。抑制这些通道会导致氯化钠输送至致密斑增加，进而降低肾小球内压和恢复 GFR（图 6-5）。

关于 SGLT2 抑制药的效果，最权威的证据来自于卡格列净与糖尿病并发慢性肾病患者的肾脏事件临床评估（Canagliflozin and Renal Events in Diabetes with Established Nephropathy Clinical Evaluation，CREDENCE）试验。该试验涉及尿 ACR＞300mg/g 的患者。CREDENCE 试验显示，SGLT2 抑制药改善了肾脏和心血管结果，并降低了总体死亡率[68]。在多项糖尿病患者试验的 Meta 分析中，SGLT2 抑制药减少了 ESKD 和肾脏死亡[69]。他们还表明，SGLT2 抑制药的益处与基线白蛋白尿无关。在这些研究中，SGLT2 抑制药在心血管疾病患者中减少了重大心血管事件，而与血糖控制无关。

心力衰竭是糖尿病的一个重要心血管并发症。在数个显示对心血管结果有显著影响的试验之后，研究人员开始研究这些新型药物在患有心力衰竭的糖尿病患者中的应用。在 DAPA-HF 试验中，研究人员研究了达格列净这种药物在 4700 多例纽约心脏协会心功能分级为 2 级、3 级或 4 级且射血分数低于 40% 的患者中的应用。这些患者被随机分组，比较达格列净与安慰剂的效果。结果显示，服用药物的患者群体明显受益，心力衰竭结果和心血管原因导致的死亡有显著减少[70]。另一组研究人员也发现使用恩格列净这种药物治疗的心力衰竭患者，无论是否有糖尿病，心血管死亡或住院的风险都显著降低[71]。有趣的是，这种效果与是否患有糖尿病无关。

另一类改善肾脏结果的糖尿病药物是 GLP-1 受体激动药（GLP-1-RA）。这些药物通过减少白蛋白尿的发生率来改善结果。在 DKD 晚期的患者中，这些药物更安全[72-74]。

目前还没有关于使用 GLP-1-RA 评估 DKD 的肾脏结果的已发表试验，但已设计了一些试验来评估心血管结果，其中包括同时患有糖尿病和肾病的患者。GLP-1-RA 药物降低了肾脏结局。LEADER 试验中预先规定的次要分析显示，与安慰剂相比，利拉鲁肽使 DKD 的发展和进展率降

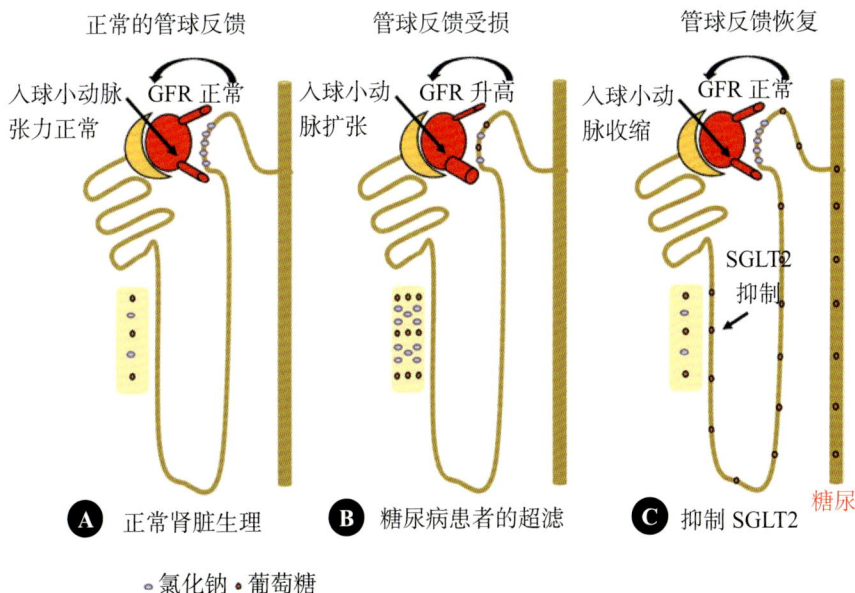

A　正常肾脏生理　　B　糖尿病患者的超滤　　C　抑制 SGLT2

正常的管球反馈　　管球反馈受损　　管球反馈恢复

入球小动脉张力正常　　GFR 正常　　入球小动脉扩张　　GFR 升高　　入球小动脉收缩　　GFR 正常　　SGLT2 抑制　　糖尿

◀ 图 6-5　在正常生理、糖尿病性肾病及 SGLT2 抑制后的管球反馈机制的提出
A. 在生理条件下，TGF 信号维持了稳定的肾小球滤过率（GFR）；B. 在慢性高血糖条件（糖尿病）下，近曲小管钠 - 葡萄糖协同转运蛋白 2（SGLT2）介导的钠和葡萄糖重吸收增加，损害了这一反馈机制，并增加了肾脏灌注；C. SGLT2 抑制阻断了近端小管葡萄糖和钠的重吸收，导致钠向髓襻致密斑的输送增加，从而恢复了小动脉的张力，减少了超滤作用

• 氯化钠 • 葡萄糖

低[72]。在另一项旨在评估度拉糖肽治疗 2 型糖尿病和中度至重度 CKD 患者的疗效和安全性的研究中，AWARD-7 试验显示每周 1 次的度拉糖肽减缓了 eGFR 的下降。关于最新的新型降血糖药物的主要试验情况，见表 6-2。

八、随访控制心血管危险因素

DKD 患者应每 3~6 个月进行随访，评估血压、容量状态，以及基于血清肌酐、血清钾、HbA1c 的 eGFR，并评估尿液白蛋白和（或）总蛋白。每当开始使用 RAAS 阻滞时，应监测肾功能。应该在治疗改变后的 1~2 周进行功能跟踪，包括钾水平。血清肌酐值上升至基线的 1/3，被视为可接受的范围。这可能是 RAAS 阻滞降低肾小球

内压的迹象，因此不是停止使用这些药物的理由。同样，应密切关注血压，以确保充分控制。

如果发生高钾血症，除非变化在临床上具有重大意义，否则应该在不调整 RAAS 阻滞的情况下管理中度钾水平升高。

与 RAAS 阻滞类似，应在开始使用 SGLT2 抑制药的最初几周密切监测临床指标，包括血清肌酐、血清钾、血压和容量状况。

将 DKD 患者转诊至肾病科的情况与非糖尿病 CKD 患者类似，包括 CKD [eGFR＜30ml/（min·1.73m²）]，eGFR 急速下降，明显的蛋白尿，难以控制的高血压，以及 CKD 并发症（如高钾血症、贫血）。许多其他肾病科医生，包括本章作者，在 eGFR 低于 60ml/（min·1.73m²）时会

表 6-2 各种新型降血糖药物试验

研 究	药 物	患 者	结 果	参考文献
钠 - 葡萄糖协同转运蛋白 2 抑制药				
CREDENCE	Canaglifozin	4401 例患者 eGFR：30~89[a] 尿白蛋白 / 肌酐比值：0.3~5 + 心血管疾病（CVD） + 肾素 - 血管紧张素 - 醛固酮系统（RAAS）阻滞	30% RR ↓ MAKE[b]	Perkovic. New England Journal of Medicine. 2019;380:2295–2306
EMPA-REG 结果	Empaglifozin	7020 例患者 eGFR≥30[a] + RAAS 阻滞	10%~60% RR ↓ MAKE[b]	Wanner. New England Journal of Medicine. 2016;375:323–334
GLP1 RA				
LEADER	Liraglutide	9340 例患者 eGFR≥30[a] + CVD + RAAS 阻滞	20% RR ↓ 肾脏[c]	Mann, New England Journal of Medicine. 2017;377:839–848
AWARD-7	Dulaglutide	577 例患者 eGFR：15~59[a] +RAAS 阻滞	eGFR 升高 5%~10% 在第 52 周	Tuttle. Lancet Diabetes Endocrinol. 2018;6:605–617

a. 估算的肾小球滤过率（eGFR）单位为 ml/（min·1.73m²）

b. MAKE：主要不良肾事件，包括终末期肾病，血清肌酐水平增加 2 倍，或死于肾脏或心血管原因的综合性指标

c. 肾脏结果：新发持久性大量白蛋白尿，血清肌酐水平持续增加 2 倍及 eGFR 达到 45ml/（min·1.73m²）或更低，需要肾脏替代治疗或死亡

建议转诊至肾病科，考虑到由超滤导致的 eGFR 可能会更高。

尽管对这些心血管危险因素进行了良好的控制，仍有相当一部分 DKD 患者会发展为 ESKD。强烈的危险因素包括 eGFR 急速下降和尿白蛋白增多。利用现有的保护性治疗来控制心血管疾病可以减轻 DKD 的肾功能下降。SGLT2 抑制药是一种有前景的药物，可以延缓甚至逆转 DKD 的肾病变。值得注意的是，DKD 患者特别容易发生心血管事件，包括在进展为 ESKD 之前的心血管死亡。因此，在 DKD 患者中进行心血管保护性治疗非常重要。

参考文献

[1] Vallon V, Komers R. Pathophysiology of the diabetic kidney. Compr Physiol. 2011;1(3):1175–232.

[2] KDOQI. KDOQI clinical practice guidelines and clinical practice recommendations for diabetes and chronic kidney disease. Am J Kidney Dis. 2007;49(2 Suppl 2):S12–154.

[3] Afkarian M, Sachs MC, Kestenbaum B, Hirsch IB, Tuttle KR, Himmelfarb J, et al. Kidney disease and increased mortality risk in type 2 diabetes. J Am Soc Nephrol. 2013;24(2): 302–8.

[4] Alicic RZ, Rooney MT, Tuttle KR. Diabetic kidney disease: challenges, progress, and possibilities. Clin J Am Soc Nephrol. 2017;12(12): 2032–45.

[5] Kimmelstiel P, Wilson C. Intercapillary lesions in the glomeruli of the kidney. Am J Pathol. 1936;12(1):83–98.7.

[6] Bierhaus A, Humpert PM, Morcos M, Wendt T, Chavakis T, Arnold B, et al. Understanding RAGE, the receptor for advanced glycation end products. J Mol Med (Berl). 2005;83(11):876–86.

[7] Ziyadeh FN, Hoffman BB, Han DC, Iglesias-De La Cruz MC, Hong SW, Isono M, et al. Long-term prevention of renal insufficiency, excess matrix gene expression, and glomerular mesangial matrix expansion by treatment with monoclonal antitransforming growth factor-beta antibody in db/db diabetic mice. Proc Natl Acad Sci U S A 2000;97(14):8015–20.

[8] Tesch GH. Macrophages and diabetic nephropathy. Semin Nephrol. 2010;30(3):290–301.

[9] Zoungas S, Chalmers J, Neal B, Billot L, Li Q, Hirakawa Y, et al. Follow-up of bloodpressure lowering and glucose control in type 2 diabetes. N Engl J Med. 2014;371(15): 1392–406.

[10] Brenner BM. Hemodynamically mediated glomerular injury and the progressive nature of kidney disease. Kidney Int. 1983;23(4):647–55.

[11] Cherney DZ, Perkins BA, Soleymanlou N, Maione M, Lai V, Lee A, et al. Renal hemodynamic effect of sodium-glucose cotransporter 2 inhibition in patients with type 1 diabetes mellitus. Circulation. 2014;129(5):587–97.

[12] Fioretto P, Zambon A, Rossato M, Busetto L, Vettor R. SGLT2 Inhibitors and the diabetic kidney. Diabetes Care. 2016;39(Suppl 2):S165–71.

[13] Helal I, Fick-Brosnahan GM, Reed-Gitomer B, Schrier RW. Glomerular hyperfiltration: definitions, mechanisms and clinical implications. Nat Rev Nephrol. 2012;8(5):293–300.

[14] Hill JV, Findon G, Appelhoff RJ, Endre ZH. Renal autoregulation and passive pressureflow relationships in diabetes and hypertension. Am J Physiol Renal Physiol. 2010;299(4): F837–44.

[15] Hostetter TH. Hyperfiltration and glomerulosclerosis. Semin Nephrol. 2003;23(2):194–9.

[16] Tuttle KR, Bakris GL, Bilous RW, Chiang JL, de Boer IH, Goldstein-Fuchs J, et al. Diabetic kidney disease: a report from an ADA Consensus Conference. Diabetes Care. 2014;37(10):2864–83.

[17] Lewis EJ, Hunsicker LG, Clarke WR, Berl T, Pohl MA, Lewis JB, et al. Renoprotective effect of the angiotensin-receptor antagonist irbesartan in patients with nephropathy due to type 2 diabetes. N Engl J Med. 2001;345(12):851–60.

[18] Brenner BM, Cooper ME, de Zeeuw D, Keane WF, Mitch WE, Parving HH, et al. Effects of losartan on renal and cardiovascular outcomes in patients with type 2 diabetes and nephropathy. N Engl J Med. 2001;345(12):861–9.

[19] Fioretto P, Dodson PM, Ziegler D, Rosenson RS. Residual microvascular risk in diabetes: unmet needs and future directions. Nat Rev Endocrinol. 2010;6(1):19–25.

[20] Afkarian M, Zelnick LR, Hall YN, Heagerty PJ, Tuttle K, Weiss NS, et al. Clinical manifestations of kidney disease among US adults with diabetes, 1988–2014. JAMA. 2016;316(6): 602–10.

[21] Duru OK, Middleton T, Tewari MK, Norris K. The landscape of diabetic kidney disease in the United States. Curr Diab Rep. 2018;18(3):14.

[22] Koye DN, Shaw JE, Reid CM, Atkins RC, Reutens AT, Magliano DJ. Incidence of chronic kidney disease among people with diabetes: a systematic review of observational studies. Diabet Med. 2017;34(7):887–901.

[23] Anders HJ, Huber TB, Isermann B, Schiffer M. CKD in diabetes: diabetic kidney disease versus nondiabetic kidney disease. Nat Rev Nephrol. 2018;14(6):361–77.

[24] Laster M, Shen JI, Norris KC. Kidney disease among African Americans: a population perspective. Am J Kidney Dis. 2018;72(5 Suppl 1):S3–7.

[25] Eneanya ND, Yang W, Reese PP. Reconsidering the consequences of using race to estimate kidney function. JAMA. 2019;322(2):113–4.

[26] Nicholas SB, Kalantar-Zadeh K, Norris KC. Socioeconomic disparities in chronic kidney disease. Adv Chronic Kidney Dis. 2015;22(1):6–15.

[27] Bayliss G, Weinrauch LA, D'Elia JA. Pathophysiology of obesity-related renal dysfunction contributes to diabetic nephropathy. Curr Diab Rep. 2012;12(4):440–6.

[28] D'Agati VD, Chagnac A, de Vries AP, Levi M, Porrini E, Herman-Edelstein M, et al. Obesity-related glomerulopathy: clinical and pathologic characteristics and pathogenesis. Nat Rev Nephrol. 2016;12(8):453–71.

[29] Corbin KD, Driscoll KA, Pratley RE, Smith SR, Maahs DM, Mayer-Davis EJ, et al. Obesity in type 1 diabetes: pathophysiology, clinical impact, and mechanisms. Endocr Rev. 2018;39(5):629–63.

[30] Skupien J, Warram JH, Smiles AM, Niewczas MA, Gohda T, Pezzolesi MG, et al. The early decline in renal function in patients with type 1 diabetes and proteinuria predicts the risk of end-stage renal disease. Kidney Int. 2012;82(5):589–97.

[31] Zoppini G, Targher G, Chonchol M, Ortalda V, Negri C, Stoico V, et al. Predictors of estimated GFR decline in patients with type 2

diabetes and preserved kidney function. Clin J Am Soc Nephrol. 2012;7(3):401–8.

[32] Tuttle KR, Bruton JL, Perusek MC, Lancaster JL, Kopp DT, DeFronzo RA. Effect of strict glycemic control on renal hemodynamic response to amino acids and renal enlargement in insulin-dependent diabetes mellitus. N Engl J Med. 1991;324(23):1626–32.

[33] Perkins BA, Ficociello LH, Silva KH, Finkelstein DM, Warram JH, Krolewski AS. Regression of microalbuminuria in type 1 diabetes. N Engl J Med. 2003;348(23):2285–93.

[34] Ku E, McCulloch CE, Mauer M, Gitelman SE, Grimes BA, Hsu CY. Association between blood pressure and adverse renal events in type 1 diabetes. Diabetes Care. 2016;39(12):2218–24.

[35] Officers A, Coordinators for the ACRGTA, Lipid-Lowering Treatment to Prevent Heart Attack T. Major outcomes in high-risk hypertensive patients randomized to angiotensin-converting enzyme inhibitor or calcium channel blocker vs diuretic: the Antihypertensive and Lipid-Lowering Treatment to Prevent Heart Attack Trial (ALLHAT). JAMA. 2002;288(23):2981–97.

[36] Captopril reduces the risk of nephropathy in IDDM patients with microalbuminuria. The Microalbuminuria Captopril Study Group. Diabetologia. 1996;39(5):587–93.

[37] Viberti G, Mogensen CE, Groop LC, Pauls JF. Effect of captopril on progression to clinical proteinuria in patients with insulin-dependent diabetes mellitus and microalbuminuria. European Microalbuminuria Captopril Study Group. JAMA. 1994;271(4):275–9.

[38] Group SR, Wright JT Jr, Williamson JD, Whelton PK, Snyder JK, Sink KM, et al. A randomized trial of intensive versus standard blood-pressure control. N Engl J Med. 2015;373(22):2103–16.

[39] Mogensen CE, Christensen CK. Predicting diabetic nephropathy in insulin-dependent patients. N Engl J Med. 1984;311(2):89–93.

[40] Nelson RG, Bennett PH, Beck GJ, Tan M, Knowler WC, Mitch WE, et al. Development and progression of renal disease in Pima Indians with non-insulin-dependent diabetes mellitus. Diabetic Renal Disease Study Group. N Engl J Med. 1996;335(22):1636–42.

[41] Adler AI, Stevens RJ, Manley SE, Bilous RW, Cull CA, Holman RR, et al. Development and progression of nephropathy in type 2 diabetes: the United Kingdom Prospective Diabetes Study (UKPDS 64). Kidney Int. 2003;63(1):225–32.

[42] Krolewski AS, Niewczas MA, Skupien J, Gohda T, Smiles A, Eckfeldt JH, et al. Early progressive renal decline precedes the onset of microalbuminuria and its progression to macroalbuminuria. Diabetes Care. 2014;37(1):226–34.

[43] de Boer IH, Afkarian M, Rue TC, Cleary PA, Lachin JM, Molitch ME, et al. Renal outcomes in patients with type 1 diabetes and macroalbuminuria. J Am Soc Nephrol. 2014;25(10):2342–50.

[44] Yokoyama H, Araki S, Honjo J, Okizaki S, Yamada D, Shudo R, et al. Association between remission of macroalbuminuria and preservation of renal function in patients with type 2 diabetes with overt proteinuria. Diabetes Care. 2013;36(10):3227–33.

[45] Rossing K, Christensen PK, Hovind P, Parving HH. Remission of nephrotic-range albuminuria reduces risk of end-stage renal disease and improves survival in type 2 diabetic patients. Diabetologia. 2005;48(11):2241–7.

[46] Fioretto P, Mauer M, Brocco E, Velussi M, Frigato F, Muollo B, et al. Patterns of renal injury in NIDDM patients with microalbuminuria. Diabetologia. 1996;39(12):1569–76.

[47] Krolewski AS. Progressive renal decline: the new paradigm of diabetic nephropathy in type 1 diabetes. Diabetes Care. 2015;38(6):954–62.

[48] Gaspari F, Ruggenenti P, Porrini E, Motterlini N, Cannata A, Carrara F, et al. The GFR and GFR decline cannot be accurately estimated in type 2 diabetics. Kidney Int. 2013;84(1):164–73.

[49] Kramer HJ, Nguyen QD, Curhan G, Hsu CY. Renal insufficiency in the absence of albuminuria and retinopathy among adults with type 2 diabetes mellitus. JAMA. 2003;289(24):3273–7.

[50] Nelson RG, Knowler WC, Pettitt DJ, Saad MF, Charles MA, Bennett PH. Assessment of risk of overt nephropathy in diabetic patients from albumin excretion in untimed urine specimens. Arch Intern Med. 1991;151(9):1761–5.

[51] Thorn LM, Gordin D, Harjutsalo V, Hagg S, Masar R, Saraheimo M, et al. The presence and consequence of nonalbuminuric chronic kidney disease in patients with type 1 diabetes. Diabetes Care. 2015;38(11):2128–33.

[52] Ito H, Takeuchi Y, Ishida H, Antoku S, Abe M, Mifune M, et al. High frequencies of diabetic micro-and macroangiopathies in patients with type 2 diabetes mellitus with decreased estimated glomerular filtration rate and normoalbuminuria. Nephrol Dial Transplant. 2010;25(4):1161–7.

[53] Mottl AK, Gasim A, Schober FP, Hu Y, Dunnon AK, Hogan SL, et al. Segmental sclerosis and extracapillary hypercellularity predict diabetic ESRD. J Am Soc Nephrol. 2018;29(2):694–703.

[54] Sharma SG, Bomback AS, Radhakrishnan J, Herlitz LC, Stokes MB, Markowitz GS, et al. The modern spectrum of renal biopsy findings in patients with diabetes. Clin J Am Soc Nephrol. 2013;8(10):1718–24.

[55] Najafian B, Fogo AB, Lusco MA, Alpers CE. AJKD atlas of renal pathology: diabetic nephropathy. Am J Kidney Dis. 2015;66(5):e37–8.

[56] Osterby R. Morphometric studies of the peripheral glomerular basement membrane in early juvenile diabetes. I. Development of initial basement membrane thickening. Diabetologia. 1972;8(2):84–92.

[57] Adler S. Diabetic nephropathy: linking histology, cell biology, and genetics. Kidney Int. 2004;66(5):2095–106.

[58] Tervaert TW, Mooyaart AL, Amann K, Cohen AH, Cook HT, Drachenberg CB, et al. Pathologic classification of diabetic nephropathy. J Am Soc Nephrol. 2010;21(4):556–63.

[59] Klessens CQ, Woutman TD, Veraar KA, Zandbergen M, Valk EJ, Rotmans JI, et al. An autopsy study suggests that diabetic nephropathy is underdiagnosed. Kidney Int. 2016;90(1):149–56.

[60] Thomas MC, Cooper ME, Rossing K, Parving HH. Anaemia in diabetes: is there a rationale to TREAT? Diabetologia. 2006;49(6):1151–7.

[61] Saran R, Robinson B, Abbott KC, Bragg-Gresham J, Chen X, Gipson D, et al. US Renal data system 2019 annual data report: epidemiology of kidney disease in the United States. Am J Kidney Dis. 2020;75(1 Suppl 1):A6–7.

[62] Group DER, de Boer IH, Sun W, Cleary PA, Lachin JM, Molitch ME, et al. Intensive diabetes therapy and glomerular filtration rate in type 1 diabetes. N Engl J Med. 2011;365(25):2366–76.

[63] American DA. 6. Glycemic targets: standards of medical care in diabetes-2019. Diabetes Care. 2019;42(Suppl 1):S61–70.

[64] Lewis EJ, Hunsicker LG, Bain RP, Rohde RD. The effect of angiotensin-converting-enzyme inhibition on diabetic nephropathy. The Collaborative Study Group. N Engl J Med. 1993;329(20):1456–62.

[65] Fried LF, Emanuele N, Zhang JH, Brophy M, Conner TA, Duckworth W, et al. Combined angiotensin inhibition for the treatment of diabetic nephropathy. N Engl J Med. 2013;369(20):1892–903.

[66] Investigators O, Yusuf S, Teo KK, Pogue J, Dyal L, Copland I, et al. Telmisartan, ramipril, or both in patients at high risk for vascular events. N Engl J Med. 2008;358(15):1547–59.

[67] American Diabetes A. 10. Cardiovascular disease and risk management: standards of medical care in diabetes-2020. Diabetes Care. 2020;43(Suppl 1):S111–S34.

[68] Perkovic V, Jardine MJ, Neal B, Bompoint S, Heerspink HJL, Charytan DM, et al. Canagliflozin and renal outcomes in type 2 diabetes and nephropathy. N Engl J Med. 2019;380(24): 2295–306.

[69] Neuen BL, Young T, Heerspink HJL, Neal B, Perkovic V, Billot L, et al. SGLT2 inhibitors for the prevention of kidney failure in patients

with type 2 diabetes: a systematic review and meta-analysis. Lancet Diabetes Endocrinol. 2019;7(11):845–54.

[70] McMurray JJV, Solomon SD, Inzucchi SE, Kober L, Kosiborod MN, Martinez FA, et al. Dapagliflozin in patients with heart failure and reduced ejection fraction. N Engl J Med. 2019;381(21):1995–2008.

[71] Packer M, Anker SD, Butler J, Filippatos G, Pocock SJ, Carson P, et al. Cardiovascular and renal outcomes with empagliflozin in heart failure. N Engl J Med. 2020;383(15):1413–24.

[72] Mann JFE, Orsted DD, Brown-Frandsen K, Marso SP, Poulter NR, Rasmussen S, et al. Liraglutide and renal outcomes in type 2 diabetes.

N Engl J Med. 2017;377(9):839–48.

[73] Tuttle KR, Lakshmanan MC, Rayner B, Busch RS, Zimmermann AG, Woodward DB, et al. Dulaglutide versus insulin glargine in patients with type 2 diabetes and moderate-to-severe chronic kidney disease (AWARD-7): a multicentre, open-label, randomised trial. Lancet Diabetes Endocrinol. 2018;6(8):605–17.

[74] Gerstein HC, Colhoun HM, Dagenais GR, Diaz R, Lakshmanan M, Pais P, et al. Dulaglutide and renal outcomes in type 2 diabetes: an exploratory analysis of the REWIND randomised, placebo-controlled trial. Lancet. 2019;394(10193):131–8.

第7章 高血压肾病
Hypertensive Kidney Disease

Jesse M. Goldman　著

一、概述与流行病学

（一）定义

高血压肾病的最佳定义是指单纯由高血压引起的肾损害，然而，其他病因所导致的肾脏进行性疾病通常会引发高血压，而高血压又会持续加重肾损害。近年来，随着研究的深入，人们对高血压如何导致肾脏疾病有了更深入的了解，并修正了肾脏疾病患者的目标血压，以减轻高血压对肾脏疾病进展的影响。

顽固性高血压：在使用3种（或3种以上）不同类别降压药时，血压仍未达到目标血压[1]。一般来说，其中一种药物必须是利尿药。但人们认识到，有些人可能由于尿失禁、痛风发作或其他各种不良反应，不能耐受利尿药，他们也应归类为顽固性高血压。

慢性肾病：慢性肾病（chronic kidney disease，CKD）的定义是各种原因引起的肾脏结构或功能异常导致肾脏损害≥3个月，伴有或不伴有GFR下降。通常在肾功能下降到CKD 3期，即GFR＜60ml/（min·1.73m^2）时[2]才被发现。根据NKF制订的标准，高血压肾病可分为CKD 1～5期，该分期与心血管疾病和死亡风险呈正相关。慢性肾病3期进一步分为3a期［GFR 45～59ml/（min·1.73m^2）］和3b期［GFR 30～44ml/（min·1.73m^2）］，流行病学研究表明，相比3a期患者，3b期患者进展为肾衰竭的风险更高（表7-1）。

高血压CKD患者的最佳收缩压和舒张压水平仍有争论，因为有影响力的SPRINT试验[3]排除了终末期CKD受试者，以及患有脑卒中或先前存在直立性低血压的受试者。即使有不足，前瞻性SPRINT试验表明，目标血压＜120/80mmHg与＜140/80mmHg相比，有更好的心血管结局，由于在较低血压目标组中获益，该研究被提前终止。然而，发生急性肾损伤（acute kidney injury，AKI）也更为常见。这些AKI发作是可逆的，不会进一步进展为CKD恶化。值得注意的是，SPRINT试验使用了一种特定的自动化诊室血压测量（automated office blood pressure device，AOBP）来减少诊室白大褂高血压的影响。目前，许多诊室可能还没有这些设备。因此，AHA指南建议所有CKD患者的目标诊室血压＜130/80mmHg，但欧洲指南建议大多数CKD患者血压应＜130/80mmHg，老年CKD患者＜140/80mmHg[4]。后者的建议是基于对AKI发生率增加的担忧。

表 7-1　慢性肾病的分期		
分　期	特　征	肾小球滤过率（GFR）[ml/（min·1.73m^2）]
1	肾损害并且 GFR 正常或升高	≥90
2	肾损害并且 GFR 轻度降低	60～89
3	GFR 中度降低	30～59
4	GFR 重度降低	15～29
5	肾衰竭	＜15 或透析

引自 Nation Kidney Foundation K/DOKI guidelines 2020.

（二）流行病学

在美国，高血压肾病是继糖尿病之后最常见的导致慢性肾衰竭的原因。此外，高血压是 CKD 患者中最常见的并发症。随着肾功能的下降，CKD 患者高血压的患病率和严重程度随之增加，因此绝大多数终末期 CKD 患者（任何原因）可能都合并高血压导致的肾脏损伤，从而导致其他（非高血压）肾脏疾病的进展[5]。也就是说，难治性高血压的患病率随着 GFR 的降低而增加，据报道，在所有慢性肾病患者中难治性高血压的发生率超过 20%[6]。血压的持续升高会使肾功能下降得更快[4]。这被称为高血压和慢性肾病的"恶性循环"。当血流动力学自主调节受损时，高血压会导致并加速肾脏损伤，使肾小动脉和肾小球毛细血管压力增高，导致肾小球损伤和肾小球硬化[7]。高血压导致的肾小球硬化不可逆转，并会形成瘢痕，硬化的肾小球永远失去了正常功能。此外，CKD 被认为是不良心血管事件的危险因素，与血压水平无关[8]。CKD 和高血压也有相似的危险因素，包括高龄、肥胖、少数民族血统和吸烟，以及已确定的并发症，如糖尿病和心血管疾病（表 7-2）。

表 7-2　高血压和慢性肾病的综合危险因素

- 高龄
- 肥胖
- 糖尿病
- 高钠饮食
- 使用烟草
- 动脉粥样硬化
- 少数民族
- 大量的酒精摄入
- 顽固性高血压
- 大量使用非甾体抗炎药
- 阻塞性睡眠呼吸暂停
- 重金属暴露

高血压是进行性肾功能障碍的罪魁祸首，这一概念最早由 Richard Bright 于 1836 年提出[9]。高血压与 CKD 有着密切的因果关系。如前所述，血压随肾功能下降而升高，血压持续升高会加速肾脏疾病的进展[10]。肾功能恶化与血压升高之间存在有害的正反馈关系，这一现象已在早期的肾脏损伤实验动物模型中观察到，在高血压肾病的人类临床试验中也可反复观察到。

与其他心血管并发症相比，单纯性原发性高血压患者发生严重肾损害的风险相对较低，但由于人群中高血压的患病率较高，它仍然是终末期肾病（end-stage kidney disease，ESRD）的第二大原因，黑种人和拉丁裔的风险要高得多。过去的观点认为，原发性高血压患者发生的肾脏损害可分为两种不同的临床和组织学类型，即"良性"和"恶性"肾硬化[11]。单纯性高血压患者的常见类型是良性肾硬化，病理学家定义良性肾硬化为进展缓慢的非特异性血管玻璃样硬化，有少量或无蛋白尿。虽然发生局灶性肾小球坏死和肾单位功能受损的时间较长，但肾功能只有轻度下降，除非有些高危人群（如合并糖尿病的患者）会在短时间内发生严重的肾功能下降。相反，恶性高血压肾硬化见于非常严重的高血压（原发性高血压的恶性阶段），表现为急性血管受损和肾小球损伤，有明显的纤维素样坏死和血栓形成。由于血管损伤，肾小球缺血较常见。一般来说，GFR 随着年龄的增长而下降，CKD 的这种发展加速了血管老化和动脉硬化过程。这表现为血管顺应性下降和动脉僵硬度增加，使老年 CKD 患者易发生收缩期高血压（和脉压增宽）[12]。

第一项将晚期肾病患者随机分为两种不同血压水平的大型临床试验是 MDRD 研究。在这项研究中，患有慢性肾病且蛋白质排泄率较高的患者被随机分配到低血压组和高血压组，前者的目标平均动脉压（mean arterial pressure，MAP）＜92mmHg，后者的目标 MAP＜107mmHg，均持续4年。研究结束时，与高目标血压组相比，低目标血压组受试者的 GFR 下降速度明显较慢[13]。在一项非糖尿病肾病（AIPRD）研究组的 Meta 分析中，收缩压范围在 110～129mmHg 与尿蛋白＞1g/d 的患者肾病进展的最低风险相关[14]。在尿蛋白少于 1g/d 的高血压 CKD 患者中，相关数据较少。

CRIC 是一项正在进行的多中心、前瞻性、观察性队列研究，研究对象为 3612 名已确诊 CKD（中度）的成人，高血压患病率为 86%。在 CRIC 开始时，美国普通人群的高血压患病率仅为 29%[15, 16]。CRIC 研究开始于美国规定目标血压为 140/90mmHg（20 世纪 90 年代）。现在（2020 年）推荐的目标血压为＜130/80mmHg，这导致数百万人被重新分类为高血压人群。即使进行了重新分类，普通人群的高血压患病率仍只有 45%，远低于 CKD 患者的患病率。在单纯性高血压肾病患者中，高血压患病率显然是 100%。

在基于人口的 REGARDS 研究中，约有 28.1% 的高血压和 CKD 患者表现出顽固性高血压[17]。这说明随着 CKD 的进展和高血压的严重程度增加[18]，临床医生必须警惕随着 CKD 的恶化需要增加降压药物的剂量[19]。相反，由高血压导致的肾功能恶化已经得到确立，因为发展至 ESKD 的相对风险与血压的严重程度之间存在直接关系[20]。在一个包括近 10 万名个体的日本大型健康注册研究中，与基线血压为 110/70mmHg 的人相比，基线收缩压接近 180/100mmHg 的人患 ESKD 的风险要高 15 倍。

二、病因

在描述高血压肾病特定的病理特征之前，了解导致慢性肾病患者所有高血压的因素将会很有帮助。

CKD 通过至少 4 种不同的生理机制升高血压。这些机制包括钠调节功能受损[21]、交感神经系统（sympathetic nervous system，SNS）活动增加[22]、RAAS 活性增加[23] 及自动调节系统的异常[24]。虽然 CKD 患者肾脏排钠功能受损导致的临床容量负荷过重是导致高血压的最明显临床因素，但在 CKD 环境中，一些其他因素也会增加血管张力。这些因素包括早期血管老化导致的压力感受器敏感性降低、一氧化氮减少导致血管舒张功能下降、自主交感神经张力升高、RAAS 活性增加、血管

收缩内皮素系统的激活。

（一）钠排泄受损

在高血压肾病中，钠排泄受损通常有非常明显的临床表现，特别是在晚期高血压肾病中，表现为进行性体重增加、下肢水肿、颈静脉怒张和肺部湿啰音。然而，高血压肾病患者的钠排泄受损远在临床症状明显之前就已存在[25]。INTERSALT 研究对全球多个国家约 10 000 名自由生活的社区居民进行了盐与血压之间的内部和群体关系测试。收集了 24h 尿液样本，并检测了每天钠排泄量与血压之间的相关性。该研究发现，增加膳食钠摄入与原发性高血压的发展之间仅存在极小的直接关系[26]，为 4～6mmHg。这有力地支持了高钠饮食本身不会导致高血压的观点。然而，大多数高血压患者，尤其是 CKD 患者，是盐敏感性高血压患者。也就是说，在低 GFR 情况下，排泄日常盐负荷的能力下降（钠调节受损）与血压升高密切相关。简单地说，高钠饮食不会导致高血压，但大多数高血压患者（尤其是高血压肾病患者）表现为盐敏感性高血压。

限制钠摄入可以改善 3～4 期高血压肾病患者的血压[27]。直接机制目前还不太清楚[28]。此外，长期高钠饮食会导致动脉硬化加剧、一氧化氮活性降低、血管炎症介质（如 TGF-β）的产生，这些因素都会升高血压[29]。

膳食中钠摄入量增加也会影响大多数降压药的降压效果，尤其是利尿药[30]。

从治疗角度来看，对临床医生而言，加强限制钠摄入的重要性不仅在于直接降低血压，还在于增加药物疗效。90% 的美国人每天膳食钠摄入量超过了推荐剂量[31]。尽管长期实现这一目标非常困难，但 AHA 建议患有高血压肾病和糖尿病的患者每天钠摄入量为 1500mg[32]。为了确定饮食钠摄入的变化是否影响慢性肾病患者的肾脏结局，一项综述纳入了 16 项相关研究[33]。尽管研究之间存在异质性，但结果表明，钠摄入量增加与 GFR 下降和白蛋白尿恶化正相关。

在高血压肾病中，蛋白尿与高血压的持续时间和严重程度密切相关[34]。较高水平的蛋白尿会升高死亡率和心肌梗死风险，而这与 eGFR 的水平无关。研究表明，即使是低水平的白蛋白尿也会升高高血压肾病合并糖尿病患者的心血管疾病风险，而这与肾功能的水平无关。在第三次哥本哈根研究中，伴微量白蛋白尿的高血压患者患冠心病的风险增加，该风险与年龄、性别、肾功能、糖尿病、高血压和血脂无关[35]。慢性肾病预后联盟（Chronic Kidney Disease Prognosis Consortium）证实，在全科队列中，当 UACR 高于 30mg/g（3mg/mmol）时，心血管病死亡率升高。心脏结果预防评估（Heart Outcomes Prevention Evaluation，HOPE）研究的数据分析表明，无论是否患有糖尿病，任何程度的蛋白尿都是心血管事件的危险因素[36]。

有些药物会影响正常的肾脏钠排泄。非甾体抗炎药抑制血管舒张性前列腺素的产生，尤其是前列腺素 E_2 和前列腺素 I_2。这会使肾皮质小球血流不足，从而导致钠潴留和急性肾损伤[37]。这些不良影响在糖尿病患者、老年人和高血压肾病患者中尤为突出。在 CKD 患者中，应用某些免疫抑制药通常会导致高血压和高血压肾病的恶化。具有更强的盐皮质激素效应的糖皮质激素（如皮质醇）通过诱导水钠潴留明显升高血压。在这种情况下，需使用利尿药对抗钠潴留效应并降低血压。同样，钙调磷酸酶抑制药（他克莫司、环孢素）会增加肾脏噻嗪敏感性 NaCl 共转运体（NCC）磷酸化（活性）形式的表达，以及直接使入球小动脉血管收缩，从而导致盐敏感性高血压[38]。其他药物虽然不影响钠的处理，但可能对血压控制产生不利影响，包括有类交感神经作用的消肿药和减肥药、苯丙胺类兴奋药、口服避孕药、抗抑郁药文拉法辛及含有麻黄（或麻黄碱）的中药制剂[39]（表 7-3）。

具体而言，对于高血压肾病患者，尿钠排泄受损是导致高血压的最常见原因。因此，膳食钠评估对高血压肾病的评估和管理至关重要。KDOQI 指南建议将高血压肾病患者的钠摄入量

表 7-3　导致或加重高血压的药物
• 酒精、苯丙胺类药物、摇头丸（摇头丸及其衍生物）和可卡因
• 血管生成抑制药（包括酪氨酸激酶抑制药和单克隆抗体）
• 抗抑郁药（包括文拉法辛、安非他酮和地昔帕明）
• 注意力缺陷多动障碍药物：哌甲酯、右旋哌甲酯和右旋安非他明
• 咖啡因（包括咖啡和能量饮料中的咖啡因）
• 免疫抑制药：糖皮质激素、环孢素、他克莫司
• 麻黄和许多其他草药
• 红细胞生成素
• 雌激素（包括避孕药）
• 偏头痛药物（麦角生物碱类）
• 许多非处方药物，如咳嗽/感冒药和哮喘药，尤其是咳嗽/感冒药与反苯环丙胺或三环类药物合用时
• 鼻腔减充血药
• 尼古丁
• 非甾体抗炎药：布洛芬、萘普生、非洛昔康、吡罗昔康、COX-1 和 COX-2 抑制药、Volteran 凝胶
• 睾酮和其他合成代谢类固醇和性能增强药物
• 中草药补充剂，如麻黄、圣约翰草和育亨宾

限制在 2400mg/d[40]。随机试验证明，高血压肾病患者限制钠摄入量可显著降低血压（最高可降低 23/9mmHg）[41, 42]。通过进行 24h 尿钠收集，估计每天钠摄入量，可以确定未能充分限制钠摄入的患者，并有助于指导饮食咨询。此外，重要的是，RAAS 抑制药降低尿蛋白的作用取决于适当的钠限制[43]。也就是说，如果钠限制不足，即使 RAAS 抑制药剂量足够，尿蛋白排泄也可能无法改善。

此外，盐敏感性高血压肾病常见于肥胖和代谢综合征患者。CKD 和肥胖相关性高血压的发病机制相似，包括尿钠排泄功能受损、交感神经系统活性增加和 RAAS 活性增加。这两种人群阻塞性睡眠呼吸暂停（obstructive sleep apnea，OSA）的发病率都较高[44]。

当高血压肾病出现顽固性高血压时，往往伴有利尿药抵抗性液体超负荷。在这种情况下，开

始透析治疗并通过透析去除体内过多的液体基本能改善血压情况。

（二）肾素 – 血管紧张素 – 醛固酮系统

RAAS 会在高血压肾病中过度激活。肾素的分泌量较少，主要由球旁器分泌，该部位位于入球小动脉与远曲小管接触的肾单位。肾素的分泌主要取决于流经肾脏的有效循环血容量，但交感神经系统的刺激也可通过刺激肾脏传出神经而诱导肾素的分泌[45]。值得明确的是，正常情况下，血容量减少会导致肾素分泌增加，而临床上的血容量过多通常会降低肾素的分泌。肾素分泌增加后，循环中的血管紧张素 II 增加，血管收缩、水钠潴留和醛固酮合成随之增加。RAAS 激活可通过多种机制增加钠的重吸收，如血管紧张素 II 对近曲小管的影响和醛固酮对远端小管的影响。除刺激糖皮质激素受体外，醛固酮还能直接增加血管张力[46]。内皮素、氧化应激和炎症介质等其他介质也会导致高血压肾病。内皮素（主要是 ET-1A）是强效的血管收缩药。活性氧等氧化应激因子也会促进血管收缩和肾素释放，并增加尿蛋白排泄[47]。RAAS 抑制药对降低血压、蛋白尿和慢性肾病的进展至关重要[48]。

（三）交感神经系统

高血压肾病患者的交感神经系统活性明显升高[22]。然而，由于交感神经系统的多个组成部分（去甲肾上腺素、CNS、肾上腺、周围神经、心脏收缩力）的复杂性，测量单个患者的交感神经系统活性及其对血压调节的影响是不切实际的。肾动脉有丰富的神经支配，许多传入和传出神经纤维都会导致血压升高。通过 β_1 肾上腺素受体刺激肾脏传出神经可刺激肾素分泌并激活 RAAS。这导致尿钠排泄减少和肾血管阻力增加[49]。通过导管消融阻断这些肾交感神经纤维，从而降低交感神经活性和钠潴留，可能会成为高血压肾病患者的有效治疗方法[50]。

（四）慢性肾病中肾脏自主调节受损

血管床动脉具有共同的功能特征。然而，肾动脉对跨壁压变化的肌源性反应存在显著差异。与其他肠系膜动脉或外周动脉相比，肾动脉的肌源性反应更大。肾脏血流的自主调节是一种重要的稳态机制，用于保护肾脏免受动脉压力异常升高的影响[51]。如果压力升高未经调整就传递到肾小球毛细血管，通常会造成肾小球损伤。自主调节还使肾脏能够维持肾实质组织相对恒定的血流供应和清除代谢废物所需的 GFR[52]。CKD 中的自主调节障碍会导致肾小球毛细血管压力升高和肾小球进行性损伤（图 7-1）。目前已经发现了几个将慢性肾小球疾病与自主调节障碍联系起来的因素，包括 TGF-β[53] 和高钠饮食[54]。

血管和肾小管机制是肾脏独特的机制，提供了高度的自主调节效率，维持肾血流和 GFR，稳定钠排泄，并缓冲向脆弱的肾小球毛细血管传递的压力，从而保护肾脏免受高血压引起的损害。肾血管这种肌源性反应的一个独特点是，其强度和速度受 TGF-β 和管球反馈机制的调节。活性氧和一氧化氮似乎是这些反应的调节剂。

（五）炎症

CRIC 研究发现，在高血压肾病患者中，炎症因子 IL-6 和 TFN-α 的水平较高，并且与无难治性高血压的 CKD 患者相比，伴有明显难治性高血压的 CKD 患者中 TGF-β 水平较低，[55]。然而，这些变化也与更低的 GFR 相关。

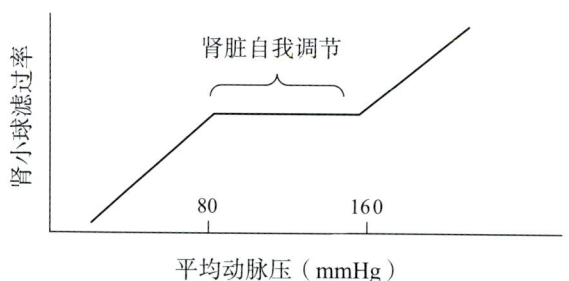

▲ 图 7-1 肾脏自主调节

三、目标血压

对于已确诊为高血压的患者，2017 年 AHA 与其他几个医学学会合作发布了指南，建议正常血压为收缩压＜120mmHg 和舒张压＜80mmHg[56]。虽然高血压显然是一个连续变量，但仍可分为血压升高、1 期、2 期和高血压危象（表 7-4），分期与肾脏和心血管风险正相关。

过去在非糖尿病的慢性肾病患者中开展的几项临床试验均未能证明，与＜140/90mmHg 相比，＜130/80mmHg 的较低血压目标值可延缓慢性肾病向 ESRD 的进展[56-58]。

尽管 ACCORD[59] 和 SPRINT 试验均显示，更强调降低血压的策略会增加严重不良事件的风险，但根据事后分析，CKD 和蛋白尿患者的血压目标值低于 130/80mmHg 可获益更多[60]。根据有限的临床试验证据，几乎所有关于无白蛋白尿或蛋白尿的高血压肾病患者血压管理的临床实践指南，都建议目标血压＜130/90mmHg。对于伴有白蛋白尿或蛋白尿的 CKD 患者，推荐将血压目标设定为＜130/80mmHg。

四、血压监测和血压模式

在高血压肾病患者中，与诊室血压监测相比，动态血压监测（ambulatory blood pressure monitoring，ABPM）异常与肾功能恶化、蛋白尿程度增加、左心室肥大（left ventricular hypertrophy，LVH）患病率增加密切相关[61, 62]。然而，ABPM 在美国并未广泛报销或使用，因此只适用于存在疑似白大褂效应、与降压药物相关的不明原因的不良反应或疑似非杓型高血压表型的患者，尽管诊室或家庭血压测量结果显示血压控制良好，但肾功能仍在恶化。

ABPM 能够很好地预测高血压肾病患者，以及需要肾脏替代治疗者的不良心血管事件。例如，在 AASK 队列研究中的 600 名受试者中，Ku 等的研究表明，诊室收缩压与 ABPM 收缩压之间的差异与死亡风险之间直接相关。诊室血压与 ABPM 血压有明显差异的受试者比血压一致的受试者具有更大的心血管风险[63]。

对高血压肾病患者进行家庭血压监测的预测价值尚不十分清楚。Agarwal 等在一个由 217 名军队退伍军人组成的队列研究中发现，同时进行家庭血压监测和 24h 动态血压监测，较高的家庭血压与 ESRD 风险增加相关，但与脑卒中、心肌梗死和死亡这一复合终点无关。然而，通过 24h 动态血压监测获得的较高血压与该复合终点相关[64]。

Gorostidi 等在对 5693 名高血压肾病患者进行的横断面研究中发现，在诊室血压≥140/90mmHg 的患者中，有 36.8% 的患者存在白大褂高血压效应。此外，在诊室血压＜140/90mmHg 的患者中，有 32.1% 的患者存在隐匿性高血压[65]。患有慢性肾病和白大褂效应的患者进展为 ESRD 的累积风险似乎要低得多，这凸显了 ABPM 在高血压肾病患者中的重要性[66]。

高血压肾病患者的血压昼夜节律通常会受到干扰。正常情况下夜间血压会下降 10%～20%，

表 7-4　血压分类		
血压分类	收缩压（mmHg）	舒张压（mmHg）
正常	＜120	和　＜80
升高	120～129	和　＜80
高血压 1 期	130～139	或　80～89
高血压 2 期	≥140	或　≥90
高血压危象（立即就医）	＞180	和（或）　＞120

引自 American Heart Association 2020.

通过动态血压监测证实这是正常昼夜节律血压模式的特征。所有人无论是否患有高血压或慢性肾病，都应该具有正常的夜间血压下降模式。夜间血压持续下降的高血压患者肾脏疾病恶化[67]和死亡的风险会增加。这些患者被称为非杓型高血压[68, 69]。部分晚期高血压肾病患者表现出夜间血压上升，被称为反杓型高血压。这会导致心血管事件的风险增加[70]。鉴于非杓型高血压和反杓型高血压会导致不良事件，建议高血压肾病患者在睡前服用部分降压药物，以恢复正常的夜间血压模式[71]。

此外，有报道称，血压变异性与慢性肾病和心血管事件的进展之间存在正相关[72]。当无法进行 ABPM 时，家庭血压监测可提供一些关于可能存在白大褂型、隐匿性或难治性高血压的信息。有研究表明，无论是一般人群还是肾脏疾病人群，家庭血压监测在预后方面优于诊室血压监测，ABPM 与预后的相关性更密切，并且具有更强的预测不良心血管结局能力[73, 74]。因此，在管理中应使用诊室外血压监测、ABPM 或家庭血压监测。

（一）慢性肾病中的隐匿性高血压

隐匿性高血压与白大褂高血压相反。它被定义为在诊室里血压正常，但在诊室外血压却升高。研究发现，与普通人群相比，慢性肾病患者发生隐匿性高血压的风险更高[75]。隐匿性高血压风险增加的原因可能是由于慢性肾病人群中夜间非杓型高血压的患病率较高。据观察，非杓型血压是心血管疾病、肾衰竭和死亡的有力预测因子。需要进行动态血压监测才能发现非杓型血压，在诊断隐匿性高血压时，首选动态血压监测而非家庭血压监测[76]。如果已经确定了白大褂效应或隐匿性高血压，应使用家庭血压监测或动态血压监测来指导进一步治疗。

（二）高血压肾病中的顽固性高血压

顽固性高血压（resistant hypertension，RH）在慢性肾病患者中很常见，并且其患病率随肾功能

下降而增加[17]。在一项涉及 10 700 名个体的研究中，Tanner 发现 GFR 分别为≥60ml/（min·1.73m²）、45～59ml/（min·1.73m²）和<45ml/（min·1.73m²）的参与者中，难治性高血压的患病率分别为 15.8%、24.9% 和 33.4%[2]。此外，在多变量调整后，有些因素与慢性肾病患者中难治性高血压相关，包括男性、黑种人、腰围较大、糖尿病、心肌梗死或脑卒中病史、他汀类药物使用、较低的 GFR 和较高的 ACR 水平。

Kaboré[77] 在对 4265 名患有 CKD 的老年高血压患者进行横断面研究发现，与慢性肾病阶段本身相比，难治性高血压与肾功能的迅速恶化相关性更大。用药依从性差是慢性肾病患者发生假性顽固性高血压的常见原因。这可能是由用药复杂性所致[78]。

五、高血压在慢性肾病进展中的作用

大量证据表明，高血压是导致慢性肾病恶化的主要原因[79]。如前所述，高血压和慢性肾病会形成一个"恶性循环"，如果两种疾病都得不到有效的治疗，就会导致另一种疾病的恶化。主导的"高灌注理论"认为，系统性高血压通过液压应激将增压传递到肾小球毛细血管，使已经受损的肾小球进一步受损[80, 81]。PREVEND 研究是一项基于人群的前瞻性队列研究，提供了关于人群中肾功能下降的重要信息[82]。PREVEND 研究对 6894 人进行了为期 4 年的评估，结果显示整个人群的 eGFR 每 4 年下降 2.3ml/（min·1.73m²），大量蛋白尿（4300mg/24h）患者每 4 年下降 7.2ml/min，肾功能受损患者每 4 年下降 0.2ml/（min·1.73m²）。日本一项针对普通人群的研究显示，10 年期间 eGFR 下降速度略低，为每年 0.36ml/（min·1.73m²）。在蛋白尿患者中，eGFR 下降速度约为正常人的 2 倍，高血压患者的 eGFR 下降率约是正常人的 1.5 倍[83]。另一项针对 74 名接受治疗的高血压男性研究发现，肾功能年下降速度平均为 0.92ml/（min·1.73m²）[84]。Wright 发现，在患有高血压且血液肌酐清除率为 20～65ml/（min·1.73m²）的非

洲裔美国人中，无论目标血压如何，GFR 的年下降率约为 2ml/（min·1.73m²）[47]。

六、治疗

（一）RAAS 抑制药在慢性肾病中的应用

在成人随机对照试验中，多次实验证明 RAAS 抑制药（RAASi）能显著延缓慢性肾病的进展[85]。RAASi 延缓慢性肾病进展的机制包括减少蛋白尿和更好控制血压[86]。在高血压性慢性肾病 2～3 期，RAASi 的益处是确定的，但在高血压性慢性肾病 4～5 期中，这些药物的作用存在争议。一项针对 224 名 18—70 岁高血压性慢性肾病 4 期患者的随机试验显示，与安慰剂相比，接受 ACEI 治疗者 GFR 下降速度明显较慢[57]。然而，有证据表明，临床医生担心在慢性肾病晚期继续使用 RAASi 会出现不良反应，导致高钾血症或提前进入透析。Ku 进行了一项研究，该研究调查了降压药的使用情况与慢性肾病阶段的关系。在随访时间中位数为 7.5 年的过程中，发现 RAAS 抑制药的使用率从慢性肾病 3 期的 75% 下降到 5 期的 37%，而 CCB、利尿药和 β 受体拮抗药的使用率在慢性肾病进展过程中稳步增加。值得注意的是，无论慢性肾病阶段如何，RAAS 抑制药的使用与心力衰竭和死亡风险降低 20% 有关[87]。

高血压肾病患者服用 RAASi 还能降低心血管风险。40% 的高血压肾病患者存在左心室肥大，并随着肾功能的下降而逐渐加重[88, 89]。在评估慢性肾病左心室肥大时，一些研究表明，BNP 水平会随着 GFR 的下降而升高；然而，Tagore 等研究了 143 例无心脏病的高血压肾病患者的 BNP 水平，发现血浆 BNP 水平与 GFR 无关[90]。

有个非常常见的问题：在高血压性慢性肾病患者肾功能不全到什么程度应停用 RAAS 抑制药？有临床证据表明，即使在 CKD 5 期［GFR ＜ 15ml/（min·1.73m²）］时，RAAS 阻滞药也能减缓高血压性肾脏疾病进展，因此大多数肾病专家认为，只有在患者反复高钾且限钾、监测血钾水平或饮食限钾不可靠时才停用 RAAS 抑制药（表 7-5）。

表 7-5　CKD 4～5 期患者应避免食用的高钾食物

- 棉豆
- 番茄制品（番茄、番茄汁、番茄酱）
- 三文鱼
- 土豆和红薯
- 香蕉
- 蘑菇
- 甜瓜（哈密瓜、蜜瓜）
- 牛油果、甜菜、芦笋
- 干果（李子、葡萄干、杏、枣）
- 柑橘类水果（橙子、西柚、菠萝）：整个或果汁
- 菠菜、西蓝花、甘蓝
- 豌豆、黄瓜和西葫芦

虽然联合使用 ACEI 和 ARB 比单一药物治疗更有效地降低血压和蛋白尿，但两者合用不良反应的发生率显著更高，包括高钾血症、晕厥和急性肾损伤[91]。根据作者及肾脏指南的建议，应避免在高血压肾病患者中联合应用 ACEI 和 ARB 治疗。

（二）利尿药

当临床医生需要给高血压肾病患者使用利尿药时，会立即产生几个问题：应该选择哪类利尿药或联合使用哪些利尿药？利尿药剂量如何选择？使用利尿药的目标是什么？如何监测使用利尿药治疗的患者？

当患者出现明显的容量超负荷症状时，必须通过利尿药来增加钠的排泄。许多患者在肾脏正常或仅有轻度（1 期、2 期或 3a 早期）肾脏疾病时，最初可能会从噻嗪类利尿药的高血压治疗中获益。对于大多数患有高血压肾病的患者来说，一旦 GFR ≤ 45ml/（min·1.73m²），就必须使用襻利尿药才能达到理想的血压和无水肿状态。事实上，高血压肾病患者无法达到目标血压的最常见原因是利尿药用量不足。由于钠的摄入量与利尿

药的需求量密切相关，一小部分高血压肾病患者在饮食摄入方面非常谨慎，他们可以将钠的摄入量限制在每天 2000mg（或更少），并且几乎不需要任何利尿药。但是，大多数人的饮食限钠效果较差，可能需要更高的利尿药剂量。我们建议高血压肾病患者每天在大致相同的时间称体重，同时尽量少穿衣服，并在家中监测血压。患者应记录这些信息，医疗服务提供者应事先设定参数，并根据监测结果来决定是否增加或减少利尿药的剂量。例如，对于一名体重 70kg 的男性患者，患有高血压肾病 4 期［GFR=20ml/（min·1.73m²），肌酐 = 4mg/dl］，血压为 150/90mmHg，有容量负荷过重症状（外周水肿），医生可能会指示患者将呋塞米的剂量从 20mg（每天 2 次）增加到 40mg（每天 2 次）。显然，这种治疗的改变必须进行监测。建议患者在接下来的 1 周内每天减重 0.5～1 磅（1 磅 ≈ 0.54kg），目标体重可能是 67～68kg（减重 5～7 磅）。指导患者如果体重下降过快（每天 1kg）或血压过低（收缩压＜120mmHg 或舒张压＜65mmHg），则应暂停利尿药，直至病情好转。同样，如果体重和血压在接下来的 1 周内没有改善，则应指导患者每天额外服用 40mg 呋塞米，并重新评估隐藏的饮食钠摄入源。值得注意的是，重复测定血清肌酐水平可以帮助判断较低的体重目标和血压是否影响了肾功能。

为了抑制肾脏对钠的重吸收，襻利尿药（与所有利尿药一样）首先在肾小球进行过滤。4～5 期高血压肾病患者残留的有功能肾小球单位较少，因此与 2 期或 3 期肾病患者相比，这些患者需要更大剂量的襻利尿药才能排泄相同的每天钠摄入量。呋塞米是最常用的襻利尿药，其正常半衰期（口服给药）为 2～3h，而 CKD 患者的半衰期[92]会延长至约 6h。尽管 KDOQI 指南建议 CKD 4～5 期患者呋塞米时的初始剂量为每天 40～80mg，每周逐渐增加 25%～50% 的剂量[93]，但通常情况下，最好将呋塞米分为每天 2 次或 3 次服用[94]。如果服药负担或夜尿频繁限制了给药次数，使用另一种具有更好药代动力学（布美他尼）或更长半衰

期（托昔米）的襻利尿药可能会提高疗效。

人们一直认为，当 GFR＜30ml/（min·1.73m²）时，噻嗪类利尿药基本无效。然而，氯塞酮、吲哒帕胺和美托拉宗的半衰期比氢氯噻嗪长，因此能提供更多的尿钠净排泄量[95]。临床试验表明，长效噻嗪类药物即使在晚期慢性肾病患者中与襻利尿药合用，也能成功降低血压[96]。

其中一个问题是，在降压药物中，利尿药的依从性率最差[97]。高血压肾病患者通常会有夜尿频繁现象[98]。值得庆幸的是，与其他大多数患者一样，患有高血压肾病的患者对药物的依从性较好[99]。虽然限盐对大多数需要服用利尿药的高血压肾病患者都有好处，但医生必须监测患者是否存在盐耗竭性肾小管疾病或容量减少的情况。

（三）醛固酮拮抗药在高血压肾病中的应用

动物研究表明，醛固酮在高血压肾病和血管损伤导致的肾脏纤维化的发生和发展过程中发挥着独立作用。相反，阻断醛固酮可以减少蛋白尿[100]。在人体中，使用 ACEI 或 ARB 对 RAASi 进行阻断只能抑制部分血清醛固酮水平。这种现象被称为"醛固酮逃逸"。当高血压肾病患者接受 ACEI 或 ARB 治疗时，醛固酮水平在初始阶段会降低，但随后会在几个月内上升[101]。这种醛固酮逃逸与尿蛋白增加和 GFR 下降相关。目前可使用的醛固酮拮抗药包括选择性（依普利酮）和非选择性（螺内酯）拮抗药。选择性和非选择性醛固酮拮抗药均可降低充血性心力衰竭患者的心血管死亡和住院风险。对 11 项使用 ACEI 或 ARB 联合醛固酮拮抗药试验进行 Meta 分析，发现蛋白尿有所减少，但无法有力证明肾功能得到了额外的保护。由于存在发生高钾血症的风险，正在服用补钾药物的患者和晚期慢性肾病患者必须慎用这些药物[102]。Bakris[103]最近发现，选择性醛固酮拮抗药非那雄酮可减缓患有慢性肾病的 2 型糖尿病患者的肾功能进行性衰退。目前尚不清楚这是否也适用于非糖尿病性高血压肾病。

由于高钾血症这一不良反应会限制临床医生

继续使用醛固酮拮抗药，目前正在进行临床试验，以确定通过在使用醛固酮拮抗药的同时添加聚磺苯乙烯（Kayexalate™、Veltassa™ 或 Lokalma™）是否对临床有益。

（四）饮食补钾

高钾饮食（如 DASH）可以明显降低血压，与摄入的钠量无关。但是，考虑到高钾血症的风险，以及缺乏临床研究，中重度慢性肾病患者不能高钾饮食[104]。

（五）SGLT2 抑制药

SGLT2 抑制药是一种降糖药物，它还能降低血压、体重和蛋白尿，并可能对肾脏有直接的益处。最近的随机安慰剂对照结果试验表明，SGLT2 抑制药和 GLP-1 受体激动药除了能降低 2 型糖尿病患者的心血管事件和全因死亡率外，还能减缓高血压肾病的进展[105]。

根据 EMPA-REG OUTCOME 试验的事后分析发现，有冠状动脉搭桥手术史的参与者在接受了恩格列净治疗后，心力衰竭住院率、肾病、心血管和全因死亡率显著降低[106]。值得注意的是，在 DAPA-CKD 试验中，4304 名 GFR 为 25～75ml/（min·1.73m²）且有蛋白尿的糖尿病和非糖尿病患者每天接受 10mg 达格列净或安慰剂治疗。该研究因效益问题而提前终止。在 CKD 患者中，无论是否患有糖尿病，服用达格列净后，GFR 持续下降至少 50%、ESRD 或因肾病或心血管疾病死亡的综合风险显著低于安慰剂组[107]。

（六）别嘌醇

高血压肾病患者存在尿酸排泄减少的情况，这可能导致高尿酸血症。因此，高血压肾病患者中高尿酸血症的患病率高于正常人群。血清尿酸升高与高血压和心血管疾病的风险增加有关[108]。慢性高尿酸血症刺激肾素 – 血管紧张素系统，抑制一氧化氮的释放，导致肾脏血管收缩和血压升高。高尿酸水平还可能在肾间质炎症和肾脏疾病进展中起到致病作用。别嘌醇通过抑制黄嘌呤氧化酶来降低血清尿酸水平。在已确诊肾病的动物模型中，纠正高尿酸血症可明显改善血压、减少蛋白尿并延缓肾病进展[109]。在一项前瞻性随机试验中，113 名 GFR＜60ml/（min·1.73m²）的患者随机分为两组，包括别嘌醇 100mg/d 治疗组和常规治疗组[110]。基线和治疗 6 个月、12 个月和 24 个月时检测临床、生化和炎症指标。对照组的 GFR 下降（3.3±1.2）ml/（min·1.73m²），而别嘌醇组的 eGFR 在 24 个月后上升（1.3±1.3）ml/（min·1.73m²）。别嘌醇治疗减缓了肾病的进展，与年龄、性别、糖尿病、C 反应蛋白、蛋白尿和肾素 – 血管紧张素系统阻滞药的使用无关。对这组患者的长期随访结果显示，他们长期受益[111]。此外，在 Gonryo 研究中[112]，178 名 GFR＜45ml/（min·1.73m²）的高血压肾病患者中，有 67 名患者口服别嘌醇。在平均 18.4 个月的随访期间，发生了 28 起主要心血管事件。使用别嘌醇是一个显著的有利因素（HR=0.342，P=0.0434）。

（七）阿司匹林和氯吡格雷

高血压肾病患者使用阿司匹林的益处在高血压最佳治疗（Hypertension Optimal Treatment，HOT）试验的事后分析中得到证实[113]。该研究报道称，在每 1000 名 eGFR＜45ml/（min·1.73m²）且治疗时间为 3.8 年的患者中，防止了 76 例重大心血管事件和 54 例全因死亡，但也发生了 27 例过多的重大出血。观察期间减少事件发生的氯吡格雷试验（Clopidogrel for Reduction of Events During Observation，CREDO）得出结论，氯吡格雷在轻度或中度 CKD 患者中作用有限。肾功能正常的受试者接受 1 年氯吡格雷治疗后，死亡、心肌梗死或脑卒中的发生率与接受安慰剂治疗的受试者相比明显下降（10.4% vs. 4.4%，P＜0.001），而轻度和中度 CKD 患者接受氯吡格雷治疗后的结果与安慰剂相比没有显著差异[114]。

（八）治疗高血压肾病的减重疗法

当生活方式改变无法达到减重目标时，可能会建议采取药物干预。然而，在慢性肾病患者中需要额外的注意。尤其是奥利司他与草酸钙肾结石有关，而当 eGFR < 30ml/(min·1.73m^2) 时禁用罗卡西林，它会增加心血管风险[115]。

七、高血压肾病肾动脉狭窄评估

最近对高血压慢性肾病患者的试验发现，对于动脉粥样硬化引起的肾动脉狭窄，血管支架置入除了优化医疗管理外没有其他益处[116, 117]。最佳医疗管理包括使用 RAASi、额外的药物以达到目标血压、戒烟和降脂治疗。因此，不鼓励对 CKD 患者进行常规的 RAS 筛查，只对那些有可能从干预中受益的患者进行筛查。这些患者包括孤立肾患者、严重抵抗性高血压患者、反复发作的"急性肺水肿"、难治性心力衰竭、在使用 ACEI 或 ARB 后反复发生急性肾损伤，以及其他原因不明的进行性肾功能不全的患者。

八、高血压肾病中的高血压急症

高血压肾病中的高血压急症的定义是由于血压显著升高而导致的急性肾损伤。据报道，约有 1% 的高血压患者会出现高血压急症，但其中只有一小部分是纯粹的急性肾损伤，大多数患者会同时出现脑血管意外、脑病或急性心力衰竭[118]。大多数慢性肾病在高血压环境下会恶化。然而，当大幅超过肾脏自身调节的上限时，就会迅速出现肾损伤，即恶性高血压（图 7-2）。最初很难确定患者是否因恶性高血压而导致急性肾损伤。例

如，一名有高血压和慢性肾病病史的 50 岁女性（6 个月前血肌酐为 1.7mm/dl），在发生机动车事故（motor vehicle accident，MVA）后来到急诊科就诊，血压显著升高（收缩压 200mmHg，舒张压 130mmHg），血肌酐为 4.2mg/dl。至少存在两种可能性。一种可能是，患者确实因高血压危象导致了 AKI。另一种可能是，由于 MVA 导致高血压迅速升高，而使用非甾体抗炎药或可卡因等其他原因导致肾功能不全逐渐恶化。区分这两种可能性很困难。外周血涂片检查显示出破碎红细胞则可能是高血压肾病急症。如果伴有蛛网膜下腔出血等其他高血压急症表现，则更有可能是高血压肾危象。排除造成 AKI 的其他原因，如血容量过低、非甾体抗炎药史或近期使用过放射性对比剂等可能会导致肌酐升高的其他原因。

导致高血压急症患者血压迅速且严重升高的因素尚不清楚。发病迅速表明，诱发因素叠加了原有的高血压肾病。损伤的血管壁释放血管收缩物质是引发和维持肾性高血压危象的原因。由于存在自主调节机制，轻度至中度血压升高不会影响肾脏灌注。相反，严重的血压升高超过自主调节极限时，压力会传递到远端小血管和肾小球毛细血管。肾小动脉中升高的压力会导致内皮细胞损伤和功能障碍。内皮细胞功能障碍会导致血管壁通透性增加、细胞增殖、凝血级联反应激活和血小板沉积。反过来，这最终导致肾血管纤维素性坏死、血管收缩物质释放和肾实质缺血。最初的血管损伤导致进一步的血管损伤、组织缺血和释放更多血管收缩物质。肾缺血会激活 RAAS，抗利尿激素、内皮素、儿茶酚胺在高血压急症肾损伤的发病机制中发挥重要作用[119]。在临床上，这可能与伴有溶血、血小板减少、AKI 和中枢神经系统异常的血小板减少性紫癜（thrombocytopenia purpura，TTP）无法区分。

九、预后

治疗不当的高血压患者更容易出现内脏损害，包括颈动脉内膜增厚、左心室肥大、肾功能恶化

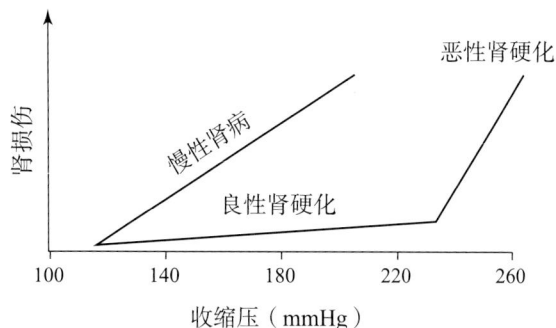

▲ 图 7-2　高血压肾损伤类型

和微量蛋白尿[120]。与达到目标血压水平的患者相比，这类患者的预后较差，随着时间的推移，出现死亡、心肌梗死、充血性心力衰竭、脑卒中或

慢性肾病等事件的可能性明显增加[121]。如果患者患有慢性肾病，这种风险会进一步增加，这一点不足为奇[122]。

参考文献

[1] Daugherty SL, Powers JD, Magid DJ, Tavel HM, Masoudi FA, Margolis KL, O'Connor PJ, Selby JV, Ho PM. Incidence and prognosis of resistant hypertension in hypertensive patients. Circulation. 2012;125(13):1635–42. Pubmed.

[2] Webster AC, Nagler EV, Morton RL, Masson P. Chronic kidney disease. Lancet. 2017;389(10075):1238–52. Pubmed.

[3] SPRINT Research Group, Wright JT Jr, Williamson JD, Whelton PK, Snyder JK, Sink KM, Rocco MV, Reboussin DM, Rahman M, Oparil S, Lewis CE, Kimmel PL, Johnson KC, Goff DC Jr, Fine LJ, Cutler JA, Cushman WC, Cheung AK, Ambrosius WT. A randomized trial of intensive versus standard blood-pressure control. N Engl J Med. 2015;373(22):2103–16. Pubmed.

[4] Unger T, Borghi C, Charchar F, Khan NA, Poulter NR, Prabhakaran D, Ramirez A, Schlaich M, Stergiou GS, Tomaszewski M, Wainford RD, Williams B, Schutte AE. 2020 International Society of Hypertension Global Hypertension Practice Guidelines. Hypertension. 2020;75(6):1334–57. Pubmed.

[5] Muntner P, Anderson A, Charleston J, Chen Z, Ford V, Makos G, et al. Hypertension awareness, treatment, and control in adults with CKD: results from the Chronic Renal Insufficiency Cohort (CRIC) Study. Am J Kidney Dis. 2010;55:441–51. Pubmed.

[6] Sakhuja A, Textor SC, Taler SJ. Uncontrolled hypertension by the evidence-based guideline: results from NHANES 2011–2012. J Hypertens. 2015;33:644–51. Pubmed.

[7] Bidani AK, Polichnowski AJ, Loutzenhiser R, Griffin KA. Renal microvascular dysfunction, hypertension and CKD progression. Curr Opin Nephrol Hypertens. 2013;22:1–9. Pubmed.

[8] Mahmoodi BK, et al. Associations of kidney disease measures with mortality and end-stage renal disease in individuals with and without hypertension: a meta-analysis. Lancet. 2012;380(9854):1649–61. Pubmed.

[9] Bright R. Tabular view of the morbid appearances in 100 cases connected with albuminous urine. Guys Hosp Rep. 1836;1(2):380–400.

[10] Bakris GL, Williams M, Dworkin L, et al. Preserving renal function in adults with hypertension and diabetes: a consensus approach. National Kidney Foundation Hypertension and Diabetes Executive Committees Working Group. Am J Kidney Dis. 2000;36(3):646–61. Pubmed.

[11] Olson JL. Hypertension: essential and secondary forms. In: Jennette JC, Olson JL, Schwartz MM, Silva FG, editors. Heptinstall's pathology of the kidney, vol. 2. 5th ed. Philadelphia: Lippincott-Raven; 1998. p. 943–1002.

[12] Briet M, Boutouyrie P, Laurent S, London GM. Arterial stiffness and pulse pressure in CKD and ESRD. Kidney Int. 2012;82:388–400. Pubmed.

[13] Klahr S, Levey AS, Beck GJ, Caggiula AW, Hunsicker L, Kusek JW, Striker G. The effects of dietary protein restriction and blood-pressure control on the progression of chronic renal disease. Modification of Diet in Renal Disease Study Group. N Engl J Med. 1994;330(13):877–84. Pubmed.

[14] Jafar TH, Stark PC, Schmid CH, Landa M, Maschio G, de Jong PE, de Zeeuw D, Shahinfar S, Toto R, Levey AS, AIPRD Study Group. Progression of chronic kidney disease: the role of blood pressure control, proteinuria, and angiotensin-converting enzyme inhibition: a patient-level meta-analysis. Ann Intern Med. 2003;139(4):244–52. Pubmed.

[15] Lash JP, Go AS, Appel LJ, et al. Chronic Renal Insufficiency Cohort (CRIC) Study: baseline characteristics and associations with kidney function. Clin J Am Soc Nephrol. 2009;4(8):1302–11. Pubmed.

[16] Egan BM, Zhao Y, Axon RN. US trends in prevalence, awareness, treatment, and control of hypertension, 1988–2008. JAMA. 2010;303(20):2043–50. Pubmed.

[17] Tanner RM, Calhoun DA, Bell EK, et al. Prevalence of apparent treatment-resistant hypertension among individuals with CKD. Clin J Am Soc Nephrol. 2013;8:1583–90. Pubmed.

[18] Cai G, Zheng Y, Sun X, Chen X. Prevalence, awareness, treatment, and control of hypertension in elderly adults with chronic kidney disease: results from the survey of prevalence, awareness, and treatment rates in chronic kidney disease patients with hypertension in China. J Am Geriatr Soc. 2013;61(12):2160–7. Pubmed.

[19] Chen J, Bundy JD, Hamm LL, et al. Inflammation and apparent treatment-resistant hypertension in patients with chronic kidney disease. Hypertension. 2019;73(4):785–93. Pubmed.

[20] Tozawa M, Iseki K, Iseki C, Kinjo K, Ikemiya Y, Takishita S. Blood pressure predicts risk of developing end-stage renal disease in men and women. Hypertension. 2003;41(6):1341–5. Pubmed.

[21] Pimenta E, Gaddam KK, Oparil S, Aban I, Husain S, Dell'Italia LJ, et al. Effects of dietary sodium reduction on blood pressure in subjects with resistant hypertension: results from a randomized trial. Hypertension. 2009;54:475–81. Pubmed.

[22] Kaur J, Young BE, Fadel PJ. Sympathetic overactivity in chronic kidney disease: consequences and mechanisms. Int J Mol Sci. 2017;18(8):1682. Published 2017 Aug 2. Pubmed. https://doi.org/10.3390/ijms18081682.

[23] Remuzzi G, Perico N, Macia M, Ruggenenti P. The role of renin-angiotensin-aldosterone system in the progression of chronic kidney disease. Kidney Int Suppl. 2005;99:S57–65. Pubmed.

[24] Kaur M, Chandran DS, Jaryal AK, Bhowmik D, Agarwal SK, Deepak KK. Baroreflex dysfunction in chronic kidney disease. World J Nephrol. 2016;5(1):53–65. Pubmed.

[25] Welsh CE, Welsh P, Jhund P, Delles C, Celis-Morales C, Lewsey JD, Gray S, Lyall D, Iliodromiti S, Gill JMR, Sattar N, Mark PB. Urinary sodium excretion, blood pressure, and risk of future cardiovascular disease and mortality in subjects without prior cardiovascular disease. Hypertension. 2019;73(6):1202–9. Pubmed.

[26] Stamler J. The INTERSALT study: background, methods, findings, and implications. Am J Clin Nutr. 1997;65(2 Suppl):626S–42S. Pubmed.

[27] Saran R, Padilla RL, Gillespie BW, Heung M, Hummel SL, Derebail VK, Pitt B, Levin NW, Zhu F, Abbas SR, Liu L, Kotanko P, Klemmer P. A randomized crossover trial of dietary sodium restriction in stage 3–4 CKD. Clin J Am Soc Nephrol. 2017;12(3):399–407. Pubmed.

[28] Chamarthi B, Williams JS, Williams GH. A mechanism for salt-sensitive hypertension: abnormal dietary sodium-mediated vascular response to angiotensin-II. J Hypertens. 2010;28(5):1020–6. Pubmed.

[29] Hovater MB, Sanders PW. Effect of dietary salt on regulation of TGF-

beta in the kidney. Semin Nephrol. 2012;32:269–76. Pubmed.

[30] Luft FC, Weinberger MH. Review of salt restriction and the response to antihypertensive drugs: satellite symposium on calcium antagonists. Hypertension. 1988;11:I-229–32. Pubmed.

[31] Jackson SL, King SM, Zhao L, Cogswell ME. Prevalence of excess sodium intake in the United States –NHANES, 2009–2012. MMWR Morb Mortal Wkly Rep. 2016;64(52):1393–7. Pubmed.

[32] Cook NR, Appel LJ, Whelton PK. Lower levels of sodium intake and reduced cardiovascular risk. Circulation. 2014;129(9):981–9. Pubmed.

[33] Jones-Burton C, Mishra SI, Fink JC, et al. An in-depth review of the evidence linking dietary salt intake and progression of chronic kidney disease. Am J Nephrol. 2006;26:268–75. Pubmed.

[34] Sarnak MJ. Cardiovascular complications in chronic kidney disease. Am J Kidney Dis. 2003;41:11–7. Pubmed.

[35] Klausen K, Borch-Johnsen K, Feldt-Rasmussen B, et al. Very low levels of microalbuminuria are associated with increased risk of coronary heart disease and death independently of renal function, hypertension, and diabetes. Circulation. 2004;110:32–5. Pubmed.

[36] Mann JF, Gerstein HC, Yi QL, Lonn EM, Hoogwerf BJ, Rashkow A, Yusuf S. Development of renal disease in people at high cardiovascular risk: results of the HOPE randomized study. J Am Soc Nephrol. 2003;14(3):641–7. Pubmed.

[37] Johnson AG, Nguyen TV, Day RO. Do nonsteroidal anti-inflammatory drugs affect blood pressure? Ann Intern Med. 1994;121:289–300. Pubmed.

[38] Hoorn EJ, Walsh SB, McCormick JA, Fürstenberg A, Yang CL, Roeschel T, et al. The calcineurin inhibitor tacrolimus activates the renal sodium chloride cotransporter to cause hypertension. Nat Med. 2011;17:1304–9. Pubmed.

[39] Mansoor GA. Herbs and alternative therapies in the hypertension clinic. Am J Hypertens. 2001;14:971–5. Pubmed.

[40] Kidney Disease Outcomes Quality Initiative, (K/DOQI). K/DOQI clinical practice guidelines on hypertension and antihypertensive agents in chronic kidney disease. Am J Kidney Dis. 2004;43(5 Suppl 1):1. Pubmed.

[41] McMahon EJ, Bauer JD, Hawley CM, et al. A randomized trial of dietary sodium restriction in CKD. J Am Soc Nephrol. 2013;24(12):2096–103. Pubmed.

[42] Pimenta E, Gaddam KK, Oparil S, et al. Effects of dietary sodium reduction on blood pressure in subjects with resistant hypertension: results from a randomized trial. Hypertension. 2009;54(3):475–81. Pubmed.

[43] Lambers Heerspink HJ, Holtkamp FA, Parving HH, Navis GJ, Lewis JB, Ritz E, de Graeff PA, de Zeeuw D. Moderation of dietary sodium potentiates the renal and cardiovascular protective effects of angiotensin receptor blockers. Kidney Int. 2012;82(3): 330–7. Pubmed.

[44] Nicholl DD, Ahmed SB, Loewen AH, Hemmelgarn BR, Sola DY, Beecroft JM, et al. Declining kidney function increases the prevalence of sleep apnea and nocturnal hypoxia. Chest. 2012;141:1422–30. Pubmed.

[45] Davis JO, Freeman RH. Mechanisms regulating renin release. Physiol Rev. 1976;56(1):1–56. Pubmed.

[46] Briet M, Schiffrin EL. Vascular actions of aldosterone. J Vasc Res. 2013;50:89–99. Pubmed.

[47] Araujo M, Wilcox CS. Oxidative stress in hypertension: role of the kidney. Antioxid Redox Signal. 2014;20:74–101. Pubmed.

[48] Gaudreault-Tremblay MM, Foster BJ. Benefits of continuing RAAS inhibitors in advanced CKD. Clin J Am Soc Nephrol. 2020;15(5):592–3. Pubmed.

[49] DiBona GF, Kopp UC. Neural control of renal function. Physiol Rev. 1997;77: 75–197. Pubmed.

[50] Sanders MF, Blankestijn PJ. Chronic kidney disease as a potential indication for renal denervation. Front Physiol. 2016;7:220. Pubmed.

[51] Carlström M, Wilcox CS, Arendshorst WJ. Renal autoregulation in health and disease. Physiol Rev. 2015;95(2):405–511. Pubmed.

[52] Navar LG, Inscho EW, Majid SA, Imig JD, Harrison-Bernard LM, Mitchell KD. Paracrine regulation of the renal microcirculation. Physiol Rev. 1996;76:425–536. Pubmed.

[53] Sharma K, Cook A, Smith M, Valancius C, Inscho EW. TGF-beta impairs renal autoregulation via generation of ROS. Am J Physiol Renal Physiol. 2005;288(5): F1069–77. Pubmed.

[54] Fellner RC, Cook AK, O'Connor PM, Zhang S, Pollock DM, Inscho EW. High-salt diet blunts renal autoregulation by a reactive oxygen species-dependent mechanism. Am J Physiol Renal Physiol. 2014;307(1):F33–40. Pubmed.

[55] Ishigami J, Taliercio J, I Feldman H, Srivastava A, Townsend R, L Cohen D, et al. CRIC Study Investigators. Inflammatory Markers and Incidence of Hospitalization With Infection in Chronic Kidney Disease. Am J Epidemiol. 2020;189(5):433–44. https://doi.org/10.1093/aje/kwz246. PMID: 31673705; PMCID: PMC7306687.

[56] Carey RM, Whelton PK. 2017 ACC/AHA Hypertension Guideline Writing Committee. Prevention, detection, evaluation, and management of high blood pressure in adults: synopsis of the 2017 American College of Cardiology/American Heart Association Hypertension Guideline. Ann Intern Med. 2018;168(5):351–8. Pubmed.

[57] Wright JT Jr, Bakris G, Greene T, Agodoa LY, Appel LJ, Charleston J, et al. Effect of blood pressure lowering and antihypertensive drug class on progression of hypertensive kidney disease: results from the AASK trial. JAMA. 2002;288:2421–31. Pubmed.

[58] Ruggenenti P, Perna A, Loriga G, Ganeva M, Ene-Iordache B, Turturro M, et al. Bloodpressure control for renoprotection in patients with non-diabetic chronic renal disease (REIN-2): multicentre, randomised controlled trial. Lancet. 2005;365:939–46. Pubmed.

[59] Action to Control Cardiovascular Risk in Diabetes Study Group, Gerstein HC, Miller ME, Byington RP, Goff DC Jr, Bigger JT, Buse JB, Cushman WC, Genuth S, Ismail-Beigi F, Grimm RH Jr, Probstfield JL, Simons-Morton DG, Friedewald WT. Effects of intensive glucose lowering in type 2 diabetes. N Engl J Med. 2008;358(24):2545–59. Pubmed.

[60] Upadhyay A, Earley A, Haynes SM, Uhlig K. Systematic review: blood pressure target in chronic kidney disease and proteinuria as an effect modifier. Ann Intern Med. 2011;154:541–8. Pubmed.

[61] Drawz PE, Alper AB, Anderson AH, Brecklin CS, Charleston J, Chen J, et al. Chronic renal insufficiency cohort study investigators: masked hypertension and elevated nighttime blood pressure in CKD: prevalence and association with target organ damage. Clin J Am Soc Nephrol. 2016;11:642–52. Pubmed.

[62] Scheppach JB, Raff U, Toncar S, Ritter C, Klink T, Störk S, et al. Blood pressure pattern and target organ damage in patients with chronic kidney disease. Hypertension. 2018;72:929–36. Pubmed.

[63] Ku E, Hsu RK, Tuot DS, Bae SR, Lipkowitz MS, Smogorzewski MJ, et al. Magnitude of the difference between clinic and ambulatory blood pressures and risk of adverse outcomes in patients with chronic kidney disease. J Am Heart Assoc. 2019;8:e011013. Pubmed.

[64] Agarwal R, Andersen MJ. Blood pressure recordings within and outside the clinic and cardiovascular events in chronic kidney disease. Am J Nephrol. 2006;26:503–10. Pubmed.

[65] Gorostidi M, Sarafidis PA, Sierra A, Banegas JR, Ruilope LM, et al. Differences between office and 24–hour blood pressure control in hypertensive patients with CKD: a 5,693–patient cross-sectional analysis from Spain. AmJ Kidney Dis. 2013;62(2):P285–94. Pubmed.

[66] Agarwal R, Andersen MJ. Prognostic importance of ambulatory blood pressure recordings in patients with chronic kidney disease. Kidney Int. 2006;69:1175–80. Pubmed.

[67] Davidson MB, Hix JK, Vidt DG, Brotman DJ. Association of impaired diurnal blood pressure variation with a subsequent decline

in glomerular filtration rate. Arch Intern Med. 2006;166(8):846–52. Pubmed.

[68] Boggia J, Li Y, Thijs L, et al. Prognostic accuracy of day versus night ambulatory blood pressure: a cohort study. Lancet. 2007;370(9594):1219–29. Pubmed.

[69] Liu M, Takahashi H, Morita Y, et al. Non-dipping is a potent predictor of cardiovascular mortality and is associated with autonomic dysfunction in haemodialysis patients. Nephrol Dial Transplant. 2003;18(3):563–9. Pubmed.

[70] Wang C, Ye Z, Li Y, et al. Prognostic value of reverse dipper blood pressure pattern in chronic kidney disease patients not undergoing dialysis: prospective cohort study. Sci Rep. 2016;6:34932. Pubmed.

[71] Hermida RC, Smolensky MH, Ayala DE, Fernández JR, Moyá A, Crespo JJ, Mojón A, Ríos MT, Fabbian F, Portaluppi F. Abnormalities in chronic kidney disease of ambulatory blood pressure 24 h patterning and normalization by bedtime hypertension chronotherapy. Nephrol Dial Transplant. 2014;29(6):1160–7. Pubmed.

[72] Ciobanu AO, Gherghinescu CL, Dulgheru R, Magda S, Dragoi Galrinho R, Florescu M, et al. The impact of blood pressure variability on subclinical ventricular, renal and vascular dysfunction, in patients with hypertension and diabetes. Maedica. 2013;8:129–36. Pubmed.

[73] Cohen DL, Huan Y, Townsend RR. Home blood pressure monitoring in CKD. Am J Kidney Dis. 2014;63:835–42. Pubmed.

[74] Niiranen TJ, Hänninen MR, Johansson J, Reunanen A, Jula AM. Home measured blood pressure is a stronger predictor of cardiovascular risk than office blood pressure: the Finn-Home study. Hypertension. 2010;55:1346–135. Pubmed.

[75] Agarwal R, Pappas MK, Sinha AD. Masked uncontrolled hypertension in CKD. J Am Soc Nephrol. 2016;27:924–32. Pubmed.

[76] Drawz PE, Beddhu S, Kramer HJ, Rakotz M, Rocco MV, Whelton PK. Blood pressure measurement: a KDOQI perspective. Am J Kidney Dis. 2020;75(3):426–34. Pubmed.

[77] Kaboré J, Metzger M, Helmer C, Berr C, Tzourio C, Massy ZA, et al. Kidney function decline and apparent treatment-resistant hypertension in the elderly. PLoS One. 2016;11(1):e0146056. Pubmed.

[78] Schmitt KE, Edie CF, Laflam P, Simbartl LA, Thakar CV. Adherence to antihypertensive agents and blood pressure control in chronic kidney disease. Am J Nephrol. 2010;32(6):541–8. Pubmed.

[79] Dworkin LD. Impact of antihypertensive therapy on progression of experimental renal disease. J Hum Hypertens. 1996;10(10):663–8. Pubmed.

[80] Hostetter TH, Olson JL, Rennke HG, Venkatachalam MA, Brenner BM. Hyperfiltration in remnant nephrons: a potentially adverse response to renal ablation. Am J Phys. 1981;241(1):F85–93. https://doi.org/10.1152/ajprenal.1981.241.1.F85. Pubmed.

[81] Brenner BM, Meyer TW, Hostetter TH. Dietary protein intake and the progressive nature of kidney disease: the role of hemodynamically mediated glomerular injury in the pathogenesis of progressive glomerular sclerosis in aging, renal ablation, and intrinsic renal disease. N Engl J Med. 1982;307(11):652–9. https://doi.org/10.1056/NEJM198209093071104. Pubmed.

[82] Halbesma N, Kuiken DS, Brantsma AH, et al. Macroalbuminuria is a better risk marker than low estimated GFR to identify individuals at risk for accelerated GFR loss in population screening. J Am Soc Nephrol. 2006;17:2582–90. Pubmed.

[83] Imai E, Horio M, Yamagata K, et al. Slower decline of glomerular filtration rate in the Japanese general population: a longitudinal 10-year follow-up study. Hypertens Res. 2008;31:433–41. Pubmed.

[84] Lindeman RD, Tobin JD, Shock NW. Association between blood pressure and the rate of decline in renal function with age. Kidney Int. 1984;26:861–8. Pubmed.

[85] Hou FF, Zhang X, Zhang GH, Xie D, Chen PY, Zhang WR, Jiang JP, Liang M, Wang GB, Liu ZR, Geng RW. Efficacy and safety of

benazepril for advanced chronic renal insufficiency. N Engl J Med. 2006;354:131–40. Pubmed.

[86] Strippoli GF, Bonifati C, Craig M, Navaneethan SD, Craig JC. Angiotensin converting enzyme inhibitors and angiotensin IIreceptor antagonists for preventing the progression of diabetic kidney disease. Cochrane Database Syst Rev. 2006;CD006257. Pubmed.

[87] Ku E, McCulloch CE, Vittinghoff E, Lin F. Use of antihypertensive agents and association with risk of adverse outcomes in chronic kidney disease: focus on angiotensinconverting enzyme inhibitors and angiotensin receptor blockers. J Am Heart Assoc. 2018;7(19). Pubmed.

[88] Middleton RJ, Parfrey PS, Foley RN. Left ventricular hypertrophy in the renal patient. J Am Soc Nephrol. 2001;12(5):1079–84. Pubmed.

[89] Levin A, Singer J, Thompson CR, et al. Prevalent left ventricular hypertrophy in the predialysis population: identifying opportunities for intervention. Am J Kidney Dis. 1996;27:347–54. Pubmed.

[90] Tagore R, Ling LH, Yang H, et al. Natriuretic peptides in chronic kidney disease. Clin J Am Soc Nephrol. 2008;3:1644–51. Pubmed.

[91] ONTARGET Investigators, Yusuf S, Teo KK, Pogue J, et al. Telmisartan, ramipril, or both in patients at high risk for vascular events. N Engl J Med. 2008;358(15):1547–59. Pubmed.

[92] Brater DC. Clinical pharmacology of loop diuretics. Drugs. 1991;41(Supplement 3):14–22. ISSN 0012-6667. Pubmed.

[93] Levey AS, Rocco MV, Anderson S, Andreoli SP, Bailie GR, Bakris GL, Callahan MB, Greene JH, Johnson CA, Lash JP, McCullough PA, Miller ER, Nally JV, Pirsch JD, Portman RJ, Sevick MA, Sica D, Wesson DE, Agodoa L, et al. K/DOQI clinical practice guidelines on hypertension and antihypertensive agents in chronic kidney disease. Am J Kidney Dis. 2004;43(5 SUPPL. 1):i–S290. Pubmed.

[94] Brater DC. Diuretic therapy. N Engl J Med. 1998;339:387–95. Pubmed.

[95] Agarwal R, Sinha AD, Pappas MK, Ammous F. Chlorthalidone for poorly controlled hypertension in chronic kidney disease: an interventional pilot study. Am J Nephrol. 2014;39(2):171–82. Pubmed.

[96] Cirillo M, Marcarelli F, Mele AA, Romano M, Lombardi C, Bilancio G. Parallel-group 8–week study on chlorthalidone effects in hypertensives with low kidney function. Hypertension. 2014;63(4):692–7. Pubmed.

[97] Gupta P, Patel P, Štrauch B, et al. Risk factors for nonadherence to antihypertensive treatment. Hypertension. 2017;69(6):1113–20. Pubmed.

[98] Plantinga L, Lee K, Inker LA, Saran R, Yee J, Gillespie B, Rolka D, Saydah S, Powe NR, CDC CKD Surveillance Team. Association of sleep-related problems with CKD in the United States, 2005–2008. Am J Kidney Dis. 2011;58(4):554–64. Pubmed.

[99] Muntner P, Judd SE, Krousel-Wood M, McClellan WM, Safford MM. Low medication adherence and hypertension control among adults with CKD: data from the REGARDS (Reasons for Geographic and Racial Differences in Stroke) study. Am J Kidney Dis. 2010;56(3):447–57. Pubmed.

[100] Aldigier JC, Kanjanbuch T, Ma LJ, Brown NJ, Fogo AB. Regression of existing glomerulosclerosis by inhibition of aldosterone. J Am Soc Nephrol. 2005;16(11):3306–14. Pubmed.

[101] Staessen J, Lijnen P, Fagard R, Verschueren LJ, Amery A. Rise in plasma concentration of aldosterone during long-term angiotensin II suppression. J Endocrinol. 1981;91(3):457–65. Pubmed.

[102] Navaneethan SD, Nigwekar SU, Sehgal AR, Strippoli GF. Aldosterone antagonists for preventing the progression of chronic kidney disease: a systematic review and meta-analysis. Clin J Am Soc Nephrol. 2009;4(3):542–51. Pubmed.

[103] Bakris GL, Agarwal R, Ankar SD, et al. Effect of finerenone on chronic kidney disease outcomes in type 2 diabetes. N Engl J Med. 2020; https://doi.org/10.1056/NEJMoa2025845. Pubmed.

[104] Tyson CC, Davenport CA, Lin PH, et al. DASH diet and blood

pressure among black Americans with and without CKD: the Jackson Heart Study. Am J Hypertens. 2019;32(10):975–82. Pubmed.

[105] Kelly MS, Lewis J, Huntsberry AM, Dea L, Portillo I. Efficacy and renal outcomes of SGLT2 inhibitors in patients with type 2 diabetes and chronic kidney disease. Postgrad Med. 2019;131(1):31–42. Pubmed.

[106] Verma S, Mazer CD, Fitchett D, et al. Empagliflozin reduces cardiovascular events, mortality and renal events in participants with type 2 diabetes after coronary artery bypass graft surgery: subanalysis of the EMPA-REG OUTCOME® randomised trial. Diabetologia. 2018;61(8):1712–23. Pubmed.

[107] Heerspink HJL, Stefánsson BV, Correa-Rotter R, Chertow GM, Greene T, Hou FF, Mann JFE, McMurray JJV, Lindberg M, Rossing P, Sjöström CD, Toto RD, Langkilde AM, Wheeler DC, DAPA-CKD Trial Committees and Investigators. Dapagliflozin in patients with chronic kidney disease. N Engl J Med. 2020;383(15):1436–46. Pubmed.

[108] Gagliardi AC, Miname MH, Santos RD. Uric acid: a marker of increased cardiovascular risk. Atherosclerosis. 2009;202(1):11–7. https://doi.org/10.1016/j.atherosclerosis. 2008.05.022. Pubmed.

[109] Johnson RJ, Kang DH, Feig D, Kivlighn S, Kanellis J, Watanabe S, Tuttle KR, Rodriguez-Iturbe B, Herrera-Acosta J, Mazzali M. Is there a pathogenetic role for uric acid in hypertension and cardiovascular and renal disease? Hypertension. 2003;41(6):1183–90. Pubmed.

[110] Goicoechea M, de Vinuesa SG, Verdalles U, Ruiz-Caro C, Ampuero J, Rincón A, Arroyo D, Luño J. Effect of allopurinol in chronic kidney disease progression and cardiovascular risk. Clin J Am Soc Nephrol. 2010;5(8):1388–93. Pubmed.

[111] Goicoechea M, Garcia de Vinuesa S, Verdalles U, Verde E, Macias N, Santos A, Pérez de Jose A, Cedeño S, Linares T, Luño J. Allopurinol and progression of CKD and cardiovascular events: long-term follow-up of a randomized clinical trial. Am J Kidney Dis. 2015;65(4):543–9. Pubmed.

[112] Terawaki H, Nakayama M, Miyazawa E, et al. Effect of allopurinol on cardiovascular incidence among hypertensive nephropathy patients: the Gonryo study. Clin Exp Nephrol. 2013;17:549–53. Pubmed.

[113] Jardine MJ, Ninomiya T, Perkovic V, et al. Aspirin is beneficial in hypertensive patients with chronic kidney disease: a post-hoc subgroup analysis of a randomized controlled trial. J Am Coll Cardiol. 2010;56:956–65. Pubmed.

[114] Best PJ, Steinhubl SR, Berger PB, et al. The efficacy and safety of shortand long-term dual antiplatelet therapy in patients with mild or moderate chronic kidney disease: results from the Clopidogrel for the Reduction of Events During Observation (CREDO) trial. Am Heart J. 2008;155:687–93. Pubmed.

[115] Scirica BM, Bohula EA, Dwyer JP, Qamar A, Inzucchi SE, McGuire DK, Keech AC, Smith SR, Murphy SA, Im K, Leiter LA, Gupta M, Patel T, Miao W, Perdomo C, Bonaca MP, Ruff CT, Sabatine MS, Wiviott SD, CAMELLIA-TIMI 61 Steering Committee and Investigators. Lorcaserin and renal outcomes in obese and overweight patients in the CAMELLIA-TIMI 61 trial. Circulation. 2019;139(3):366–75. Pubmed.

[116] Cooper CJ, Murphy TP, Cutlip DE, et al. Stenting and medical therapy for atherosclerotic renal-artery stenosis. N Engl J Med. 2014;370(1):13–22. Pubmed.

[117] Bax L, Woittiez AJ, Kouwenberg HJ, et al. Stent placement in patients with atherosclerotic renal artery stenosis and impaired renal function: a randomized trial. Ann Intern Med. 2009;150(12):840–1. Pubmed.

[118] Varon J, Marik PE. Clinical review: the management of hypertensive crises. Crit Care. 2003;7(5):374–84. Pubmed.

[119] Patel HP, Mitsnefes M. Advances in the pathogenesis and management of hypertensive crisis. Curr Opin Pediatr. 2005;17(2):210–4. Pubmed.

[120] Cuspidi C, Macca G, Sampieri L, Michev I, Salerno M, Fusi V, et al. High prevalence of cardiac and extracardiac target organ damage in refractory hypertension. J Hypertens. 2001;19:2063–70. Pubmed.

[121] Daugherty SL, Powers JD, Magid DJ, Tavel HM, Masoudi FA, Margolis KL, et al. Incidence and prognosis of resistant hypertension in hypertensive patients. Circulation. 2012;125:1635–42. Pubmed.

[122] De Nicola L, Gabbai FB, Agarwal R, Chiodini P, Borrelli S, Bellizzi V, et al. Prevalence and prognostic role of resistant hypertension in chronic kidney disease patients. J Am Coll Cardiol. 2013;61:2461–7. Pubmed.

第8章 感染相关肾病
Infection-Related Kidney Disease

Goni Katz-Greenberg　　Yasmin Brahmbhatt　著

感染是慢性肾病患者发病率和死亡率增加的主要原因[1]。CKD 患者会出现与病因无关的免疫功能异常，这可能会增加他们感染风险。

各种生物体，包括细菌、病毒、真菌和寄生虫，都被确认是急性或慢性肾损伤的诱因[2]。临床表现多样，可以为急性或者慢性肾损伤或肾小球肾炎（glomerulonephritis，GN）、肾病综合征或急进性肾小球肾炎。急性或慢性肾小球肾炎、肾病综合征和快速进展型肾小球肾炎。感染可能通过直接侵袭肾脏或免疫介导机制间接导致肾脏损伤[3]。

本章概述了病毒、细菌、真菌和寄生虫如何导致肾脏损伤，以及某些治疗这些感染的方法如何影响肾脏功能。由于美国 HIV 的流行，以及乙肝和丙肝的高发率，本章首先讨论了 HIV、乙型和丙型肝炎导致肾脏疾病的病理生理学，以及高效抗反转录病毒治疗（highly active anti-retroviral therapy，HAART）对肾功能的影响，本章随后介绍了汉坦病毒和登革热病毒等其他病毒如何引起肾脏疾病，接着是细菌感染引起的与肾脏有关的问题，如链球菌后乙型肾小球肾炎和感染相关的肾小球肾炎。最后，本章还探讨了与结核菌感染和寄生虫感染相关的肾脏疾病。

一、病毒引起的肾脏疾病

病毒引起的肾脏损伤可因直接损伤细胞或宿主免疫系统（先天性和适应性）的全身和局部反应而发生[4]。

（一）人类免疫缺陷病毒

据估计，全球约有 3700 万人感染了 HIV 病毒，每年新增感染者有 170 万。2018 年，在美国及其相关地区，共有 37 832 人被诊断为 HIV 新增感染患者，其中 69% 为男同性恋、双性恋和其他与男性发生性行为的男性，24% 为异性恋者，7% 为静脉注射毒品人群[5]。

关于 HIV 阳性个体最佳的 CKD 筛查和监测策略的研究还很缺乏，在这样的研究出现之前，应遵循目前的 CKD 指南，建议在 HIV 诊断后和高效抗反转录病毒治疗开始前进行 CKD 筛查[6]。

HIV 感染是肾脏疾病已知的危险因素，可以通过一系列不同的机制引起急性肾脏损伤和慢性肾病。评估 HIV 感染者肾脏疾病的方法包括区分急性肾脏损伤和慢性肾病（图 8-1）。20 世纪 80 年代，在发现获得性免疫缺陷综合征（acquired immunodeficiency syndrome，AIDS）的病例后，人们意识到 HIV 与肾脏疾病之间存在关联[8, 9]，有 2%～17% 的 HIV 感染者会出现某种肾脏疾病[10]。HIV 相关肾脏疾病包括与感染直接相关的疾病，即人类免疫缺陷病毒感染性肾损害（HIV-associated nephropathy，HIVAN），与感染相关的系统免疫反应疾病，即 HIV 相关免疫复合物肾病（HIV-associated immune-complex kidney disease，HIVICK），双重感染导致的疾病，以及与 HIV 感染治疗相关的疾病。鉴于 HIV 感染可能伴随着不同的肾脏疾病表现，因此对于出现肾脏疾病症状的 HIV 患者，可能都需要进行肾活检才能确定诊断。

急性肾损伤	慢性肾病	肾前性	肾后性
急性肾小管坏死（脓毒症相关、药物毒性、色素尿性肾病）	HIV 感染性肾损害（肾病综合征样蛋白尿、高 HIV 病毒载量、低 CD4 细胞计数）	血容量减少、淡尿沉渣、尿钠排泄分数（FeNa）<1%	阻塞性
血栓性微血管病（血尿 / 蛋白尿、微血管病性溶血性贫血、血小板减少症）	联合抗反转录病毒治疗肾病（亚肾病性蛋白尿、可控性病毒载量和 CD4 细胞计数：间质性肾炎、尿结晶、线粒体毒性、Fanconi 综合征）		
急性间质性肾炎（药物、感染相关）			
HIV 相关免疫复合物肾病（活动性尿液沉积物、低补体血症、筛查肝炎及其他合并感染）	其他肾脏综合征（糖尿病肾病、高血压肾病、局灶节段性肾小球硬化）		

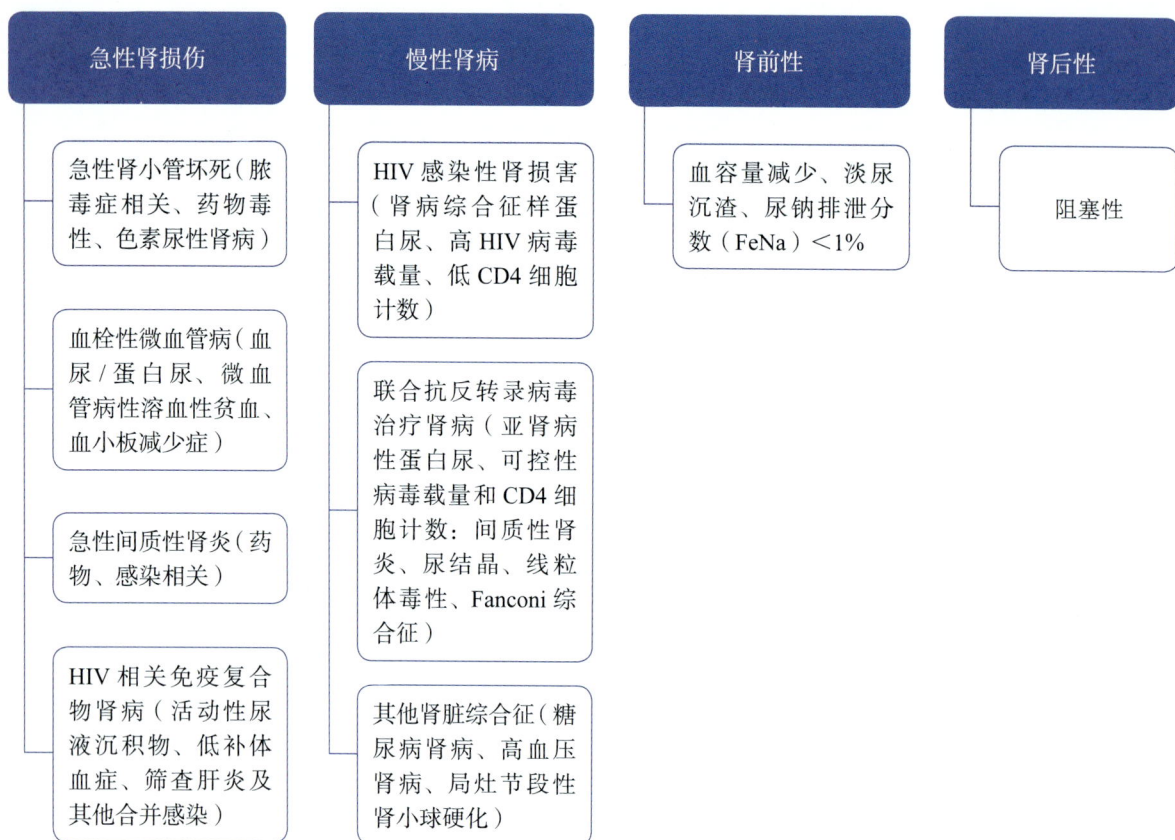

▲ 图 8-1 人类免疫缺陷病毒（HIV）肾脏损伤机制
改编自 Cohen et al[7].

随着 HAART 的推广，HIV 感染者的预期寿命与普通人群相近。随着 HIV 感染人群年龄的增长，心血管疾病和 CKD 等与年龄相关的并发症也在增加。此外，由于衰老现象被认为与 HIV 患者的促炎状态有关，因此 HIV 患者出现并发症的风险更高[11]。

（二）人类免疫缺陷病毒感染性肾损害

在 HAART 之前，HIVAN 是最常见的肾脏疾病之一，患病率在 3.5%～10%，HIVAN 患者往往会迅速进展至 ESKD，其典型表现包括肾病综合征样蛋白尿和肾功能下降[12]。HAART 应用以来，HIVAN 的患病率显著下降，非洲撒哈拉以南地区报道的患病率最高。在美国，HIVAN 主要发生在非洲裔人群中，特别是那些 CD4 计数明显减少和病毒载量高的患者。HIVAN 可能是由宿主因素（特别是遗传学因素）、病原体表达（肾病毒蛋白表达）、环境和社会经济因素（其中最重要的是就医和有效抗病毒治疗的可及性）之间复杂的相互作用导致的。

HIVAN 肾活检的典型组织学病变是局灶节段性肾小球硬化，其他组织学表现包括肾小管微囊性扩张、间质炎症和纤维化、肾小管包涵体[13]（图 8-2）。

APOL1 基因

由于 HIV 阳性的非洲裔美国人患 CKD、FSGS 和 HIVAN 的风险较高，长期以来一直有假设认为遗传学可能发挥了一定的作用[14]。APOL1 基因突变有助于杀死非洲昏睡病的病因，即布氏锥虫，但会导致肾脏疾病的遗传易感性增加，该基因编码 APOL1。APOL1 基因最常见的等位基因是 G_0，然而，G_1 和 G_2 突变被认为是肾脏风险突变，发展为 HIVAN 的风险增加；它们还与非 HIV 相关

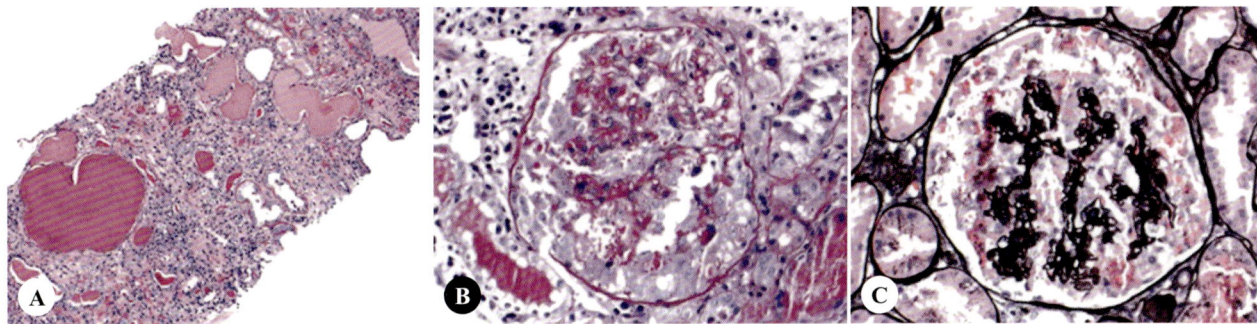

▲ 图 8-2　人类免疫缺陷病毒感染性肾损害的组织学特点

A. 光镜下显示肾小管微囊性扩张；B 和 C. 光镜下和银染色显示塌陷性病变（图片由 Alejandro Best MD, Arkana Laboratories 提供）

的 CKD 有关，如非特异性局灶节段性肾小球硬化（not otherwise specified，NOS）和高血压相关的肾小球硬化。这些风险等位基因出现在西非黑种人中的概率为 50%，在非洲裔美国人为 35%[13]。最新的研究显示，在活检证实为 HIVAN 的患者中，79% 的患者携带有两个 APOL1 风险等位基因（G_1/G_2、G_1/G_1 或 G_2/G_2），而在普通人群中这一比例仅为 2%[15]。

HIVAN 的治疗包括联合抗反转录病毒治疗（combined anti-retroviral therapy，cHAART），辅助治疗包括 RAAS 阻滞药和泼尼松。对于进展到 ESKD 的患者，透析仍然是主要的治疗手段，目前有充分的证据表明，肾移植对于 HIV 感染已经控制的患者非常有效。

（三）人类免疫缺陷病毒相关免疫复合物肾病

人类免疫缺陷病毒相关免疫复合物肾病是指感染 HIV 的情况下发生的肾小球免疫复合物沉积。近年来，HIVICK 的发病率有所增加，并成为 HIV 阳性患者肾活检中最常见的诊断结果。导致 HIVICK 发病率增加的确切原因尚不清楚，有假设认为，抗反转录病毒治疗后免疫系统的调节可能导致免疫重建和免疫复合物沉积；HIVAN 发病率的下降可能也是一个原因[16]。HIVICK 包括膜性肾病、膜增生性肾小球肾炎（membranoproliferative glomerulonephritis，MPGN）、狼疮性肾炎和 IgA 肾病等多种肾病变，与 HIVAN 不同，HIVICK 通

常在患者初次检测出 HIV 后数年才被诊断[17]。

与 HIVAN 类似，HIVICK 的主要治疗方法有四种：①联合抗反转录病毒治疗；②免疫抑制药（在某些情况下使用类固醇）；③ RAAS 阻滞药；④治疗潜在的并发症[16]。

（四）高效抗反转录病毒疗法治疗获得性免疫缺陷综合征

自从 40 年前首次发现 HIV 以来，最重要的进展是 HAART 的出现，它显著改善了 HIV 患者的预后，并延缓了疾病的进展，而它们的有效性和广泛使用也带来了新的挑战，包括 HAART 引起的肾毒性、免疫介导的肾损伤，以及是 CKD 的危险因素。HAART 共有五类，作用于病毒复制和感染的不同步骤；治疗通常联合不同类别的药物，其中多种药物经肾脏排出，因此 CKD 患者治疗时需要调整药物剂量。血清肌酐并不总是可靠的测量指标，特别是当 HIV 患者存在肌肉消耗时，但它仍然是评估 GFR 的临床标准。

1. 蛋白酶抑制药

茚地那韦（10%～20%）、洛匹那韦和阿扎那韦均与肾结石有关[18]。

茚地那韦在尿液 pH > 3.5 时不溶解，会在远曲小管管腔内沉淀，并形成透明的结晶，周围有淋巴细胞浸润；在尿液分析中，晶体可呈长方形、星形或扇形。茚地那韦还与急性和慢性肾小管间质性肾炎、极少数的乳头状坏死有关。由于存在多种肾毒性作用，并且随着新的蛋白酶抑制药

（PI）的出现，茚地那韦已不再是首选。阿扎那韦因其高效抗病毒、耐受良好和每天给药一次的优点成为广泛使用的 PI，最近有研究表明，阿扎那韦会导致晶体性肾病、晶体相关的间质性肾炎和尿路结石[19]。奈非那韦和沙奎那韦也与尿路结石有关。

2. 核苷类反转录酶抑制药

大多数核苷类反转录酶抑制药（nucleotide reverse transcriptase inhibitor，NRTI）通过肾脏排泄 30%～70%，因此肾功能异常时需要调整药物剂量。阿巴卡韦主要经肝脏代谢，只有 1% 的药物以原形经肾脏排出，因此，存在肾脏疾病时不需要调整其剂量[20]。

富马酸替诺福韦（tenofovir disoproxil fumarate，TDF）已经使用了将近 20 年，并且仍然是治疗 HIV 的一线药物。TDF 是活性药物替诺福韦的前体药物，替诺福韦通过肾小球滤过和肾小管分泌经肾脏排出，约有 1% 的药物与蛋白结合，eGFR<50ml/min 时需要调整剂量[21]。TDF 与轻度近曲小管病变到暴发性 Fanconi 综合征的一系列肾脏并发症有关，研究显示，有 14% 的慢性肾病风险增加与 TDF 有关[22]。有趣的是，一些研究表明，停用 TDF 12 个月内的 HIV 阳性患者与从未使用过 TDF 的 HIV 阳性患者患 CKD 的风险相似[23]。

2015 年，两项随机非劣效性试验进行之后[24]，引入了富马酸丙酚替诺福韦（tenofovir alafenamide fumarate，TAF）。TAF 是一种比 TDF 更有效的前药，并且仅需其较低剂量的 90%，因此，TAF 对肾脏和骨骼的毒性更小，是 TDF 的一种极佳的替代选择[11]。

3. 非核苷类反转录酶抑制药（NNRTI）

这类高效抗反转录病毒治疗药物主要通过肝脏的 CYP450 系统进行代谢，并且几乎不经尿液排泄。有病例报道显示，依法韦仑与间质性肾炎和肾结石存在关联[25]。

（五）丙型肝炎病毒

全球有 6400 万～1.03 亿慢性丙型肝炎患者[26]。

在美国，丙型肝炎病毒（HCV）仍然是最常见的慢性病毒感染，也是 CKD 患者常见的合并症[27]。虽然与 HCV 感染者相关的发病和死亡主要是与肝脏疾病（如肝硬化、失代偿性肝硬化、肝癌）有关，但肝外表现也很常见，包括混合型冷球蛋白血症、CKD、心血管疾病、2 型糖尿病、淋巴增殖性疾病、迟发性皮肤卟啉症、扁平苔藓和抑郁症。感染 HCV 病毒通常在疾病的慢性阶段被诊断出来，这可能发生在初次感染的几十年后。HCV 病毒通过血液传播，急性感染通常没有症状，60%～80% 的感染者会发展成慢性 HCV 感染。

HCV 肾脏损伤的发病机制是多因素参与的，包括宿主的免疫反应和由 HCV 抗原、抗 HCV 抗体与补体因子组成的循环免疫复合物在肾脏的沉积。

HCV 感染最常见的肾脏表现是由免疫复合物介导的肾小球肾炎，它也引起其他形式的肾脏损伤，包括细胞毒直接作用、动脉粥样硬化、胰岛素抵抗和慢性炎症（图 8-3）[28]。此外，先前的研究表明，与 HCV 阴性对照相比，慢性 HCV 感染患者 CKD 的进展更快，并且进展至 ESKD 的风险几乎增加了 2 倍[29]。

冷球蛋白是一种在冷却的血清中沉淀，并在复温时溶解的免疫球蛋白。约有 50% 的慢性 HCV 患者存在循环冷球蛋白，但仅有不到 5% 的患者会发展成混合型冷球蛋白血症综合征，表现为小血管炎，其中约 30% 的病例存在肾脏受累。冷球蛋白血症肾小球肾炎患者通常表现为高血压、蛋白尿和镜下血尿，以及一定程度的肾功能不全，也可以表现为急性肾炎，较少见表现为急性肾病综合征[28]。冷球蛋白血症的病理损伤类型通常是膜增生性肾小球肾炎，光镜下可见到嗜酸性管腔内栓塞、基底膜"双轨征"和系膜增生；电镜下通常可见内皮下沉积物，免疫荧光证实沉积物由 IgM、IgG 和 C3 组成（图 8-4）。

混合型冷球蛋白血症血管炎相关的肾小球肾炎和免疫复合物相关的膜增生性肾小球肾炎被认为是 HCV 感染最严重的肾脏表现[30]。

其他与 HCV 感染相关且存在循环免疫复合物

在肾脏沉积的肾小球肾炎包括膜性肾病、继发性 IgA 肾病、MPGN（无冷球蛋白血症），以及两种较少见的肾小球肾炎，即纤维样肾小球肾病和免疫触须样肾小球病。

HCV 治疗

目前还没有 HCV 疫苗，对于慢性 HCV 感染的 CKD 患者，推荐的治疗方案包括联合应用干扰素和利巴韦林，或者单独应用干扰素[27]。然而，由于药物的不良反应和药物之间的相互作用，只有少数患者能长期耐受这种治疗。

近 10 年出现了直接作用型抗病毒药物（direct-acting antiviral agent，DAA）。DAA 已被证明能够安全有效地治愈超过 95% 的慢性 HCV 感染患者，并且彻底改变了 HCV 感染的管理方式。

第一个直接作用型抗病毒药物是索非布韦，于 2014 年获得 FDA 批准，并推出了以索非布韦为基础的无干扰素方案。索非布韦通过肾脏排泄，因此不适用于 eGFR＜30ml/min 的患者。

随着更多的 DAA 进入市场，肾功能受损的患者被纳入临床试验，研究显示，HCV 相关的肾小球肾炎或混合型冷球蛋白血症患者可以获得良好的治疗效果。根据 2018 年 KDIGO 指南，DAA 现在被认为是治疗冷球蛋白血症的一线药物[31]。

（六）乙型肝炎病毒

乙型肝炎病毒（HBV）是一种 DNA 病毒，属于嗜肝 DNA 病毒科。慢性感染（定义为 HBsAg 和抗 –HBc 抗体阳性，但抗 –HBc 和抗 –HBs 的 IgM 抗体阴性）影响全球超过 4 亿人口，是最常见的慢性病毒感染，其中 10%～20% 的人同时感染丙型肝炎病毒，5%～10% 的人同时感染人类免疫缺陷病毒[32]。

3%～5% 的慢性 HBV 患者存在肾脏疾病，可表现为免疫复合物性肾小球肾炎或免疫复合物相关的血管炎（如结节性多动脉炎）。与 HBV 相关的两种最常见的组织学类型是膜性肾病（membranous nephropathy，MN）和膜增生性肾小球肾炎。

成年慢性 HBV 患者的膜性肾病可表现为无症状的蛋白尿，但通常表现为肾病综合征和肾脏损伤，发展为肾衰竭的风险增加。肝脏疾病在诊断时通常是明显的。在电镜下，上皮下免疫复合物沉积的表现与特发性膜性肾病相似。HBV 免疫

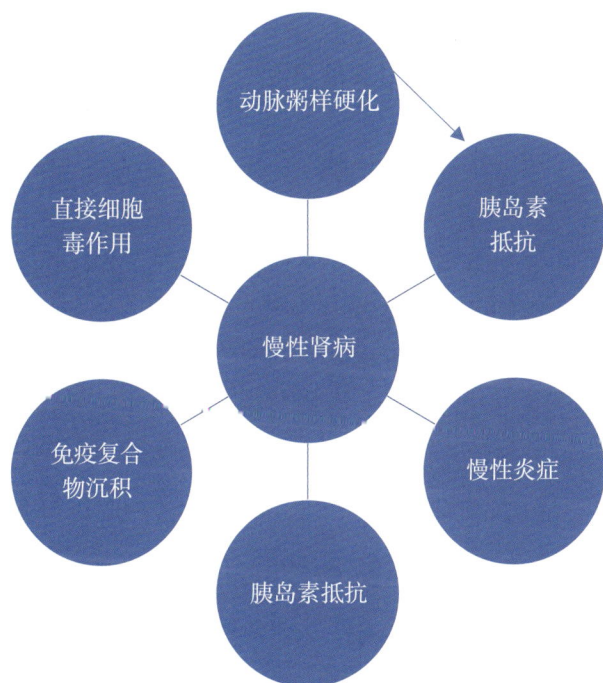

▲ 图 8–3　丙型肝炎患者慢性肾病的潜在机制
改编自 Fig.1 in Henson and Sise[28].

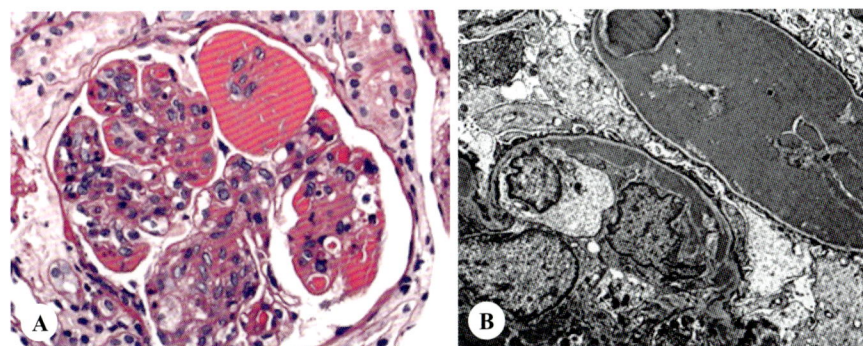

◀ 图 8–4　Ⅱ型冷球蛋白血症膜增生性肾小球疾病的组织学表现
A. 光镜下可见毛细血管内皮细胞增生和大血栓形成；B. 电镜下可见内皮下沉积物（图片由 Alejandro Best MD，Arkana Laboratories 提供）

复合物的抗原可以是 HBsAg、HBcAg 或 HBeAg。HBeAg 是这三种抗原中最小的，可在约 90% 的经活检证实为 HBV 相关膜性肾病患者的肾小球中分离出来。有趣的是，对于抗 –PLA2R 抗体阳性是否能够鉴别诊断特发性膜性肾病与 HBV 相关膜性肾病一直存在争议[33, 34]。

膜增生性肾小球肾炎是慢性 HBV 患者第二常见的肾小球肾炎。肝脏疾病通常存在，尽管在诊断时可能无症状。MPGN 通常表现为肾炎综合征，伴或不伴肾病综合征范围的蛋白尿，活检通常为 MPGN1 型，肾小球呈分叶状，在系膜、内皮下和上皮下可见免疫沉积物。HBV 相关 MPGN 的典型抗原是 HBsAg，因为其大小为 40～50kD。如果同时存在丙型肝炎病毒感染，部分患者可能表现为冷球蛋白血症。

系膜可见 HBV 病毒转录物的 IgA 肾病已被报道，这是由于慢性肝脏病导致循环免疫复合物 IgA 的清除障碍（图 8-5）。

HBV 治疗

乙型肝炎病毒在体外可以存活 1 周以上，如果病毒在这段时间内进入未感染者体内，仍然可以引起感染，因此建议高危人群接种 HBV 疫苗，包括性伴侣患有乙型肝炎的人群、性生活频繁且性伴侣不长期单一的人群、寻求性传播疾病评估或治疗的人群、与其他男性发生性关系的人群、与他人共用针头、注射器或其他药物注射工具的人群、接触可能存在风险的体液的医护人员和公共安全工作者、前往乙型肝炎高发地区的旅行者、患有慢性肝脏疾病、肾脏疾病、HIV 感染和糖尿病的人群。

研究表明，人群普遍接种乙肝疫苗可以成功减少因水平传播造成的儿童 HBV 膜性肾病，但无法减少因垂直传播造成的儿童 HBV 膜性肾病，这在发展中国家仍然是一个重要的传播途径。

KDIGO 推荐使用干扰素或口服抗病毒药物来治疗与乙型肝炎相关的肾小球肾炎和血管炎，其中抗病毒药物包括核苷类反转录酶抑制药（阿德福韦酯、富马酸替诺福韦、富马酸丙酚替诺福韦）和核苷类似物（拉米夫定、恩替卡韦和替比夫定）[35]。拉米夫定是治疗 HBV 相关膜性肾病最常用的药物，可以缓解 75%～80% 的首次 HBV 感染患者，并完全消除膜性肾病病变。然而，拉米夫定每年有 20% 的耐药率，因此，现在推荐将恩替卡韦或替诺福韦作为一线治疗药物。

（七）戊型肝炎病毒

现在越来越多的发达国家开始认识到戊型肝炎病毒（HEV）感染的问题。HEV 在免疫功能正常和免疫抑制的患者中均可引起肾小球肾炎，已经报道了许多与 HEV 感染相关的肾小球肾炎病例，包括混合型冷球蛋白血症的膜性肾病、非混合型冷球蛋白血症的膜性肾病、膜增生性肾小球肾炎和 IgA 肾病[36]。HEV 感染也会导致肾移植患者的 eGFR 下降。

二、其他病毒相关的肾脏疾病

（一）黄病毒

近几十年全球范围内黄病毒感染的发病率逐

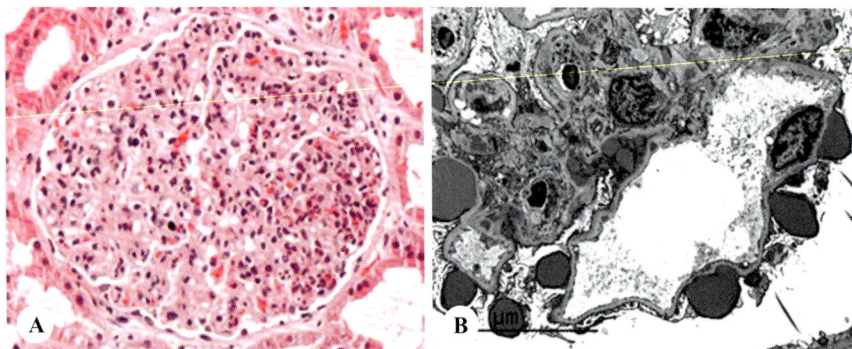

◀ **图 8-5 乙型肝炎病毒引起的继发性 IgA 肾病**

A. 光镜下可见毛细血管内皮细胞过度增生，并伴有中性粒细胞浸润；B. 电镜下可见上皮样沉积物（图片由 Alejandro Best MD，Arkana Laboratories 提供）

渐增加，并从热带和亚热带疫区扩散至非疫区。大多数致病的黄病毒是由蚊子传播的（虫媒病毒），包括登革热、黄热病、日本脑炎、寨卡病毒和西尼罗河热。黄病毒引起的疾病通常是无症状或自限性、轻度、发热的疾病，但在某些情况下，感染也可能导致多系统疾病，严重程度高并伴有较高的发病率和死亡率。

（二）登革热病毒

登革热是一种全球性感染疾病，全球约有40% 的人口生活在疫区，尤其是东南亚和太平洋岛屿地区。登革热病毒是通过雌性埃及伊蚊叮咬传播的。登革热分为三种特定的综合征：登革热、登革出血热和登革休克综合征。10%～33% 的患者会发生急性肾损伤，通常与登革出血热和登革休克综合征有关[3]，低血容量和毛细血管渗漏和（或）横纹肌溶解引起的急性肾小管坏死导致了AKI 的发生。肾小球肾炎也有明确的描述，可能是由免疫复合物沉积或病毒直接进入肾脏所致。血尿和蛋白尿（包括亚肾病性的和肾病性的）的存在有助于将这些病例与典型的 ATN 区分开来。目前，对登革热的治疗方法仍限于对症支持治疗。

（三）汉坦病毒

汉坦病毒是布尼亚病毒科的一种 RNA 病毒，其宿主是野生啮齿动物，30%～40% 的汉坦病毒感染可能存在肾脏受累，可表现为两种综合征：肾综合征出血热（hemorrhagic fever with renal syndrome，HFRS）和汉坦病毒肺综合征（hantavirus pulmonary syndrome，HPS）。HFRS 的临床表现为突然发作的流感样综合征，伴有发热、肌肉痛和头痛，随后出现胃肠道症状和少尿的急性肾损伤。HFRS 会导致肾脏水肿和腹膜后漏液，肾脏最突出的病理表现是急性肾小管间质性肾炎，伴有单核细胞和 CD8[+] 细胞浸润。HFRS 主要发生在欧洲和亚洲，HPS 主要在北美、墨西哥和巴拿马，入院后 24～48h 内的死亡率高达 30%～40%。汉坦病毒和其他啮齿动物传播的疾病（如钩端螺旋体病）已被认为是中美洲肾病的潜在病因之一。目前对汉坦病毒感染仍采用保守治疗，获批的汉坦病毒疫苗仍在研制中，因此接种疫苗的预防策略效果有限。

（四）新型冠状病毒

截至目前，新型冠状病毒大流行已经影响了全球数百万人。在感染此病毒并出现急性呼吸窘迫综合征（acute respiratory distress syndrome，ARDS）的患者中经常观察到急性肾损伤。ARDS 相关的急性肾损伤可能由多种原因引起，包括炎症 / 免疫反应，其特点是循环介质释放增强，这些介质能够与肾脏细胞相互作用并损伤肾脏细胞[37]。

肾上皮细胞的病毒感染可能加剧局部炎症反应，从而增加急性肾损伤发生率和持续时间。少数已进行的肾活检表现为急性肾小管坏死、局灶节段性肾小球硬化、由补休途径激活介导的微血管损伤综合征及伴随的促凝状态。最近的研究还指出，在上皮细胞中存在病毒颗粒（图 8-6）。

三、细菌感染

细菌感染最常见的肾脏表现是急性肾损伤，通常是由败血症引起的低血压或急性肾小管坏死

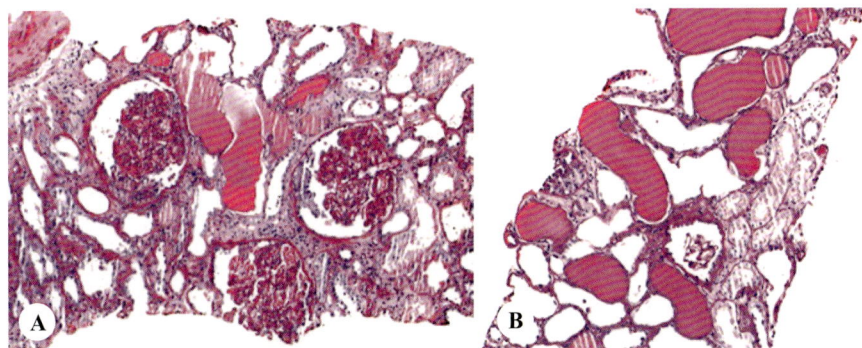

◀ 图 8-6　冠状病毒相关的局灶节段性肾小球硬化的组织病理学
A. 光镜下可见塌陷性病变；B. 光镜下可见肾小管微囊性扩张（图片由 Alejandro Best MD，Arkana Laboratories 提供）

所致，这不是本章讨论的范围。然而，需要注意的是，多达20%的危重病患者可能会在ATN后出现不可逆的肾脏损伤，另外40%的患者肾功能恢复不完全，之后可能导致慢性肾病[38]。

（一）链球菌病后肾小球肾炎

感染（细菌、病毒或寄生虫）是急性肾小球肾炎进展的重要诱因[3]。链球菌病后肾小球肾炎（post-streptococcal glomerulonephritis，PSGN）一词在历史上是指链球菌感染上呼吸道或皮肤后引起的肾小球肾炎，多发生在儿童时期。典型患者是近期有链球菌感染的儿童和年轻人，男女比例为（2~3）：1。从细菌感染开始到出现症状有10~21天的潜伏期，部分感染者可能没有明显的临床表现。临床表现可有无症状的血尿，伴有或不伴有蛋白尿，以及急性肾炎综合征（包括急性肾损伤、血尿、蛋白尿、水肿和新发或恶性高血压）。

在过去的几十年里，这种疾病的流行病学和病程发生了变化，现在通常称之为感染相关肾小球肾炎或感染相关肾小球疾病（infection-associated glomerulonephritis or infection-related glomerulonephritis，IRGN）[39]。

（二）感染相关肾小球肾炎

近几十年来，由于卫生条件的改善和抗生素的应用，发达国家IRGN的发病率有所下降。过去20年的研究显示男女比例为（1.5~3）：1，老年人的发病率有所增加[40]。在发达国家，约有一半的IRGN患者存在免疫功能受损。在美国和欧洲，糖尿病和酗酒是两个主要的危险因素[41]。IRGN中最常见的两种病原体是链球菌和葡萄球菌，后者在发达国家中与前者一样常见，尤其是在糖尿病患者和老年人中。大多数与葡萄球菌相关的肾小球肾炎是由金黄色葡萄球菌引起的，其中耐甲氧西林金黄色葡萄球菌（MRSA）的发病率高于甲氧西林敏感的金黄色葡萄球菌（MSSA）。约10%的IRGN病例中可检测到革兰阴性菌，其中大肠杆菌最为常见，最常见的感染部位是皮肤和上呼吸道，但其他部位也很常见，如肺脏、心脏、骨骼或泌尿系统。

若肾活检表现为肾间质和内皮细胞肿胀或增生，并有大量中性粒细胞浸润，即可确诊。免疫荧光示系膜和毛细血管壁存在IgG和（或）C3的颗粒状沉积物。电镜示上皮下免疫沉积物，也称"驼峰"。

这种疾病通常在数天至数周内达到临床康复。之前的观点认为患者的长期预后良好；然而，现在我们知道患者终身发展为慢性肾病的风险增加[42]。

四、分枝杆菌感染

结核病（tuberculosis，TB）仍然是东南亚和西太平洋地区发病的主要原因，随着多重耐药菌的出现与HIV的合并感染，TB将构成更大的挑战。最常见的肺结核病原体是结核分枝杆菌，然而，一些病例可能由结核分枝杆菌复合物（MAC）中的其他菌株引起。TB可表现为肺部和肺外症状。泌尿生殖道受累占所有肺外结核病例的6%~8%[39]。分枝杆菌通过血液到达肾脏，并逐渐无症状地进展，导致诊断滞后。

膀胱和输尿管受累会导致梗阻性肾病。广泛的干酪样病变、溃疡和营养不良性钙化侵犯肾实质，导致慢性肾病。肾脏受累还可以表现为肉芽肿性间质性肾炎[40]。在印度次大陆，TB是继发性肾淀粉样变最常见的原因[43, 44]。由于培养技术差和核酸检测的敏感性差，诊断肾脏受累的结核病通常很困难。使用抗结核药治疗通常不能逆转CKD的进展。

五、真菌感染

真菌感染的主要危险因素包括年龄较大、女性、长期使用抗生素、留置导尿管、外科手术史、机械通气、静脉营养、糖尿病和免疫功能受损。最常见的真菌是白色念珠菌及非白色念珠菌，较少见的真菌是丝状菌（毛霉菌、曲霉菌、青霉菌），罕见的地方性真菌（芽生菌、毛霉菌、组织胞浆菌、球孢子菌）。感染途径可能是上行性（念珠菌）或血源性（曲霉菌或地方性真菌）。评估感染与定植的诊断检验尚未标准化，然而，丝状菌（如曲霉菌）和地方性真菌（如芽生菌）的出现几乎总是提示感染。有症状的患者通常表现为真菌团块（真菌球）引起的尿路梗阻。真菌侵袭血管可能造成肾脏大量微小脓肿形成和广泛肾梗死，进而导致肾功能障碍。通常需要全身治疗和手术切除阻塞物质。黏液菌和曲霉菌引起的血管侵袭性真菌感染的预后差，病死率高[3]。

六、原生动物和寄生虫感染

在感染人类的 342 种寄生虫中，约有 20 种与肾脏疾病有关，包括急性肾损伤、肾小球肾炎、淀粉样变、泌尿系统疾病和恶性肿瘤等不同类型。

（一）疟疾

疟疾可能会导致 2%～39% 的病例出现急性肾损伤。据报道，恶性疟原虫感染导致肾脏疾病的病例高达 60%[45]。其他疟原虫（如三日疟原虫、间日疟原虫、诺氏疟原虫和卵形疟原虫）也可引起肾脏受累。肾脏损伤可能是由疟原虫引起的出血性变化导致肾脏缺血、血管内溶血、血容量减少、横纹肌溶解或全身炎症反应综合征（systemic inflammatory response syndrome，SIRS）所致。对于伴有肾脏受累的疟疾，青蒿素是首选的抗疟药物。少数患者表现为肾小球受累而无全身症状。由恶性疟原虫引起的急性肾小球肾炎通常表现为微量血尿和轻度蛋白尿，肾炎综合征不常见，这种情况下肾功能障碍罕见。肾脏组织学显示肾小球系膜细胞增生，伴有含色素的巨噬细胞和被寄生的红细胞浸润，以及内毛细血管增生。抗疟疾药物治疗通常可使尿液恢复正常。疟原虫疾病可能与类固醇抵抗性肾病综合征（称为热带性肾病综合征）相关。肾活检显示增生型病变，并有 IgG、IgM 和 C3 的颗粒状沉积，表明存在免疫复合物介导的损伤。该疾病预后较差，尽管使用抗疟药物治疗，通常也会进展到 ESRD。

（二）钩端螺旋体病

钩端螺旋体病是由钩端螺旋体属的螺旋体菌引起的流行于热带地区的一种人畜共患疾病，通常通过动物尿液传播给人类。由于在疫区患病者中的高血清流行率，钩端螺旋体病被认为与中美洲肾病的进展有关[46]。肾脏损伤程度不等，可有轻度蛋白尿、尿沉渣异常、肾小管功能障碍，以及通常由间质性肾炎引起的急性肾损伤。肾脏受累通常是非少尿型急性肾损伤，是多器官受累的一部分，同时伴有肺出血和急性呼吸窘迫综合征。

（三）利什曼病

利什曼病是由利什曼原虫导致，以人类为宿主，沙蝇为传播媒介的疾病。它主要影响网状内皮系统，肾脏受累与内脏利什曼病有关。利什曼病表现为发热、乏力、体重下降、肝脾肿大和淋巴结肿大。肾脏组织学可见到慢性间质性肾炎、膜增生性肾小球肾炎和淀粉样沉积物等[47]。

（四）血吸虫病

血吸虫病流行于南美洲、远东和非洲地区，它主要影响下尿路，在膀胱黏膜下以虫卵为核心形成肉芽肿，形成沙粒样结节，进而形成肿块和溃疡。患者通常表现为镜下或肉眼血尿。病情进展会形成纤维化和膀胱钙化，最终导致输尿管阻塞或膀胱输尿管反流，最后发展为慢性肾盂肾炎，假单胞菌或变形杆菌的继发性细菌感染与该疾病有关。曼氏血吸虫和日本血吸虫感染者可出现免疫复合物介导的肾脏疾病，埃及血吸虫感染者一般不会发生。病情严重的患者通常在感染被根除后仍然有症状且疾病仍在进展[48]。还有研究表明，免疫介导的肾小管间质性肾炎与曼氏血吸虫感染有关。抗寄生虫药物治疗对早期膀胱病变非常有效，但对于累及肾脏的晚期病变和慢性病变则无效，其可能需要进行尿路支架等泌尿外科手术来治疗梗阻性肾病。

（五）丝虫病

班氏丝虫和盘尾丝虫是与肾脏疾病相关的两

种丝虫，它们通过感染的蚊子传播。班氏丝虫在撒哈拉以南的非洲和东南亚地区流行，该病通常表现为热带嗜酸性肺炎、淋巴管乳糜尿伴血尿及象皮病[49]。少数患者可能出现肾炎综合征和免疫复合物介导的增生性肾小球肾炎[50]。盘尾丝虫很少与微小病变或进展性肾功能损害的慢性硬化性肾小球肾炎相关。确诊后抗丝虫治疗无法逆转肾脏疾病。

结论

总之，应对患有传染病的患者应进行全面的病史询问、体格检查和基本实验室检查，以筛查肾脏受累情况。与传染病专家和肾病专家的跨学科合作非常重要，并且在大多数情况下需要制订严谨的治疗方案并密切监测患者情况，以获得最佳的治疗效果。

参 考 文 献

[1] Wang HE, Gamboa C, Warnock DG, Muntner P. Chronic kidney disease and risk of death from infection. Am J Nephrol. 2011;34(4):330–3361. https://www.karger.com/Article/Abstract/330673. https://doi.org/10.1159/000330673.

[2] Satoskar AA, Parikh SV, Nadasdy T. Epidemiology, pathogenesis, treatment and outcomes of infection-associated glomerulonephritis. Nat Rev Nephrol. 2019. https://www.ncbi.nlm.nih.gov/pubmed/31399725.; https://doi.org/10.1038/s41581–019–0178–8.

[3] Prasad N, Patel MR. Infection-induced kidney diseases. Front Med. 2018;5:327. https://www.ncbi.nlm.nih.gov/pubmed/30555828. https://doi.org/10.3389/fmed.2018.00327.

[4] Bruggeman LA. Common mechanisms of viral injury to the kidney. Adv Chronic Kidney Dis. 2019;26(3):164–70.

[5] https://www.cdc.gov/hiv/statistics/overview/ataglance.html. Last Accessed 22 Apr 2020.

[6] Swanepoel CR, Atta MG, D'Agati VD, et al. Kidney disease in the setting of HIV infection: conclusions from a kidney disease: improving global outcomes (kdigo) controversies conference. Nephrology. 2018;22(6):84–100. https://doi.org/10.24884/1561–6274–2018–22–6–84–100.

[7] Cohen SD, Kopp JB, Kimmel PL. Kidney disease associated with human immunodeficiency virus infection. N Engl J Med. 377:2363–74. https://doi.org/10.1056/NEJMra150846.

[8] Rao TK, Filippone EJ. Associated focal and segmental glomerulosclerosis in the acquired immunodeficiency syndrome. N Engl J Med. 1984;310:669–73.

[9] D'Agati V, Suh J, Carbone L, Cheng J, Appel G. Pathology of HIV-associated nephropathy: a detailed morphologic and comparative study. Kidney Int. 1989;35(6):1358–70. https://www.sciencedirect.com/science/article/pii/S0085253815345762. https://doi.org/10.1038/ki.1989.135.

[10] Hou J, Nast C. Changing concepts of HIV infection and renal disease. Curr Opin Nephrol Hypertens. 2018;27:144–52. https://doi.org/10.1097/MNH.0000000000000400.

[11] Milburn J, Jones R, Levy JB. Renal effects of novel antiretroviral drugs. Nephrol Dial Transpl. 2017;32(3):434–9. https://www.ncbi.nlm.nih.gov/pubmed/27190354. https://doi.org/10.1093/ndt/gfw064.

[12] Cohen SD, Kopp JB, Kimmel PL. Kidney diseases associated with human immunodeficiency virus infection. N Engl J Med. 2017;377(24):2363–74. https://doi.org/10.1056/NEJMra1508467.

[13] Rosenberg AZ, Naicker S, Winkler CA, Kopp JB. HIV-associated nephropathies: epidemiology, pathology, mechanisms and treatment. Nat Rev Nephrol. 2015;11(3):150–60. https://www.ncbi.nlm.nih.gov/pubmed/25686569. https://doi.org/10.1038/nrneph.2015.9.

[14] Atta MG, Estrella MM, Skorecki KL, et al. Association of APOL1 genotype with renal histology among black HIV-positive patients undergoing kidney biopsy. Clin J Am Soc Nephrol. 2016;11(2):262–70. https://www.ncbi.nlm.nih.gov/pubmed/26668025. https://doi.org/10.2215/CJN.07490715.

[15] Kasembeli AN, Duarte R, Ramsay M, et al. APOL1 risk variants are strongly associated with HIV-associated nephropathy in black South Africans. J Am Soc Nephrol. 2015;26(11):2882–90. https://www.ncbi.nlm.nih.gov/pubmed/25788523. https://doi.org/10.1681/ASN.2014050469.

[16] Nobakht E, Cohen SD, Rosenberg AZ, Kimmel PL. HIV-associated immune complex kidney disease. Nat Rev Nephrol. 2016;12(5):291–300. https://www.ncbi.nlm.nih.gov/pubmed/26782145. https://doi.org/10.1038/nrneph.2015.216.

[17] Booth JW, Hamzah L, Jose S, et al. Clinical characteristics and outcomes of HIV-associated immune complex kidney disease. Nephrol Dial Transpl. 2016;31(12):2099–107. https://www.ncbi.nlm.nih.gov/pubmed/26786550. https://doi.org/10.1093/ndt/gfv436.

[18] Wang LC, Osterberg EC, David SG, Rosoff JS. Recurrent nephrolithiasis associated with atazanavir use. BMJ Case Rep. 2014;2014(jan08 1):bcr2013201565. https://doi.org/10.1136/bcr-2013-201565.

[19] Daudon M, Frochot V, Bazin D, Jungers P. Drug-induced kidney stones and crystalline nephropathy: pathophysiology, prevention and treatment. Drugs. 2018;78(2):163–201. https://www.ncbi.nlm.nih.gov/pubmed/29264783. https://doi.org/10.1007/s40265–017–0853–7.

[20] Berns JS, Kasbekar N. Highly active antiretroviral therapy and the kidney: an update on antiretroviral medications for nephrologists. Clin J Am Soc Nephrol. 2006;1(1):117–29. http://cjasn.asnjournals.org/content/1/1/117.abstract. https://doi.org/10.2215/CJN.00370705.

[21] Kearney BP, Flaherty JF, Shah J. Tenofovir disoproxil fumarate: clinical pharmacology and pharmacokinetics. Clin Pharmacokinet. 2004;43(9):595–612. https://search.proquest.com/docview/66648977.

[22] Achhra AC, Nugent M, Mocroft A, Ryom L, Wyatt CM. Chronic kidney disease and antiretroviral therapy in HIV-positive individuals: recent developments. Curr HIV/AIDS Rep. 2016;13(3):149–57. https://www.ncbi.nlm.nih.gov/pubmed/27130284. https://doi.org/10.1007/s11904–016–0315–y.

[23] Ryom L, Mocroft A, Kirk O, et al. Association between antiretroviral exposure and renal impairment among HIV-positive persons with normal baseline renal function: the D:A:D study. Int J Infect Dis. 2013;207:1359–69. https://hal.archives-ouvertes.fr/hal-01101122.

[24] Sax PE, Wohl D, Yin MT, et al. Tenofovir alafenamide versus tenofovir disoproxil fumarate, coformulated with elvitegravir,

cobicistat, and emtricitabine, for initial treatment of HIV-1 infection: two randomized, double-blind, phase 3, non-inferiority trials. Lancet. 2015;385(9987):2606–15. https://www.clinicalkey.es/playcontent/1–s2.0–S014067361560616X.https://doi.org/10.1016/S0140–6736(15)60616–X.

[25] McLaughlin M, Guerrero A, Merker A. Renal effects of non-tenofovir antiretroviral therapy in patients living with HIV. Drugs Context. 2018; https://doi.org/10.7573/dic.212519.

[26] Fabrizi F, Messa P. The epidemiology of HCV infection in patients with advanced CKD/ESRD: a global perspective. Semin Dial. 2019;32(2):93–8. https://onlinelibrary.wiley.com/doi/abs/10.1111/sdi.12757. https://doi.org/10.1111/sdi.12757.

[27] Bruchfeld A, Lindahl K. Direct acting anti-viral medications for hepatitis C: clinical trials in patients with advanced chronic kidney disease. Semin Dial. 2019;32(2):135–40. https://onlinelibrary.wiley.com/doi/abs/10.1111/sdi.12762. https://doi.org/10.1111/sdi.12762.

[28] Henson JB, Sise ME. The association of hepatitis C infection with the onset of CKD and progression into ESRD. Semin Dial. 2019;32(2):108–18. https://onlinelibrary.wiley.com/doi/abs/10.1111/sdi.12759. https://doi.org/10.1111/sdi.12759.

[29] Molnar MZ, Alhourani HM, Wall BM, et al. Association of hepatitis C viral infection with incidence and progression of chronic kidney disease in a large cohort of US veterans. Hepatology. 2015;61(5):1495–502. https://onlinelibrary.wiley.com/doi/abs/10.1002/hep.27664. https://doi.org/10.1002/hep.27664.

[30] Cacoub P, Comarmond C. Considering hepatitis C virus infection as a systemic disease. Semin Dial. 2019;32(2):99–107. https://onlinelibrary.wiley.com/doi/abs/10.1111/sdi.12758. https://doi.org/10.1111/sdi.12758.

[31] Gordon CE, Berenguer MC, Doss W, et al. Prevention, diagnosis, evaluation, and treatment of hepatitis C virus infection in chronic kidney disease: synopsis of the kidney disease: improving global outcomes 2018 clinical practice guideline. Ann Intern Med. 2019;171(7):496. https://search.proquest.com/docview/2308474090. https://doi.org/10.7326/M19–1539.

[32] Kupin WL. Viral-associated GN: hepatitis B and other viral infections. Clin J Am Soc Nephrol. 2017;12(9):1529–33. https://www.ncbi.nlm.nih.gov/pubmed/27797900. https://doi.org/10.2215/CJN.09180816.

[33] Xie Q, Li Y, Xue J, et al. Renal phospholipase A2 receptor in hepatitis B virus-associated membranous nephropathy. Am J Nephrol. 2015;41(4–5):345–53. https://www.karger.com/Article/Abstract/431331. https://doi.org/10.1159/000431331.

[34] Berchtold L, Zanetta G, Dahan K, et al. Efficacy and safety of rituximab in hepatitis B virus– associated PLA2R-positive membranous nephropathy. Kidney Int Rep. 2018;3(2):486–91. https://www.sciencedirect.com/science/article/pii/S2468024917303959. https://doi.org/10.1016/j.ekir.2017.09.009.

[35] KDIGO clinical practice guideline for glomerulonephritis; chapter 9: infection-related glomerulonephritis. Kidney Int Suppl. 2012;2(2):200–8.

[36] Bazerbachi F, Haffar S, Garg SK, Lake JR. Extra-hepatic manifestations associated with hepatitis E virus infection: a comprehensive review of

the literature. Gastroenterol Rep. 2016;4(1):1–15. https://www.ncbi.nlm.nih.gov/pubmed/26358655. https://doi.org/10.1093/gastro/gov042.

[37] Fanelli V, Fiorentino M, Cantaluppi V, et al. Acute kidney injury in SARS-CoV-2 infected patients. Crit Care. 2020;24(1):1–155. https://search.proquest.com/docview/2391273673. https://doi.org/10.1186/s13054–020–02872–z.

[38] Schiffl H. Renal recovery from acute tubular necrosis requiring renal replacement therapy: a prospective study in critically ill patients. Nephrol Dial Transplant. 2006;21(5):1248–52. https://www.ncbi.nlm.nih.gov/pubmed/16449291. https://doi.org/10.1093/ndt/gfk069.

[39] Nasr SH, Radhakrishnan J, D'Agati VD. Bacterial infection–related glomerulonephritis in adults. Kidney Int. 2013;83(5):792–803. https://doi.org/10.1038/ki.2012.407.

[40] Nasr SH, Fidler ME, Valeri AM, et al. Postinfectious glomerulonephritis in the elderly. J Am Soc Nephrol. 2011;22(1):187–95. https://www.ncbi.nlm.nih.gov/pubmed/21051737. https://doi.org/10.1681/ASN.2010060611.

[41] Moroni G, Pozzi C, Quaglini S, et al. Long-term prognosis of diffuse proliferative glomerulonephritis associated with infection in adults. Nephrol Dial Transplant. 2002;17(7):1204–11. https://www.ncbi.nlm.nih.gov/pubmed/12105242. https://doi.org/10.1093/ndt/17.7.1204.

[42] Hoy WE, White AV, Dowling A, et al. Post-streptococcal glomerulonephritis is a strong risk factor for chronic kidney disease in later life. Kidney Int. 2012;81(10):1026–32. https://www.sciencedirect.com/science/article/pii/S0085253815551983. https://doi.org/10.1038/ki.2011.478.

[43] Daher EDF, da Silva GB Jr, Barros EJG. Renal tuberculosis in the modern era. Am J Trop Med Hyg. 2013;88(1):54–64. https://www.ncbi.nlm.nih.gov/pubmed/23303798. https://doi.org/10.4269/ajtmh.2013.12–0413.

[44] Oliveira B, Jayawardene S, Shah S. Single-center experience of granulomatous interstitial nephritis—time for a new approach? Clin Kidney J. 2017;10(2):249–54. https://www.ncbi.nlm.nih.gov/pubmed/28396742. https://doi.org/10.1093/ckj/sfw119.

[45] Barsoum RS. Malarial acute renal failure. J Am Soc Nephrol. 2000;11:2147–54.

[46] Riefkohl A, Ramirez-Rubio O, Laws RL, et al. Leptospira seropositivity as a risk factor for Mesoamerican nephropathy. Int J Occup Environ Health. 2017;23·1–10. https://doi.org/10.1080/10773525.2016.1275462.

[47] Dutra M, Martinelli R, de Carvalho EM, Rodrigues LE, Brito E, Rocha H. Renal involvement in visceral leishmaniasis. Am J Kidney Dis. 1985;6:22–7. https://doi.org/10.1016/S0272–6386(85)80034–2.

[48] Barsoum RS. Schistosomiasis and the kidney. Semin Nephrol. 2003;23:34–41. https://doi.org/10.1053/snep.2003.50003a.

[49] Nag VL, Sen M, Dash NR, Bansal R, Kumar M, Maurya AK. Hematuria without chyluria: it could still be due to filarial etiology. Trop Parasitol. 2016;6:151. https://doi.org/10.4103/2229–5070.190834.

[50] Van Velthuysen ML, Florquin S. Glomerulopathy associated with parasitic infections. Clin Microbiol Rev. 2000;13:55–66. https://doi.org/10.1128/CMR.13.1.55.

第9章　肝肾综合征
Hepatorenal Syndrome

Maitreyee M. Gupta　Xiaoying Deng　著

　　肾功能障碍常见于晚期肝病患者和急性肝损伤患者群体中。这类肝脏疾病中的肾功能障碍表现为肾前或实质性疾病。肾前性病因包括肾前急性肾损伤，仅次于利尿药治疗、非甾体抗炎药使用、胃肠道液体损失或任何导致低血容量的情况；急性肾小管坏死伴有尿沉渣颗粒（泥褐色）的尿沉渣管型包括脓毒症病发的尿沉渣镜检、放射性对比剂暴露和氨基糖苷类药物治疗中的分析；肝肾综合征（hepatorenal syndrome，HRS）。晚期肝病患者的实质性疾病包括冷球蛋白血症引起的急性肾小球肾炎、感染后肾小球肾炎或膜性肾小球肾炎。肝肾综合征是一种严重的肾功能障碍，代表了 RBF 下降的终末期，以及急性肝损伤或门静脉高压晚期肝病诱发的 GFR 下降的终末期。每年有约 8% 的腹水患者患上肝肾综合征。肝肾综合征的诊断是通过排除其他病因来确定的。肝肾综合征的诊断标准包括：①存在肝硬化和腹水；②血清肌酐＞1.5mg/dl 或 133mmol/L；③停用利尿药物并行白蛋白体积扩充（每天 1g/kg，最高不超过 100g），至少 48h 后血清肌酐未见改善；④无休克；⑤无近期接触肾毒性药物的情况；⑥无肾实质性疾病的存在，如尿蛋白＞500mg/d、高倍视野下＞50 个红细胞或肾脏超声异常[1, 2]。这些标准是国际腹水学会（International Club of Ascites，ICA）于 2007 年提出的。肝肾综合征进一步分为迅速发展的急性肾损伤（HRS-1 型），或缓慢进展的慢性肾病（HRS-2 型）（表 9-1）。HRS-1 型比 HRS-2 型更为严重。HRS-1 型定义为初始血清肌酐水平增加至＞2.5mg/dl（220μmol/L）或在不

到 2 周内初始 24h 肌酐清除率下降 50%，通常伴有少尿，24h 尿量少于 400～500ml。HRS-2 型定义为与 1 型相比肾功能损伤较轻，表现为进展较慢的中度肾衰竭，血清肌酐水平在 1.5～2.5mg/dl，主要是对利尿药物治疗不起反应的腹水患者[3-7]。HRS-2 型的患者在感染或其他易感条件暴露后，可发展成 1 型。该分类随后在 2015 年进行了修改，以适应根据 2012 年 KDIGO 提出的新的急性肾损伤诊断标准（表 9-2）[11]。急性肾损伤被定义为 48h 内肌酸酐水平升高超过基线值的 0.3mg/dl 或比基线值增加 50% 以上（表 9-2）。

　　以上两种分类主要集中在血清肌酐水平上，这是肝硬化患者肾功能损害的不良血清标志物。

　　肌酐可受多种因素影响，包括胆红素检测干扰、肝肌酐合成减少、肌肉萎缩和慢性肝病引起的营养不良[12]。由于这些分类不能准确反映临床情况，ICA 最近提出了一种基于 HRS 病理生理特征的新分类。肝硬化和 AKI 患者可根据其潜在病理分为不同的亚组[2, 13]。除 HRS-AKI 外，肝硬化患者的 AKI 症状被重新进行分类，包括由出血、过量使用利尿药或任何过量液体流失引起的肾前低血容量；胆汁酸性肾病；急性肾小管损伤；急性肾小管坏死；以及由肾脏内部原因引起的 AKI，包括急性间质性肾炎（acute interstitial nephritis，AIN）。这种类型的 AKI 统称为非 HRS AKI（HRS-NAKI），它与 HRS-1 型非常不同，HRS-1 型是一种无结构异常的肾脏功能障碍。

　　HRS-NAKI 又分为 HRS-AKD（亚急性）和 HRS-CKD（慢性）（表 9-3）。CKD 是一种集体性

表 9–1　肝肾综合征 1 型和 2 型的比较		
	肝肾综合征 1 型	**肝肾综合征 2 型**
临床	更严重	不太严重
血清肌酐	增加＜2 倍初始值，在 2 周内达到＞2.5mg/dl 的水平	对利尿药有抗性的腹水
估算的肾小球滤过率	降低＞50%	
24h 尿量	＜400～500ml/24h	
中位生存期	1 个月	6.7 个月

表 9–2　根据 2012 年 KDIGO AKI 指南，2015 年由 ICA 提出的肝肾综合征分类		
肝肾综合征 – 急性肾损伤	肝硬化和腹水的诊断	
	根据国际腹水学会急性肾损伤（ICA-AKI）标准对急性肾损伤进行诊断	
	连续 2 天停用利尿药物，无反应，并且血浆量膨胀至白蛋白 1g/kg（体重）	
	无休克现象	
	最近没有使用肾毒性物质（非甾体抗炎药、氨基糖苷类抗生素、碘对比剂等）	
	没有结构性肾损伤的显微标志	没有蛋白尿（＞500mg/dl）
		没有显微镜下红细胞尿（＞50 个红细胞 / 高倍视野）
		肾脏超声检查正常结果
急性肾损伤分期	1 期	血清肌酐（SCr）增加≥0.3mg/dl，或者 SCr 增加≥基线的 1.5～2 倍
	2 期	SCr 增加≥基线的 2～3 倍
	3 期	从基线值增加 3 倍以上或急性增加至≥4.0mg/dl；增加≥0.3mg/dl 或开始进行肾脏替代治疗

KDIGO. 改善全球肾脏病预后组织
改编自参考文献 [2, 8–10]

表 9–3　国际腹水学会提出的肝肾综合征的新分类（2019）			
旧分类	**新分类**	**类　型**	**诊断标准**
HRS-1 型	肝肾综合征 – 急性肾损伤		• 48h 内绝对肌酐增加≥0.3mg/dl 和（或） • 尿量在 6h 内低于 0.5ml/kg 或 • 在最近 3 个月内，最新门诊测得的肌酐水平相对于基准水平增加≥50%
	肝肾综合征 – 非急性肾损伤	肝肾综合征 – 急性肾病	• 在没有其他结构性原因的情况下，估算的肾小球滤过率（eGFR）在最近 3 个月内持续＜60ml/（min·1.73m²） • 将最近 3 个月内最新的门诊测得的肌酐水平作为基准，肌酐水平增加的百分比小于 50%
		肝肾综合征 – 慢性肾病	• 在没有其他结构性原因的情况下，至少超过 3 个月后，eGFR 持续低于 60ml/（min·1.73m²）

改编自参考文献 [1]

疾病，可由任何原因引起肾实质结构改变，包括肾小球肾病、间质性肾病，以及与糖尿病、高血压等合并症相关的原因[1]。新的分类取消了 2 周的时间限制和 2.5mg/dl 的血清肌酐，而上述标准是先前 HRS 的诊断基础。

一、流行病学

由于缺乏对肝硬化患者肾功能的精确评估，肝硬化诊断标准的不断更新，以及肝硬化的复杂性，限制了我们对 HRS 的准确诊断；HRS 的发病率在很大程度上是未知的。HRS 的发病率很可能比我们预期的更常见。住院患者的报道很少。住院的肝硬化患者中有 25%～50% 存在 AKI[14, 15]。AKI 由三种不同的病因引起，包括肾前、肾实质和肾后。肝硬化患者肾前病变的常见原因是低血容量和 HRS-AKI。这占 HRS-AKI 病因的 60%～70%，占 AKI 所有病因的 11%～20%[16, 17]。肾脏内生性原因占肝硬化患者所有原因的 30%，包括缺血性损伤和急性肾小管坏死、急性肾小球肾炎和急性间质性肾炎。肾后病因不足 1%[16, 18]。根据新的标准，住院的肝硬化患者中有 50% 以上患

有 AKI。HRS 和 ATN 在 2 期和 3 期 AKI 中更为常见[19]。在门诊，根据 KDIGO 和 ICA 标准，HRS 的发生率为 8%～54%，ATN 的发生率为 11%～21%（表 9-2）[16, 20, 21]。HRS 的发病率和流行率根据使用的标准和严格遵守标准的程度而有很大差异。需要一个大型队列研究来确定基于新标准的 HRS 的确切发生率和患病率，尤其是在门诊情况下。

二、肝肾综合征的病理生理学

（一）肝肾综合征 – 急性肾损伤

在门静脉高压的情况下，内脏血管扩张和肾血管收缩导致肾血流进行性减少，从而发展为肝肾综合征 – 急性肾损伤。心功能障碍、肾上腺功能不全和持续的炎症也是肝硬化患者的重要因素。如图 9-1 所示，关于肝硬化患者 AKI 发生的经典理论是由于严重的全身血管扩张和随后的肾脏血管收缩导致肾功能严重下降。门静脉高压升高和门静脉血管的剪切应力导致内皮细胞产生血管扩张药，如一氧化氮和前列腺素[3, 22, 23]。这些血管扩张药局部起作用，引起严重的内脏血管扩张，导

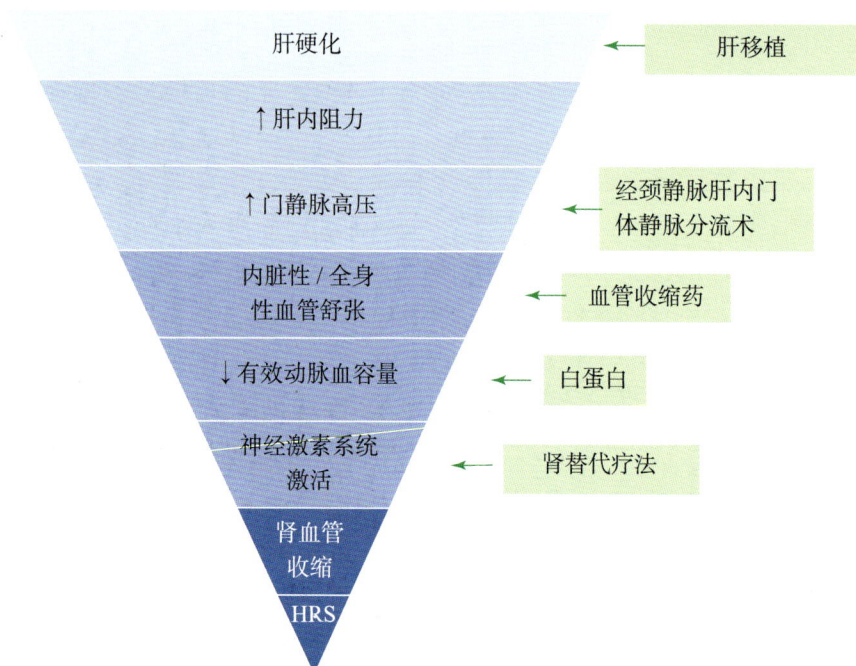

▲ 图 9-1 肝肾综合征（HRS）的病理生理及基于病理生理的治疗策略

致肾血灌注减少。有效平均动脉血压因此降低，然后激活肾素 – 血管紧张醛固酮轴和内脏交感神经系统，增加心输出量和心率，以补偿有效平均动脉血压的降低。局部加压素和内皮素分泌的增加也有助于肾小球内血流量的减少。随着肝病的加重，内脏血管扩张和肾脏血管收缩加重，导致肾功能损害，但无结构异常。醛固酮和加压素也可引起水和钠潴留，进一步加重腹水[24, 25]。约50% 的肝硬化患者有肝硬化心肌病，对生理和病理应激均有异常反应[26]。心输出量低是由于持续的全身性血管舒张，这使这些患者易患 HRS-AKI，并伴有不良预后。任何加重低血压的情况，如 β受体阻滞药的使用导致肾血灌注不足，都可能进一步危及肾脏损害。约 25% 的失代偿肝硬化患者存在肾上腺功能不全[27]。肾上腺功能不全可下调β肾上腺素受体并调节儿茶酚胺对心肌收缩和血管反应性的影响，使每搏输出量和心率恶化，并进一步降低心输出量。

全身性炎症是导致晚期肝病患者易患 AKI 的另一个关键因素。其机制尚不清楚，但观察性研究发现，与没有全身性炎症的患者相比，患有全身性炎症和促炎细胞因子水平升高的患者死亡率增加。在门静脉高压的情况下，炎症级联反应可能是由细菌移位和内毒素血症引发的[28-31]。

（二）肝肾综合征 – 非急性肾损伤

与 HRS-AKI 发生的显著血流动力学功能障碍不同，全身性炎症和细菌易位在 HRS-AKI 的病理生理中起关键作用。最近的几项研究表明，急性慢性肝衰竭（acute-on-chronic liver failure，ACLF）患者的 29 种血清细胞因子和非巯基蛋白明显升高，主要表现为多器官衰竭，以及对白蛋白和特利加压素治疗的不良反应[32]。肾衰竭的严重程度与细胞因子密切相关，而与肾素或血管加压素前体（copeptin）水平无关。肾活检也显示结构异常，包括慢性小管间质损伤、肾小球和血管损伤，TLR4 和半胱氨酸天冬氨酸蛋白酶 –3 升高。在无肾损害的 HRS-AKI 或 ACLF 患者中未见报道[33, 34]。

众所周知，细菌易位可增加促炎细胞因子和脂多糖，通过胱天蛋白酶介导的途径直接诱导肾小管细胞凋亡[35]。通过抑制细菌易位和内毒素的产生，发现用于治疗自发性细菌性腹膜炎（spontaneous bacterial peritonitis，SBP）的抗生素，如诺氟沙星和利福昔明，不仅可以延缓或降低 AKI 的发病率，而且可以提高 1 年生存率。此外，ACLF 的程度也与特利加压素和白蛋白治疗的反应有关，在高级别患者中反应降低[36-38]。

胆汁酸也有助于肝硬化患者 AKI 的发展，因为胆红素水平较高，对特利加压素治疗的反应较差[39, 40]。胆汁酸可直接损伤肾小管或形成管状胆汁酸管型，引起肾小管梗阻。去甲氧胆酸增加胆汁酸清除率可减轻实验动物肾损害[41]。

HRS-AKI 与 HRS-NAKI 在病理生理上存在差异；由于 HRS-AKI 的持续存在，也存在重叠。研究发现，约 60% 的 HRS-AKI 患者对白蛋白和特利加压素治疗无反应；随着时间的推移，这种无反应会增加。肾实质持续缺血可促进肾间质炎症改变和肾小管细胞死亡，随着时间的推移演变为 HRS-NAKI[42]。一旦 HRS-AKI 持续 6 周以上，即使进行肝移植，患者的残余肾功能也很难恢复。

三、临床表现

HRS 是肾脏功能损害。大多数患者表现为血清肌酐会逐渐升高，尿沉淀平淡或正常，无蛋白尿或少量蛋白尿，尿蛋白每天少于 500mg。由于 HRS 是肾前病变，尿钠通常低于 10mEq/L。部分患者可能出现少尿，24h 尿量小于 400mg。有些患者可能没有任何少尿，特别是在疾病的早期。

肾衰竭的发病是隐性的。HRS 可由诱发因素引起，如自发性细菌性腹膜炎、急性胃肠道出血或过度利尿引起的低血容量。单独使用利尿药不会引起任何 HRS，但可引起氮血症，特别是在没有明显水肿的情况下快速排液的患者中。利尿药引起的氮血症在停用利尿药后得到改善。

四、诊断

血清肌酐在慢性晚期肝病患者中不是很准确。肝硬化患者的肌酐水平可能高估肾功能受损程度，大多数肝硬化患者从衰竭的肝脏中产生的肌酐和BUN较少，他们营养不良，肌肉量减少，肌肉萎缩加剧，肾小管肌酐分泌增加。体积分布的增加可进一步稀释肌酐水平，血清高胆红素血症可干扰实验室肌酐测定。所有这些都可能导致对肾功能损害的高估。ICA 提出的新标准（表 9–3）允许使用肌酸酐的趋势，而不是实际的肌酸酐水平。如果肌酐比基线升高超过 0.3mg/dl 和（或）大于等于 50%，则可以诊断为 AKI。按照 ICA-AKI 标准诊断 HRS 的标准见表 9–2 和表 9–3。

由于上述标准无法提供任何关于 HRS-AKI 和 HRS-NAKI 的信息，因此人们进行了大量的研究工作以寻找更好的生物标志物。一些生物标志物，包括 NGAL、IL-18、L-FABP、肾损伤分子 –1、TLR4、π- 谷胱甘肽转移酶和 α- 谷胱甘肽转移酶，已经在 AKI 和肝硬化的背景下进行了详细评估[43]。HRS 在临床上很难与 ATN 区分开。尿 NGAL 有助于 ATN 的诊断，ATN 患者 NGAL 水平可达 417μg/L，而肾前性氮质血症患者仅为 30μg/L，CKD 患者为 82μg/L，HRS 患者为 76μg/L。尿 NGAL 水平不能区分肾前性氮质血症和 HRS。这些条件之间也存在重叠。

五、鉴别诊断

将 HRS 与其他肾损伤区分开来在临床上是非常重要的，因为 HRS 是不可逆的，而 ATN 和大多数肾前性疾病的病因通常是可逆的。HRS 是根据临床标准诊断的，是一种排斥的诊断。在诊断 HRS 之前，必须排除所有其他情况。

首先，需要排除慢性肝病中继发性肾小球肾炎和血管炎引起的继发性肾脏损害。混合性冷球蛋白血症综合征、膜增生性肾小球肾炎 I 型、膜性肾病和结节性多动脉炎（polyarteritis nodosa，PAN）应评估潜在的 HCV 和 HBV 感染。尿沉积物通常含有红细胞、红细胞管型或其他管型，并伴有明显的蛋白尿，这是肾实质损害的一个重要特征。

其次，肝硬化可能继发于潜在的肝脂肪变性或非酒精性脂肪肝，需要排除糖尿病肾病。先前的一项前瞻性研究表明，在一个中心分析了 562 名肝硬化和肾损伤患者后，肾前或感染相关的肾损伤比 HRS 更常见[44]。一些肝硬化患者在 HRS 之前可能患有慢性肾病；另外，持续感染的患者，尤其是没有感染性休克的 SBP 患者，可能会出现 HRS，因为尽管腹膜炎的抗生素治疗成功，但高达 18% 的肝硬化患者仍有持续的异常肾功能损害[5]。感染后 IgA 肾病可通过活性尿沉渣来排除。

最后，需要排除急性肾小管坏死。肝硬化患者可在胃肠道出血、收缩压、暴露于对比剂、败血症、低血压、使用一个疗程的非甾体抗炎药或氨基糖苷治疗后发生 ATN。病史、血清肌酐快速升高、少尿和阳性尿沉渣分析显示浑浊的棕色管型 / 颗粒样 / 上皮样均有助于 ATN 的诊断。钠排泄分数通常大于 2%，而 HRS 患者的钠排泄分数低于 1%[45]。值得注意的是，一些肝硬化 ATN 患者在肝病引起的持续肾缺血的情况下，钠排泄分数可能较低。此外，显著的高胆红素血症可引起无 ATN 的颗粒状和上皮细胞管型。一些生物标志物可能会有所帮助，如 NGAL，一旦它正式可用并经过大型临床试验的验证。

肾前性疾病与肾综合征肾病难以区分。肝硬化患者可因胃肠道液体 / 血液流失、过度利尿和非甾体抗炎药可阻断前列腺素对肾脏血管的舒张作用，而诱发肾前性疾病，前列腺素是维持门静脉高压情况下肾脏灌注的关键因素。只有在停止利尿、停止任何潜在的肾毒素和补液试验后，肾功能没有改善时，HRS 才能确诊。

HRS 的诊断不需要肾活检，因为 HRS 不会引起任何肾实质改变，只有功能异常。在约 71.4% 的尸检 HRS 肾脏中可以看到一种特殊的、微妙的、可逆的肾脏病变，被称作近曲小管上皮反流进入 Bowman 间隙[46]。如果活检结果会对治疗产生影响，并且这种治疗可能超过与侵入性手术相关的潜在危害，则可以进行经颈静脉肾活检。

六、治疗

HRS 的理想治疗方法是通过治疗潜在的急性或慢性肝病来恢复肝功能。一旦肝功能恢复，肾功能损害将得到改善。它已在许多肝移植受者中得到证实。如果肝功能不可能恢复，HRS 治疗是支持性的。治疗方法在很大程度上取决于以下因素：将向患者提供的护理水平，无论是住院还是门诊；ICU，监护或基层护理；某些药物的可获得性，这方面存在国家和地区差异；患者是否适合肝移植（图 9-1）。

HRS 的管理仍然是一个临床挑战。早期开始治疗可能会增加 HRS 消退的可能性，因为它具有极高的死亡率。随着我们对 HRS 的病理生理学有了更深的认识，目前有几种可行的方法。有些药物在世界上某些国家可能无法获得批准，但越来越多的证据可能会促使这些国家早日批准使用这些药物。

（一）药物治疗

如前所述，一旦诊断为 HRS，应停用所有利尿药，以及所有其他激进的药物。诊断性和治疗性穿刺联合白蛋白治疗应根据需要进行，以排除 SBP 和筋膜室综合征，并降低腹内压以改善肾脏灌注。静脉白蛋白注射是继发于低血容量（GIB）肾前原因的 HRS-NAKI 患者标准治疗的一部分。基于 ICA 诊断标准对 HRS-AKI 的诊断也非常重要[47]。白蛋白被认为通过以下作用对 HRS 起作用。白蛋白可通过其负电荷增加肿瘤压力，改善毛细血管通透性、增溶性、转运和代谢；它还可以通过其 N- 端金属结合（Cys-34）发挥抗氧化剂的作用，并通过更高浓度的 N- 端（Cys-34）改善止血效果；白蛋白可以通过增加细胞内谷胱甘肽和降低 TNF 诱导的 NF-κB 活化（一种内毒素结合失活）来稳定上皮细胞并调节免疫[48-50]。然而，由于肝硬化患者肾脏中钠和水排泄减少，对这些易

发生明显液体潴留和肺水肿的患者给予白蛋白时应谨慎。

如图 9-1 所示，针对血管收缩的治疗是治疗的主流，也是 HRS 治疗的第一道防线。血管收缩药需要与静脉注射白蛋白一起使用。特利加压素是美国以外最常用的抗利尿激素类似物。特立加压素还没有被美国 FDA 批准在美国使用。特利加压素是一种合成肽，含有 12 个氨基酸，是抗利尿激素的类似物。它作用于位于内脏循环的 V_1 受体，引起血管收缩以减少门静脉循环血流量，降低门静脉压力，并将血液转移到系统循环。特利加压素不仅可以通过上述收缩内脏循环增加全身血容量，还可以减少肾素和血管紧张素的释放，扩张肾血管以改善肾功能。特利压素联合白蛋白可使 23.7% 的 HRS 患者肌酐降至 1.5mg/dl 以下，而单独使用白蛋白仅能在 15.2% 的患者中实现类似的逆转[51, 52]。其他研究人员报道了更高的反应率，范围在 25%～75%[53-57]。特利加压素可以静脉注射，起始剂量为起始剂量为 0.5～1mg，每 4～6 小时一次，递增滴定至最大剂量为 2mg，每 4 小时一次。剂量滴定基于血清肌酐的反应。无反应定义为肌酐下降量小于基线的 25%。该反应还与初始血清肌酐水平和急性或慢性肝衰竭的分级有关[38, 55]。肌酐为 3～5mg/dl 的患者对特利加压素反应良好，如果基线肌酐大于 5.6mg/dl 则无反应[55]。为了实现 HRS 逆转，平均动脉压需要持续升高。因此，特利加压素应维持至完全缓解或至少 14 天。其他临床医生建议以 2～12mg/d 的剂量持续输注特利加压素，其效果与大剂量一样[58]。最严重的不良反应是血管收缩引起的心肌缺血和肠缺血。患者使用特利加压素期间应该给予心电监护。

另一种血管收缩药是去甲肾上腺素。去甲肾上腺素是一种非选择性 α 受体和 β 受体激动药，常用于低血压 / 休克患者的升压支持。它的使用必须在 ICU 设置中心静脉，以避免外周缺血。一些小型研究表明，通过增加动脉血压可以有效地保留 HRS[59-61]。去甲肾上腺素可在 0.05～0.1μg/（kg·min）至 2μg/（kg·min）静脉注射。其不良

反应包括心律失常、心肌梗死和外周缺血。已经进行了几项研究，将其与特利加压素在 HRS 中的使用进行了对比；去甲肾上腺素在逆转 HRS 和总生存率方面不如特利加压素[59-62]。

米多君和奥曲肽的使用始于 1999 年，当时一项小型研究显示，5 名患者从使用米多君和奥曲肽中获益[63]。米多君是一种前药，可转化为去甘胺多酮（一种 α_1 激动药），作用于全身 α_1 受体以升高血压。每天口服 3 次，每次剂量 5～15mg。奥曲肽可以通过抑制胰高血糖素、血管活性肽、分泌素、胃动素、血清素和胰多肽等激素的释放来减少内脏循环中的血流量。剂量为 100～300μg，每天 3 次，皮下注射。与单独使用白蛋白相比，米多君和奥曲肽联合使用可以降低更多的血清肌酐（40% vs. 10%），并改善死亡率（43% vs. 71%）[6]。然而，最近的一项小型研究显示，特利加压素和其他药物联合使用在 HRS 逆转方面不如特利加压素[53]（表 9-4）。

（二）经颈静脉肝内门体静脉分流术

经颈静脉肝内门体静脉分流术（transjugular intrahepatic portosystemic shunt，TIPS）可降低门静脉高压，逆转循环系统改变及相关炎症，进而改善肾功能。一项小型研究确实揭示了血清肌酐的改善和可能的生存益处[64]。在 HRS-1 型中，50% 的患者实现了 HRS 逆转，并且存活时间超过 3 个月[65]。在 HRS-2 型中，大多数患者实现了 HRS 逆转和腹水控制，70% 的患者存活超过 1 年。然而，超过 50% 的患者发生肝性脑病，并对肝性脑病的药物治疗有反应[66]。因此，肝性脑病发病率的增加和肝病的恶化限制了其使用。

（三）肾脏替代治疗

在美国，需要肾脏替代治疗的血液透析 AKI 逐年增加[67]。由于 HRS 的高死亡率，开始肾脏替代治疗是有争议的。目前的普查是将肾替代治疗作为肝移植患者的桥梁，因为研究显示 HRS 和 ATN 接受血液透析的死亡率相似[68]。其他研究表明，ACLF 的疾病严重程度和器官衰竭的数量比 AKI 的病因更能预测 28 天的生存；一些临床医生认为，不考虑肝移植的候选性，启动肾脏替代治疗是合理的[68, 69]。在这一患者群体中，肾脏替代治疗的理想起始时间尚未研究。肾脏替代治疗的开始应根据患者的容量状况、异常电解质、酸碱、利尿药耐受性及对医疗管理的反应进行个体化。

MARS 肝脏支持系统，也称为白蛋白透析与分子吸收剂再循环系统（molecular absorbent recirculating system，MARS），正被用于 HRS 患者最终肝移植的过渡（图 9-2）。对其使用的研

表 9-4　肝肾综合征的血管收缩药比较			
	米多君	特利加压素	去甲肾上腺素
途径	口服		
反应率	有限，与单独用白蛋白相似	40%～50%	40%～50%
监护等级	无	监护床	重症床
安全性	安全	胃肠道反应、缺血	缺血、胃肠道反应、急性呼吸窘迫综合征
花费	$	在美国没有施行	$$
基本原理	*	***	**

$. 表示成本

*. 表示研究对改善肝肾综合征患者肾功能的益处强度

究非常有限；在得出任何结论之前，需要进行大规模的临床试验。一项非常有限的研究表明，接受 MARS 治疗的患者与未接受 MARS 治疗但接受标准药物治疗的患者在 28 天内的生存率无显著差异[70, 71]。

（四）肝移植

肝移植是 HRS 唯一确定的治疗方法。肝移植后的肾脏恢复和患者生存率明显高于急性肾小管坏死患者，与无 AKI 或 1 期 AKI 患者相当[72]。在一项使用移植受者科学登记处的大型研究中，有 2112 名患者在肝移植前接受了急性肾脏替代治疗，只有 91% 的患者肾脏完全恢复，约 9% 的患者在肝移植后 6 个月仍需要慢性肾脏替代治疗[73, 74]。

这 9% 的患者或其他患者在肝移植后肾脏没有恢复的原因尚不清楚。延迟恢复是否继发于先前存在的合并症、移植前未知或未确诊的内在肾实质疾病、围术期事件或移植后的免疫抑制，仍有待进一步研究。

在引入基于 MELD 评分的器官分配方法后，近年来同时进行肝移植和肾移植的病例越来越多[75, 76]。目前在美国肝移植中占 10%[77]。双肾移植增加的驱动力主要是由于预测肝移植后肾脏缺乏恢复和死亡率增加[78]。在单肝移植患者中，约 20% 的患者会出现一定程度的肾功能损害，约 2% 的患者会从双肝肾移植中获益[79, 80]。同时进行肝肾移植的适应证见表 9-5。

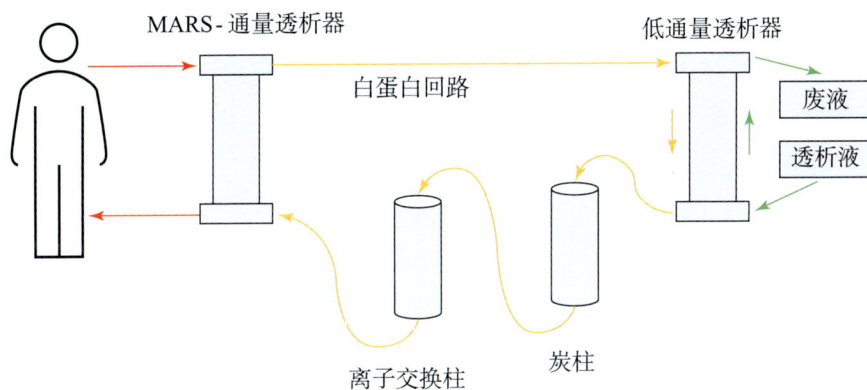

◀ 图 9-2　分子吸收剂再循环系统（MARS）示意

表 9-5　同步肝肾移植的适应证	
移植肾脏学决定以下事项	下列内容应记录在图表中，每个类别中至少有以下一项
慢性肾病连续 90 天估算的肾小球滤过率（eGFR）≤60ml/min	• 患者需要定期接受血液透析（HD）治疗 • 患者在肾移植等候名单登记时计算 / 测量肌酐清除率或 eGFR≤35ml/min
持续性急性肾损伤	• 患者需要定期接受 HD 治疗 • 计算 / 测量肌酐清除率或 eGFR≤25%，至少连续 6 周，每 7 天记录一次 • 患者连续 6 周同时使用上述两种治疗
代谢疾病	• 高草酸尿症 • 非典型溶血性尿毒综合征由因子 H 和可能由因子 I 家族性非神经性系统性淀粉样变性突变引起 • 甲基丙二酸尿

引自 OPTN Simultaneous Liver Kidney（SLK）Allocation Policy[81].

炎症在 HRS 的发展中起着重要作用。理论上，控制持续的炎症可能有助于预防或逆转肝肾综合征。目前还没有相关的研究，它可能会为有效治疗和逆转 HRS 打开另一扇门。

七、预防

预防比治疗好。预防 HRS 的策略是在补偿良好的患者中预防慢性肝病的进展；逆失代偿性肝硬化；避免任何可能损害肾脏血液灌注的药物或情况，包括非甾体抗炎药。在治疗性穿刺中静脉补充白蛋白，并结合预防性和治疗性抗生素治疗自发性细菌性腹膜炎，已被证明可降低肝硬化患者 AKI 的发生率[36]。白蛋白应在第 1 天以 1.5g/kg 的剂量给予，然后在第 3 天以 1g/kg 的剂量给予收缩压，在大容量穿刺时以 8g/L 的剂量给予清除腹水。

如果成本不是问题；一项临床试验显示，失代偿期肝硬化患者长期服用白蛋白可降低 SBP 和 HRS 发生率，提高生存率[82]。如果白蛋白用于肝硬化患者的非 SBP 感染，则没有证明的益处。许多肝硬化腹水患者服用利尿药。当血清肌酐开始升高时，应立即停用利尿药。β 受体阻滞药是非常有效的，广泛用于肝硬化预防静脉曲张出血。然而，据报道，心输出量减少可能使这些患者易患 AKI[83]。因此，临床医生应咨询肝病学，并仔细权衡在该患者群体中继续使用非选择性受体阻滞药的益处和风险。

八、预后

HRS 通常是肝硬化的致命并发症，中位生存期分别为 1 个月和 6.7 个月[84]。其预后比肝硬化腹水无肾损害的患者差得多。1 型 HRS 在未进行肝移植 1 个月后死亡率超过 50%[44]。目前可用的特利加压素和去甲肾上腺素治疗只能逆转 40%～50% 的病例，唯一确定的治疗方法是肝移植，因此早期诊断显得很重要。目前 HRS 的诊断多基于临床依据，引入尿 NGAL 鉴别 ATN 可能为早期诊断提供实用手段。有关治疗反应预测因素的数据表明，治疗应尽早开始[44]。早期诊断和早期治疗将是阻断其病理生理，最终逆转 HRS 的最佳目标。在很大程度上需要研究确定生物标志物和治疗方案，以改善 HRS 患者的预后。

参 考 文 献

[1] Angeli P, Garcia-Tsao G, Nadim MK, Parikh CR. News in pathophysiology, definition and classification of hepatorenal syndrome: a step beyond the International Club of Ascites (ICA) consensus document. J Hepatol. 2019;71(4):811–22.

[2] Angeli P, Gines P, Wong F, Bernardi M, Boyer TD, Gerbes A, et al. Diagnosis and management of acute kidney injury in patients with cirrhosis: revised consensus recommendations of the International Club of Ascites. J Hepatol. 2015;62(4):968–74.

[3] Gines P, Schrier RW. Renal failure in cirrhosis. N Engl J Med. 2009;361(13):1279–90.

[4] Arroyo V, Gines P, Gerbes AL, Dudley FJ, Gentilini P, Laffi G, et al. Definition and diagnostic criteria of refractory ascites and hepatorenal syndrome in cirrhosis. International Ascites Club. Hepatology. 1996;23(1):164–76.

[5] Salerno F, Gerbes A, Gines P, Wong F, Arroyo V. Diagnosis, prevention and treatment of hepatorenal syndrome in cirrhosis. Gut. 2007;56(9):1310–8.

[6] Esrailian E, Pantangco ER, Kyulo NL, Hu KQ, Runyon BA. Octreotide/Midodrine therapy significantly improves renal function and 30-day survival in patients with type 1 hepatorenal syndrome. Dig Dis Sci. 2007;52(3):742–8.

[7] International club of ascites. Guidelines: criteria for the diagnosis of hepatorenal syndrome: 2019. Available from: http://www.icascites.org/about/guidelines/.

[8] Kellum JA, Lameire N. Diagnosis, evaluation, and management of acute kidney injury: a KDIGO summary (part 1). Crit Care. 2013;17(1):204.

[9] Nadim MK, Durand F, Kellum JA, Levitsky J, O'Leary JG, Karvellas CJ, et al. Management of the critically ill patient with cirrhosis: a multidisciplinary perspective. J Hepatol. 2016;64(3):717–35.

[10] Palevsky PM, Liu KD, Brophy PD, Chawla LS, Parikh CR, Thakar CV, et al. KDOQI US commentary on the 2012 KDIGO clinical practice guideline for acute kidney injury. Am J Kidney Dis. 2013;61(5):649–72.

[11] Andrassy KM. Comments on 'KDIGO 2012 clinical practice guideline for the evaluation and management of chronic kidney disease'. Kidney Int. 2013;84(3):622–3.

[12] Francoz C, Glotz D, Moreau R, Durand F. The evaluation of renal function and disease in patients with cirrhosis. J Hepatol. 2010;52(4):605–13.

[13] Wong F, Nadim MK, Kellum JA, Salerno F, Bellomo R, Gerbes A, et al. Working party proposal for a revised classification system of renal dysfunction in patients with cirrhosis. Gut. 2011;60(5):702–9.

[14] Piano S, Rosi S, Maresio G, Fasolato S, Cavallin M, Romano A, et al. Evaluation of the acute kidney injury network criteria in hospitalized patients with cirrhosis and ascites. J Hepatol. 2013;59(3):482–9.

[15] Piano S, Fasolato S, Salinas F, Romano A, Tonon M, Morando F, et al. The empirical antibiotic treatment of nosocomial spontaneous bacterial peritonitis: results of a randomized, controlled clinical trial. Hepatology. 2016;63(4):1299–309.

[16] Garcia-Tsao G, Parikh CR, Viola A. Acute kidney injury in cirrhosis. Hepatology. 2008;48(6):2064–77.

[17] Fang JT, Tsai MH, Tian YC, Jenq CC, Lin CY, Chen YC, et al. Outcome predictors and new score of critically ill cirrhotic patients with acute renal failure. Nephrol Dial Transplant. 2008;23(6):1961–9.

[18] Hartleb M, Gutkowski K. Kidneys in chronic liver diseases. World J Gastroenterol. 2012;18(24):3035–49.

[19] Huelin P, Piano S, Sola E, Stanco M, Sole C, Moreira R, et al. Validation of a staging system for acute kidney injury in patients with cirrhosis and association with acute-on-chronic liver failure. Clin Gastroenterol Hepatol. 2017;15(3):438–45.e5.

[20] Salerno F, Cazzaniga M, Merli M, Spinzi G, Saibeni S, Salmi A, et al. Diagnosis, treatment and survival of patients with hepatorenal syndrome: a survey on daily medical practice. J Hepatol. 2011;55(6):1241–8.

[21] Planas R, Montoliu S, Balleste B, Rivera M, Miquel M, Masnou H, et al. Natural history of patients hospitalized for management of cirrhotic ascites. Clin Gastroenterol Hepatol. 2006;4(11):1385–94.

[22] Martin PY, Gines P, Schrier RW. Nitric oxide as a mediator of hemodynamic abnormalities and sodium and water retention in cirrhosis. N Engl J Med. 1998;339(8):533–41.

[23] Martin PY, Ohara M, Gines P, Xu DL, St John J, Niederberger M, et al. Nitric oxide synthase (NOS) inhibition for one week improves renal sodium and water excretion in cirrhotic rats with ascites. J Clin Invest. 1998;101(1):235–42.

[24] Sola E, Gines P. Renal and circulatory dysfunction in cirrhosis: current management and future perspectives. J Hepatol. 2010;53(6):1135–45.

[25] Kastelan S, Ljubicic N, Kastelan Z, Ostojic R, Uravic M. The role of duplex-doppler ultrasonography in the diagnosis of renal dysfunction and hepatorenal syndrome in patients with liver cirrhosis. Hepato-Gastroenterology. 2004;51(59):1408–12.

[26] Krag A, Bendtsen F, Henriksen JH, Moller S. Low cardiac output predicts development of hepatorenal syndrome and survival in patients with cirrhosis and ascites. Gut. 2010;59(1). 105 10.

[27] Acevedo J, Fernandez J, Prado V, Silva A, Castro M, Pavesi M, et al. Relative adrenal insufficiency in decompensated cirrhosis: relationship to short-term risk of severe sepsis, hepatorenal syndrome, and death. Hepatology. 2013;58(5):1757–65.

[28] Wiest R, Lawson M, Geuking M. Pathological bacterial translocation in liver cirrhosis. J Hepatol. 2014;60(1):197–209.

[29] Navasa M, Follo A, Filella X, Jimenez W, Francitorra A, Planas R, et al. Tumor necrosis factor and interleukin-6 in spontaneous bacterial peritonitis in cirrhosis: relationship with the development of renal impairment and mortality. Hepatology. 1998;27(5):1227–32.

[30] Maiwall R, Chandel SS, Wani Z, Kumar S, Sarin SK. SIRS at admission is a predictor of AKI development and mortality in hospitalized patients with severe alcoholic hepatitis. Dig Dis Sci. 2016;61(3):920–9.

[31] Shah N, Mohamed FE, Jover-Cobos M, Macnaughtan J, Davies N, Moreau R, et al. Increased renal expression and urinary excretion of TLR4 in acute kidney injury associated with cirrhosis. Liver Int. 2013;33(3):398–409.

[32] Claria J, Arroyo V, Moreau R. The acute-on-chronic liver failure syndrome, or when the innate immune system Goes astray. J Immunol. 2016;197(10):3755–61.

[33] Trawale JM, Paradis V, Rautou PE, Francoz C, Escolano S, Sallee M, et al. The spectrum of renal lesions in patients with cirrhosis: a clinicopathological study. Liver Int. 2010;30(5): 725–32.

[34] Shah N, Dhar D, El Zahraa Mohammed F, Habtesion A, Davies NA, Jover-Cobos M, et al. Prevention of acute kidney injury in a rodent model of cirrhosis following selective gut decontamination is associated with reduced renal TLR4 expression. J Hepatol. 2012;56(5):1047–53.

[35] Jo SK, Cha DR, Cho WY, Kim HK, Chang KH, Yun SY, et al. Inflammatory cytokines and lipopolysaccharide induce Fas-mediated apoptosis in renal tubular cells. Nephron. 2002;91(3):406–15.

[36] Fernandez J, Navasa M, Planas R, Montoliu S, Monfort D, Soriano G, et al. Primary prophylaxis of spontaneous bacterial peritonitis delays hepatorenal syndrome and improves survival in cirrhosis. Gastroenterology. 2007;133(3):818–24.

[37] Dong T, Aronsohn A, Gautham Reddy K, Te HS. Rifaximin decreases the incidence and severity of acute kidney injury and hepatorenal syndrome in cirrhosis. Dig Dis Sci. 2016;61(12):3621–6.

[38] Piano S, Schmidt HH, Ariza X, Amoros A, Romano A, Husing-Kabar A, et al. Association between grade of acute on chronic liver failure and response to terlipressin and albumin in patients with hepatorenal syndrome. Clin Gastroenterol Hepatol. 2018;16(11):1792–800.e3.

[39] van Slambrouck CM, Salem F, Meehan SM, Chang A. Bile cast nephropathy is a common pathologic finding for kidney injury associated with severe liver dysfunction. Kidney Int. 2013;84(1):192–7.

[40] Barreto R, Fagundes C, Guevara M, Sola E, Pereira G, Rodriguez E, et al. Type-1 hepatorenal syndrome associated with infections in cirrhosis: natural history, outcome of kidney function, and survival. Hepatology. 2014;59(4):1505–13.

[41] Krones E, Eller K, Pollheimer MJ, Racedo S, Kirsch AH, Frauscher B, et al. NorUrsodeoxycholic acid ameliorates cholemic nephropathy in bile duct ligated mice. J Hepatol. 2017;67(1): 110–9.

[42] Davenport A, Sheikh MF, Lamb E, Agarwal B, Jalan R. Acute kidney injury in acute-on-chronic liver failure: where does hepatorenal syndrome fit? Kidney Int. 2017;92(5):1058–70.

[43] Belcher JM. Acute kidney injury in liver disease: role of biomarkers. Adv Chronic Kidney Dis. 2015;22(5):368–75.

[44] Martin-Llahi M, Guevara M, Torre A, Fagundes C, Restuccia T, Gilabert R, et al. Prognostic importance of the cause of renal failure in patients with cirrhosis. Gastroenterology. 2011;140(2):488–96.e4.

[45] Diamond JR, Yoburn DC. Nonoliguric acute renal failure associated with a low fractional excretion of sodium. Ann Intern Med. 1982;96(5):597–600.

[46] Kanel GC, Peters RL. Glomerular tubular reflux--a morphologic renal lesion associated with the hepatorenal syndrome. Hepatology. 1984;4(2):242–6.

[47] Arroyo V, Fernandez J. Pathophysiological basis of albumin use in cirrhosis. Ann Hepatol. 2011;10(Suppl 1):S6–14.

[48] Garcia-Martinez R, Caraceni P, Bernardi M, Gines P, Arroyo V, Jalan R. Albumin: pathophysiologic basis of its role in the treatment of cirrhosis and its complications. Hepatology. 2013;58(5):1836–46.

[49] Caraceni P, Domenicali M, Tovoli A, Napoli L, Ricci CS, Tufoni M, et al. Clinical indications for the albumin use: still a controversial issue. Eur J Intern Med. 2013;24(8):721–8.

[50] Arroyo V, Garcia-Martinez R, Salvatella X. Human serum albumin, systemic inflammation, and cirrhosis. J Hepatol. 2014;61(2):396–407.

[51] Boyer TD, Sanyal AJ, Wong F, Frederick RT, Lake JR, O'Leary JG, et al. Terlipressin plus albumin is more effective than albumin alone in improving renal function in patients with cirrhosis and hepatorenal syndrome type 1. Gastroenterology. 2016;150(7):1579–89.e2.

[52] Wong F, Pappas SC, Boyer TD, Sanyal AJ, Bajaj JS, Escalante S, et al. Terlipressin improves renal function and reverses hepatorenal syndrome in patients with systemic inflammatory response syndrome. Clin Gastroenterol Hepatol. 2017;15(2):266–72.e1.

[53] Cavallin M, Kamath PS, Merli M, Fasolato S, Toniutto P, Salerno F, et al. Terlipressin plus albumin versus midodrine and octreotide plus albumin in the treatment of hepatorenal syndrome: a randomized trial.

Hepatology. 2015;62(2):567–74.

[54] Martin-Llahi M, Pepin MN, Guevara M, Diaz F, Torre A, Monescillo A, et al. Terlipressin and albumin vs albumin in patients with cirrhosis and hepatorenal syndrome: a randomized study. Gastroenterology. 2008;134(5):1352–9.

[55] Boyer TD, Sanyal AJ, Garcia-Tsao G, Blei A, Carl D, Bexon AS, et al. Predictors of response to terlipressin plus albumin in hepatorenal syndrome (HRS) type 1: relationship of serum creatinine to hemodynamics. J Hepatol. 2011;55(2):315–21.

[56] Sanyal AJ, Boyer T, Garcia-Tsao G, Regenstein F, Rossaro L, Appenrodt B, et al. A randomized, prospective, double-blind, placebo-controlled trial of terlipressin for type 1 hepatorenal syndrome. Gastroenterology. 2008;134(5):1360–8.

[57] Arora V, Maiwall R, Rajan V, Jindal A, Muralikrishna Shasthry S, Kumar G, et al. Terlipressin is superior to noradrenaline in the management of acute kidney injury in acute on chronic liver failure. Hepatology. 2020;71(2):600–10.

[58] Cavallin M, Piano S, Romano A, Fasolato S, Frigo AC, Benetti G, et al. Terlipressin given by continuous intravenous infusion versus intravenous boluses in the treatment of hepatorenal syndrome: a randomized controlled study. Hepatology. 2016;63(3):983–92.

[59] Alessandria C, Ottobrelli A, Debernardi-Venon W, Todros L, Cerenzia MT, Martini S, et al. Noradrenalin vs terlipressin in patients with hepatorenal syndrome: a prospective, randomized, unblinded, pilot study. J Hepatol. 2007;47(4):499–505.

[60] Sharma P, Kumar A, Shrama BC, Sarin SK. An open label, pilot, randomized controlled trial of noradrenaline versus terlipressin in the treatment of type 1 hepatorenal syndrome and predictors of response. Am J Gastroenterol. 2008;103(7):1689–97.

[61] Singh V, Ghosh S, Singh B, Kumar P, Sharma N, Bhalla A, et al. Noradrenaline vs. terlipressin in the treatment of hepatorenal syndrome: a randomized study. J Hepatol. 2012;56(6): 1293–8.

[62] Nassar Junior AP, Farias AQ, LA DA, Carrilho FJ, Malbouisson LM. Terlipressin versus norepinephrine in the treatment of hepatorenal syndrome: a systematic review and meta-analysis. PLoS One. 2014;9(9):e107466.

[63] Angeli P, Volpin R, Gerunda G, Craighero R, Roner P, Merenda R, et al. Reversal of type 1 hepatorenal syndrome with the administration of midodrine and octreotide. Hepatology. 1999;29(6):1690–7.

[64] Song T, Rossle M, He F, Liu F, Guo X, Qi X. Transjugular intrahepatic portosystemic shunt for hepatorenal syndrome: a systematic review and meta-analysis. Dig Liver Dis. 2018;50(4):323–30.

[65] Wadei HM, Mai ML, Ahsan N, Gonwa TA. Hepatorenal syndrome: pathophysiology and management. Clin J Am Soc Nephrol. 2006;1(5):1066–79.

[66] Arroyo V, Fernandez J. Management of hepatorenal syndrome in patients with cirrhosis. Nat Rev Nephrol. 2011;7(9):517–26.

[67] Nadkarni GN, Simoes PK, Patel A, Patel S, Yacoub R, Konstantinidis I, et al. National trends of acute kidney injury requiring dialysis in decompensated cirrhosis hospitalizations in the United States. Hepatol Int. 2016;10(3):525–31.

[68] Allegretti AS, Parada XV, Eneanya ND, Gilligan H, Xu D, Zhao S, et al. Prognosis of patients with cirrhosis and AKI who initiate RRT. Clin J Am Soc Nephrol. 2018;13(1):16–25.

[69] Angeli P, Rodriguez E, Piano S, Ariza X, Morando F, Sola E, et al. Acute kidney injury and acute-on-chronic liver failure classifications in prognosis assessment of patients with acute decompensation of cirrhosis. Gut. 2015;64(10):1616–22.

[70] Banares R, Catalina MV, Vaquero J. Liver support systems: will they ever reach prime time? Curr Gastroenterol Rep. 2013;15(3):312.

[71] Banares R, Nevens F, Larsen FS, Jalan R, Albillos A, Dollinger M, et al. Extracorporeal albumin dialysis with the molecular adsorbent recirculating system in acute-on-chronic liver failure: the RELIEF trial. Hepatology. 2013;57(3):1153–62.

[72] Nadim MK, Genyk YS, Tokin C, Fieber J, Ananthapanyasut W, Ye W, et al. Impact of the etiology of acute kidney injury on outcomes following liver transplantation: acute tubular necrosis versus hepatorenal syndrome. Liver Transpl. 2012;18(5):539–48.

[73] Sharma P, Goodrich NP, Schaubel DE, Guidinger MK, Merion RM. Patient-specific prediction of ESRD after liver transplantation. J Am Soc Nephrol. 2013;24(12):2045–52.

[74] Sharma P, Goodrich NP, Zhang M, Guidinger MK, Schaubel DE, Merion RM. Short-term pretransplant renal replacement therapy and renal nonrecovery after liver transplantation alone. Clin J Am Soc Nephrol. 2013;8(7):1135–42.

[75] Nadim MK, Davis CL, Sung R, Kellum JA, Genyk YS. Simultaneous liver-kidney transplantation: a survey of US transplant centers. Am J Transplant. 2012;12(11):3119–27.

[76] Nadim MK, Sung RS, Davis CL, Andreoni KA, Biggins SW, Danovitch GM, et al. Simultaneous liver-kidney transplantation summit: current state and future directions. Am J Transplant. 2012;12(11):2901–8.

[77] Asch WS, Bia MJ. New organ allocation system for combined liver-kidney transplants and the availability of kidneys for transplant to patients with stage 4–5 CKD. Clin J Am Soc Nephrol. 2017;12(5): 848–52.

[78] Srinivas TR, Stephany BR, Budev M, Mason DP, Starling RC, Miller C, et al. An emerging population: kidney transplant candidates who are placed on the waiting list after liver, heart, and lung transplantation. Clin J Am Soc Nephrol. 2010;5(10):1881–6.

[79] Chopra A, Cantarovich M, Bain VG. Simultaneous liver and kidney transplants: optimizing use of this double resource. Transplantation. 2011;91(12):1305–9.

[80] Puri V, Eason J. Simultaneous liver-kidney transplantation. Curr Transpl Rep. 2015;2(4):297–302.

[81] OPTN/UNOS Kidney Transplantation Committee. Simultaneous Liver Kidney (SLK) Allocation Policy 2015 [cited 26 Nov 2019]. Available from: https://optn.transplant.hrsa.gov/media/1192/0815–12_ SLK_ Allocation.pdf.

[82] Caraceni P, Riggio O, Angeli P, Alessandria C, Neri S, Foschi FG, et al. Long-term albumin administration in decompensated cirrhosis (ANSWER): an open-label randomised trial. Lancet. 2018;391(10138):2417–29.

[83] Serste T, Melot C, Francoz C, Durand F, Rautou PE, Valla D, et al. Deleterious effects of beta-blockers on survival in patients with cirrhosis and refractory ascites. Hepatology. 2010;52(3):1017–22.

[84] Alessandria C, Ozdogan O, Guevara M, Restuccia T, Jimenez W, Arroyo V, et al. MELD score and clinical type predict prognosis in hepatorenal syndrome: relevance to liver transplantation. Hepatology. 2005;41(6):1282–9.

第 10 章　狼疮性肾炎

Lupus Nephritis

Omar H. Maarouf　著

系统性红斑狼疮是一种慢性多系统自身免疫性疾病，主要影响育龄期女性，通常可累及肾脏。

狼疮性肾炎（lupus nephritis，LN）在系统性红斑狼疮患者中十分常见，是系统性红斑狼疮最常见的肾损伤原因。值得注意的是，男性的 SLE 患者的疾病更具侵袭性，肾脏和心血管受累率增加，并且比女性更有可能发展为 ESRD[1]。

在年轻时表现出 SLE 症状的患者更有可能发展为 LN，而无肾炎的 SLE 出现时间较晚。LN 通常在 SLE 诊断后的前 3 年内出现在病程早期，它也可以与 SLE 的诊断同时发生。LN 可能发生在较年轻的年龄，涉及女性，并倾向于非欧洲血统。值得注意的是，与白种人患者相比，黑种人和西班牙裔患者的病程更差，更倾向于发展为 ESRD[2]。

在增生性 LN 中，1/3 可发展为 ESKD。对诱导免疫抑制治疗早期应答可防止进展为 ESKD，临床反应者的 10 年肾脏存活率可高达 90%。相反，对免疫治疗有部分应答的患者肾脏存活率降低到 50%。不幸的是，无应答者的肾脏存活率显著下降至 10%。不同阶段 LN 的死亡率差异很大，在 15%～25%[3]。

作为一种自身免疫性疾病，遗传对该疾病的影响是明显的。与大多数自身免疫疾病一样，HLA 分子中的基因改变会捕获自身抗原，激活我们对红斑狼疮性肾炎的免疫反应[4]。有趣的是，HLA-DR4 和 HLA-DR11 的基因改变可能会对 LN 起到保护作用，而 HLA-DR3 和 HLA-DR15 的基因改变则可能增加 LN 的风险。仅有这些高风险等位基因并不一定导致 LN，因为许多患有 LN 的患者没有这些高风险变体。随着我们在 LN 中寻找更

多基因变异，很可能会发现 HLA 分子中的更多基因修改。这些基因变异很可能在系统性红斑狼疮和狼疮性肾炎的种族和民族差异中起到作用[5]。

一、病理生理学

狼疮性肾炎疾病过程中，自身抗原引发的自身抗体的生成是关键因素，导致免疫复合物（immune complex，IC）的形成和肾小球中循环免疫复合物的积累。当自身抗体靶向内在肾小球抗原时，IC 可以在局部形成，导致我们的补体系统激活以清除局部损伤。自身免疫疾病中持续的刺激导致免疫反应失调，增强局部炎症反应，进而促进局部肾脏损伤的发展。凋亡细胞残骸（包括染色质）可能未能被我们的补体系统完全清除，进一步刺激自身免疫反应。这些凋亡细胞残骸激活肾内树突状细胞（dendritic cell，DC），形成浆细胞样树突状细胞（plasmacytoid DC，pDC），进而激活 T 细胞。当 T 细胞激活 B 细胞时，它们增强了抗染色质抗体的产生。肾小球内损伤的炎症反应导致补体系统持续激活，试图清除局部损伤。通过经典途径和替代途径实现补体系统的持续反应导致组织损伤和进一步炎症[6]。

T 细胞和 B 细胞的相互作用刺激肾间质产生浆细胞，这些浆细胞克隆性地产生自身抗体。这种炎症反应级联是由肾脏内部的树突状细胞产生 IFN-α 所促进的，它增强了自身反应性 B 细胞的活化，以及与 T 细胞的相互作用。这些相互作用进一步激活免疫反应，导致肾间质中大量产生自身抗体的浆细胞。补体系统的 C1q 组分在免疫复

合物清除中起着至关重要的作用，而针对 C1q 的抗体会损害免疫复合物的清除能力[7]。这种持续的局部损伤和炎症会吸引中性粒细胞试图清除这种炎症，但持续的局部损伤会导致中性粒细胞凋亡。这些凋亡细胞释放中性粒细胞外排网（neutrophil extracellular trap，NET），捕获更多的中性粒细胞。这进一步加剧了局部损伤，导致局部免疫细胞应答者（如 pDC）释放 IFN-α，进一步增强炎症反应，加剧肾内自身免疫和炎症，导致肾脏组织损伤，如果这种失调的自身免疫反应不能被消除，可能引起组织纤维化（图 10-1）[8]。

二、诊断

狼疮性肾炎通常没有症状，因此对高风险人群进行筛查可以帮助早期诊断狼疮性肾炎。血清肌酐、尿蛋白和尿沉渣是用于筛查 LN 的主要实验室检查。在 SLE 患者中，活动性尿沉渣结果为尿试纸上有血和（或）蛋白，可提示为 LN。然而，作为筛查工具的尿液分析结果可能会因尿液浓度和采集充分性而不准确。尿液中发现的红细胞可能来自非肾小球源，如月经期或肾结石。应使用显微镜检查尿液，寻找肾小球出血的征象，如畸形红细胞，或者诊断的金标准红细胞管型。尿液分析结果会受到尿液浓度的变化影响。我们可以通过测量尿肌酐并确定尿蛋白／肌酐比值来控制尿液浓度的变化。同时，测量尿白蛋白以确认蛋白尿主要是白蛋白尿也很重要。在决定开始或改变免疫抑制治疗方案时，建议使用 24h 尿液收集来确认蛋白尿水平。我们还可以在 24h 尿液收集中测量尿蛋白／肌酐比值，以控制采集误差。

关注病理学结果和系统性红斑狼疮患者的临床表现之间的不一致是医生在照顾患有狼疮性肾炎的患者时需要注意的[9]。Ⅳ类狼疮性肾炎可以表现出很少的肾脏狼疮症状[10, 11]。SLE 患者虽然尿蛋白定量＜1g/24h，但可能存在明显的增殖性 LN（Ⅲ类或Ⅳ类）肾脏受累[12, 13]。

LN 的肾病理学变化可能在临床表现上没有反映出来，因此需要进行肾活检。蛋白尿的增加可能反映出 LN 的急性发作和肾脏炎症，也可能是 LN 进展至肾脏纤维化的标志[14]。值得注意的是，

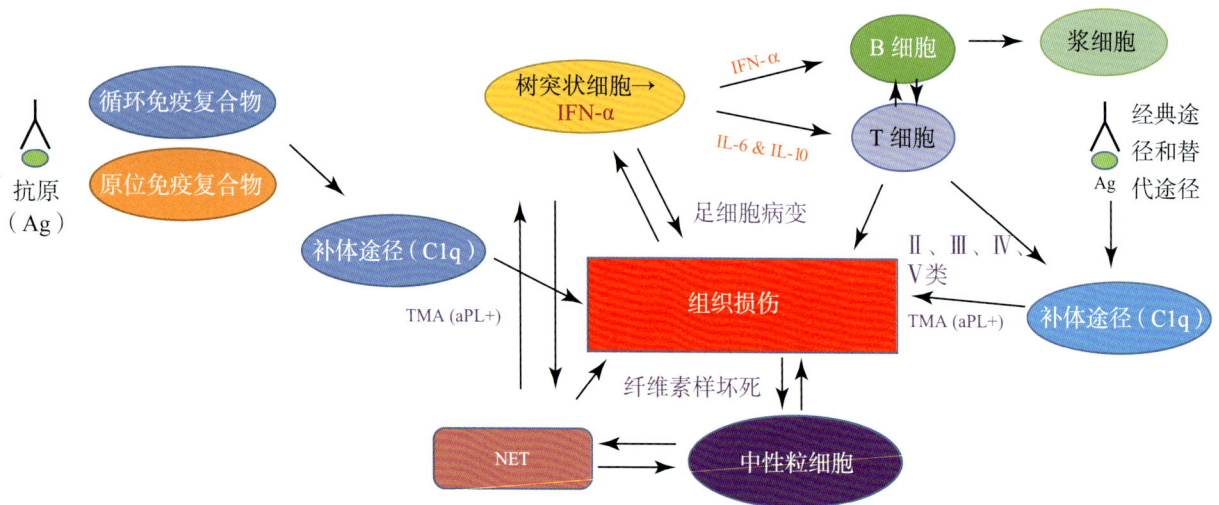

▲ 图 10-1 汇总了狼疮性肾炎（LN）发病机制的主要免疫系统组成部分，并揭示了对 LN 中自身免疫反应的当前理解

循环中的浆细胞样树突状细胞被招募到肾脏并释放 IFN-α，刺激抗原提呈细胞，并促进 B 细胞分化为浆细胞。B 细胞向 T 细胞提呈自身抗原，导致 T 细胞激活并释放促炎性细胞因子（如 IL-6）。中性粒细胞被吸引以清除炎症。持续的自身免疫反应可能导致中性粒细胞外排网（NET）形成，进一步引发局部炎症，如果不进行治疗，会导致炎症损伤和组织纤维化加重

蛋白尿的急剧增加可能反映出新的第 V 类 LN 或晚期增生病变。大多数肾脏科医生在 SLE 患者的蛋白尿大于 0.5g，尤其是伴有血清肌酐上升时，会进行肾活检。这在 LN 的早期阶段更为重要。

肌酐和血压升高，伴有非活动性尿酸增多和亚肾病性蛋白尿，很可能指向内皮损伤导致血栓性微血管病（thrombotic microangiopathy，TMA）。在这种情况下，当血压难以控制，我们还必须寻找合并的抗磷脂抗体综合征（antiphospholipid syndrome，APLAS）。对于患有 APLAS 和 LN 的患者，除了免疫治疗外还需要抗凝治疗，以防止血管损伤进一步扩大。尿沉渣中同时存在蛋白尿和血尿表明存在活动性炎症[15]。

鉴于狼疮性肾炎的临床表现与肾脏病理之间存在不一致，许多肾脏专家在 LN 的诊断和分型上通常倾向于采用经皮肾活检这一金标准[16]。当 LN 筛查检测呈阳性时，通常会进行肾活检。目前对于进行肾活检的蛋白尿阈值定义并不明确。然而，每天超过 500～1000mg 的蛋白尿是一个适当的标志来进行肾活检。在疾病早期，蛋白尿通常反映了肾小球炎症，因为肾脏可能还没有显示出任何瘢痕或纤维化。

与肾小球炎症无关的另一种肾损伤形式是血栓性微血管病 / 抗磷脂抗体肾病，其独立于炎症直接引起内皮损伤。这种损伤可占 LN 肾脏受累的 25%，并可能与增生性病变相关。另一种非免疫复合物相关损伤形式是狼疮足细胞病，占 SLE 患者的 1%～2%。具有狼疮足细胞病的患者表现为 V 类 LN，呈现肾病综合征样症状，临床上难以区分诊断。因此，电子显微镜（electron microscopy，EM）对于区分这两种情况非常重要。在狼疮足细胞病中，EM 显示弥漫性足突效应，与 V 类 LN 相似，但无亚内皮或亚上皮沉积物。狼疮足细胞病常表现为最小变化病变，对于仅使用皮质类固醇治疗的患者反应相当迅速。其他较少见的病变包括急性肾小管坏死、肾小管间质性肾炎、肾血管性疾病或药物肾毒性。

如前所述，临床表现可能与肾脏组织中的活动性不一致。一些肾脏科医生更喜欢进行定期重复肾活检，以更好地随访他们的 LN 患者。重复肾活检有出血和感染的风险，并且存在争议，大多数肾脏科医生不进行定期活检。这个过程对于具有高血压或低血小板的高危患者来说是侵入性的。然而，涉及观察性研究的文献显示，完全临床反应的患者中，有 20%～50% 的病例显示持续的组织学活动。另外，被认为达到部分缓解的患者（持续蛋白尿，尿蛋白排泄量>500mg/d）的重复活检未显示出组织学活动，但存在组织纤维化，这解释了持续的蛋白尿[17]。

2016 年，LN 工作组提出了关于 LN 诊断的指南。这些指南将有助于定义 LN 的病理学，并帮助肾脏科医生更好地选择 LN 的免疫抑制治疗。LN 的早期病理变化是系膜细胞增多，其中新的共识将系膜区域的细胞数从 3 个提高到 4 个。因此，系膜区域中存在超过 4 个细胞定义为 II 类 LN。一旦在肾组织中发现炎症细胞，无论是在系膜区域还是内皮区域，都代表了更高级别的炎症，被定义为 III 类和 IV 类 LN。当炎症反应没有清除时，持续的亚内皮沉积物在光镜下可见为线圈，而玻璃样血栓则表示毛细血管腔内的玻璃样物质。LN 中的内皮细胞损伤很常见，表现为内皮细胞肿胀和炎症。当没有炎症迹象时，内皮细胞肿胀的另一个原因是血栓性微血管病。肾单位中的新月体代表了外层肾小球的细胞片，由脏层上皮细胞和炎性细胞［尤其是单核细胞和（或）巨噬细胞］组成。因此，新月体明显表示增生性损伤。

狼疮性肾炎的另一个关键病变是纤维素坏死，它反映了肾小球基底膜或系膜基质的破裂。这种病理与 ANCA 相关的血管炎类似。病理学家已经增加了对慢性病变的关注，这通常是纤维化的迹象，即不可逆的组织损伤，无法治疗。当这些慢性病变存在于肾小球中时，意味着肾小球硬化，或者在间质中形成间质纤维化，导致肾小管萎缩和肾衰竭。图 10-2 和图 10-3 分别展示了不同 LN 类别的组织病理学，其中图 10-2 是定位病理的卡通模式，而图 10-3 描绘了光镜下的表现。

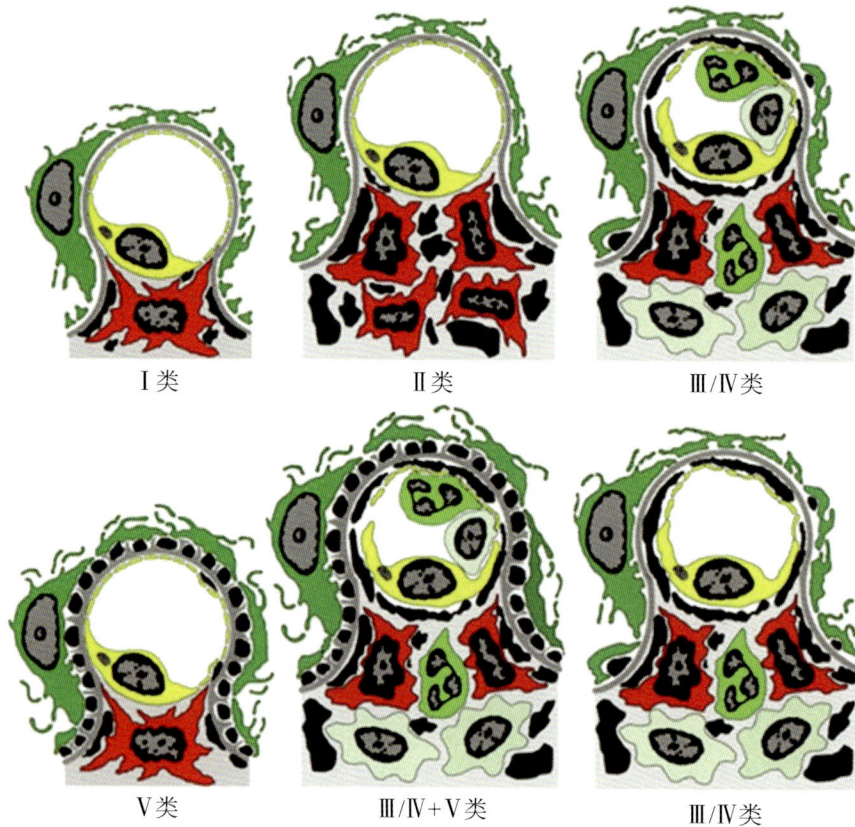

▶ 图 10-2 受狼疮性肾炎影响的单个肾小球毛细血管的超微结构变化

Ⅰ类有系膜免疫沉积（黑色）但无系膜细胞（红色）增多或白细胞浸润；Ⅱ类有系膜免疫沉积和系膜细胞增多，但无白细胞浸润；Ⅲ/Ⅳ类（右上方）系膜和毛细血管有白细胞浸润；Ⅲ/Ⅳ类（右下方）内皮下毛细血管壁有一层可通过光镜观察到的免疫沉积，同时存在系膜细胞增多，但无毛细血管内白细胞浸润（深绿色是中性粒细胞，浅绿色是单核细胞/巨噬细胞）；Ⅲ/Ⅳ+Ⅴ类除了内皮下沉积，还有大量的上皮下免疫沉积及白细胞浸润；Ⅴ类有大量的上皮下免疫沉积，但无白细胞浸润（上皮细胞=外层绿色细胞，内皮细胞=黄色细胞，系膜细胞=红色细胞，中性粒细胞=带有分段核的绿色细胞，单核细胞/巨噬细胞=浅绿色细胞）（引自参考文献 [17]）

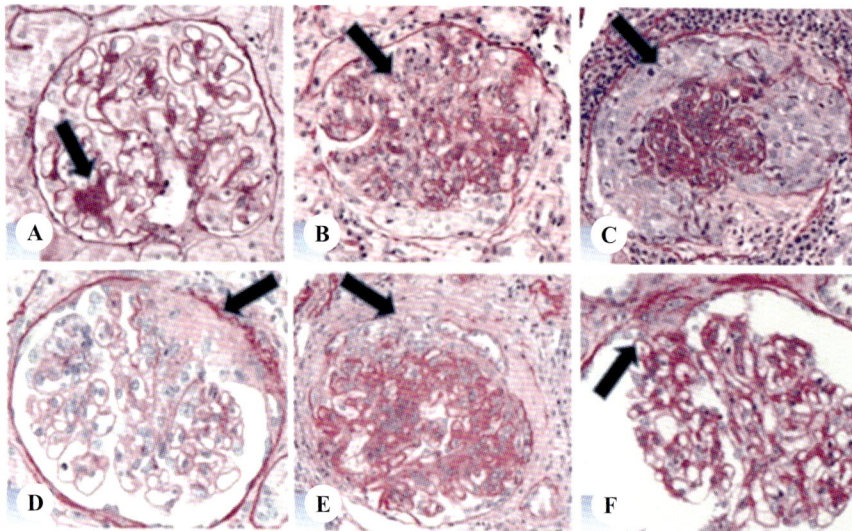

▶ 图 10-3 狼疮性肾炎中肾小球病变（箭指向典型示例）

A. 系膜增生；B. 毛细血管内皮细胞增生；C. 细胞性新月体；D. 纤维性新月体；E. 纤维细胞新月体；F. 粘连。PAS 染色（改编自参考文献 [17]）

三、治疗

（一）临床反应定义

在治疗 LN 中，实现完全缓解（complete remission，CR）是主要目标[18]。通常将 CR 定义为尿蛋白排泄量降至每天小于 0.5g，并使血清肌酐水平保持在前期基线的 15% 以内。部分缓解

（partial remission，PR）被定义为尿蛋白排泄量减少超过 50%，降至非肾病水平，并使血清肌酐水平保持在前期基线的 25% 以内。不满足 CR 或 PR 标准的患者被认为是无应答者。需要注意的是，血尿的水平并不作为缓解的标准，因为尿沉渣镜检结果可能会因尿液收集和处理的充分性而有所变化。然而，发现红细胞管型可作为活动性 LN 的

征象。尿蛋白是预测长期肾功能反应的唯一筛查指标[19]。欧洲狼疮性肾炎试验表明，在 1 年内，每天尿蛋白排泄量小于 0.8g 是预测 LN 肾功能反应的最佳指标[20]。另外两个筛查工具，即血清肌酐和显微镜下血尿，不能预测 LN 的临床过程。

（二）治疗方案（表 10-1）

肾活检的组织学结果和临床表现确定了 LN 患者适当的治疗方案[22]。

治疗方案还应基于 LN 的可能发病机制，无论是在起病时还是复发期间。

浆细胞样树突状细胞释放 IFN-α，促进抗原提呈细胞的生成，刺激自身反应性 B 细胞分化为浆细胞，并增加 CD4 辅助性 T 细胞和 CD8 记忆性 T 细胞的生成。这种持续的免疫反应增加了局部炎症，并通过活化的 B 细胞促进自身抗体的产生，导致免疫复合物的形成[7, 23]。

当这些循环免疫复合物沉积在肾组织中时，

pDC 再次被活化，进一步激活补体途径。pDC 的活化会增强 B 细胞和 T 细胞的反应。B 细胞和 T 细胞的反应是相互激活的，从而使自身免疫反应的刺激得以持续，涵盖了 IL-2 和 IL-17 等白细胞介素[24, 25]。

在选择 LN 的治疗方案时，肾病学家应该解决急性和慢性 LN 中炎症和自身免疫活化的调节失衡反应。

补体途径有两个主要分支，用于清除循环免疫复合物和凋亡碎片。经典途径阻碍大型免疫复合物的形成，而替代途径则溶解免疫复合物[26]。在自身免疫激活时的调节失衡反应中，两个补体途径的持续活化会导致狼疮性肾炎中的组织损伤[27]。

LN 的组织病理学损害分为非增殖性和增殖性两大类别。非增殖性损害通常缺乏局部组织的炎症细胞浸润，包括 Ⅱ 类 LN 中的系膜细胞增生和不伴肾病综合征的 Ⅴ 类。另外，增殖性损害涉

药　物	方　案	剂　量
表 10-1　狼疮性肾炎的诱导和维持治疗[21]		
狼疮性肾炎诱导治疗的一线治疗方案		
环磷酰胺（CYC）	静脉用 CYC（标准剂量）	每月 0.75～1g/m²，连续 6 次；对于估算的肾小球滤过率（eGFR）<20ml/min 的患者，剂量减少 1/4
	静脉用 CYC（低剂量）	每 2 周 0.5g，连续 6 个月
	口服 CYC	每天 1.5mg/kg，连续 3～6 个月；对于 eGFR<20ml/min 的患者，剂量减少 1/4
吗替麦考酚酯（MMF）	口服	每天 2 次，1～1.5g（770mg，每天 2 次），连续 6 个月
狼疮性肾炎诱导治疗的新兴疗法		
利妥昔单抗	静脉输注	在第 1 天和第 14 天各使用 1 次，每次使用 1g
多靶点	钙调神经磷酸酶抑制药和 MMF	他克莫司每天剂量为 0.05mg/kg（谷浓度为 4～6ng/ml），或环磷酰胺每天剂量为 3～5mg/kg（谷浓度不确定），以及 MMF 每天剂量为 0.5～1g，每天 2 次，持续 6 个月
狼疮性肾炎的维持治疗		
MMF	口服	0.5～1g，每天 2 次
硫唑嘌呤	口服	1.5～2mg/（kg·d）

及炎症细胞的浸润，需要免疫抑制治疗，如Ⅲ类、Ⅳ类和伴有肾病综合征的Ⅴ类。

治疗的初始阶段是诱导阶段，通常持续3～6个月。

一旦诱导阶段结束，治疗将进入持续的维持阶段。在维持阶段，肾病学家会逐渐减少抑制免疫和抗炎反应的药物剂量。维持治疗药物的逐渐减少是为了限制狼疮性肾炎复发的风险。因此，治疗的维持阶段可能会持续数年。关于维持治疗的适当持续时间，我们目前没有很好的证据。

（三）诱导治疗

在使用皮质类固醇治疗狼疮性肾炎之前，LN患者生存率低得惊人，5年后生存率约为17%[28]。皮质类固醇极大地提高了增殖型疾病患者的5年生存率，达到了55%。20世纪80年代初，环磷酰胺作为诱导治疗被引入，使生存率显著提高至80%[29]。

如今，LN的增殖期通常采用免疫抑制药与口服类固醇的组合治疗。这些诱导治疗方案通常包括环磷酰胺（CYC）或吗替麦考酚酯（MMF）。尽管这些诱导疗法多年来得到广泛应用并有支持性证据，但这些抗增殖药物都没有获得美国FDA批准用于治疗LN。使用这些抗增殖药物治疗LN仍属于没有授权的用途。目前，皮质类固醇是唯一获得FDA批准用于治疗LN的药物。

CYC在LN诱导治疗中证明是一种有效的免疫调节剂。然而，它与严重的不良反应有关，如早发性卵巢衰竭，而大多数LN复发患者是育龄女性。它还带来了未来患恶性肿瘤的风险。这促使欧洲的一组研究人员测试了较低剂量的CYC的功效，以减轻其不良反应。欧洲狼疮性肾炎试验（Euro-Lupus Nephritis Trial，ELNT）比较了标准剂量（NIH）方案CYC（每月0.5～1g/m^{2}脉冲治疗6个月，总剂量为9～12g）与低剂量静脉注射CYC方案（每隔2周500mg，共6次，总剂量为3g）[30]。该研究的10年结果非常令人鼓舞[31]。低剂量在短期缓解诱导（低剂量组1年内缓解率为

54%，高剂量环磷酰胺组为46%）和长期肾功能保护方面同样有效。正如预期的那样，低剂量环磷酰胺治疗的患者报告的不良事件较少。这项欧洲研究的一个限制性是大多数参与者主要是白种人。

为了进一步减轻CYC的不良反应，Aspreva狼疮肾病管理研究（Aspreva Lupus Management Study，ALMS）的研究人员将CYC替换为另一种药物，即MMF[32]。他们的研究是一个370名患者的前瞻性多种族队列研究，比较了LN的诱导治疗中每天3g的MMF与CYC（NIH方案剂量）。在6个月和3.5年的时间点上，这些研究人员显示，两组间的总体（完全缓解加部分缓解）反应和完全缓解方面的疗效相似，6个月时MMF组为56%（完全缓解为8.6%），环磷酰胺组为53%（完全缓解为8.1%）。随访3.5年后，完全缓解率增加并且在两组之间保持相似（MMF组为62%，CYC组为59%）[33]。值得注意的是，MMF组的胃肠道不良反应和总退出率较高，其他不良事件的发生率在两组间相似。与CYC不同，MMF不增加不孕症或恶性肿瘤的风险。鉴于LN的培养女性为主的人群，MMF通常取代CYC成为增殖性LN的一线诱导治疗。

四、维持治疗

维持治疗有两个主要目标。一是在长时间内保持诱导治疗的疗效，同时避免其不良反应。另一个目标是维持对自身免疫反应的抑制，以阻止LN的复发。

在大多数白种人参与者中（MAINTAIN肾炎试验，n=105），MAINTAIN研究人员揭示了使用MMF和硫唑嘌呤进行维持剂量治疗时首次LN复发的时间类似[34]。然而，在多种族参与者中（ALMS维持治疗试验，n=227），研究人员发现MMF（每天2g）在预防治疗失败方面优于硫唑嘌呤（每天2mg/kg），治疗失败的比例分别为16.4%和32.4%（P=0.003）[33]。治疗失败的定义为死亡、需要肾脏替代治疗的急性肾损伤、血清肌酐水平翻倍、LN复发或需要救治等综合性终点。因此，

在大多数情况下，LN 维持治疗的首选药物已经是 MMF。由于缺乏充分的证据，目前对于维持治疗的最佳时间没有明确的定义。许多专家建议维持治疗至少持续 3 年。

（一）新兴疗法和方案

作为 LN 最早的治疗方法，皮质类固醇（corticosteroids，CS）仍然是 LN 诱导和维持治疗的基石。CS 能够有效地迅速抑制狼疮发作的炎症反应。然而，它们的不良反应风险被广泛认为是不利的。一组研究人员希望研究在 LN 诱导治疗期间使用较低总剂量的 CS 的效果。他们进行了一个前瞻性的初步研究（Rituxilup 研究），招募了 50 名患有增生性 LN 的参与者，包括Ⅲ类、Ⅳ类或Ⅴ类。诱导期间不使用口服 CS，但患者在 2 周内接受了 2 次静脉甲泼尼龙冲击（每次 500mg），此外还同时使用了 2 次利妥昔单抗，并继续使用 MMF 进行维持治疗[35]。在 1 年的随访中，52% 的患者达到了完全缓解，这类似于文献中使用标准高剂量 CS 治疗 LN 诱导的响应率。Rituxilup 研究非常有趣，因为传统的在诱导期间使用高剂量 CS 治疗 LN 的方法使患者面临不必要的 CS 风险，收益却不明显。需要更多大规模前瞻性试验的证据来更好地评估 CS 在 LN 诱导治疗中的剂量和持续时间。

（二）狼疮性肾炎中的抗疟药物

抗疟药是免疫调节剂，可以阻断 pDC 上 TLR 信号传导，减少 IFN-α 和下游炎症细胞因子的产生，从而抑制 LN 自身免疫反应的先天免疫组分。这种特性使得抗疟药成为 LN 治疗诱导和维持期的关键组分。此外，抗疟药被认为具有抗血栓作用。这类药物在妊娠期安全，因此对于育龄女性更具吸引力。羟氯喹的推荐剂量是每天 5mg/kg（最大剂量为每天 400mg）[36]。开始使用抗疟药的患者应进行基线眼部检查，并在之后每年由眼科医生进行评估，以筛查这些药物引起的视网膜毒性。

五、B 细胞消耗

失调的自身免疫 B 细胞反应是 LN 复发的病理基础。有一些针对 B 细胞的观察性研究显示，在使用利妥昔单抗（一种针对 CD20 的单克隆抗体）进行 B 细胞消减后，临床疗效有所改善。然而，一项规模较大、前瞻性的Ⅲ期狼疮性肾炎利妥昔单抗评估研究（LUNAR）并未显示利妥昔单抗在 LN 诱导治疗中改善临床疗效[37]。然而，这种效果在长期随访中被观察到。LUNAR 研究人员发现，在接受利妥昔单抗治疗的狼疮性肾炎患者中，外周血 B 细胞消减存在显著差异。LUNAR 研究表明，在肾脏疾病反应中，完全清除外周 B 细胞至关重要。研究人员还在他们的长期随访研究中证明了完全外周 B 细胞消减的持续时间和速度的益处[38]。

目前正在进行各种临床试验，以通过利妥昔单抗抑制自身免疫的 B 细胞反应，特别是在药物耐药或改善维持治疗以预防复发的情况下。这对于对 MMF 或硫唑嘌呤不耐受或难治的患者尤为关键。

一种新的、更强效的抗 CD20 配体奥妥珠单抗正在通过几项前瞻性随机对照试验进行评估。B 细胞应答的另一个可以被抑制的靶点是循环的 B 细胞活化因子（B-cell activating factor，BAFF），在 LN 发作期间 BAFF 会上调。使用针对 BAFF 的人源化单克隆抗体（贝利尤单抗）来抑制 BAFF 已经获得 FDA 批准，用于非肾脏系统性红斑狼疮的治疗。目前正在进行试验以改善 LN 的诱导和维持治疗计划，通过阻断自身反应性 B 细胞的应答。

钙调神经磷酸酶抑制药（calcineurin inhibitor，CNI）可以抑制 LN 中的自身免疫 B 细胞反应。一项中国前瞻性研究对 302 名患者进行了比较，将 6 个月的他克莫司（每天 4mg）和 MMF（每天 1g）的联合治疗与 NIH 方案静脉用环磷酰胺进行了比较。在 6 个月的随访中，联合治疗或多靶点组相比于静脉用环磷酰胺在达到完全缓解方面有显著优势（分别为 46% vs. 26%，$P<0.001$）。然而，这种多靶点方法的优势在仅仅 18 个月的长期随访中就会失去。这个例子很好地说明，我们在 LN 的短期结果研究中应该保持谨慎。LN 是一种长期的疾病，我们最好进行长期随访的临床研究。CNI

影响肾小球的血流动力学，也可以稳定细胞骨架。这些特性可能掩盖了它抑制自身免疫反应的能力。目前正在进行第三期 Aurinia Lupus Nephritis（AURA-LV）试验，研究在多种族人群中将一种新型钙调神经磷酸酶抑制药伏环孢素添加到使用 MMF 的标准治疗中的效果[39]。

六、V 类狼疮性肾炎的治疗管理

V 类狼疮性肾炎，也称为膜性 LN，与原发性膜性肾病不同，通常不会自发缓解。我们将免疫抑制治疗限制在出现肾病综合征蛋白尿的患者中。V 类 LN 并不常见，因此将这些患者招募到临床试验中是非常具有挑战性的。关于这些患者最佳治疗方案的文献资料很少。此外，我们在几项试验的亚组分析中只有有限的数据显示 MMF 的疗效与 NIH 方案的环磷酰胺在这一患者群体中相似[40]。

七、妊娠和狼疮性肾炎

由于这种疾病在育龄女性中较为常见，想要妊娠的 LN 患者应被鼓励推迟他们的计划，直到 LN 至少稳定了 6 个月为止。在试图受孕期间，免疫抑制治疗不应停止，因为妊娠期间如果疾病活跃可能会导致严重后果。对于没有活跃的 LN 或肾外红斑狼疮活动的 SLE 患者而言，大多数妊娠经历都是顺利的。在一项对 71 例大部分 LN 处于静止状态的患者进行的前瞻性队列研究中，研究人员发现早产率约为 30.8%，其中 20% 的患者出现 LN 复发；11% 的患者出现子痫前症或 HELLP 综合征；8.4% 的患者流产[41, 42]。在妊娠患有 LN 的患者中治疗肾脏复发可能具有挑战性。

在妊娠期间，有几种免疫抑制药物被认为是安全的。钙调神经磷酸酶抑制药是可以在整个妊娠期间继续使用的可能安全的免疫抑制药物之一。硫唑嘌呤、皮质类固醇和羟氯喹也是其他在妊娠期间可以考虑使用的免疫抑制药物。因此，在妊娠期间，将 CNI 单独或与硫唑嘌呤等药物联合使用是治疗 LN 复发的良好方案。肾脏科医生在为妊娠期间处方皮质类固醇时非常谨慎，因为其增加了妊娠期糖尿病的风险。因此，如果需要进一步的免疫抑制，我们会将皮质类固醇作为辅助免疫抑制药物来使用。如果需要进行肾活检以确诊或在妊娠期间检查疾病复发情况，可以在妊娠 20 周之前安全地进行活检。

八、狼疮性肾炎中的透析和移植

患有 LN 的 ESKD 患者与没有 LN 的其他 ESKD 患者相比，在 5 年生存率上具有可比性。与接受透析治疗的 LN 患者相比，LN 患者进行肾移植可以提供更好的总体生存率，并减少心血管和感染并发症的发生。

许多肾脏科医生会在开始肾移植过程之前，将患有 LN 的 ESKD 患者进行数个月的透析治疗[1-4]，以确保疾病的潜伏期。值得注意的是，一项涵盖超过 4700 名 LN 患者的研究表明，透析时间超过 3 个月与透析时间少于 3 个月相比，移植物失效的风险增加 2 倍[43]。同样，对于患有 LN 和晚期慢性肾病的个体来说，预防性移植具有更好的移植物和总体生存率，并且术后 LN 复发的风险并未增加。

LN 在肾移植中的复发率在 4～5 年为 2%～11%。对于 LN 的预防性肾移植，方式已经改变，现在不再仅针对那些接受透析超过 6 个月的患者进行肾移植[44]。

结论

在过去的 20 年中，我们对于狼疮性肾炎发病机制的临床认识有了显著进展。然而，在改善预后方面取得的进展却相对较小。尽管我们在知识和治疗方面取得了这些进展，但晚期慢性肾病和肾衰竭的发病率在过去的 20 年中仍然显著上升且未见改变。我们认为，未来的 LN 治疗应该以多重目标为导向，更好地控制 LN 急性发作期间肾脏的炎症和自身免疫反应。这可能降低疾病复发的风险，并减少单独使用这些药物时的不良反应。

参考文献

[1] Chen YE, Korbet SM, Katz RS, Schwartz MM, Lewis EJ, Collaborative Study Group. Value of a complete or partial remission in severe lupus nephritis. Clin J Am Soc Nephrol. 2008;3(1):46–53.

[2] Danchenko N, Satia JA, Anthony MS. Epidemiology of systemic lupus erythematosus: a comparison of worldwide disease burden. Lupus. 2006;15(5):308–18.

[3] Tektonidou MG, Dasgupta A, Ward MM. Risk of end-stage renal disease in patients with lupus nephritis, 1971–2015: a systematic review and Bayesian meta-analysis. Arthritis Rheumatol. 2016;68(6):1432–41.

[4] Iwamoto T, Niewold TB. Genetics of human lupus nephritis. Clin Immunol. 2017;185:32–9.

[5] Munroe ME, James JA. Genetics of lupus nephritis: clinical implications. Semin Nephrol. 2015;35(5):396–409.

[6] Birmingham DJ, Hebert LA. The complement system in lupus nephritis. Semin Nephrol. 2015;35(5):444–54.

[7] Gallagher KM, Lauder S, Rees IW, Gallimore AM, Godkin AJ. Type I interferon (IFN alpha) acts directly on human memory CD4+ T cells altering their response to antigen. J Immunol. 2009;183(5):2915–20.

[8] Lech M, Anders HJ. The pathogenesis of lupus nephritis. J Am Soc Nephrol. 2013;24(9):1357–66.

[9] Giannico G, Fogo AB. Lupus nephritis: is the kidney biopsy currently necessary in the management of lupus nephritis? Clin J Am Soc Nephrol. 2013;8(1):138–45.

[10] Gonzalez-Crespo MR, Lopez-Fernandez JI, Usera G, Poveda MJ, Gomez-Reino JJ. Outcome of silent lupus nephritis. Semin Arthritis Rheum. 1996;26(1):468–76.

[11] Zabaleta-Lanz M, Vargas-Arenas RE, Tapanes F, Daboin I, Atahualpa Pinto J, Bianco NE. Silent nephritis in systemic lupus erythematosus. Lupus. 2003;12(1):26–30.

[12] Christopher-Stine L, Siedner M, Lin J, Haas M, Parekh H, Petri M, et al. Renal biopsy in lupus patients with low levels of proteinuria. J Rheumatol. 2007;34(2):332–5.

[13] Hsieh YP, Wen YK, Chen ML. The value of early renal biopsy in systemic lupus erythematosus patients presenting with renal involvement. Clin Nephrol. 2012;77(1):18–24.

[14] De Rosa M, Azzato F, Toblli JE, De Rosa G, Fuentes F, Nagaraja HN, et al. A prospective observational cohort study highlights kidney biopsy findings of lupus nephritis patients in remission who flare following withdrawal of maintenance therapy. Kidney Int. 2018;94(4):788–94.

[15] Malvar A, Pirruccio P, Alberton V, Lococo B, Recalde C, Fazini B, et al. Histologic versus clinical remission in proliferative lupus nephritis. Nephrol Dial Transplant. 2017;32(8):1338–44.

[16] Parikh SV, Alvarado A, Malvar A, Rovin BH. The kidney biopsy in lupus nephritis: past, present, and future. Semin Nephrol. 2015;35(5):465–77.

[17] Bajema IM, Wilhelmus S, Alpers CE, Bruijn JA, Colvin RB, Cook HT, et al. Revision of the International Society of Nephrology/Renal Pathology Society classification for lupus nephritis: clarification of definitions, and modified National Institutes of Health activity and chronicity indices. Kidney Int. 2018;93(4):789–96.

[18] Kidney Disease: Improving Global Outcomes (KDIGO). Chapter 12: lupus nephritis. Kidney Int Suppl (2011). 2012;2(2):221–32.

[19] Dall'Era M, Cisternas MG, Smilek DE, Straub L, Houssiau FA, Cervera R, et al. Predictors of long-term renal outcome in lupus nephritis trials: lessons learned from the Euro-Lupus Nephritis cohort. Arthritis Rheumatol. 2015;67(5):1305–13.

[20] Tamirou F, Lauwerys BR, Dall'Era M, Mackay M, Rovin B, Cervera R, et al. A proteinuria cut-off level of 0.7 g/day after 12 months of treatment best predicts long-term renal outcome in lupus nephritis: data from the MAINTAIN Nephritis Trial. Lupus Sci Med. 2015;2(1):e000123.

[21] Parikh SV, Almaani S, Brodsky S, Rovin BH. Update on lupus nephritis: core curriculum 2020. Am J Kidney Dis. 2020;76(2):265–81.

[22] Parikh SV, Rovin BH. Current and emerging therapies for lupus nephritis. J Am Soc Nephrol. 2016;27(10):2929–39.

[23] Ramos HJ, Davis AM, Cole AG, Schatzle JD, Forman J, Farrar JD. Reciprocal responsiveness to interleukin-12 and interferon-alpha specifies human CD8+ effector versus central memory T-cell fates. Blood. 2009;113(22):5516–25.

[24] Foster MH. T cells and B cells in lupus nephritis. Semin Nephrol. 2007;27(1):47–58.

[25] Crispin JC, Oukka M, Bayliss G, Cohen RA, Van Beek CA, Stillman IE, et al. Expanded double negative T cells in patients with systemic lupus erythematosus produce IL-17 and infiltrate the kidneys. J Immunol. 2008;181(12):8761–6.

[26] Schifferli JA, Steiger G, Hauptmann G, Spaeth PJ, Sjoholm AG. Formation of soluble immune complexes by complement in sera of patients with various hypocomplementemic states. Difference between inhibition of immune precipitation and solubilization. J Clin Invest. 1985;76(6):2127–33.

[27] Birmingham DJ, Irshaid F, Nagaraja HN, Zou X, Tsao BP, Wu H, et al. The complex nature of serum C3 and C4 as biomarkers of lupus renal flare. Lupus. 2010;19(11):1272–80.

[28] Cameron JS. Lupus nephritis. J Am Soc Nephrol. 1999;10(2):413–24.

[29] Austin HA 3rd, Klippel JH, Balow JE, le Riche NG, Steinberg AD, Plotz PH, et al. Therapy of lupus nephritis. Controlled trial of prednisone and cytotoxic drugs. N Engl J Med. 1986;314(10):614–9.

[30] Houssiau FA, Vasconcelos C, D'Cruz D, Sebastiani GD, Garrido Ed Ede R, Danieli MG, et al. Immunosuppressive therapy in lupus nephritis: the Euro-Lupus Nephritis Trial, a randomized trial of low-dose versus high-dose intravenous cyclophosphamide. Arthritis Rheum. 2002;46(8):2121–31.

[31] Houssiau FA, Vasconcelos C, D'Cruz D, Sebastiani GD, de Ramon Garrido E, Danieli MG, et al. The 10-year follow-up data of the Euro-Lupus Nephritis Trial comparing low-dose and high-dose intravenous cyclophosphamide. Ann Rheum Dis. 2010;69(1):61–4.

[32] Appel GB, Contreras G, Dooley MA, Ginzler EM, Isenberg D, Jayne D, et al. Mycophenolate mofetil versus cyclophosphamide for induction treatment of lupus nephritis. J Am Soc Nephrol. 2009;20(5):1103–12.

[33] Dooley MA, Jayne D, Ginzler EM, Isenberg D, Olsen NJ, Wofsy D, et al. Mycophenolate versus azathioprine as maintenance therapy for lupus nephritis. N Engl J Med. 2011;365(20):1886–95.

[34] Houssiau FA, D'Cruz D, Sangle S, Remy P, Vasconcelos C, Petrovic R, et al. Azathioprine versus mycophenolate mofetil for long-term immunosuppression in lupus nephritis: results from the MAINTAIN Nephritis Trial. Ann Rheum Dis. 2010;69(12):2083–9.

[35] Condon MB, Ashby D, Pepper RJ, Cook HT, Levy JB, Griffith M, et al. Prospective observational single-centre cohort study to evaluate the effectiveness of treating lupus nephritis with rituximab and mycophenolate mofetil but no oral steroids. Ann Rheum Dis. 2013;72(8):1280–6.

[36] Pons-Estel GJ, Alarcon GS, McGwin G Jr, Danila MI, Zhang J, Bastian HM, et al. Protective effect of hydroxychloroquine on renal damage in patients with lupus nephritis: LXV, data from a multiethnic US cohort. Arthritis Rheum. 2009;61(6):830–9.

[37] Rovin BH, Furie R, Latinis K, Looney RJ, Fervenza FC, Sanchez-Guerrero J, et al. Efficacy and safety of rituximab in patients with

active proliferative lupus nephritis: the Lupus Nephritis Assessment with Rituximab study. Arthritis Rheum. 2012;64(4):1215–26.

[38] Diedrichs DR, Gomez JA, Huang CS, Rutkowski DT, Curtu R. A data-entrained computational model for testing the regulatory logic of the vertebrate unfolded protein response. Mol Biol Cell. 2018;29(12):1502–17.

[39] Rovin BH, Solomons N, Pendergraft WF 3rd, Dooley MA, Tumlin J, Romero-Diaz J, et al. A randomized, controlled double-blind study comparing the efficacy and safety of dose-ranging voclosporin with placebo in achieving remission in patients with active lupus nephritis. Kidney Int. 2019;95(1):219–31.

[40] Radhakrishnan J, Moutzouris DA, Ginzler EM, Solomons N, Siempos II, Appel GB. Mycophenolate mofetil and intravenous cyclophosphamide are similar as induction therapy for class V lupus nephritis. Kidney Int. 2010;77(2):152–60.

[41] Buyon JP, Kim MY, Guerra MM, Laskin CA, Petri M, Lockshin MD, et al. Predictors of pregnancy outcomes in patients with lupus: a cohort study. Ann Intern Med. 2015;163(3):153–63.

[42] Moroni G, Doria A, Giglio E, Imbasciati E, Tani C, Zen M, et al. Maternal outcome in pregnant women with lupus nephritis. A prospective multicenter study. J Autoimmun. 2016;74:194–200.

[43] Jorge A, Wallace ZS, Lu N, Zhang Y, Choi HK. Renal transplantation and survival among patients with lupus nephritis: a cohort study. Ann Intern Med. 2019;170(4):240–7.

[44] Sabucedo AJ, Contreras G. ESKD, transplantation, and dialysis in lupus nephritis. Semin Nephrol. 2015;35(5):500–8.

第 11 章 肿瘤肾病学
Onconephrology

Maria P. Martinez Cantarin　Christina Mejia　著

据美国国家癌症研究所的监测、流行病学和最终结果（Surveillance，Epidemiology，and End Results，SEER）项目报告，2016 年，美国约有 1530 万人患有癌症[1]。此外，在 2019 年新确诊的癌症病例约为 170 万例。在过去的几年里，癌症患者的数量一直在增加，部分原因是更现代的癌症治疗方法提高了患者的生存率。在 20 世纪 70—80 年代采用传统化疗的癌症患者的 5 年生存率仅为 49%～55%，而 2011 年 5 年生存率约为 69%[1]。癌症生存率提高的意外后果是，更多的患者可能会经历癌症治疗的短期和长期不良反应。更多的癌症患者也会出现慢性疾病，如慢性肾病，这对发病率和死亡率有影响。

对医疗团队来说，护理癌症合并肾病患者是一项重大挑战。癌症人群往往是脆弱的，有多种急性肾损伤的危险因素，包括治疗相关的肾毒性。另外，慢性肾病可能是一种特定癌症本身的结果，也可能是与一般人群相似的高血压和糖尿病等合并症的结果。随着癌症生存率的提高，越来越多的癌症患者将活到需要接受肾脏替代治疗的终末期肾病（ESRD）阶段。尽管癌症患者和普通人群中大多数肾脏疾病的诊断和治疗方法是相似的，但我们将讨论癌症患者特有的条件和问题，凸显了日益增加的肿瘤肾病学培训需求。

一、癌症患者肾功能的评估

肾功能通常以肌酐清除率或 GFR 来表达。准确评估癌症患者的肾功能非常重要，因为它是化疗药物类型选择和剂量的考虑因素，而且肾损伤会使癌症患者的临床病程复杂化。然而，在这一人群中，可靠的肾功能测量往往是具有挑战性的，因为临床医生可用的工具有限。CG（Cockroft and Gault）、MDRD（Modification of Diet in Renal Disease）和 CKD-EPI（CKD Epidemiology Collaboration）等基于血清肌酐的都易于使用，并能估算 eGFR。KDIGO 建议在普通人群中使用 CKD-EPI[2]。然而，癌症患者经常患有肌肉减少症，导致肌酐生成减少。在这种情况下，基于血清肌酐的计算公式往往会高估肾功能，并可能导致不必要的药物毒性。肾功能的低估同样令人担忧，因为它可能导致治疗剂量不足和治疗失败。尽管 1976 年开发的 CG 公式在临床实践中逐渐失宠，但它仍然是大多数根据肾功能调整药物剂量的基础。CG 公式早于标准化 Cr 测定公式，很少被标准实验室报道，而且在老年人中准确性较低，而大多数癌症患者属于这一年龄组[3, 4]。Janowitz 和同事在 2017 年进行了一项规模最大的研究，对癌症患者的 eGFR 公式进行了验证[5]。在 2582 名癌症患者中，根据体表面积调整后的 CKD-EPI 公式是最准确的已发表公式，而 ^{51}Cr-EDTA 排泄作为金标准。更精确的肾功能测量方法包括菊粉和碘氨酸清除率，但它们价格昂贵，并且大多用于研究。24h 尿肌酐清除率测定可以使用，但很麻烦，特别是在非住院患者。胱抑素 C 不受肌肉或饮食差异的影响，而且相对便宜。这可单独或与血清肌酐结合用于 CKD-EPI 胱抑素 C 公式估计 GFR。然而，胱抑素 C 可在高细胞转换和非霍奇金 B 细胞淋巴瘤状态下增加，限制了它在某些癌症中的使用[6]。关于确定癌症患者肾功能的最佳方法，目前还没有明确的建议。

肾小管功能是肾脏功能的一个重要方面，但经常被忽视。在癌症患者中，关注肾小管功能是必要的，因为许多化疗药物可引起肾小管毒性，可能导致酸碱和电解质异常。因为血清肌酐和血尿素氮在肾小管功能障碍时仍可保持正常，所以测量尿 β_2 微球蛋白（近端肾小管损伤的标志物）和计算尿离子的排泄分数可能是有价值的检测方法[5, 7]。

二、癌症患者的急性肾损伤

急性肾损伤常使癌症患者的临床病程复杂化。在丹麦一项对 37 267 名癌症患者的研究中，癌症诊断后 1 年发生急性肾损伤的风险为 17%，5 年的风险约为 27%[8]。在美国一家癌症中心，根据 RIFLE 标准（风险、损伤、衰竭、损失、ESRD），3558 例入院超过 3 个月的患者中有 12% 发生急性肾损伤[9]。急性肾损伤发生的风险可能与潜在的恶性肿瘤有关，其中肾癌、多发性骨髓瘤和肝癌风险最高[8]。其他危险因素包括潜在的糖尿病、碘对比剂暴露、化疗和抗生素使用[9]。与一般人群相似，癌症患者的 AKI 会导致住院费用增加，住院时间延长，发病率和死亡率增加[10]。在巴西重症监护病房的 288 名癌症患者中，RIFLE 标准 R、I 和 F 患者的死亡率分别为 49%、62% 和 87%，而没有急性肾损伤的患者的死亡率为 13.6%[11]。

根据病理生理学，癌症患者急性肾损伤的病因可分为肾前性、肾性和肾后性，这与在普通人群中处理急性肾损伤的方法类似（表 11-1）。癌症患者的急性肾损伤也可分为癌症相关（由癌症本身引起）、治疗相关或癌症非特异性。癌症的非特异性原因包括容量不足、碘对比剂暴露、药物（如非甾体抗炎药、ACEI、抗生素、利尿药）、缺血性急性肾小管坏死、败血症、肾静脉或动脉闭塞。

表 11-1　癌症患者急性肾损伤的原因	
急性肾损伤的机制	病　因
肾前性	• 容量衰竭 • 心肾综合征 / 心力衰竭 • 肝肾综合征 • 药物
肾性　肾小球性	副蛋白相关疾病、血栓性微血管病、动脉粥样硬化栓塞、副肿瘤性肾小球肾炎
血管性	肾静脉 / 动脉血栓形成
间质性	药物、副蛋白相关疾病、感染 / 脓毒症
肾小管性	• 管型肾病 • 肿瘤溶解综合征 • 缺血性急性肾小管坏死 • 肾毒素、碘对比剂 • 横纹肌溶解
肾后性	• 肾结石 • 乳头状坏死 • 肿瘤侵犯输尿管 / 膀胱 • 膀胱或前列腺恶性肿瘤 • 腹膜后纤维化术后 / 放疗

在内科、外科重症监护病房收治的 975 名患者中，32% 的患者出现了 AKI，其中休克 / 缺血和脓毒症占大多数[12]。非特异性癌症急性肾损伤的管理遵循一般人群的建议。由于癌症患者存在体虚和免疫功能低下，因此低血容量，休克和败血症应积极处理。肾毒性药物和碘对比剂应尽可能避免使用，但如果它能改变治疗过程（如癌症分期）和治疗目标（如姑息治疗与根治治疗），则应权衡其益处。尽管对 AKI 患者 GFR 的估算不准确，但仍应尝试适当的药物剂量调整。应考虑咨询药房化疗药物和抗生素剂量过大或过小。医疗团队也应该常规注意开给癌症患者的药物，如经肾脏排泄的止痛药物。吗啡和其他阿片类药物的代谢物可能会随着肾功能下降而累积，并可能导致危及生命的神经和呼吸抑制。加巴喷丁和巴氯芬也是常

用的镇痛药物，需要根据 GFR 调整剂量，高剂量时可能导致神经毒性。危重癌症患者出现需要透析的急性肾损伤发生率为 2%～5%[8-10]。癌症患者开始透析的适应证与非癌症患者相似。这些指征包括药物治疗无效的酸碱和电解质异常、容量超负荷伴少尿和尿毒症。活动性癌症不应成为透析的障碍，特别是在可逆的肾功能受损过程。然而，重要的是要认识到透析是一种侵入性的过程，也有其自身的风险（如透析通路出血、感染、心律失常、血流动力学改变）。在开始透析前，癌症预后、先前设定的护理目标、预先指示及急性病前的身体功能 / 体质基线等因素都应纳入讨论范围。需要透析的急性肾损伤患者住院费用增加约 21%。此外，在需要透析的急性肾损伤患者中，10%～15% 将进展到 ESRD[8]。

肿瘤溶解综合征

肿瘤溶解综合征（tumor lysis syndrome，TLS）是由于癌细胞被破坏而导致细胞内物质迅速释放到细胞外的结果。TLS 通常发生在治疗的反应中，但在某些癌症中也会罕见地自发发生。TLS 的特点是高尿酸血症、高钾血症和高磷血症，并因钙与磷酸盐结合而继发低钙血症。小管内尿酸和磷酸钙沉淀可导致急性肾损伤的发生。自从开发出有效降尿酸药以来，磷酸钙沉淀已成为 TLS 引起的急性肾损伤的主要过程。Cairo-Bishop 定义用于 TLS 的实验室和临床诊断（表 11-2）[13]。

表 11-2　成人肿瘤溶解综合征的 Cairo-Bishop 定义	
实验室 [a]	临床 [b]
• 尿酸≥8mg/dl[c]	
• 钾≥6mEq/L[c]	• 肌酐≥1.5ULN
• 磷＞4.5mg/dl[c]	• 心律失常
• 钙≤7mg/dl[c]	• 癫痫

a. 化疗前 3 天或化疗后 7 天内实验室改变≥2 个
b. 临床肿瘤溶解综合征是指实验室肿瘤溶解综合征及至少一种临床并发症，可根据临床并发症的严重程度分级
c. 或者比基线增加 25%
ULN. 正常上限

急性淋巴细胞白血病（acute lymphoblastic leukemia，ALL）、非霍奇金淋巴瘤（non-Hodgkin's lymphoma，non-Hodgkin's lymphoma，NHL）和急性髓系白血病（acute myeloid leukemia，AML）是与 TLS 相关的最常见恶性肿瘤[13, 14]。随着更有效的抗癌药物的出现，TLS 越来越多地出现在慢性淋巴细胞白血病等历史上与它无关的癌症中。发生 TLS 的肿瘤相关危险因素包括高细胞增殖率、肿瘤化疗敏感性增加、巨大的肿瘤负担（器官浸润、骨髓浸润、乳酸脱氢酶升高）[15]。不同血液系统恶性肿瘤的某些参数被用来确定哪些患者是高、中、低风险发生 TLS（例如，WBC 计数 $\geq 100 \times 10^9$/L 的急性髓系白血病，或 LDH≥2× 正常上限的淋巴母细胞淋巴瘤，被认为是高风险）[16]。TLS 的其他危险因素包括治疗前的高尿酸血症（＞7.5mg/dl）、既往肾病 / 急性肾损伤、暴露于其他肾毒素、酸性尿、少尿、容量耗竭和较高的磷酸钙产物（＞60mg^2/dl^2）[13, 17]。与无急性肾损伤相比，TLS 伴急性肾损伤可使 6 个月内死亡风险增加 5 倍[14]。

肿瘤溶解综合征的预防策略包括积极的静脉或口服补液，每天至 3L/m^2，以达到 80～100ml/（m^2·h）的尿量[13]。当出现少尿和容量超负荷时，应使用襻利尿药。对于有中度或高度罹患 TLS 风险的患者，可预防性使用别嘌醇和（或）尿酸氧化酶。也可以用非布司他代替别嘌醇，但价格较贵。不再推荐碱化尿液，因为它可促进磷酸钙沉积，并可能加重急性肾损伤[13]。化疗期间应密切监测电解质和乳酸脱氢酶，以便早期发现 TLS。当 TLS 发生时，应对电解质紊乱进行积极的处理，以避免器官损伤和危及生命的事件，如心律失常。应及时使用降尿酸药物。对于严重的高钾血症，应服用能使钾向细胞内转移的药物作为临时措施，但最终排出体外才是目标。应限制钾和磷的外源性来源（静脉或饮食），并可给予结合剂。补钙仅适用于严重或症状性低钙血症（心电图改变、心律失常、四肢抽搐症），过量补充会促进磷酸钙结合和沉淀。肾脏替代治疗的适应证包

括少尿或无尿、对利尿药无反应容量超负荷、难治性高钾血症、症状性低钙血症和磷酸钙产物＞70mg²/dl² [13, 17, 18]。间歇性血液透析的效率取决于所用透析器的大小和治疗的持续时间。持续4～6h的间歇性血液透析治疗可以迅速降低尿酸和钾。对于严重的高钾血症，可以先进行间歇性血液透析以迅速降低钾水平，然后进行持续肾脏替代治疗（continuous renal replacement therapy，CRRT）以避免反弹[14]。由于磷酸盐大量分布，其清除是缓慢的，并呈时间依赖性。如果计划进行间歇性血液透析，则可能需要更频繁的治疗，因此对于严重高磷血症，持续的肾脏替代治疗是一个更好的选择。腹膜透析的效率较低，通常不用于TLS。即使在调整疾病严重程度后，TLS合并急性肾损伤与较高的住院率和6个月死亡率相关[19]。

三、治疗相关的急性肾损伤

癌症治疗在过去的1个世纪里有了很大的发展。在20世纪上半叶，癌症治疗选择有限，为放疗和传统的化疗药物。由于这些疗法对癌细胞没有特异性作用，患者遭受了许多不良反应。20世纪80年代是靶向治疗的时代。酪氨酸激酶抑制药和单克隆抗体被开发用于针对特定的分子靶点，如改变的癌基因或肿瘤抑癌基因，这些基因负责肿瘤的生长和进展。靶向治疗对肿瘤细胞有效，对正常细胞的影响有限，从而提高了化疗的耐受性。2010年，免疫疗法开始成为人们关注的焦点，主要针对促进癌细胞增殖的免疫耐受。

由于药物代谢和排泄在肾脏中进行，特别容易受到药物毒性的影响。某些抗癌药物对肾单位或间质的某些部分有毒性，根据受影响的部分不同而导致不同的肾脏表现。电解质异常在近端肾小管病中很常见，蛋白尿发生在肾小球受累或足细胞病中，血栓性微血管病可随着血管系统的损伤而发展，并导致高血压和蛋白尿。随着新型抗癌药物的出现，临床医生必须熟悉这些药物的相关毒性。随着免疫治疗适应证的扩大，临床医生可能会更频繁地遇到免疫介导的肾毒性，

而不是在传统化疗药物中观察到的典型肾小管毒性。

（一）传统化疗药物

1. 铂盐

顺铂及其类似物卡铂和奥沙利铂通过与嘌呤碱基交联而干扰DNA复制和修复，从而发挥其抗癌作用。这些药物通常用于头颈部癌、妇科癌、睾丸癌和肺癌。文献中描述了几种机制，包括直接近端和远端小管上皮细胞毒性、肾血管收缩和促炎作用[20]。因此，顺铂引起的肾毒性可表现为Fanconi综合征（磷酸盐和钾消耗，正常血糖情况下的葡萄糖尿、低尿酸血症、氨基酸尿和肾小管酸中毒），血栓性微血管病和急性肾损伤。在最近的一项研究中，821名接受顺铂治疗各种癌症的成人中，急性肾损伤发生率为31.5%，中位GFR下降约10ml/（min·1.73m²）[21]。应用铂盐发生急性肾损伤的危险因素包括年龄较大、血药浓度峰值较高、既往接受过顺铂治疗、既往患有肾病，以及同时使用其他肾毒性药物，如两性霉素或氨基糖苷[22-24]。急性肾损伤通常是非少尿，因为肾脏浓缩尿液的能力下降，使尿量得以保留。预防措施包括使用低剂量或替代药物，以生理盐水输注维持足够的水合，纠正低镁血症。其他"保护肾"的药物，如氨磷汀、硫代硫酸钠、N末端乙酰半胱氨酸或茶碱的使用更有争议。顺铂诱导的急性肾损伤通常是可逆的，但当出现严重的进行性肾功能障碍，并且血清肌酐较基线升高≥50%或存在少尿时，应停用该药物。当顺铂治疗与血栓性微血管病或溶血性尿毒综合征（hemolytic uremic syndrome，HUS）相关时，也应停止。卡铂和奥沙利铂被认为肾毒性较小，可作为顺铂的替代品。

2. 甲氨蝶呤和培美曲塞

甲氨蝶呤（methotrexate，MTX）抑制二氢叶酸还原酶，导致核酸合成所需胸腺核苷酸和嘌呤的短缺。甲氨蝶呤用于急性淋巴细胞白血病、淋巴瘤、骨肉瘤和妊娠滋养细胞疾病。约90%的甲

氨蝶呤以尿液的形式排出。抑制甲氨蝶呤肾脏排泄的药物，如非甾体抗炎药、苯妥英钠、质子泵抑制药（proton pump inhibitor，PPI）和磺胺甲噁唑/甲氧苄啶可致中毒。既往有报道称，甲氨蝶呤引起急性肾损伤的发生率高达30%～50%[4]。最近的一项研究报道，在3887例骨肉瘤患者中，发病率低得多，仅为1.8%[25]。较低剂量的甲氨蝶呤通常不会导致肾毒性。当剂量≥500mg/m² 时，甲氨蝶呤可在肾小管中沉积，造成肾小管阻塞和直接损伤。酸性尿、血容量不足、血药浓度升高和近端小管中 MRP2 转运蛋白突变均促进甲氨蝶呤沉积[4, 26]。甲氨蝶呤也与开始治疗1周内的 GFR 一过性下降有关，这被认为是由于小动脉和系膜收缩[27]。

静脉内水合和尿碱化（目标尿 pH 为7.0～8.0）可用于减少甲氨蝶呤的肾小管沉积。甲酰四氢叶酸和胸腺嘧啶可恢复正常造血细胞和肠细胞的 DNA 合成，可作为抢救治疗。当血清中甲氨蝶呤水平显著升高并伴有器官损害的迹象，如肝酶升高、急性肾损伤、骨髓抑制或神经功能障碍时，则可使用紧急血液透析来降低甲氨蝶呤水平。根据治疗方式和持续时间不同，50%～80% 的甲氨蝶呤可以通过血液透析去除。使用高通量血液透析似乎可以在单一治疗中最大限度地降低甲氨蝶呤水平[25]。在停止血液透析后，血清甲氨蝶呤水平可能会反弹上升，可能需要额外的治疗疗程。腹膜透析一般对降低甲氨蝶呤水平无效。重组酶羧肽酶 G2 将甲氨蝶呤切割成无活性代谢物。它可以在给药30min 内迅速将甲氨蝶呤水平降低97%～99%，并在可用的情况下可替代血液透析[28, 29]。

培美曲塞是甲氨蝶呤的衍生物，用于晚期非小细胞肺癌（non-small cell lung cancer，NSCLC）和胸膜间皮瘤的治疗。与甲氨蝶呤相似，70%～90% 的药物在尿液中排泄。根据病例报道，它与急性肾小管坏死、急性肾小管间质性肾炎（acute tubulointerstitial nephritis，ATIN）、肾小管酸中毒（renal tubular acidosis，RTA）和尿崩症有关[30-32]。

3. 异环磷酰胺和环磷酰胺

异环磷酰胺和环磷酰胺是烷基化剂，通过引起 DNA 链断裂抑制 DNA 合成。异环磷酰胺被用于治疗淋巴瘤、肉瘤、睾丸癌和卵巢癌。环磷酰胺通常用于治疗淋巴瘤、白血病和乳腺癌。肾毒性可表现为急性肾小管坏死的急性肾损伤、Fanconi 综合征近端肾小管功能障碍、RTA1 型和2 型、肾源性尿崩症。肾毒性的危险因素包括同时使用铂盐、既往存在的肾脏疾病、肾切除术和肾放射治疗。肾毒性通常是剂量依赖性的，但有报道称其是偶发性的[4, 33]。抗利尿激素分泌失调综合征（syndrome of inappropriate antidiuretic hormone，SIADH）和肾源尿崩症在环磷酰胺治疗中均有报道。这些烷基化剂引起的肾毒性可以通过停药、充分的水合作用和补充电解质来控制。最后，异环磷酰胺和环磷酰胺可导致出血性膀胱炎，因为有毒代谢物丙烯醛的积累会引发强烈的炎症反应。美司钠（巯乙磺酸钠）灭活丙烯醛，在接受大剂量环磷酰胺或异环磷酰胺的患者中与积极的水合和强制利尿一起用于预防出血性膀胱炎。

4. 亚硝基脲

亚硝基脲是一种烷基化剂，能使多种还原酶失活，从而抑制 DNA 合成[34]。卡莫司汀（BiCNU）、链脲佐菌素和洛莫司汀属于这一组，用于治疗神经胶质瘤、中枢神经系统肿瘤、淋巴瘤和黑色素瘤。也可在骨髓干细胞移植前使用。这些药物通过直接导致近端肾小管细胞损伤、慢性间质性肾炎和急性肾损伤而导致肾毒性。低血压也发生在卡莫司汀输注期间，并可导致肾脏灌注不足。肾毒性通常在用药后2～3 周出现，但也可能在停用药物后数月至数年出现。输注时强制利尿可预防肾毒性[35]。输液相关的低血压可以通过减慢输液速度、给予血管加压药和在输液前服用降压药来解决[4]。

5. 吉西他滨与丝裂霉素

吉西他滨是一种嘧啶抗代谢产物，可抑制核糖核苷酸还原酶和 DNA 聚合酶。它被用于胰腺癌、膀胱癌和非小细胞肺癌。丝裂霉素是一种作为烷基化剂的抗生素，用于一些胃肠道癌症。这些药物的肾毒性表现为血栓性微血管病，伴有溶血性贫血、血小板减少和急性肾损伤。吉西他滨诱导的血栓性微血管病很少见，报道发生率为0.015%～0.4%[36-38]。免疫和非免疫机制已被提出，但尚未得到很好的理解。血栓性微血管病的发展似乎与所受的累积剂量有关。可在停药3～18个月后出现。临床表现可类似于溶血性尿毒综合征或血栓性血小板减少性紫癜，具有更明显的神经症状。新发或恶化的高血压先于血栓性微血管病被诊断[36]。当血栓性微血管病发生时，建议停止用药。血浆置换已用于一些病例报道[39]。

（二）靶向治疗

1. VEGF 抑制药

VEGF 作为主要的生长因子，通过与血管内皮上具有酪氨酸激酶活性的 VEGF 受体结合来控制血管生成。美国 FDA 已经批准了几种 VEGF 抑制药，包括抗 VEGF 的单克隆抗体（贝伐单抗）或其受体（拉莫西单抗）。酪氨酸激酶抑制药（tyrosine kinase inhibitors，TKI）是一种小分子，可以阻断 VEGF 受体的胞内结构域。与单克隆抗体相比，酪氨酸激酶抑制（舒尼替尼、索拉非尼、帕佐帕尼）具有口服生物利用度优势，但特异性较低，可能抑制其他酪氨酸激酶受体。阿波西普是另一种 VEGF 抑制药，其作用是作为诱饵受体，在 VEGF 与内皮受体结合之前诱捕 VEGF。VEGF 抑制药用于肾细胞癌和多种其他实体瘤。单克隆抗体用于宫颈癌、卵巢癌、乳腺癌和结肠直肠癌。酪氨酸激酶抑制药已被用于肝细胞癌、甲状腺癌和小细胞肺癌（small cell lung cancer，SCLC）。

在肾脏中，VEGF 对维持足细胞和内皮功能很重要，这解释了与 VEGF 抑制药相关的肾毒性。据报道，接受 VEGF 抑制药的患者中有21%～64% 出现蛋白尿，1%～2% 的患者出现肾病综合征[4, 40]。在接受 VEGF 抑制药治疗的患者的肾活检中，已经报道了微小病变病（minimal change disease，MCD）、局灶节段性肾小球硬化，甚至增殖性肾小球肾炎[40-44]。血栓性微血管病是 VEGF 抑制药的一种可怕的并发症，由内皮细胞损伤引起。VEGF 抑制药治疗后血栓性微血管病的发生率尚不清楚，但血栓性微血管病发生后，则需要停止应用 VEGF 抑制药（血栓性微血管病的发生是需要停药的理由）。酪氨酸激酶抑制也与急性和慢性间质性肾炎、低磷血症和肾源性尿崩症有关[20, 45]。VEGF 抑制药的肾脏效应在治疗开始后6 个月左右显现[44]。停药后急性肾损伤通常是可逆的，蛋白尿通常减少，但可能持续[45]。

在接受 VEGF 抑制药治疗的患者中，高血压的发生率为13%～40%，并且呈剂量依赖性[41, 43]。它被认为是由于一氧化氮产生的下调和尿钠排泄受损而发展的。高血压的发展实际上与对抗癌治疗的更好反应相关，并且不需要停药[26, 41]。ACEI 或 ARB 是控制血压的合理选择，尤其是在伴随蛋白尿的情况下[45]。然而，对于 VEGF 抑制药诱导的高血压患者，没有推荐的首选降压药。

2. BRAF 抑制药

BRAF 蛋白通过 MAPK 途径参与细胞生长的信号传递[20]。BRAF 抑制药（如维罗非尼和达拉非尼）已被批准用于治疗伴有 BRAF 突变的晚期黑色素瘤。在接受 BRAF 抑制药治疗的患者中有各种肾毒性的报道，包括急性肾损伤、代谢紊乱（低钾血症、低钠血症、低磷血症）[41]、急性间质性肾炎、足细胞增生和肾小球肉芽肿形成。在治疗开始后2 个月内 GFR 可出现下降。

3. 间变性淋巴瘤激酶抑制药

间变性淋巴瘤激酶（ALK）在各种肿瘤中发现，如霍奇金淋巴瘤、非小细胞肺癌和横纹肌肉瘤，是间变性淋巴瘤激酶抑制药（如克唑替尼）的靶点。在一项38 例非小细胞肺癌患者应用克唑替尼治疗的研究中，Brosnan 等报道在治疗2 周后 GFR 较基线下降24%[46]。目前尚不清楚 GFR 的下降是由真正的急性肾损伤所致，还是近端小管肌酐分泌减少的结果，这两者在文献中都有描述。GFR 的小幅下降通常不需要停止治疗，但当发生这种情况时，建议仔细监测肾功能。克唑替尼治疗后肾囊肿进展也有文献报道，但未见恶性转化的报道[41]。

4. 蛋白酶体抑制药

蛋白酶体抑制药通过破坏蛋白酶体的功能，导致癌细胞内异常蛋白质的积累，从而发挥其抗肿瘤作用。硼替佐米和卡非佐米用于多发性骨髓瘤，两者很少与血栓性微血管病、急性肾小管间质性肾炎和急性肾损伤相关[41]。卡非佐米还与足细胞病变和肿瘤溶解综合征有关。

（三）免疫疗法

1. 免疫检查点抑制药

T 细胞有特定的表面受体，当与抗原提呈细胞上的配体结合时，会导致免疫反应[47]的下调。这些"检查点"促进了某些癌症的耐受性和生存率。免疫检查点抑制药（immune checkpoint inhibitor，ICPI）是与这些受体或它们的配体结合的单克隆抗体，允许免疫系统"不受限制"地开始攻击癌细胞。目前已鉴定出两种受体，即 CTLA4 和 PD1。伊匹利木单抗是一种抗 CTLA4 的单克隆抗体，已获批用于治疗转移性黑色素瘤和肾细胞癌[48]。纳武单抗和派姆单抗是针对 PD1 的抗体，已被批准用于多种类型的癌症，尽管它们主要用于黑色素瘤、非小细胞肺癌、头颈癌、微卫星不稳定的结肠癌、三阴性乳腺癌和肾细胞癌。西米普利单抗是另一种 PD1 抑制药，已被批准用于皮肤鳞状细胞癌。阿替利珠单抗、度伐利尤单抗和阿维单抗抑制 PD1 的配体（PD-L1），由于延长了尿路上皮细胞癌的总生存期和无进展生存期，现在是治疗尿路上皮细胞癌的首选药物[48]。前两者也被批准用于非小细胞肺癌。由于免疫检查点抑制药通过一种"自身免疫"形式发挥其抗癌作用，因此免疫检查点抑制药的免疫相关不良事件（immune-related adverse event，irAE）已被描述为涉及皮肤、胃肠道、内分泌系统及较不常见的肾脏。

据报道，在接受免疫检查点抑制药治疗的患者中有 3%～17% 发生急性肾损伤[48, 49]。与免疫检查点抑制药相关的急性肾损伤（ICPI-AKI）在文献中没有明确定义。在免疫检查点抑制药治疗时，血清肌酐升高（通常较基线≥50%），并且无其他病因时，应怀疑有此现象。免疫检查点抑制药相关的急性肾损伤更可能发生在免疫相关不良事件、无菌脓尿和（或）嗜酸性粒细胞增多症的伴随或后续。在一项对 138 例免疫检查点抑制药相关的急性肾损伤患者的研究中，43% 的急性肾损伤患者伴有免疫相关不良事件。皮疹是免疫检查点抑制药相关的急性肾损伤[50]相关的最常见的免疫相关不良事件。急性肾损伤的发生发展在免疫检查点抑制药开始使用后 3.5 个月左右，但据报道，即使在肾外免疫相关不良事件 1 年后也会发生[51]。

免疫检查点抑制药相关的急性肾损伤的病理生理学仍然未知。一种假设是小管充当自身反应性 T 细胞的靶标，导致急性肾小管间质性肾炎，其在免疫检查点抑制药相关的急性肾损伤患者的肾活检中常见。另一个假设是，某些药物（作为直接触发物或半抗原）导致 T 细胞启动和随后的急性肾小管间质性肾炎。大多数免疫检查点抑制药相关的急性肾损伤患者先前或同时使用质子泵抑制药已被记录[49, 50]。一些人假设质子泵抑制药暴露导致致敏，尽管已知质子泵抑制药本身在一般人群中可导致急性肾小管间质性肾炎。发生免疫检查点抑制药相关的急性肾损伤的其他危险因素包括抗 CTLA4 和抗 PD-1/PD-L1 药物的联合治疗，以及较低的基线 GFR。暂没有定义免疫检查点抑制药相关的急性肾损伤的特征。如前所述，它可以表现为无菌性脓尿，嗜酸性粒细胞增多，以及类似于其他病因的急性肾小管间质性肾炎的亚肾病范围蛋白尿[50]。

美国国家综合癌症网络（National Comprehensive Cancer Network）建议，仅对血清肌酐升高 3 倍的患者考虑进行肾活检[51]。一些作者主张，即使是较轻的急性肾损伤患者，如果怀疑有急性肾小管间质性肾炎，在使用糖皮质激素经验性治疗之前，也应采用更宽松的方法进行活检，特别是在活检没有禁忌证的情况下[48]。当考虑肾小球肾炎等其他诊断时，也应进行肾活检。回顾性研究报道了类固醇逆转免疫检查点抑制药相关的急性肾损伤的疗效。在一项对 138 例免疫检查点抑制药相关的急性肾损伤患者的研究中，85% 的患者在皮质类固醇治疗后实现了完全或部分肾功能恢复[50]。虽然没有对照试验支持特定的类固醇治疗方案，但可以考虑将 1mg/kg 泼尼松作为起始剂量。对于较严重的急性肾损伤，可以考虑用甲泼尼龙冲击治疗。其他免疫抑制药（如霉酚酸和环磷酰胺）的使用也有报道，但数据太少，无法得出任何关于其疗效的结论[48]。

由于免疫检查点抑制药提高了某些癌症的总生存率，对于已存在免疫抑制相关急性肾损伤的患者，面对挑战再次开展治疗也很重要。美国临床肿瘤学会建议，如果患者出现严重的急性肾损伤，如血肌酐＞3 倍基线或＞4.0mg/dl，或需要透析，则不应重新启动免疫检查点抑制药[52]。然而，肾损伤的风险应与潜在的救命疗法的益处进行仔细权衡，并应个体化决策。约有 1/4 的患者再次受到挑战后急性肾损伤会复发[50]。

免疫检查点抑制药引起的另一个独特问题是实体器官移植（solid organ transplant，SOT）接受者，包括肾脏接受者。由于免疫抑制，实体器官移植接受者比普通人群有更高的癌症风险。在对免疫检查点抑制药敏感的癌症患者中，这些药物的使用增加了引发排斥反应的可能性，因为它增强了免疫反应。免疫检查点抑制药后排斥反应的病例报道已发表，但由于缺乏更大的系列，由于混杂因素，难以建立强关联[53]。例如，移植受者的癌症诊断可能会导致免疫抑制的减少，这本身就可以解释排斥反应的发作。

2. 嵌合抗原受体 T 细胞治疗

CAR-T 治疗是过继细胞转移的一种形式，已于 2017 年被美国 FDA 批准用于治疗某些癌症。它涉及收获患者自身的 T 细胞并生物工程化以产生表面受体（嵌合抗原受体），这些受体附着在特定的肿瘤抗原上（如 B 细胞上的 CD19）。这些

CAR-T 细胞在体外扩增，然后注入患者体内，产生抗肿瘤活性。CAR-T 疗法被批准用于患有复发性和难治性急性淋巴细胞白血病的儿童和成人，并且最近被批准用于大 B 细胞淋巴瘤。CAR-T 也正在被研究用于各种实体瘤。

CAR-T 治疗中已经报道了免疫介导的肾毒性。细胞因子释放综合征是由 CAR-T 细胞自身或激活的天然免疫细胞产生的细胞因子激增引起的全身炎症反应。在接受 CAR-T 治疗的患者中，＞40%的患者出现细胞因子释放综合征，并可能出现发热、休克、心脏、神经系统症状和急性肾损伤[54]。急性肾损伤的机制是由全身血管舒张和（或）肾灌注不足引起的急性肾小管损伤所致的肾前性原因导致。心肾综合征也可发生在心血管损害的情况下。在注射 CAR-T 后的 7～10 天内可以观察到血清肌酐的升高。细胞因子释放综合征的处理主要是对症处理，但抗细胞因子治疗（如 IL-6 受体拮抗药托珠单抗和类固醇）也被使用[55]。CAR-T治疗中也发现了噬血细胞性淋巴组织细胞增多症和 TLS，它们也与 AKI 相关。CAR-T 治疗还与电解质异常（如低钾血症、低钠血症和低磷血症）有关。

（四）放射性肾病

放射治疗是某些癌症（如睾丸癌、淋巴瘤或肉瘤）的最终治疗的一部分。全身放疗（total body irradiation，TBI）也作为造血干细胞移植（hematopoietic stem cell transplantation，HSCT）前条件处理的一部分进行。电离辐射会导致化学键的破坏和氧自由基的产生，从而对 DNA 造成损伤并杀死癌细胞。在腹部、盆腔或腹膜后肿瘤放疗或全身放疗期间，肾脏由于其位置，通常暴露于电离辐射。对双肾的总光子照射剂量为 23Gy 被认为是可导致放射性肾病的阈值剂量[56]。对于在造血干细胞移植前接受放疗的患者，单次 10Gy 的剂量可导致肾损伤。一些被提出的放射性肾病的机制包括氧化应激、TGFβ 的产生增加、血管损伤和肾素 – 血管紧张素系统（RAS）[57]的激活。"急性"

放射性肾病实际上在照射后 6～12 个月出现各种症状，如头痛、呼吸困难、疲劳、水肿和恶性高血压。它也可以表现为溶血性尿毒综合征或血栓性微血管病。蛋白尿可能存在，但通常在非肾病范围内。慢性放射性肾病可以是原发性的，最初的表现发生在照射后≥18 个月，或者继发于急性放射性肾病进展到慢性肾病。放射性肾病的治疗主要是支持性的。放射损伤的预防包括使用防护罩来限制暴露的肾脏体积和分次给药，以便在治疗之间恢复。

（五）造血干细胞移植

接受造血干细胞移植的患者数量持续增加，并可进行长期随访。大多数关于造血干细胞移植结果的数据来自儿科人群。急性肾损伤和 CKD 是造血干细胞移植的常见并发症，影响 10%～70% 的受者[57]。与自体移植相比，急性肾损伤在接受异体造血干细胞移植的患者中更为常见（50% vs. 10%）[58]。造血干细胞移植所特有的肾损伤机制包括移植物抗宿主病（graft-versus-host disease，GVHD）、静脉闭塞性疾病/肝窦阻塞综合征（sinusoidal obstruction syndrome，SOS）引起的肝窦阻塞，以及钙调磷酸酶抑制药相关的肾毒性。移植物抗宿主病会引起皮肤、肠道、肝脏和肾脏的损伤，原因是炎症级联反应导致细胞毒性 T 细胞的激活。调节治疗对窦状血管内皮细胞的损伤可导致肝窦阻塞综合征的发生。这导致急性门脉高压，由于肾灌注减少和肾小管损伤而导致急性肾损伤。钙调磷酸酶抑制药肾毒性主要由肾小动脉血管收缩和缺血性损伤引起。使用全身放疗作为预处理疗法也能导致造血干细胞移植后的急性肾损伤。在同种异体造血干细胞移植前接受清髓治疗的患者中，有高达 70% 的患者会发生急性肾损伤[57]。移植物抗宿主病可表现为肾病范围的蛋白尿，但仍应考虑其他肾小球病。微小病变肾病、膜性肾病、膜增生性肾小球肾炎、局灶节段性肾小球硬化和 IgA 肾病均在造血干细胞移植后出现，只能通过肾活检进行诊断。在那些因急性肾损伤而需要

透析的患者中，死亡率为 55%～100% 不等[59, 60]。

在接受造血干细胞移植治疗的患者中，约有 15% 会发展为慢性肾病[57]。先前存在 CKD 的患者被排除在接受 HSCT 之外。然而，随着越来越多的慢性肾病患者接受造血干细胞移植，尤其是多发性骨髓瘤患者，这种情况已经改变。因此，预计造血干细胞移植后慢性肾病的患病率在未来只会进一步增加。造血干细胞移植后慢性肾病的管理应与任何慢性肾病和蛋白尿患者相似。首选 RAS 阻滞药控制血压。应考虑停止或从钙调磷酸酶抑制药切换到另一种免疫抑制药，以防止进一步的肾损伤。造血干细胞移植后 ESRD 的真实发生率尚不清楚，但与其他原因引起的 ESRD 相比，其预后较差[61]。

四、癌症相关肾病

（一）副蛋白相关肾病

1. 副蛋白相关疾病的分类

单克隆浆细胞疾病是由浆细胞克隆的异常增殖引起的，可产生过多副蛋白〔可能是免疫球蛋白（IgG、IgA、IgD、IgE 和 IgM）〕和（或）其成分（κ 轻链或 λ 轻链）。单克隆疾病的范围包括癌前疾病，如意义不明的单克隆丙种球蛋白病（monoclonal gammopathy of undetermined significance，MGUS）、肾意义的单克隆丙蛋白病（monoclonal gammopathy of renal significance，MGRS）和郁积型多发性骨髓瘤，以及定义的恶性肿瘤，如多发性骨髓瘤、Waldenström 巨球蛋白血症或慢性淋巴细胞白血病（chronic lymphocytic leukemia，CLL）。意义不明的单克隆丙种球蛋白病代表一种具有少量副蛋白的浆细胞单克隆免疫球蛋白病，特别是血清单克隆免疫球蛋白<30g/L 和<10% 的单克隆骨髓浆细胞，没有终末器官损伤。多发性骨髓瘤具有较高的副蛋白或终末器官损伤负担，这种损伤将促使治疗。例如，活性多发性骨髓瘤是在副蛋白导致终末器官损害后定义的，主要表现为高钙血症、贫血、以管型肾病为

特征的肾病和（或）伴有溶解性病变的骨病。冒烟型多发性骨髓瘤需要血清单克隆免疫球蛋白水平大于 30g/L 或骨髓浆细胞中单克隆细胞占比大于 10%，并且没有器官损害的证据。2012 年，国际肾脏和单克隆丙种球蛋白病研究小组（International Kidney and Monoclonal Gammopathy Research Group，IKMG）在对低负担单克隆丙种球蛋白病患者的肾脏疾病认识增加后引入了术语"肾意义的单克隆丙蛋白病"。尽管循环蛋白量小且无其他器官受累，但单克隆丙种球蛋白病与免疫荧光证实的单克隆肾沉积物有关，并且表现不同于骨髓瘤肾或管型肾病。目前，肾意义的单克隆丙蛋白病定义为具有与单克隆丙种球蛋白病相关的肾脏病变的 B 细胞或浆细胞淋巴增生性疾病，但不引起任何其他器官损伤，并且不符合特定治疗的血液学标准[62]。大多数与单克隆免疫球蛋白相关的肾脏疾病都会在肾小球的特定部位出现单克隆免疫球蛋白的沉积，C3 肾小球病和血栓性微血管病除外，它们不存在单克隆免疫球蛋白的沉积。

2. 浆细胞肿瘤肾损害的临床和组织学表现

浆细胞疾病可引起广泛的肾脏表现。如前所述，浆细胞肿瘤的肾脏表现可根据副蛋白依赖性和副蛋白非依赖性机制进行分类。脓毒症、高钙血症、容量耗损、对比剂肾病、肿瘤溶解和药物毒性（如双膦酸盐）均可发生，它们与单克隆蛋白负荷无关。最常见的副蛋白相关肾病是管型肾病、单克隆免疫球蛋白沉积病（monoclonal immunoglobulin deposition disease，MIDD）和轻链淀粉样变性（amyloidosis，AL），占副蛋白相关肾病的 75%[63]。其他肾脏表现包括不同的肾小球肾炎（膜增生性、弥漫性增生性、新月体性、冷球蛋白血症、IgA、微小改变或膜性肾小球病）、肾小管间质性肾炎、免疫类和纤维性肾小球病和血栓性微血管病。

肾意义的单克隆丙蛋白病肾损伤是由小管和肾小球基底膜副蛋白沉积引起的。国际肾脏和单克隆丙种球蛋白病研究小组一般将肾意义的单克隆丙蛋白病分为组织学上有组织沉积或无组织沉积的疾病。有组织的沉积物也可分为纤维状（免疫球蛋白相关淀粉样变性和单克隆及纤维性肾小球肾炎）、微管状（免疫趋化型和冷球蛋白血症性肾小球肾炎）、包涵体或结晶性沉积物。无组织性沉积包括单克隆免疫球蛋白沉积病［包括轻链沉积病（light chain deposition disease，LCDD）或重链沉积病（heavy chain deposition disease，HCDD）或两者兼备］和伴单克隆免疫球蛋白沉积的增生性肾小球肾炎。如前所述，肾意义的单克隆丙蛋白病肾损伤也可表现为 C3 肾小球病伴单克隆免疫球蛋白沉积和血栓性微血管病，而无单克隆免疫球蛋白沉积[62]。

活动性多发性骨髓瘤和肾脏受累的患者常出现急性肾损伤，但也可出现其他临床表现，如不同程度的蛋白尿，包括肾病综合征、肾炎综合征、急进型肾小球肾炎、进行性慢性肾病。相比之下，肾意义的单克隆丙蛋白病的肾脏受累往往更微妙，表现为泌尿系统异常和轻度慢性肾病[64]。

3. 多发性骨髓瘤

在所有单克隆丙种球蛋白病中，多发性骨髓瘤由于其发病率高及其与肾脏疾病的常见相关性而需要特别提及。多发性骨髓瘤占所有恶性血液病的 10%[65]。它是不可治愈的，其特征在于治疗反应性疾病，随后是其治疗过程中的复发性和难治性疾病。多发性骨髓瘤占血液恶性肿瘤死亡的 20%。管型肾病导致的肾功能障碍被认为是骨髓瘤唯一的肾脏病变，除血液学标准外，还可用于骨髓瘤的诊断。约 50% 的多发性骨髓瘤患者在诊断时出现肾功能不全，约 25% 的患者出现血清肌酐大于 2mg/dl，2%～10% 的患者甚至需要透析[66, 67]。肾衰竭在多发性骨髓瘤患者中是不良预后的最强预测因素之一[68]。作为骨髓瘤的定义事件，肾功能不全被定义为 eGFR<40ml/（min·1.73m^2），并确定或假定诊断为管型肾病[69]。管型肾病，历史上称为骨髓瘤肾，是由于过量滤过游离轻链（filtered free light chains，FLC）造成肾小管损伤的结果。在远端小管中，游离轻链与 Tamm-Horsfall 蛋白结合导致管型形成和小管内梗阻。这种情况

可能会突然发生，并迅速发展为少尿。在近端小管中，滤过的游离轻链通过内吞作用被重新吸收，并可由于游离轻链的积累和降解导致近端小管直接损伤。肾小管间质纤维化可由远端小管破裂和近端小管损伤释放促炎物质引起[70]。不同的副蛋白与 Tamm-Horsfall 蛋白的亲和力不同，导致其引起肾毒性的能力程度不同。轻链骨髓瘤占严重管型肾病的 40%～50%。血容量不足和血清和尿游离轻链水平显著升高与肾功能不全风险增加相关。多发性骨髓瘤中的蛋白尿由本周蛋白组成，并且不能通过检测尿白蛋白的尿试纸检测到。多发性骨髓瘤患者可采用点样或 24h 尿蛋白采集法测定尿蛋白。当有明显蛋白尿时，应考虑单克隆免疫球蛋白沉积病或淀粉样变性引起的副蛋白相关肾小球受累性病变。

4. 疑似单克隆丙种球蛋白病的评估

采用血清蛋白电泳（serum protein electrophoresis，SPEP）和尿蛋白电泳（urine protein electrophoresis，UPEP）鉴定单克隆蛋白。这些检查虽然很便宜，但在检测血清游离轻链时敏感性较差，并不能总是区分多克隆蛋白和单克隆蛋白。尿电泳可区分尿白蛋白和尿副蛋白排泄，有助于诊断、预测和监测对治疗的反应。免疫固定（immunofixation，IF）是现在的常规做法，在识别涉及的单克隆蛋白方面具有更好的敏感性。由于这是一个定性测试，它不能用于监测进展或治疗的部分反应。游离轻链免疫分析法最近已被应用，在检测游离轻链方面具有更好的精确性。用于测定血清中游离或未结合的 λ 和 κ 链的数量。还可用于确定 κ:λ 游离轻链比。在其他病因引起的肾功能不全或全身炎症条件下，血清游离轻链可能升高，但 κ:λ 基本保持不变。κ:λ 的参考范围一般为 0.2～1.65。在慢性肾病 5 期或血液透析患者等严重肾脏疾病患者中，这一范围可增加到 0.34～3.10。在副蛋白疾病中，κ:λ 会出现异常，所涉及的轻链的绝对值会明显升高到参考范围的 100～200 倍，一般为 >1000mg/L。在临床中，游离轻链免疫检测应作为血清蛋白电泳与免疫固定的补充手段，而不是

替代。由于血清检测的简便性和较新的游离轻链免疫检测的快速结果，在某些临床情况下，放弃肾活检来诊断副蛋白相关肾脏疾病可能是合理的。在每例患者中，应平衡可治疗疾病诊断不足的风险与肾活检手术的风险。然而，如果有其他的诊断，尤其是如果它可能改变 GFR 保留患者的治疗，则应进行肾活检。肾活检也将是确定诊断或区分不同类型的肾意义的单克隆丙蛋白病的唯一方法。值得注意的是，在副蛋白沉积的情况下，这些患者的肾脏可能相对较大，而超声显示的肾脏大小可能并不总是一个可靠的肾功能不全的指标。为了确定肾脏沉积物的单克隆性，应对 κ、λ 轻链进行免疫荧光染色，并对其进行 IgG 亚类染色。

5. 单克隆丙种球蛋白病肾损害的治疗

副蛋白相关肾脏疾病患者的治疗包括支持性治疗和针对潜在恶性肿瘤或涉及的克隆细胞的治疗。对于管型肾病，静脉注射晶体液扩大容量会降低小管中游离轻链的浓度，导致小管流量增加而将其冲出。使用襻利尿药强制利尿可能会增加沉淀，不推荐。应立即开始地塞米松化疗，以迅速减轻多发性骨髓瘤中游离轻链的负担。由于轻链的分布广泛，血浆置换不能带来益处，而使用高截流量透析器进行血液透析仍存在争议。多发性骨髓瘤的最终治疗包括化疗方案，包括硼替佐米和达拉珠单抗，以及为那些符合条件的人进行自体干细胞移植。这些手术甚至可以用于肾衰竭患者。肾意义的单克隆丙蛋白病的最终治疗将取决于鉴定出产生免疫球蛋白的克隆细胞的类型。一般而言，表现为肾功能不全程度较轻、尿轻链排泄较低、高钙血症的患者更容易出现可逆性肾功能不全。随着有效化疗药物的发现，当游离轻链水平早期降低时，高达 80% 的多发性骨髓瘤患者的肾脏将得到恢复[70]。对治疗的反应和肾功能的改善与多发性骨髓瘤更好的总体临床结果相关。

（二）白血病和淋巴瘤

当影像学上看到肾脏增大并诊断为白血病和淋巴瘤时，可以怀疑肾脏被白血病和淋巴瘤细胞

浸润。在对几个病例系列尸检结果的回顾中，淋巴瘤浸润性肾脏疾病的发病率为 18%～61%[71]。肾损伤由多种机制引起，包括浸润细胞压迫肾小管、溶菌酶过量产生、AKI 和肾内白细胞淤积。其治疗是针对潜在的恶性肿瘤。

（三）副肿瘤性肾小球疾病

各种肾小球疾病与不同的癌症有关，并被认为是由副肿瘤过程引起的。癌细胞会分泌生长因子、细胞因子或激素等物质，导致免疫反应受损和肾小球肾炎。因此，在肿瘤没有直接侵袭的情况下，出现副肿瘤性肾小球肾炎。副肿瘤性肾小球肾炎的诊断很难确定，特别是因为肾脏表现可能早于癌症诊断或在癌症诊断后数年才出现。只有当肾脏的症状随着癌症的控制而消失，并且随着癌症的复发而复发，才能真正确定诊断。在肾活检的免疫沉积物中检测肿瘤抗原或抗肿瘤抗体也将支持副肿瘤性肾小球肾炎的诊断。许多患者在肾脏诊断时，其癌症没有症状，这往往早于其癌症诊断，因此需要高度怀疑并在适当的情况下进行彻底的癌症检查。

膜性肾病是最常见的与癌症相关的肾小球病理。在一系列的 240 例活检证实的膜性肾病中（迄今为止最大的一次），约 10% 的患者被诊断为癌症[72]。膜性肾病在多种癌症中都有报道，包括实体肿瘤，如肺癌、结肠癌、前列腺癌、胃癌、乳腺癌和肾癌，以及血液系统恶性肿瘤，如急性髓系白血病和慢性髓系白血病。蛋白尿可以早于癌症的诊断，通常 1 年，但可以延迟到肾活检 10 年后出现。膜性肾病继发于癌症的可能性随着年龄＞65 岁和每天＞20 包吸烟史而增加。与原发性膜性肾病不同，PLA2R 抗体通常在副肿瘤膜性肾病中缺失，IgG1 和 IgG2 免疫沉积更为突出。微小病变肾病通常与霍奇金淋巴瘤相关，也见于肺癌、结肠癌和肾癌。由于 VEGF 能够增加肾小球的通透性，因此被认为可能是导致某些癌症微小病变肾病发生的一个因素[73]。膜增生性肾小球肾炎、IgA 肾病、局灶节段性肾小球硬化症和快速进展的肾小球肾炎均与癌症有关。副肿瘤性肾小球肾炎的治疗主要集中在治疗潜在的恶性肿瘤。然而，重要的是要记住原发性和其他继发性肾小球肾炎可与可能需要单独治疗的副肿瘤性肾小球肾炎共存。

（四）尿路梗阻

泌尿系（膀胱或前列腺）或非泌尿系癌症可引起尿道压迫或侵犯。肾积水通常在肾超声上可见，但腹膜后肿瘤或纤维化引起输尿管梗阻的患者可能需要有创性更大检查。恶性肿瘤扩散至三个或更多部位、严重肾积水和低血清白蛋白（＜3mg/dl）是需要尿流改道患者生存期较低的相关因素。有 2～3 种危险因素的患者的 6 个月生存率仅为 2%，而无危险因素的患者的 6 个月生存率为 70%[74]。报道的尿路改道后中位生存期为 3～6 个月，40%～50% 的患者出现尿路改道相关并发症[75]。一般来说，恶性输尿管梗阻患者的总生存期较差，甚至不考虑肾后急性肾损伤的严重程度。因此，医疗团队和泌尿科之间的密切沟通是必要的。

（五）肾细胞癌

近年来，肾细胞癌（renal cell carcinoma，RCC）的发病率一直在上升，约占新发癌症病例的 4%，占所有癌症死亡的 2%。这种增加可能是由于检测能力的提高，因为一半的病例是在影像学上偶然发现的。大多数肾细胞癌患者是无症状的，少于 10% 的患者报告了典型的三联征：血尿、腰痛和可触及的腹部肿块。肾细胞癌可产生红细胞生成素和甲状旁腺相关蛋白，并分别导致红细胞增多和高钙血症。CECT 和 MRI 对恶性病变的检测比常规超声有更好的敏感性。超声造影（contrast-enhanced ultrasound，CEUS）具有不使用碘对比剂的优点，这可能有利于中重度慢性肾病患者。最近的一项 Meta 分析报道，在肾肿物的诊断中，超声造影与增强 CT 的敏感度最低[76]。Bosniak 分类是根据肾囊性肿块的恶性可能性来分类的。提示恶性肿瘤的特征包括异质性，厚而不规则的间隔和边界，以及增强结节。较大的肿瘤发生恶性的可能性较高，尤其是 >7cm 的肿瘤[77]。那些不确定的（Ⅲ级）或被认为是恶性的（Ⅳ级）需要手术探查。历史上，由于担心经皮播散和出血并发症，临床医生一直回避对肾肿块进行活检。近年来，活检越来越多地应用于影像学结果不确定的病例或高危手术患者。

局限性肾细胞癌患者的 5 年生存率为 80%~90%[78]。近年来，外科治疗的趋势发生了变化。对于小于 7cm 的肿块，保留肾单位手术或部分肾切除术是首选，在长期监测中导致 GFR 下降较慢。对于 >7cm 大小的肿块和（或）有局部浸润征象的患者应行根治性肾切除术。射频消融术和冷冻手术是治疗小于 4cm 的局部小肿块和高危手术患者的选择。约 20% 的患者出现转移，伴有远处转移的患者 5 年生存率约为 12%。免疫检查点抑制药和 VEGF 抑制药现在是晚期或转移性肾细胞癌

的首选辅助治疗药物。

五、慢性肾病、终末期肾病和癌症

慢性肾病、ESRD 和癌症的流行病学相互作用是复杂的。慢性肾病和 ESRD 具有更高的癌症风险[79]。透析中的慢性肾病和 ESRD 与唇癌、甲状腺癌、肾细胞癌和尿路癌的较高发病率相关。接受移植的 ESRD 患者患免疫介导或感染相关癌症（如淋巴瘤）的风险更高。更有趣的是，透析本身的 5 年生存率比乳腺癌、前列腺癌和结肠直肠癌等常见癌症更低。同时，对于已有癌症的患者，ESRD 患者的癌症相关死亡率较高[78]。尽管如此，关于抗癌药在肾功能下降患者中的安全性和有效性的数据仍然缺乏，因为 75% 的正在进行的癌症临床试验排除了肾功能下降的患者[4]。这一难题对临床医生在晚期慢性肾病或 ESRD 中癌症监测、诊断和治疗的成本效益方面提出了挑战。

参考文献

[1] Cancer of Any Site—Cancer Stat Facts. https://seer.cancer.gov/statfacts/html/all.html. Accessed 24 Aug 2020.

[2] CKD Evaluation and Management-KDIGO. https://kdigo.org/guidelines/ckd-evaluation-and-management/. Accessed 24 Aug 2020.

[3] Casal MA, Nolin TD, Beumer JH. Estimation of kidney function in oncology implications for anticancer drug selection and dosing. Clin J Am Soc Nephrol. 2019;14(4):587–95. https://doi.org/10.2215/CJN.11721018.

[4] Cohen EP, Krzesinski JM, Launay-Vacher V, Sprangers B. Onconephrology: core curriculum 2015. Am J Kidney Dis. 2015;66(5):869–83. https://doi.org/10.1053/j.ajkd.2015.04.042.

[5] Janowitz T, Williams EH, Marshall A, et al. New model for estimating glomerular filtration rate in patients with cancer. J Clin Oncol. 2017;35(24):2798–805. https://doi.org/10.1200/JCO.2017.72.7578.

[6] Mulaomerović A, Halilbašić A, Čičkušić E, Zavašnik-Bergant T, Begić L, Kos J. Cystatin C as a potential marker for relapse in patients with non-Hodgkin B-cell lymphoma. Cancer Lett. 2007;248(2):192–7. https://doi.org/10.1016/j.canlet.2006.07.004.

[7] Schardijn GHC, Statius Van Eps LW. β 2 –microglobulin: its significance in the evaluation of renal function. Kidney Int. 1987;32(5):635–41. https://doi.org/10.1038/ki.1987.255.

[8] Christiansen CF, Johansen MB, Langeberg WJ, Fryzek JP, Sørensen HT. Incidence of acute kidney injury in cancer patients: a Danish population-based cohort study. Eur J Intern Med. 2011;22(4):399–406. https://doi.org/10.1016/j.ejim.2011.05.005.

[9] Salahudeen AK, Doshi SM, Pawar T, Nowshad G, Lahoti A, Shah P. Incidence rate, clinical correlates, and outcomes of AKI in patients admitted to a comprehensive cancer center. Clin J Am Soc Nephrol. 2013;8(3):347–54. https://doi.org/10.2215/CJN.03530412.

[10] Lahoti A, Nates JL, Wakefield CD, Price KJ, Salahudeen AK. Costs and outcomes of acute kidney injury in critically ill patients with cancer. J Support Oncol. 2011;9(4):149–55. https://doi.org/10.1016/j.suponc.2011.03.008.

[11] Libório AB, Abreu KLS, Silva GB, et al. Predicting hospital mortality in critically ill cancer patients according to acute kidney injury severity. Oncology. 2011;80(3–4):160–6. https://doi.org/10.1159/000329042.

[12] Soares M, Salluh JIF, Carvalho MS, Darmon M, Rocco JR, Spector N. Prognosis of critically ill patients with cancer and acute renal dysfunction. J Clin Oncol. 2006;24(24):4003–10. https://doi.org/10.1200/JCO.2006.05.7869.

[13] Coiffier B, Altman A, Pui CH, Younes A, Cairo MS. Guidelines for the management of pediatric and adult tumor lysis syndrome: an evidence-based review. J Clin Oncol. 2008;26(16):2767–78. https://doi.org/10.1200/JCO.2007.15.0177.

[14] Perry Wilson F, Berns JS. Onco-nephrology: tumor lysis syndrome. Clin J Am Soc Nephrol. 2012;7(10):1730–9. https://doi.org/10.2215/CJN.03150312.

[15] Cairo MS, Coiffier B, Reiter A, Younes A. Recommendations for the evaluation of risk and prophylaxis of tumour lysis syndrome (TLS) in adults and children with malignant diseases: an expert TLS panel consensus. Br J Haematol. 2010;149(4):578–86. https://doi.org/10.1111/j.1365-2141.2010.08143. x.

[16] Belay Y, Yirdaw K, Enawgaw B. Tumor lysis syndrome in patients with hematological malignancies. J Oncol. 2017; https://doi.org/10.1155/2017/9684909.

[17] Howard SC, Jones DP, Pui CH. The tumor lysis syndrome. N Engl J Med. 2011;364(19): 1844–54. https://doi.org/10.1056/NEJMra0904569.

[18] Jones GL, Will A, Jackson GH, Webb NJA, Rule S, on Behalf of the British Committee for Standards in Haemalogy. Guidelines for the management of tumour lysis syndrome in adults and children with haematological malignancies on behalf of the British Committee for Standards in Haematology. Br J Haematol. 2015;169(5):661–71. https://doi.org/10.1111/bjh.13403.

[19] Darmon M, Guichard I, Vincent F, Schlemmer B, Azoulay L. Prognostic significance of acute renal injury in acute tumor lysis syndrome. Leuk Lymphoma. 2010;51(2):221–7. https://doi.org/10.3109/10428190903456959.

[20] Małyszko J, Kozłowska K, Kozłowski L, Małyszko J. Nephrotoxicity of anticancer treatment. Nephrol Dial Transplant. 2017;32(6):924–36. https://doi.org/10.1093/ndt/gfw338.

[21] Latcha S, Jaimes EA, Patil S, Glezerman IG, Mehta S, Flombaum CD. Long-term renal outcomes after cisplatin treatment. Clin J Am Soc Nephrol. 2016;11(7):1173–9. https://doi.org/10.2215/CJN.08070715.

[22] Kemp G, Rose P, Lurain J, et al. Amifostine pretreatment for protection against cyclophosphamide-induced and cisplatin-induced toxicities: results of a randomized control trial in patients with advanced ovarian cancer. J Clin Oncol. 1996;14(7):2101–12. https://doi.org/10.1200/JCO.1996.14.7.2101.

[23] Siegert W, Beyer J, Strohscheer I, et al. High-dose treatment with carboplatin, etoposide, and ifosfamide followed by autologous stem-cell transplantation in relapsed or refractory germ cell cancer: a phase I/II study. J Clin Oncol. 1994;12(6):1223–31. https://doi.org/10.1200/JCO.1994.12.6.1223.

[24] Reece PA, Stafford I, Russell J, Khan M, Gill PG. Creatinine clearance as a predictor of ultrafilterable platinum disposition in cancer patients treated with cisplatin: relationship between peak ultrafilterable platinum plasma levels and nephrotoxicity. J Clin Oncol. 1987;5(2):304–9. https://doi.org/10.1200/JCO.1987.5.2.304.

[25] Widemann BC, Balis FM, Kempf-Bielack B, et al. High-dose methotrexate-induced nephrotoxicity in patients with osteosarcoma: incidence, treatment, and outcome. Cancer. 2004;100(10):2222–32. https://doi.org/10.1002/cncr.20255.

[26] Perazella MA. Onco-nephrology: renal toxicities of chemotherapeutic agents. Clin J Am Soc Nephrol. 2012;7(10):1713–21. https://doi.org/10.2215/CJN.02780312.

[27] Howard SC, McCormick J, Pui C, Buddington RK, Harvey RD. Preventing and managing toxicities of high-dose methotrexate. Oncologist. 2016;21(12):1471–82. https://doi.org/10.1634/theoncologist.2015–0164.

[28] Widemann BC, Schwartz S, Jayaprakash N, et al. Efficacy of glucarpidase (carboxypeptidase G2) in patients with acute kidney injury after high-dose methotrexate therapy. Pharmacotherapy. 2014;34(5):427–39. https://doi.org/10.1002/phar.1360.

[29] Widemann BC, Balis FM, Murphy RF, et al. Carboxypeptidase-G2, thymidine, and leucovorin rescue in cancer patients with methotrexate-induced renal dysfunction. J Clin Oncol. 1997;15(5):2125–34. https://doi.org/10.1200/JCO.1997.15.5.2125.

[30] Stavroulopoulos A, Nakopoulou L, Xydakis AM, Aresti V, Nikolakopoulou A, Klouvas G. Interstitial nephritis and nephrogenic diabetes insipidus in a patient treated with pemetrexed. Ren Fail. 2010;32(8):1000–4. https://doi.org/10.3109/0886022X.2010.501930.

[31] Glezerman IG, Pietanza MC, Miller V, Seshan SV. Kidney tubular toxicity of maintenance pemetrexed therapy. Am J Kidney Dis. 2011;58(5):817–20. https://doi.org/10.1053/j.ajkd.2011.04.030.

[32] Michels J, Spano JP, Brocheriou I, Deray G, Khayat D, Izzedine H. Acute tubular necrosis and interstitial nephritis during pemetrexed therapy. Case Rep Oncol. 2009;2(1):53–6. https://doi.org/10.1159/000208377.

[33] Glezerman IG, Jaimes EA. Chemotherapy and kidney injury. Am Soc Nephrol. 2016:1–10. https://www.asn-online.org/education/

distancelearning/curricula/onco/Chapter11.pdf

[34] Schallreuter KU, Gleason FK, Wood JM. The mechanism of action of the nitrosourea anti-tumor drugs on thioredoxin reductase, glutathione reductase and ribonucleotide reductase. Biochim Biophys Acta. 1990;1054(1):14–20. https://doi.org/10.1016/0167–4889(90)90199–N.

[35] Morris A, Warenius HM, Tobin M. Forced diuresis to reduce nephrotoxicity of streptozotocin in the treatment of advanced metastatic insulinoma. Br Med J (Clin Res Ed). 1987;294(6580):1128. https://doi.org/10.1136/bmj.294.6580.1128.

[36] Blake-Haskins JA, Lechleider RJ, Kreitman RJ. Thrombotic microangiopathy with targeted cancer agents. Clin Cancer Res. 2011;17(18):5858–66. https://doi.org/10.1158/1078–0432. CCR-11–0804.

[37] Humphreys BD, Sharman JP, Henderson JM, et al. Gemcitabine-associated thrombotic microangiopathy. Cancer. 2004;100(12):2664–70. https://doi.org/10.1002/cncr.20290.

[38] Fung MC, Storniolo AM, Nguyen B, Arning M, Brookfield W, Vigil J. A review of hemolytic uremic syndrome in patients treated with gemcitabine therapy. Cancer. 1999;85(9):2023–32. https://doi.org/10.1002/(SICI)1097–0142(19990501)85:9<2023::AID-CNCR21>3.0.CO;2–2.

[39] Izzedine H, Isnard-Bagnis C, Launay-Vacher V, et al. Gemcitabine-induced thrombotic microangiopathy: a systematic review. Nephrol Dial Transplant. 2006;21(11):3038–45. https://doi.org/10.1093/ndt/gfl507.

[40] Eremina V, Jefferson JA, Kowalewska J, et al. VEGF inhibition and renal thrombotic microangiopathy. N Engl J Med. 2008;358(11):1129–36. https://doi.org/10.1056/NEJMoa0707330.

[41] Nussbaum EZ, Perazella MA. Update on the nephrotoxicity of novel anticancer agents. Clin Nephrol. 2018;89(3):149–65. https://doi.org/10.5414/CN109371.

[42] Halimi J-M, Azizi M, Bobrie G, et al. Author's personal copy vascular and renal effects of anti-angiogenic therapy Author's personal copy. https://doi.org/10.1016/j.nephro.2008.10.002.

[43] Capasso A, Benigni A, Capitanio U, et al. Summary of the International Conference on Onco-Nephrology: an emerging field in medicine. Kidney Int. 2019;96(3):555–67. https://doi.org/10.1016/j.kint.2019.04.043.

[44] Izzedine H, Escudier B, Lhomme C, et al. Kidney diseases associated with anti-vascular endothelial growth factor (VEGF): an 8–year observational study at a single center. Med (United States). 2014;93(24):333–9. https://doi.org/10.1097/MD.0000000000000207.

[45] Salahudeen AK, Bonventre JV. Onconephrology: the latest frontier in the war against kidney disease. J Am Soc Nephrol. 2013;24(1):26–30. https://doi.org/10.1681/ASN.2012070690.

[46] Brosnan EM, Weickhardt AJ, Lu X, et al. Drug-induced reduction in estimated glomerular filtration rate in patients with ALK-positive non-small cell lung cancer treated with the ALK inhibitor crizotinib. Cancer. 2014;120(5):664–74. https://doi.org/10.1002/cncr.28478.

[47] Seidel JA, Otsuka A, Kabashima K. Anti-PD-1 and anti-CTLA-4 therapies in cancer: mechanisms of action, efficacy, and limitations. Front Oncol. 2018;8(MAR) https://doi.org/10.3389/fonc.2018.00086.

[48] Gupta S, Cortazar FB, Riella LV, Leaf DE. Immune checkpoint inhibitor nephrotoxicity: update 2020. Kidney360. 2020;1(2):130–40. https://doi.org/10.34067/kid.0000852019.

[49] Seethapathy H, Zhao S, Chute DF, et al. The incidence, causes, and risk factors of acute kidney injury in patients receiving immune checkpoint inhibitors. Clin J Am Soc Nephrol. 2019;14(12):1692–700. https://doi.org/10.2215/CJN.00990119.

[50] Cortazar FB, Kibbelaar ZA, Glezerman IG, et al. Clinical features and outcomes of immune checkpoint inhibitor-associated AKI: a multicenter study. J Am Soc Nephrol. 2020;31(2):435–46. https://doi.org/10.1681/ASN.2019070676.

[51] Thompson JA. New NCCN guidelines: recognition and management of immunotherapy-related toxicity. J Natl Compr Canc Netw. 2018;16:594–6. Harborside Press. https://doi.org/10.6004/jnccn.2018.0047.

[52] Brahmer JR, Lacchetti C, Schneider BJ, et al. Management of immune-related adverse events in patients treated with immune checkpoint inhibitor therapy: American society of clinical oncology clinical practice guideline. J Clin Oncol. 2018;36(17):1714–68. https://doi.org/10.1200/JCO.2017.77.6385.

[53] Venkatachalam K, Malone AF, Heady B, Santos RD, Alhamad T. Poor outcomes with the use of checkpoint inhibitors in kidney transplant recipients. Transplantation. 2020;104(5):1041–7. https://doi.org/10.1097/TP.0000000000002914.

[54] Jhaveri KD, Rosner MH. Chimeric antigen receptor T cell therapy and the kidney: what the nephrologist needs to know. Clin J Am Soc Nephrol. 2018;13(5):796–8. https://doi.org/10.2215/CJN.12871117.

[55] Brudno JN, Kochenderfer JN. Toxicities of chimeric antigen receptor T cells: recognition and management. Blood. 2016;127(26):3321–30. https://doi.org/10.1182/blood-2016-04-703751.

[56] Cohen EP, Robbins MEC. Radiation nephropathy. Semin Nephrol. 2003;23(5):486–99. https://doi.org/10.1016/S0270-9295(03)00093-7.

[57] Cohen EP, Pais P, Moulder JE. Chronic kidney disease after hematopoietic stem cell transplantation. Semin Nephrol. 2010;30(6):627–34. https://doi.org/10.1016/j.semnephrol.2010.09.010.

[58] Hingorani S. Renal complications of hematopoietic-cell transplantation. N Engl J Med. 2016;374(23):2256–67. https://doi.org/10.1056/NEJMra1404711.

[59] Satwani P, Bavishi S, Jin Z, et al. Risk factors associated with kidney injury and the impact of kidney injury on overall survival in pediatric recipients following allogeneic stem cell transplant. Biol Blood Marrow Transplant. 2011;17(10):1472–80. https://doi.org/10.1016/j.bbmt.2011.02.006.

[60] Flores FX, Brophy PD, Symons JM, et al. Continuous renal replacement therapy (CRRT) after stem cell transplantation. A report from the prospective pediatric CRRT Registry Group. Pediatr Nephrol. 2008;23(4):625–30. https://doi.org/10.1007/s00467-007-0672-2.

[61] Cohen EP, Piering WF, Kabler-Babbltt C, Moulder JE, End-stage renal disease (ESRD) after bone marrow transplantation: poor survival compared to other causes of ESRD. Nephron. 1998;79(4):408–12. https://doi.org/10.1159/000045085.

[62] Leung N, Bridoux F, Batuman V, et al. The evaluation of monoclonal gammopathy of renal significance: a consensus report of the International Kidney and Monoclonal Gammopathy Research Group. Nat Rev Nephrol. 2019;15(1):45–59. https://doi.org/10.1038/s41581-018-0077-4.

[63] Nasr SH, Valeri AM, Sethi S, et al. Clinicopathologic correlations in multiple myeloma: a case series of 190 patients with kidney biopsies. Am J Kidney Dis. 2012;59(6):786–94. https://doi.org/10.1053/j.ajkd.2011.12.028.

[64] Sethi S, Rajkumar SV, D'Agati VD. The complexity and heterogeneity of monoclonal immunoglobulin– associated renal diseases. J Am Soc Nephrol. 2018;29(7):1810–23. https://doi.org/10.1681/ASN.2017121319.

[65] Palumbo A, Anderson K. Multiple myeloma. N Engl J Med. 2011;364(11):1046–60. https://doi.org/10.1056/NEJMra1011442.

[66] Kyle RA, Gertz MA, Witzig TE, et al. Review of 1027 patients with newly diagnosed multiple myeloma. Mayo Clin Proc. 2003;78(1):21–33. https://doi.org/10.4065/78.1.21.

[67] Winearls CG. Acute myeloma kidney. Kidney Int. 1995;48:1347–61. Nature Publishing Group. https://doi.org/10.1038/ki.1995.421.

[68] Sathick IJ, Drosou ME, Leung N. Myeloma light chain cast nephropathy, a review. J Nephrol. 2019;32(2):189–98. https://doi.org/10.1007/s40620-018-0492-4.

[69] Rajkumar SV, Dimopoulos MA, Palumbo A, et al. International Myeloma Working Group updated criteria for the diagnosis of multiple myeloma. Lancet Oncol. 2014;15(12):e538–48. https://doi.org/10.1016/S1470-2045(14)70442-5.

[70] Hutchison CA, Batuman V, Behrens J, et al. The pathogenesis and diagnosis of acute kidney injury in multiple myeloma. Nat Rev Nephrol. 2012;8(1):43–51. https://doi.org/10.1038/nrneph.2011.168.

[71] Richmond J, Sherman RS, Diamond HD, Craver LF. Renal lesions associated with malignant lymphomas. Am J Med. 1962;32(2):184–207. https://doi.org/10.1016/0002-9343(62)90289-9.

[72] Lefaucheur C, Stengel B, Nochy D, et al. Membranous nephropathy and cancer: epidemiologic evidence and determinants of high-risk cancer association. Kidney Int. 2006;70(8):1510–7. https://doi.org/10.1038/sj.ki.5001790.

[73] Lien YHH, Lai LW. Pathogenesis, diagnosis and management of paraneoplastic glomerulonephritis. Nat Rev Nephrol. 2011;7(2):85–95. https://doi.org/10.1038/nrneph.2010.171.

[74] Ishioka J, Kageyama Y, Inoue M, Higashi Y, Kihara K. Prognostic model for predicting survival after palliative urinary diversion for ureteral obstruction: analysis of 140 cases. J Urol. 2008;180(2):618–21. https://doi.org/10.1016/j.juro.2008.04.011.

[75] Wong L-M, Cleeve LK, Milner AD, Pitman AG. Malignant ureteral obstruction: outcomes after intervention. Have things changed? J Urol. 2007;178(1):178–83. https://doi.org/10.1016/j.juro.2007.03.026.

[76] Furrer MA, Spycher SCJ, Büttiker SM, et al. Comparison of the diagnostic performance of contrast-enhanced ultrasound with that of contrast-enhanced computed tomography and contrast-enhanced magnetic resonance imaging in the evaluation of renal masses: a systematic review and meta-analysis. Eur Urol Oncol. 2019; https://doi.org/10.1016/j.euo.2019.08.013.

[77] Frank I, Blute ML, Cheville JC, Lohse CM, Weaver AL, Zincke H. Solid renal tumors: an analysis of pathological features related to tumor size. J Urol. 2003;170(6 I):2217–20. https://doi.org/10.1097/01.ju.0000095475.12515.5e.

[78] Yanik EL, Clarke CA, Snyder JJ, Pfeiffer RM, Engels EA. Variation in cancer incidence among patients with esrd during kidney function and nonfunction intervals. J Am Soc Nephrol. 2016;27(5):1495–504. https://doi.org/10.1681/ASN.2015040373.

[79] Maisonneuve P, Agodoa L, Gellert R, et al. Cancer in patients on dialysis for end-stage renal disease: an international collaborative study. Lancet. 1999;354(9173):93–9. https://doi.org/10.1016/S0140-6736(99)06154-1.

第 12 章　慢性肾病的并发症
Complications of Chronic Kidney Disease

Hasan Arif　著

一、慢性肾病酸中毒

（一）流行病学

代谢性酸中毒定义为 CKD 患者血清碳酸氢盐值持续低于 22mEq/L。患病率约为 15%[1, 2]。慢性肾功能不全队列研究（CRIC）和肾试验（Nephro Test）队列研究等研究揭示了肾脏疾病不同阶段普遍存在的代谢性酸中毒的不同程度。根据 CRIC 参与者中的研究，在第 2、3、4 期酸中毒的发生率分别为 7%、13%、37%[2]。NephroTest 队列也显示出类似的趋势[1]。

（二）病理生理学

肾脏每天过滤并重新吸收 4000～4500mEq 的碳酸氢盐。肾脏也有合成碳酸氢盐来中和内源性酸的能力。已知 CKD 患者血清碳酸氢盐水平下降。在正常情况下，成人每千克体重产生 1mEq 的酸，而儿童通常每千克体重产生 2～3mEq 的酸。体内产生的酸被我们体内的缓冲系统中和。个体的净酸负荷可以通过减去身体产生的碳酸氢盐和肾脏从产生的酸中排出的酸来解释[3]。

净酸负荷 = 生成的酸 −（生成的碳酸氢盐 + 排出的酸）

人体产生的酸或碳酸氢盐的数量取决于摄入食物的数量和质量，而从肾脏排出的酸与 eGFR 和肾小管处理有机酸的功能有关。食用水果和蔬菜产生的酸很少，而食用蛋白质（主要是动物性的）产生的酸更多[3-6]。

如果净酸生成是正的，那么身体的缓冲系统就会抑制它。肾小管产生碳酸氢盐来补充所消耗的缓冲液。这导致血清碳酸氢盐水平不变。

在 CKD 中，酸中毒有三个原因，依次是：肾脏产生氨来去除可滴定酸的能力下降，肾脏重新吸收过滤的碳酸氢盐的能力下降，肾脏产生用于缓冲的碳酸氢盐的能力下降[7-10]。

在 CKD 中，尽管每个功能性肾单位产生的氨增加，但氨的生成显著减少[11]。由于补体激活，氨生成增加促进纤维化和 eGFR 降低[12]。酸中毒刺激醛固酮、血管紧张素 Ⅱ 和内皮素的产生，增加小管酸排泄。这三种激素的增加会促进它们的纤维化[13-16]。CKD 会使患者尿液酸化；但其酸化程度不及肾功能正常者[13, 17]。

即使 CKD 患者被认为是正质子平衡，但他们也可以有一个正常的血清碳酸氢盐值。肾脏测试课程对 CKD 1～4 期患者进行了 4 年多的研究，显示 CKD 4 期患者的酸平衡呈阳性，血清碳酸氢盐水平正常。具有相似 eGFR 的患者，其血清碳酸氢盐值范围可能很广。伴随的合并情况（如吸烟、肾小管酸化缺陷和高蛋白饮食）都可导致血清碳酸氢盐水平降低[7, 18]。

（三）临床表现

在大多数情况下，由 CKD 引起的代谢性酸中毒没有临床表现。通常通过血清化学鉴定，血清碳酸氢盐低于 22mEq/L；然而，这并不是绝对的。一些晚期 CKD 患者的血清碳酸氢盐值正常。在极少数情况下，血清碳酸氢盐值可低于 14mEq/L，但通常大于 20mEq/L[4, 18]。

非洲裔美国人肾脏疾病和高血压研究（African American Study of Kidney，AASK）显示 eGFR 和血清碳酸氢盐水平之间存在直接关系[4, 19]。在 MDRD 研究中，eGFR 小于 18ml/（min·1.73m²）的 CKD 患者，平均血清碳酸氢盐值为 21±3.9。在 VA 医院随访的 5000 名 CKD 5 期患者中，20% 的患者碳酸氢盐浓度低于 22mEq/L[20]。

这一问题进一步复杂化了我们对慢性肾病酸血症的传统认知。Widmer 等对 CKD 酸血症的研究发现，最初存在非间隙代谢性酸中毒，然后发展为非间隙和高阴离子间隙，最后发展为高阴离子间隙代谢性酸中毒[21]。这可能是由于随着 eGFR 下降，肾脏无法清除积聚的硫酸盐和磷酸盐。

CKD 酸血症的鉴别诊断包括肾小管间质肾病（tubulointerstitial kidney disease，TIKD）和低醛固酮低肾素血症，后者与非间隙代谢性酸中毒相关。区分它们的重要性在于治疗目标不同。

高钾血症和严重酸血症是 TIKD 和低醛固酮低肾素血症的特征，与肾功能不成比例。

在正常的肾脏中，氨的产生是近端肾小管酸化和触发质子排泄的结果。高钾血症通过提高细胞内 pH 和阻止线粒体中谷氨酰胺脱氨成氨来减少氨的产生。在 4 型 RTA 或低醛固酮低肾素血症中，钾的纠正增加了氨的产生并改善了 pH[22, 23]。

（四）不良反应

CKD 代谢性酸中毒与多种并发症相关。酸血症导致慢性炎症、骨溶解、肌肉退化、生长迟缓和胰岛素失调。CKD 代谢性酸中毒加速了慢性肾病的恶化，增加了死亡率[24]。

酸血症导致 IGF-1 的失调。这增加了蛋白质裂解酶，导致肌肉萎缩和负氮平衡[25-27]。

在实验模型中，代谢性酸中毒可损害肝脏的白蛋白合成。这方面的数据是相互矛盾的[28]。某些实验模型研究表明，酸血症会使 CKD 患者的白蛋白水平恶化[29]。NHANES Ⅲ 数据分析显示，CKD 患者血清中低碳酸氢盐水平与低血清白蛋白水平相关[8, 30]。小型对照试验和大型观察性研究表明，代谢性酸中毒加速 CKD 进展[14-16, 20, 31]。Shah 等通过一个观察模型，研究了 5000 个人，中位时间为 3.4 年。如果患者的碳酸氢盐浓度持续低于 22mEq/L，观察到患者的 eGFR 下降超过 50%，或 GFR 低于 15ml/（min·1.73m²）[32]。在 CRIC 研究中，对患者进行了至少 6 年的随访[33]。该研究包括约 3500 名参与者。在持续血清碳酸氢盐浓度低于 22mEq/L 的患者中，CKD 进展的风险几乎增加了 2 倍，表现为 eGFR 下降至原始值的一半或进展为 ESRD。

两项单独的观察性研究，每项至少有 1000 名患者，也表明，如果患者的碳酸氢盐维持在高于 22mEq/L 的血清值，这些患者的 eGFR 得以保存，ESRD 的发病率也较低。多民族动脉粥样硬化研究（MESA）研究了 1000 例 eGFR 大于 60ml/（min·1.73m²）的患者[34]。碳酸氢盐值小于 22 的患者也表现出 eGFR 的加速下降，以及需要肾脏替代治疗的更高发生率。另一项涉及 1000 多名患者的肾病试验显示，血清碳酸氢盐水平较低的患者 eGFR 恶化的模式与此相似[13]。

在 CKD 代谢性酸中毒中，即使在血清碳酸氢盐水平正常的情况下，间质中氢离子的滞留似乎也是慢性肾病恶化的部分原因[14, 35]。尚未进行随机对照试验来证明 CKD 的严重程度与 CKD 的代谢性酸中毒之间的直接相关性。

已经指出，内皮素、血管紧张素 Ⅱ 和醛固酮的上调可能是 CKD 代谢性酸中毒恶化的潜在机制[14, 36, 37]。在人和动物模型中都注意到，纠正酸血症可以减少这些激素的产生，并减缓 eGFR 的下降。在 CKD 中，氨的产生增加，进而导致补体激活，并导致纤维化[12]。在 CKD 中，残余肾单位产生氨的能力增强。在酸性环境中，肾脏会刺激炎性细胞因子和趋化因子的产生，从而加重肾脏损伤[38]。因此，从理论上讲，这些患者 CKD 进展的风险更高。

CKD 酸血症可分别与心血管疾病和高血压直接和间接相关。

从文献综述来看，CKD 酸中毒死亡率增高[39]。克利夫兰诊所、MDRD 和 NHANESⅢ 的 CKD 登记均显示，低血清碳酸氢盐水平会导致更高的心血管死亡率[30, 39, 40]。需要注意的是，这些是观察结果，并需要进行随机对照试验以确认结果，因为因果关系和相关性之间存在差异。

（五）治疗

因为目前尚缺乏随机对照试验，CKD 酸中毒的治疗指南通常基于专家意见。著名组织，如 KDIGO 和 NKF-KDOQI，推荐将目标值设定在＞22mEq/L 的范围内[41, 42]。作为美国的肾脏组织，NKF-KDOQI 建议如果血清碳酸氢盐水平＜22mEq/L 或≥22mEq/L，则应使用碱性制剂进行治疗[41]。澳大利亚"关爱肾脏疾病患者"计划[43]和英国肾脏协会（Renal Association of Great Britain, RAGB）[44]也推荐将目标值设置为≥22mEq/L 的范围[43, 44]。

CRIC 等研究揭示了治疗价值的上限。这项特殊的研究发现，如果血清碳酸氢盐浓度维持在＞26mEq/L，在调整炎症药物使用和肾功能的所有混杂因素后，心力衰竭和死亡的风险增加[33]。大多数医生的目标范围是 22～26mEq/L[33, 45]。从理论上讲，碱性治疗可能会导致转移性组织钙化的并发症。截至目前，还没有研究证明这种情况会发生[46]。大多数碱制剂是以钠为基础的。短期和长期的研究均没有显示对收缩期或舒张期高血压、体重增加或充血性心力衰竭有显著影响。当钠与碳酸氢盐或其他阴离子一起施用时，与氯化物相比，钠潴留率更低。

二、可用的治疗

（一）碳酸氢盐缺损的计算

在考虑补充血清碳酸氢盐的治疗之前，我们必须计算需要给患者多少碳酸氢盐。公式描述如下。

期望的血清碳酸氢盐（DHCO$_3$）减去实际的血清碳酸氢盐（AHCO$_3$）乘以血清碳酸氢盐的分布容积（Vd），Vd 为女性总体重（TBW）的 50%，男性为 60%。以下是一名 50kg 女性的例子和应用公式。

$$碳酸氢盐缺损 = DHCO_3 - AHCO_3 \times (0.5 \times TBW)$$

女性患者，体重 50kg，血清碳酸氢盐值 20mEq/L（期望碳酸氢盐值为 24mEq/L）。碳酸氢盐的缺失将是以下情况。

$$24-20 \times (0.5 \times 50) = 4 \times 25 \times 100mEq$$

有了这些信息，现在我们可以决定可用的治疗方法。

（二）慢性肾病代谢性酸中毒的饮食管理

尽管饮食管理代谢性酸中毒是可能的，但有些棘手。一项研究显示通过水果和蔬菜的管理达到 24.5mEq/L 的目标碱性值。饮食中的水果和蔬菜仅提供 50% 的酸负荷。水果和蔬菜是钾的天然来源，可导致 CKD 患者高钾血症。如果服用保钾降压药，如 ACEI 和 ARB，这种情况会进一步恶化[47]。

在这项研究中，大多数患者是 CKD 3 期或 4 期，没有使用 RAAS 阻滞药，并且积极性很高。这避免了高钾血症的发展。

要在普通人群中复制这项研究将非常困难，因为所有这些患者都极具积极性，并且由肾脏营养师的跟踪。尽管如此，对于一部分高度积极的患者来说，这仍然是一个选择。

（三）药物治疗

碳酸氢钠片剂通常为每片 300～650mg。使用这些药物，每片至少可以给药 3.7～8mEq 的碳酸氢钠。这些药片通常价格低廉，易于使用。过度嗳气是服用这些药物的不良反应。碳酸氢盐与胃中的盐酸反应产生二氧化碳，使人产生饱腹感。

这些片剂的肠溶版对胃肠道不良反应更少。也有含 500mg 和 1000mg 碳酸氢钠的肠溶胶囊和软溶胶囊。肠溶胶囊允许更大含量的碳酸氢钠通过胃被吸收。

Shohl 和 Bicitra 是为每毫升摄入的溶液提供 1mEq 碳酸氢盐的溶液。这两种溶液都以枸橼酸盐为基础，在肝脏中代谢产生碳酸氢盐。作为副作用，它们可以增加铝的吸收。

磷酸盐结合剂，如乙酸钙、枸橼酸钙和塞韦拉碳酸盐有碳酸氢盐的前体物质，因此它们具有帮助改善酸中毒的次要功能。

三、钠紊乱和慢性肾病

流行病学

有 4%～8% 的门诊患者和 20%～35% 的住院患者患有低钠血症，即血清钠小于 135mEq/L[48-51]。低钠血症与增加的发病率和死亡率之间存在关联[50, 52, 53]。对于这种关联的推测可能是由于低钠血症本身或导致低钠血症的疾病的严重程度。

高钠血症（定义为钠含量大于 145mEq/L）的患病率仅为 2%[54]。预后不良与入住重症监护病房有关。关于这类患者的预后有大量数据[49, 51, 55, 56]。

从人群健康研究的角度研究 CKD 人群中高钠血症和低钠血症的发生率、流行率和意义。随着 CKD 的进展，肾脏浓缩或稀释的能力逐渐受损。因此，我们可以推测，钠盐失调在 CKD 人群中有更高的患病率。Kovesdy 等试图回答 CKD 人群中高钠血症和低钠血症的发生率和患病率[57]。超过 65 万名患有 CKD 的美国退伍军人进行了研究，平均随访时间为 5.5 年。13.5% 的患者基线时低钠血症，2% 的患者基线时高钠血症。低钠血症发生率为 26%，高钠血症发生率为 7%[58]。本研究揭示了人群中低钠血症和高钠血症的发生率和患病率。

与钾类似，钠与全因死亡率呈 U 形曲线。即使在多变量调整后，合并症（如癌症、肝病或充血性心力衰竭）也没有改变这些发现。在重症监护病房进行的研究证实了这一 U 形与钠代谢紊乱的关系。尽管低钠血症的患病率较高，但高钠血症已被证明与死亡率密切相关[49, 56]。

钠代谢紊乱常见于 ESRD 患者，低钠血症比高钠血症更为常见。在一项研究中，低钠血症在接受血液透析的低尿酸 ESRD 患者中的患病率约为 29%[59]。而腹膜透析患者的发生率仅为 14.5%[60]。这种差异可能是因为大多数腹膜透析患者仍有残余肾功能。在血液透析患者中，假设是由于透析期间摄入水分增加。大多数血液透析患者没有残余肾功能。因此，他们完全依靠透析治疗来维持钠和水的平衡。在血液透析上出现低钠血症的患者还发现其透析期间体重增加较多。低钠血症与末期肾病患者的死亡率有很强的关联[59, 61, 62]。已经进行的研究已经对心力衰竭、容量超负荷、超滤量及肾脏替代治疗的方式进行了调整，但这种关联仍然存在。在腹膜透析中，低钠血症与残余肾功能减低有关。与血液透析不同的是，这些患者的总体体重减轻，这意味着其营养状况较差[60]。

四、慢性肾病中浓缩和稀释功能异常病理生理学

（一）慢性肾病的逆流机制

为了适应陆地环境，肾脏可以在干旱条件下通过浓缩尿液来保留水分。健康的人可以将尿液浓缩到每千克水约 1200mmol，以便在至少摄入每天 600mmol 的溶质的情况下，尿液体积只有 500mg。

随着 CKD 的进展，肾脏的浓缩能力会减弱，功能性肾单位的数量减少。对于恒定的溶质摄入量，每个肾单位所处理的渗透物质数量增加。这使得每个肾单位都需要经历明显的渗透性利尿。肾脏的浓缩能力取决于高渗透间质的生成[63]。髓襻升支粗段正常功能可以维持皮髓渗透梯度。这使得氯化钠和尿素能在髓质中浓缩，从而允许水分被重吸收。

内髓肾乳头是尿液浓缩发生的主要位置。内髓的健康对肾脏重吸收水分的能力至关重要。在具有相同肌酐清除率的 CKD 动物实验模型的研究中。其中一组移除了肾乳头，另一组保留了完整的肾乳头。结果表明，进行肾乳头切除的动物无

法浓缩尿液[64]。

患有镰状细胞病[65]、髓质囊性疾病、常染色体显性多囊肾病和非甾体抗炎药继发的乳头状坏死的患者也存在尿浓缩困难[66-68]。上述动物模型可应用于肾乳头受损患者。大多数有乳头损伤的患者的浓缩缺陷与其 GFR 不成比例。

CKD 患者的抗利尿激素水平升高[68]。由于集合管无法对抗利尿激素做出反应，尿液无法浓缩。给予抗利尿激素并不能恢复其浓缩能力，这意味着存在受体水平的抵抗性。尿毒症环境还通过降低 cAMP 的水平，减弱了细胞对抗利尿激素的内部反应。部分原因是抗利尿激素受体的减少[69]。最终的结果是水通道的表达减少[70]。这些通道被称为水通道蛋白。肾脏中有三种水通道蛋白。水通道蛋白 1 位于髓襻降支。水通道蛋白 2 和水通道蛋白 3 分别位于集合管的顶侧膜和基底侧膜上[71]。水通道蛋白 2 可以发生内吞和外排，并且可以通过集合管细胞合成，分别允许更少或更多的水分重吸收。正是由于水通道蛋白 2 的受抑制，才导致了无法重吸收水分的结果。

CKD 患者在最大程度稀释尿液方面也存在困难。这主要是由于功能异常的髓襻升支无法从尿液中去除溶质。尿液相对无法浓缩或稀释，无法有效地重吸收或排泄多余的水分，可能导致高钠血症或低钠血症。

（二）临床意义

正常的肾脏可以将尿液稀释至 50mmol/L，并将其浓缩至近 1200mmol/L。以一个每天摄入 600mmol 溶质的个体为例，其需要每天通过尿液排出 600mmol 的溶质。在极端条件下，当面临水资源匮乏时，这个个体可以在仅 500ml 尿液中排出所有溶质（每天 600mmol 的溶质除以 1200mmol/L）。这将使个体的血清钠维持在正常范围内。同样，当摄入水分过多时，这个个体可以排出至少 12L 的水（每天 600mmol 的溶质除以 50mmol/L=12L）。这种广泛的灵活性使得无论水分摄入量如何，都能维持血清钠的正常水平。

在 CKD 中，肾脏的稀释或浓缩能力受到影响。如前所述，患者的渗透负荷通常约为每天 600mmol。在 CKD 的情况下，浓缩能力可能受限（从每千克水中的 1200mmol 减少到 300mmol）。这个特定的个体现在必须排出 2L 尿液，以排除他在 24h 内摄入的 600mmol（600/300）。如果这个特定的个体每天摄入的水少于 2L，他失去的水就会比摄入的水多，并出现高钠血症。另外，由于 CKD，稀释能力从每千克水中的 50mmol 减少到 200mmol。因此，患者可以排出大约 3L 尿液（600/200）。如果这个特定的个体饮水超过 3L，他们将出现低钠血症。

（三）治疗

慢性肾病本身可能导致低钠血症。然而，其治疗与正常肾功能的患者无异[72]。对患者进行容量状态的临床评估，排除有害因素，并治疗潜在的内分泌或激素问题是任何低钠血症治疗的基石。

（四）继发于容量不足的低血容量性低钠血症

CKD 患者容易出现低血容量。在基线状态下，他们的尿钠排泄率较高，并且由于高血压通常同时服用利尿药[73, 74]。如果这样的患者发生低钠血症，应停止使用这些利尿药（襻利尿药），通常选择给予正常盐水。需要密切监测，因为这些患者可能相反地保留钠，非常容易出现过高血容量。

五、低容量／高容量性低钠血症

（一）抗利尿激素抑制

对于发展为低血容量性低钠血症的 CKD 患者，去除不良药物是至关重要的。抗抑郁药、抗惊厥药和抗精神病药是导致 SIADH 最常见的药物。ADH 抑制药可以通过拮抗利尿激素的作用来帮助去除游离水[75]。Demeclocycline 是一种合成四环素，其次要的功能是抗利尿激素抑制。在肝功能不全的情况下，它具有肾毒性的特点，因此可能进一步恶化 CKD。V_2 受体在治疗等容性低钠血症方面已经进行了广泛的研究，但排除了中至重度慢性肾病的患者[75, 76]。Shoaf 等对 CKD 患者进行了药效学和药代动力学的研究，结果显示 V_2 受体拮抗药（Vaptans）在肌酐清除率小于 15ml/min 的患者中成功率较低[77]。肾功能进展较为严重但肌酐清除率大于 15ml/min 的患者在 Vaptans 的作用下仍能清除游离水分，但反应延迟。

（二）限水

限水对肾功能正常和 CKD 患者的疗效有限，因为难以实施。

（三）襻利尿药使用

在 CKD 人群中，无论是单独还是联合限水，循环都能有效地清除游离水。限制可能是由于晚期 CKD 对利尿药的抵抗。有反应者应密切监测其容量状态和电解质。

（四）高钠血症和慢性肾病

高钠血症可在缺乏游离水摄取和肾脏不能浓缩尿液的 CKD 中发展。治疗包括肠内或肠外体液补充。

（五）低钠血症与终末期肾病

无残余肾功能的 ESRD 患者低钠血症是由饮水过量所致。有两种治疗方法可用于治疗 ESRD 患者的低钠血症，即采用适当的血液透析处方和限制自由液体的摄入。对于 ESRD 患者的低钠血症的纠正，没有一个通用的方法。目前还没有前瞻性随机对照试验来研究纠正低钠血症和 ESRD 患者的安全性和有效性。有趣的是，大型队列分析表明，使用高透析液钠浴来纠正透析患者的低钠血症可以降低死亡率和住院率，尽管透析期间体重会增加[61, 62]。中枢性脑桥髓鞘溶解症是快速纠正钠浓度引起的并发症。血液透析处方一般需要 4h。如果透析液中没有正确配制适当的钠浓度，可能会在透析过程中导致钠快速纠正。与血液透析相关的渗透性脱髓鞘症的信息非常有限[78]。一个推测的理论是，每周 3 次的血液透析过程不允许适应性机制的发展。另一个推测是，高尿素水平有助于保护透析患者大脑免受钠的快速纠正的影响。

急性肾损伤需要肾脏替代治疗的患者，开始血液透析的患者，或已进行血液透析但未透析相当长一段时间的患者，最有可能出现快速纠正低钠血症的问题。

严重低钠血症（＜120mEq/L）患者采用常规肾脏替代治疗进行快速纠正的风险很高，因为透析机的透析液中钠的下限为 130mEq/L。在大多数实践中，这些患者要么通过持续的肾脏替代治疗进行透析，要么在血液透析的同时给予低渗溶液输注。

对于腹膜透析患者，采用高渗快速交换可纠正低钠血症。高渗葡萄糖溶液引起全身水分的清除，而不伴有溶质的清除，因此导致低钠血症的纠正。考虑到腹膜透析的性质，需要特别关注钾[79]。

六、钾与慢性肾病

（一）流行病学

98% 的钾存在于细胞内。其主要功能是调节酸碱平衡，增强细胞代谢，最终为神经肌肉传导和功能创造跨膜电位[80]。维持血清钾水平的方法是每天排出约 100mEq 的钾，其中 95% 通过肾脏排出，5～10mEq 通过胃肠道排出，每天约 5mEq 通过皮肤汗液排出[80, 81]。

近曲小管和远曲小管是肾钾控制的两个主要点，后者需要钠转运和醛固酮的存在。

高钾血症和低钾血症可以直接或间接地导致肾脏疾病的恶化。在高钾血症的情况下，停用已被证明对肾脏有保护作用的药物（即 RAAS 阻滞药）会导致 CKD 的进展[82]。在低钾血症的情况下，由于肾脏产氨增加，随后激活了补体系统并增加了纤维化[12]。

有多种干预措施可以抑制高钾血症；然而，很少有数据可以预测哪些 CKD 患者会发展成

CKD。CKD 患者的低钾血症可能是利尿药使用或口服摄入不良或两者兼而有之的结果。

（二）慢性肾病中的高钾血症

高钾血症是指血清钾值大于 5mEq/L（或 mmol/L）。

高钾血症可导致严重的临床反应，即心律失常，这可能是致命的[83, 84]。在 CKD 背景下，许多因素在高钾血症的发展中起作用，即摄入高钾食物，细胞外液和细胞内隔室之间钾分布失调，以及无法从体内排出钾。

高血钾最显著的诱发因素是 CKD[84, 85]。CKD 人群中高钾血症的发生率为 2%～35%。在 CKD 的情况下，某些疾病与高钾血症有较高的关联，包括糖尿病和心力衰竭[86]。高钾血症的易感性可能是由于使用保钾药物、胰岛素缺乏、高血糖和低肾素低醛固酮症[87, 88]。高钾血症在一般人群和慢性肾病患者中均与增加的死亡率相关，保持血钾水平在正常范围内极具重要性。

（三）高钾血症与慢性肾病的机制

随着肾功能恶化，钾的肾清除减少。在摄入高钾食物的同时，正常血钾水平难以维持。CKD 患者有酸中毒的问题。为了减少氢离子，它会转移到细胞内进行缓冲作用，同时排出细胞内钾离子。

CKD 患者有多种合并症。他们患急性肾损伤的风险最高，这可能导致无法处理钾负荷。糖尿病在缺乏胰岛素的情况下，由于高血糖导致高渗，导致细胞外钾值升高[89]。这种现象被称为渗透性拖曳作用，其中葡萄糖作为一种渗透活性物质将细胞内液体吸引到细胞外间隙。这种细胞内液体富含钾离子，从而导致高钾血症。糖尿病患者还可能患有低肾素低醛固酮症，影响肾脏排泄钾的能力。同时，由于蛋白尿的存在，这些患者常常使用 RAAS 抑制药，进一步影响肾脏清除循环中的钾的能力[84, 89]。

包括高血压、冠状动脉疾病和充血性心力衰竭在内的心血管疾病需要药物来预防纤维化重塑。使用 RAAS 抑制药包括醛固酮抑制药可以限制肾脏排泄钾的能力。在这些患者的护理中使用的其他药物干预也会干扰钾值。肝素作为醛固酮合成酶抑制药，可以降低醛固酮水平并导致高钾血症。β 受体阻滞药与儿茶酚胺竞争，从而阻止钾的细胞内移动。这通常发生在非选择性 β 受体阻滞药中。在选择性 β 受体阻滞药（β_1 选择性）的情况下，β_2 受体仍然可被激活。

在这样的人群中，高钾血症可导致严重后果，包括可导致死亡的心律失常[90-92]。停用这些药物可以抑制高钾血症，但从长远来看，会导致心脏和肾脏纤维化恶化。Horne 等研究表明，钾含量大于 6mEq/L 的患者比低于 5mEq/L 的患者住院率和死亡率更高[91]。

RENAAL 研究显示，氯沙坦治疗组的高钾血症发生率高于安慰剂组。Lewis 等研究表明，RAAS 抑制药对 CKD 患者具有肾脏保护作用[82]。患者服用厄贝沙坦或安慰剂。厄贝沙坦组的高钾血症发生率约为 18%，而安慰剂组为 6%[93]。ONTARGET 试验在蛋白尿和 CKD 患者中使用双重 RAAS 抑制药[94]。研究显示，双重 RAAS 治疗组高钾血症和急性肾损伤的比例更高。

当 CKD 患者出现高钾血症时，要么停用 RAAS 阻滞药，要么减少剂量。然而，这可能导致慢性肾病的加速恶化，更早开始血液透析，并增加发病率和死亡率[82]。相比之下，继续以最大耐受剂量使用 RAAS 抑制药的 CKD 患者可以保存肾脏，延迟透析，降低发病率和死亡率[95]。

这就引出了在维持 RAAS 抑制药使用的同时，治疗高钾血症的治疗方法的问题。

（四）临床续编一

根据钾值，高钾血症的严重程度分为轻度高钾血症（5.5～6.0mmol/L）、中度高钾血症（6.0～6.5mmol/L）和重度高钾血症（＞6.5mmol/L）。这不是唯一的标准，因为患者的临床表现和心电图结果也会影响到严重程度。患者可表现出恶心、肌肉无力、感觉异常、心律失常或心脏骤停等症状。从心电图的角度来看，我们可以看到 T 波早期达到峰值，PR 间期延长，复杂 QT 间期变窄，QRS 变宽，这表明临床结局更严重[96]。这些心电图发现约 50% 的患者患有高钾血症。

（五）治疗

高钾血症的治疗需要双重干预。最初的干预需要时间和从患者体内的钾的急性清除。延迟技术包括使用胰岛素和（或）β 受体激动药在细胞内转移钾[96]。当心电图上出现 QTC 延长时，可使用葡萄糖酸钙和氯化钙等心脏细胞膜动作电位稳定药。急性排除体内钾离子需要使用利尿药、碳酸氢钠和（或）肾脏替代治疗。利尿药增加尿液中的钾排泄量。碳酸氢钠可用于高钾血症，通过碱化血液促进钾离子从细胞外向细胞内移动。它还会导致钾排泄，因为碳酸氢盐与钾在排泄过程中结合。

轻度高钾血症可通过饮食调整保守治疗。识别和限制富含钾的食物有助于降低 CKD 患者的血钾。然而，由于饮食水果，蔬菜和纤维的限制会导致病情恶化或引起便秘。由于结肠转运时间延迟，便秘可导致钾吸收增加[86, 97]。

高钾血症与使用多种药物有关。肝素和低分子肝素、钙调磷酸酶抑制药、非甾体抗炎药、甲氧苄啶和 β 受体阻滞药只是其中的一些[89]。这些药物应在 CKD 和高钾血症的情况下进行调整。RAAS 抑制药已经被讨论过。继续使用 RAAS 抑制药的优点是对心脏和肾脏有保护作用，而缺点是可导致急性肾损伤和高钾血症。

在保守治疗后，高钾血症可能仍然存在。体液管理（利尿药）和 CKD 酸中毒（碳酸氢盐）的治疗可以帮助降低血清钾值。利尿药的使用仅限于需要进行体液管理和血压控制的患者。利尿药可能导致低血容量，降低 GFR，加重高钾血症[98]。

治疗高钾血症的多种药物疗法已经进入市场。交换树脂（如聚磺苯乙烯、聚苯乙烯磺酸钙、Patiromer 和环硅酸锆钠）可用于治疗慢性高钾血症。

（六）聚磺苯乙烯

这种药物于 1958 年获得批准，比 FDA 要求进行安全性研究早了 4 年。这是一种钠基交换树脂。它将钠转化为钾、钙和氨。它对远端结肠有效。这种药可口服或直肠给药。口服途径的有效性至少有 6～8h 的延迟，因为它要经过远端结肠。

60～80g 的剂量可以使钾含量每升降低 0.9～1.7mmol。根据 FDA 的规定，口服药物前后应限制在 3h 内服用。研究表明，某些药物（如氨苯地平、美托洛尔、阿莫西林、拉西克斯、苯妥英和华法林）更容易结合。CKD 患者继发坏死的胃肠道出血风险较高。尚未对 CKD 患者进行疗效评估研究[99]。

（七）聚苯乙烯磺酸钙

顾名思义，它是一种钙基交换树脂，既可以口服，也可以在某些情况下用山梨醇稀释后直肠给药。不良反应包括便秘、高钙血症和高钙尿[99]。

每天 2.5～15g 的剂量可使 70% 的患者的钾值降低 0.3mmol/L[100]。

（八）Patiromer

Patiromer 于 2015 年 10 月被批准用于治疗慢性高钾血症。它是一种钙基树脂，可以将二价离子交换为钾。该产品在水中重组并口服。作用部位是大肠。便秘、低镁血症和腹泻是三大不良反应。4.7% 的研究患者出现严重低钾血症（<3.5mEq/L），9% 的患者出现严重低镁血症（<1.7mEq/L）。

起始剂量为 4.2g，每天 2 次，逐渐增加至最大剂量 16.8g，每天 2 次。这些研究中的患者能够继续使用 RAAS 抑制药。钾的减少与剂量相关[101]。这不是一种"按需"用药。非处方药物的剂量应限制在给药前 3h 和给药后 3h。需要考虑的药物包括环丙沙星、左甲状腺素和二甲双胍。

透析患者服用本品可降低血钾水平，但未见任何不良反应[102]。

（九）环硅酸锆钠

这是一种锆基交换树脂，于 2018 年 5 月获得 FDA 批准。钾和钠在胃肠道中选择性交换铵和氢。它有助于通过胃肠道排出钾。因此，最常见的不良反应是腹泻[103]。推荐剂量为每天 3 次，每次 10g。一旦达到正常的血清钾水平，就需要减少剂量，每天 1 次（5～15g）。该制剂每 5 克剂量含有钠 400mg。因此，应监测患者容量超负荷。非处方药剂量应限制在前 2h 和后 2h。

（十）肾脏替代治疗

对于晚期 CKD 患者，持续性高钾血症和对药物治疗的抵抗，开始肾脏替代治疗是谨慎的[86, 96]。通常使用 2～3mEq 的透析液。不建议使用低钾浴（0～1mEq 的钾），因为它可能导致钾离子突然变化，引发心律失常和猝死[96, 104]。这些没有正式的试验，但存在观察数据表明这种相关性。对于持续高钾血症的患者，可修改透析处方、频率或采用新的透析方式。患有 ESRD 的患者使用低钾透析液浴，这是根据他们每月的血液工作来调整的。由于没有每天检查这些值，因此存在处方不正确的钾浴的可能性[104]。

（十一）慢性肾病中的低钾血症

低钾血症被定义为血清中钾离子浓度低于 3.5mmol/L。在慢性肾病患者群体中，其患病率为 1%～3%。在血液透析人群中，患病率为 1%～2%，而腹膜透析人群的患病率为 5%～22%[105-108]。这些比例可能因国家而异。利尿药的使用会导致肾脏钾的丧失[109]，而噻嗪类利尿药会使风险增加 5 倍。

（十二）临床续编二

低钾血症的症状与高钾血症相似，但在非常严重的情况下还包括肌肉无力、瘫痪和呼吸衰竭。严重低钾血症患者中心律失常也很常见。肌肉无力是由于传导延迟引起的。轻度低钾血症的心电图表现为 T 波倒置，严重低钾血症则导致可见的 U 波、QT 间期延长和轻度 ST 段压低。

根据 Coca 等在 2005 年 *American Journal of Kidney Diseases* 上发表的文章，大多数研究表明，

当钾含量低于 3.5mEq/L 时，室性心动过速的风险会增加。

（十三）治疗目标

确定病因对于治疗 CKD 患者的低钾血症至关重要。使用利尿药、口服摄入不良、腹泻、呕吐和某些高醛固酮状态可导致慢性低钾血症。

（十四）钾制剂

它们以液体、片剂和缓释片的形式存在。它们以体型大、味道不好而闻名。

口服磷酸钾是伴随低磷患者的一种选择。存在两种不同的优势。原制剂每片提供 3.7mEq 的钾，磷酸钾中性制剂每片提供 1.1mEq 的钾。

口服碳酸氢钾和枸橼酸盐制剂也存在。它们可用于易患肾结石并伴有酸血症的慢性肾病患者。

当不能口服时，可采用静脉注射制剂。静脉钾快速纠正是不可取的，因为它可能导致危及生命的心律失常。平均每 20mEq 氯化钾可导致 0.25～0.5mEq/L 的血钾校正。

Kovesdy 等在 2018 年对 27 个国际队列进行 Meta 分析，发现 CKD 患者钾的死亡率呈 U 形曲线[110]。研究人员分析了超过 120 万名患者在 7 年期间的数据。低钾血症是血液透析和腹膜透析患者死亡的危险因素。Torlen 等通过 DaVita 队列研究了 10 000 名腹膜透析患者和 111 000 名血液透析患者[106]。这些患者的 Kaplan-Meier 死亡率曲线呈 U 形。

腹膜透析患者口服补钾可降低死亡率[111]。RAAS 抑制药联合螺内酯已被证明对腹膜透析患者有益，可能是由于其对胃肠受体的作用，以及患者残余肾功能的影响[112]。透析结果和实践模式研究（Dialysis Outcomes and Practice Patterns Study, DOPPS）显示，相对较低的钾（<4.0mEq/L）与全因死亡率无关[113]。

参考文献

[1] Moranne O, Froissart M, Rossert J, Gauci C, Boffa JJ, Haymann JP, M'rad MB, Jacquot C, Houillier P, Stengel B, Fouqueray B, NephroTest Study Group. Timing of onset of CKD-related metabolic complications. J Am Soc Nephrol. 2009;20:164–71.

[2] Raphael KL, Zhang Y, Ying J, Greene T. Prevalence of and risk factors for reduced serum bicarbonate in chronic kidney disease. Nephrology (Carlton). 2014;19:648–54.

[3] Scialla JJ, Anderson CA. Dietary acid load: a novel nutritional target in chronic kidney disease? Adv Chronic Kidney Dis. 2013;20(2):141–9.

[4] Gennari FJ, Hood VL, Greene T, Wang X, Levey AS. Effect of dietary protein intake on serum total CO_2 concentration in chronic kidney disease: modification of diet in renal disease study findings. Clin J Am Soc Nephrol. 2006;1(1):52–7.

[5] Goraya N, Simoni J, Jo C, Wesson DE. A comparison of treating metabolic acidosis in CKD stage 4 hypertensive kidney disease with fruits and vegetables or sodium bicarbonate. Clin J Am Soc Nephrol. 2013;8(3):371–81.

[6] Kanda E, Ai M, Kuriyama R, Yoshida M, Shiigai T. Dietary acid intake and kidney disease progression in the elderly. Am J Nephrol. 2014;39(2):145–52.

[7] Kraut JA, Madias NE. Metabolic acidosis: pathophysiology, diagnosis and management. Nat Rev Nephrol. 2010;6(5):274–85.

[8] Eustace JA, Astor B, Muntner PM, Ikizler TA, Coresh J. Prevalence of acidosis and inflammation and their association with low serum albumin in chronic kidney disease. Kidney Int. 2004;65(3):1031–40.

[9] Madias NE, Kraut JA. Uremic acidosis. In: Seldin DW, Giebisch G, editors. The regulation of acid-base balance. New York: Raven Press;1989. p. 285–317.

[10] Karim Z, Attmane-Elakeb A, Bichara M. Renal handling of NH41 in relation to the control of acid-base balance by the kidney. J Nephrol. 2002;15(suppl 5):S128–34.

[11] Simpson DP. Control of hydrogen ion homeostasis and renal acidosis. Medicine. 1971;50(6):503–41.

[12] Nath KA, Hostetter MK, Hostetter TH. Increased ammoniagenesis as a determinant of progressive renal injury. Am J Kidney Dis. 1991;17(6):654–7.

[13] Vallet M, Metzger M, Haymann JP, et al. Urinary ammonia and long-term outcomes in chronic kidney disease. Kidney Int. 2015;88(1): 137–45.

[14] Wesson DE, Simoni J. Acid retention during kidney failure induces endothelin and aldosterone production which lead to progressive GFR decline, a situation ameliorated by alkali diet. Kidney Int. 2010;78(11):1128–35.

[15] Goraya N, Wesson DE. Does correction of metabolic acidosis slow chronic kidney disease progression? Curr Opin Nephrol Hypertens. 2013;22(2):193–7.

[16] Kraut JA. Effect of metabolic acidosis on progression of chronic kidney disease. Am J Physiol Renal Physiol. 2011;300(4):F828–9.

[17] Schwartz WB, Hall PW, Hays RM, Relman AS. On the mechanism of acidosis in chronic renal disease. J Clin Invest. 1959;38(1):39–52.

[18] Raphael KL, Zhang Y, Ying J, Greene T. Prevalence of and risk factors for reduced serum bicarbonate in chronic kidney disease. Nephrology. 2014;19(10):648–54.

[19] Scialla JJ, Appel LJ, Astor BC, et al. Net endogenous acid production is associated with a faster decline in GFR in African Americans. Kidney Int. 2012;82(1):106–12.

[20] Kovesdy CP. Metabolic acidosis and kidney disease: does bicarbonate therapy slow the progression of CKD? Nephrol Dial Transplant.

2012;27(8):3056–62.

[21] Widmer B, Gerhardt RE, Harrington JT, Cohen JJ. Serum electrolytes and acid base composition: the influence of graded degrees of chronic renal failure. Arch Intern Med. 1979;139(10):1099–102.

[22] Kraut JA, Madias NE. Differential diagnosis of nongap metabolic acidosis: value of a systematic approach. Clin J Am Soc Nephrol. 2012;7(4):671–9.

[23] Szylman P, Better OS, Chaimowitz C, Rosler A. Role of hyperkalemia in the metabolic acidosis of isolated hypoaldosteronism. N Engl J Med. 1976;294(7):361–5.

[24] Kraut JA, Madias NE. Consequences and therapy of the metabolic acidosis of chronic kidney disease. Pediatr Nephrol. 2011;26(1):19–28.

[25] May RC, Kelly RA, Mitch WE. Mechanisms for defects in muscle protein metabolism in rats with chronic uremia: the influence of metabolic acidosis. J Clin Invest. 1987;79(4): 1099–2003.

[26] Graham KA, Reaich D, Channon SM, Downie S, Goodship TH. Correction of acidosis in hemodialysis decreases whole body protein degradation. J Am Soc Nephrol. 1997;8(4): 632–7.

[27] Mak RH, Cheung W. Energy homeostasis and cachexia in chronic kidney disease. Pediatr Nephrol. 2006;21(12):1807–14.

[28] Ballmer PE, McNurlan MA, Hulter HN, Anderson SE, Garlick PJ, Krapf R. Chronic metabolic acidosis decreases albumin synthesis and induces negative nitrogen balance in humans. J Clin Invest. 1995;95(1):39–45.

[29] Kleger GR, Turgay M, Imoberdorf R, McNurlan MA, Garlick PJ, Ballmer PE. Acute metabolic acidosis decreases muscle protein synthesis but not albumin synthesis in humans. Am J Kidney Dis. 2001;38(6):1199–207.

[30] Raphael KL, Zhang Y, Wei G, Greene T, Cheung AK, Beddhu S. Serum bicarbonate and mortality in adults in NHANES III. Nephrol Dial Transplant. 2013;28(5):1207–13.

[31] de Brito-Ashurst I, Varagunam M, Raftery MJ, Yaqoob MM. Bicarbonate supplementation slows progression of CKD and improves nutritional status. J Am Soc Nephrol. 2009;20(9):2075–84.

[32] Shah SN, Abramowitz M, Hostetter TH, Melamed ML. Serum bicarbonate levels and the progression of kidney disease: a cohort study. Am J Kidney Dis. 2009;54(2):270–7.

[33] Dobre M, Yang W, Pan Q, et al. Persistent high serum bicarbonate and the risk of heart failure in patients with chronic kidney disease (CKD): a report from the Chronic Renal Insufficiency Cohort (CRIC) Study. J Am Heart Assoc. 2015;4(4):1–10.

[34] Driver TH, Shlipak MG, Katz R, et al. Low serum bicarbonate and kidney function decline: the Multi-Ethnic Study of Atherosclerosis (MESA). Am J Kidney Dis. 2014;64(4): 534–41.

[35] Wesson DE, Simoni J, Broglio K, Sheather SJ. Acid retention accompanies reduced GFR in humans and increases plasma levels of aldosterone and endothelin. Am J Physiol Renal Physiol. 2011;300(4):F830–7.

[36] Wesson DE, Nathan T, Rose T, Simoni J, Tran RM. Dietary protein induces endothelin-mediated kidney injury through enhanced intrinsic acid production. Kidney Int. 2007;71(3):210–7.

[37] Goraya N, Simoni J, Jo CH, Wesson DE. Treatment of metabolic acidosis in patients with stage 3 chronic kidney disease with fruits and vegetables or oral bicarbonate reduces urine angiotensinogen and preserves glomerular filtration rate. Kidney Int. 2014;86(5):1031–8.

[38] Raj S, Scott DR, Nguyen T, Sachs G, Kraut JA. Acid stress increases gene expression of proinflammatory cytokines in MadinDarby canine kidney cells. Am J Physiol Renal Physiol. 2013;304(1):F41–8.

[39] Menon V, Tighiouart H, Vaughn NS, et al. Serum bicarbonate and long-term outcomes in CKD. Am J Kidney Dis. 2010;56(5):907–14.

[40] Navaneethan SD, Schold JD, Arrigain S, et al. Serum bicarbonate and mortality in stage 3 and stage 4 chronic kidney disease. Clin J Am Soc Nephrol. 2011;6(10):2395–402.

[41] National Kidney Foundation. KDOQI clinical practice guidelines for bone metabolism and disease in chronic kidney disease 2003. Am J Kidney Dis. 2003;42 (4)(suppl 2):S3–S201.

[42] Kidney Disease: Improving Global Outcomes (KDIGO) CKD Work Group. KDIGO 2012 clinical practice guideline for the evaluation and management of chronic kidney disease. Kidney Int. 2013;3(suppl 1):1–150.

[43] Chan M, Johnson D. Modification of lifestyle and nutrition intervention for management of early chronic kidney disease. 2015. http://www.cari.org.au/CKD/CKD%20early/Modification_of_Llifestyle_Nutrition_ECKD.pdf. Accessed 1 Feb 2015.

[44] Wright M, Jones C. Correction of metabolic acidosis and nutrition in CKD. 2015. www.renal. org/guidelines/modules/nutrition-in-ckd. Accessed 1 Feb 2015.

[45] Dobre M, Yang W, Chen J, et al. Association of serum bicarbonate with risk of renal and cardiovascular outcomes in CKD: a report from the Chronic Renal Insufficiency Cohort (CRIC) Study. Am J Kidney Dis. 2013;62(4):670–8.

[46] de Solis AJ, Gonzalez-Pacheco FR, Deudero JJ, et al. Alkalinization potentiates vascular calcium deposition in an uremic milieu. J Nephrol. 2009;22(5):647–53.

[47] Jun M, Jardine MJ, Perkovic V, Pilard Q, Billot L, Rodgers A, et al. Hyperkalemia and renin-angiotensin aldosterone system inhibitor therapy in chronic kidney disease: a general practice-based, observational study. PLoS One. 2019;14(3):e02131192.

[48] Schrier RW, Sharma S, Shchekochikhin D. Hyponatraemia: more than just a marker of disease severity? Nat Rev Nephrol. 2013;9(3):124.

[49] Funk GC, Lindner G, Druml W, et al. Incidence and prognosis of dysnatremias present on ICU admission. Intensive Care Med. 2010;36(2):304–11. [PubMed: 19847398].

[50] Liamis G, Rodenburg EM, Hofman A, Zietse R, Stricker BH, Hoorn EJ. Electrolyte disorders in community subjects: prevalence and risk factors. Am J Med. 2013;126(3):256–63. [PubMed: 23332973].

[51] Stelfox HT, Ahmed SB, Khandwala F, Zygun D, Shahpori R, Laupland K. The epidemiology of intensive care unit-acquired hyponatraemia and hypernatraemia in medical-surgical intensive care units. Crit Care. 2008;12(6):R162. [PubMed: 19094227].

[52] Gankam-Kengne F, Ayers C, Khera A, de Lemos J, Maalouf NM. Mild hyponatremia is associated with an increased risk of death in an ambulatory setting. Kidney Int. 2013;83(4):700–6. [PubMed: 23325088].

[53] Wald R, Jaber BL, Price LL, Upadhyay A, Madias NE. Impact of hospital-associated hyponatremia on selected outcomes. Arch Intern Med. 2010;170(3):294–302. [PubMed: 20142578].

[54] Arampatzis S, Frauchiger B, Fiedler GM, et al. Characteristics, symptoms, and outcome of severe dysnatremias present on hospital admission. Am J Med. 2012;125(11):1125 e1–7. [PubMed: 22939097].

[55] Darmon M, Timsit JF, Francais A, et al. Association between hypernatraemia acquired in the ICU and mortality: a cohort study. Nephrol Dial Transplant. 2010;25(8):2510–5. [PubMed: 20167570].

[56] Stelfox HT, Ahmed SB, Zygun D, Khandwala F, Laupland K. Characterization of intensive care unit acquired hyponatremia and hypernatremia following cardiac surgery. Can J Anaesth. 2010;57(7):650–8. [PubMed: 20405264].

[57] Kovesdy CP, Lott EH, Lu JL, et al. Hyponatremia, hypernatremia, and mortality in patients with chronic kidney disease with and without congestive heart failure. Circulation. 2012;125(5):677–84. [PubMed: 22223429].

[58] Argent NB, Burrell LM, Goodship TH, Wilkinson R, Baylis PH. Osmoregulation of thirst and vasopressin release in severe chronic renal failure. Kidney Int. 1991;39(2):295–300. [PubMed: 2002642].

[59] Waikar SS, Curhan GC, Brunelli SM. Mortality associated with low serum sodium concentration in maintenance hemodialysis. Am J Med. 2011;124(1):77–84. [PubMed: 21187188].

[60] Dimitriadis C, Sekercioglu N, Pipili C, Oreopoulos DG, Bargman JM. Hyponatremia in peritoneal dialysis: epidemiology in a single center and correlation with clinical and biochemical parameters. Perit Dial Int. [published online ahead of print 1 May 2013]. https://doi.org/10.3747/pdi.2012.00085.

[61] Hecking M, Karaboyas A, Saran R, et al. Predialysis serum sodium level, dialysate sodium, and mortality in maintenance hemodialysis patients: the Dialysis Outcomes and Practice Patterns Study (DOPPS). Am J Kidney Dis. 2012;59(2):238–48. [PubMed: 21944663].

[62] Hecking M, Karaboyas A, Saran R, et al. Dialysate sodium concentration and the association with interdialytic weight gain, hospitalization, and mortality. Clin J Am Soc Nephrol. 2012;7(1):92–100. [PubMed: 22052942].

[63] Gilbert RM, Weber H, Turchin L, Fine LG, Bourgoignie JJ, Bricker NS. A study of the intrarenal recycling of urea in the rat with chronic experimental pyelonephritis. J Clin Invest. 1976;58(6):1348–57. [PubMed: 993348].

[64] Finkelstein FO, Hayslett JP. Role of medullary structures in the functional adaptation of renal insufficiency. Kidney Int. 1974;6(6):419–25. [PubMed: 4280470].

[65] Hatch FE, Culbertson JW, Diggs LW. Nature of the renal concentrating defect in sickle cell disease. J Clin Invest. 1967;46(3):336–45. [PubMed: 6023770].

[66] Zittema D, Boertien WE, van Beek AP. Vasopressin, copeptin, and renal concentrating capacity in patients with autosomal dominant polycystic kidney disease without renal impairment. Clin J Am Soc Nephrol. 2012;7(6):906–13. [PubMed: 22516290].

[67] Guay-Woodford L. Other cystic diseases. In: Floege J, Johnson R, Feehally J, editors. Comprehensive clinical nephrology, vol. 4. St Louis: Saunders/Elsevier; 2010. p. 543–59.

[68] Jawadi MH, Ho LS, Dipette D, Ross DL. Regulation of plasma arginine vasopressin in patients with chronic renal failure maintained on hemodialysis. Am J Nephrol. 1986;6(3):175–81. [PubMed: 3740126].

[69] Fine LG, Schlondorff D, Trizna W, Gilbert RM, Bricker N. Functional profile of the isolated uremic nephron. Impaired water permeability and adenylate cyclase responsiveness of the cortical collecting tubule to vasopressin. J Clin Invest. 1978;61(6):1519–27. [PubMed: 207738].

[70] Teitelbaum I, McGuinness S. Vasopressin resistance in chronic renal failure. Evidence for the role of decreased V2 receptor mRNA. J Clin Invest. 1995;96(1):378–85. [PubMed: 7615808].

[71] Nielsen S, Agre P. The aquaporin family of water channels in kidney. Kidney Int. 1995;48(4):1057–68. [PubMed: 8569067].

[72] Thurman J, Berl T. Therapy of dysnatremic disorders. In: Wilcox C, editor. Therapy in nephrology and hypertension, vol. 3. Philadelphia: Elsevier; 2008. p. 337–52.

[73] Coleman AJ, Arias M, Carter NW, Rector FC, Seldin DW. The mechanism of salt wastage in chronic renal disease. J Clin Invest. 1966;45(7):1116–25. https://doi.org/10.1172/JCI105418. PMID: 16695913; PMCID: PMC292784.

[74] Danovitch GM, Bourgoignie J, Bricker NS. Reversibility of the "salt-losing" tendency of chronic renal failure. N Engl J Med. 1977;296(1):14–9. https://doi.org/10.1056/NEJM197701062960104. PMID: 618364.

[75] Rozen-Zvi B, Yahav D, Gheorghiade M, Korzets A, Leibovici L, Gafter U. Vasopressin receptor antagonists for the treatment of hyponatremia: systematic review and meta-analysis. Am J Kidney Dis.

2010;56(2):325–37. [PubMed: 20538391].

[76] Schrier RW, Gross P, Gheorghiade M, et al. Tolvaptan, a selective oral vasopressin V2–receptor antagonist, for hyponatremia. N Engl J Med. 2006;355(20):2099–112. [PubMed: 17105757].

[77] Shoaf S, Bricmont P, Mallikaarjun S. Pharmacokinetics and pharmacodynamics of oral tolvaptan in subjects with varying degrees of renal function. Kidney Int. [published online ahead of print 18 Sept 2013]. https://doi.org/10.1038/ki203.350.

[78] Soupart A, Penninckx R, Stenuit A, Decaux G. Azotemia (48 h) decreases the risk of brain damage in rats after correction of chronic hyponatremia. Brain Res. 2000;852(1):167–72. [PubMed: 10661508].

[79] Nolph KD, Hano JE, Teschan PE. Peritoneal sodium transport during hypertonic peritoneal dialysis. Physiologic mechanisms and clinical implications. Ann Intern Med. 1969;70(5):931–41. [PubMed: 5783428].

[80] Palmer BF, Clegg DJ. Physiology and pathophysiology of potassium homeostasis. Adv Physiol Educ. 2016;40(4):480–90.

[81] Santos BF, Boim MA, Santos OF. Distúrbios do metabolismo do potássio. In: Ajzen H, Schor N, editors. Guia de nefrologia. 3ª ed. Barueri: Manole; 2011. p. 93–105.

[82] Brenner BM, Cooper ME, de Zeeuw D, Keane WF, Mitch WE, Parving HH, et al., RENAAL Study Investigators. Effects of losartan on renal and cardiovascular outcomes in patients with type 2 diabetes and nephropathy. N Engl J Med 2001;345(12):861–869.

[83] Hayes J, Kalantar-Zadeh K, Lu JL, Turban S, Anderson JE, Kovesdy CP. Association of hypo-and hyperkalemia with disease progression and mortality in males with chronic kidney disease: the role of race. Nephron Clin Pract. 2012;120(1):c8–16.

[84] Belmar Vega L, Galabia ER, Bada da Silva J, Bentanachs González M, Fernández Fresnedo G, Piñera Haces C, et al. Epidemiology of hyperkalemia in chronic kidney disease. Nefrologia. 2019;39(3): 227–86.

[85] Cowan AC, Gharib EG, Weir MA. Advances in the management of hyperkalemia in chronic kidney disease. Curr Opin Nephrol Hypertens. 2017;26(3):235–9.

[86] Bianchi S, Aucella F, De Nicola L, Genovesi S, Paoletti E, Regolisti G. Management of hyperkalemia in patients with kidney disease: a position paper endorsed by the Italian Society of Nephrology. J Nephrol. 2019;32(4):499–516.

[87] Caravaca-Fontán F, Valladares J, Díaz-Campillejo R, Barroso S, Luna E, Caravaca F. Association of hyperkalemia with clinical outcomes in advanced chronic kidney disease. Nefrologia. 2019;39(5):513–22.

[88] Thomsen RW, Nicolaisen SK, Hasvold P, Sanchez RG, Pedersen L, Adelborg K, et al. Elevated potassium levels in patients with chronic kidney disease: occurrence, risk factors and clinical outcomes: a Danish population-based cohort study. Nephrol Dial Transplant. 2018;33(9):1610–20.

[89] Kovesdy CP. Management of hyperkalaemia in chronic kidney disease. Nat Rev Nephrol. 2014;10(11):653–62.

[90] Tromp J, van der Meer P. Hyperkalaemia: aetiology, epidemiology, and clinical significance. Eur Heart J Suppl. 2019;21(Suppl A):A6–A11.

[91] Horne L, Ashfaq A, MacLachlan S, Sinsakul M, Qin L, LoCasale R, et al. Epidemiology and health outcomes associated with hyperkalemia in a primary care setting in England. BMC Nephrol. 2019;20(1):85.

[92] Mishima E, Haruna Y, Arima H. Renin-angiotensin system inhibitors in hypertensive adults with non-diabetic CKD with or without proteinuria: a systematic review and meta-analysis of randomized trials. Hypertens Res. 2019;42(4):469–82.

[93] Lewis EJ, Hunsicker LG, Clarke WR, Berl T, Pohl MA, Lewis JB, et al. Renoprotective effect of the angiotensin-receptor antagonist irbesartan in patients with nephropathy due to type 2 diabetes. N Engl J Med. 2001;345(12):851–60.

[94] Mann JF, Schmieder RE, McQueen M, Dyal L, Schumacher H, Pogue J, et al., ONTARGET Investigators. Renal outcomes with telmisartan, ramipril, or both, in people at high vascular risk (the ONTARGET study): a multicenter, randomized, double-blind, controlled trial. Lancet 2008;372(9638):547–553.

[95] Epstein M. Hyperkalemia constitutes a constraint for implementing renin-angiotensin-aldosterone inhibition: the widening gap between mandated treatment guidelines and the real-world clinical arena. Kidney Int Suppl (2011). 2016;6(1):20–8.

[96] Vijayakumar S, Butler J, Bakris GL. Barriers to guideline mandated renin-angiotensin inhibitor use: focus on hyperkalemia. Eur Heart J Suppl. 2019;21(Suppl A):A20–7.

[97] Cupisti A, Brunori G, Di Iorio BR, D'Alessandro C, Pasticci F, Cosola C, et al. Nutritional treatment of advanced CKD: twenty consensus statements. J Nephrol. 2018;31(4):457–73.

[98] Khan YH, Sarriff A, Adnan AS, Khan AH, Mallhi TH. Chronic kidney disease, fluid overload and diuretics: a complicated triangle. PLoS One. 2016;11(7):e0159335.

[99] Kim GH. Pharmacologic treatment of chronic hyperkalemia in patients with chronic kidney disease. Electrolyte Blood Press. 2018;17(1):1–6.

[100] Yu MY, Yeo JH, Park JS, Lee CH, Kim GH. Long-term efficacy of oral calcium polystyrene sulfonate for hyperkalemia in CKD patients. PLoS One. 2017;12(3):e0173542.

[101] Weir MR, Bakris GL, Bushinsky DA, Mayo MR, Garza D, Stasiv Y, et al., OPAL-HK Investigators. Patiromer in patients with kidney disease and hyperkalemia receiving RAAS inhibitors. N Engl J Med 2015;372(3):211–221.

[102] Bushinsky DA, Rossignol P, Spiegel DM, Benton WW, Yuan J, Block GA, et al. Patiromer decreases serum potassium and phosphate levels in patients on hemodialysis. Am J Nephrol. 2016;44(5):404–10.

[103] Packham DK, Rasmussen HS, Lavin PT, El-Shahawy MA, Roger SD, Block G, et al. Sodium zirconium cyclosilicate in hyperkalemia. N Engl J Med. 2015;372(3):222–31.

[104] Abuelo JG. Treatment of severe hyperkalemia: confronting 4 fallacies. Kidney Int Rep. 2017;3(1):47–55.

[105] Lee S, Kang E, Yoo KD, et al. Lower serum potassium associated with increased mortality in dialysis patients: a nationwide prospective observational cohort study in Korea. PLoS One. 2017;12:e0171842.

[106] Torlen K, Kalantar-Zadeh K, Molnar MZ, et al. Serum potassium and cause-specific mortality in a large peritoneal dialysis cohort. Clin J Am Soc Nephrol. 2012;7:1272–84.

[107] Jung JY, Chang JH, Lee HH, et al. De novo hypokalemia in incident peritoneal dialysis patients: a 1–year observational study. Electrolyte Blood Press. 2009;7:73–8.

[108] Zanger R. Hyponatremia and hypokalemia in patients of peritoneal dialysis. Semin Dial. 2010;23:575–80.

[109] Marti G, Schwarz C, Leichtle AB, et al. Etiology and symptoms of severe hypokalemia in emergency department patients. Eur J Emerg Med. 2014;21:46–51.

[110] Kovesdy CP, Matsushita K, Sang Y, et al. Serum potassium and adverse outcomes across the range of kidney function: a CKD prognosis consortium meta-analysis. Eur Heart J. 2018;39:1535–42.

[111] Zhang Y, Chen P, Chen J, Wang L, Wei Y, Xu D. Association of low serum potassium levels and risk for all-cause mortality in patients with chronic kidney disease: a systematic review and meta-analysis. Ther Apher Dial. 2018; https://doi.org/10.1111/1744–9987.12753.

[112] Langote A, Hiremath S, Ruzicka M, et al. Spironolactone is effective in treating hypokalemia among peritoneal dialysis patients. PLoS One. 2017;12:e0187269.

[113] Karaboyas A, Zee J, Brunelli SM, et al. Dialysate potassium, serum potassium, mortality, and arrhythmia events in hemodialysis: results from the Dialysis Outcomes and Practice Patterns Study (DOPPS). Am J Kidney Dis. 2017;69:266–77.

第 13 章　慢性肾病中的贫血

Anemia in Chronic Kidney Disease

Maria P. Martinez Cantarin　Ubaldo E. Martinez Outschoorn　著

贫血被定义为循环中红细胞总数的绝对减少。临床上，贫血的诊断主要通过血红蛋白浓度（Hgb）、血细胞比容或红细胞计数的降低来确定。1968 年，WHO 的一个专家委员会首次提出了以血红蛋白阈值诊断贫血的方法，并在临床和研究中得到广泛应用[1]。根据 WHO 的标准，成年未妊娠女性的正常血红蛋白下限为 12g/dl，而成年男性为 13g/dl。还有一些使用了更现代化的参与者群体，并将种族和年龄作为潜在变量的研究发表了略高的血红蛋白阈值（所有年龄的女性为 12.2g/dl，年轻的白种人男性为 13.7g/dl，年长的白种人男性为 13.2g/dl，所有年龄的黑种人男性为 11.5g/dl ）[2]。

贫血是慢性肾病中常见的并发症。最早，在 1839 年，Sir Robert Christison 描述了在晚期肾脏疾病患者中出现的失去血液颜色的现象[3]。慢性肾病患者中贫血的患病率因所用参考血红蛋白值的不同而有所变化，但不幸的是，在定义肾性贫血时使用了许多不同的阈值，导致其患病率变化很大。例如，20 世纪 90 年代的数据显示，68% 的透析前患者的血细胞比容低于 30%，其中 51% 的患者血细胞比容低于 28%[4]。

根据 Stauffer 等的最新研究，他们使用贫血的定义为女性血红蛋白水平低于 12g/dl，男性低于 13g/dl，在患有肾脏疾病的患者中，贫血的患病率为 15.4%，是普通人群的 2 倍。随着慢性肾病的进展，贫血的患病率上升。同一项研究报道了在慢性肾病 5 期患者中 53.4% 的贫血患病率[5]。透析过程中几乎所有患者都会出现贫血。根据 USRDS 的数据，2017 年只有 14.5% 的血液透析患者和 21.4% 的腹膜透析患者的血红蛋白水平高于 12g/dl[6]。

患有糖尿病和慢性肾病会增加贫血的风险。根据 NKF-KEEP 的报告，以及基于血红蛋白浓度低于 12g/dl（男性）和低于 11g/dl（女性）的贫血定义，显示出慢性肾病 3 期患者的贫血患病率高达 22.2%，而在慢性肾病 4 期和糖尿病患者中，超过一半的人口患有贫血。糖尿病患者与非糖尿病慢性肾病患者相比，贫血发病率最大的差异出现在慢性肾病 3 期阶段，糖尿病患者患贫血的患病率是非糖尿病慢性肾病患者的 3 倍[7]。

一、肾性贫血患者的结局

贫血由于会使器官和组织供氧减少，从而导致众多症状，包括疲劳、乏力、虚弱、气短、头痛、睡眠障碍、认知能力下降等。这些症状会显著降低慢性肾病患者的生活质量[8-11]。

除了对生活质量的影响外，肾性贫血还与增加的死亡率、心血管疾病（包括左心室肥大）和住院风险有关。血液透析患者如果血细胞比容低于 30%，其住院和死亡风险会增加[12, 13]。此外，在贫血严重的患者中，即血红蛋白水平低于 9g/dl，每 0.1g/dl 的血红蛋白下降与增加的死亡率和心脏并发症（包括左心室肥大和心力衰竭）相关[14]。

来自 DOPPS 研究的数据还显示，血红蛋白水平低于 10g/dl 的患者与血红蛋白在 11～12g/dl 之间的患者相比，住院风险增加了 29%。在该研究中，对于每 0.1g/dl 血红蛋白浓度的增加，患者死亡的相对风险减少了 5%，住院的相对风险减少了 4%[15]。使用加拿大数据库的数据也找到了类似的关联性[16]。因此，一些作者提出了将 11g/dl 作为定义肾性贫血并发症高风险的阈值[16]。

观察性研究和重组人红细胞生成素（EPO）的可用性引导了许多临床试验评估肾性贫血治疗对死亡率、发病率和生活质量的影响。这些试验在肾性贫血治疗方面的结果（包括随机对照试验）显示将慢性肾病患者的血红蛋白水平正常化或接近正常并不能改善结局，包括生活质量。此外，旨在将血红蛋白提高到接近正常水平（>13g/dl）的试验与较高的死亡率和心血管并发症相关[17-20]。

二、病理生理学

红细胞生成素是最早在 20 世纪 50 年代被描述出来的一种刺激红细胞生成的循环因子[21]。EPO 主要由肾脏产生[22]。在 20 世纪 70 年代已经可以通过 EPO 蛋白的纯化和克隆，测定其循环水平[23-25]。

EPO 含有 165 个氨基酸，并且高度糖基化。它以半衰期为 5~12h 的形式分泌入血液中。在正常情况下，EPO 的循环水平持续在较低水平，但在贫血的情况下，EPO 水平可以迅速增加到基线水平的 100 倍。EPO 结合其受体引起构象改变，激活细胞内信号转导途径，增加细胞分裂并延长红细胞前体细胞（主要是红系突变和集落形成单位）的存活[26]。

EPO 水平较低是与肾性贫血程度相关。没有慢性肾病的患者，即使拥有与慢性肾病患者相同程度的贫血，其 EPO 水平也比慢性肾病患者高 10~100 倍[27-29]。基于这些观察结果，认为 EPO 缺乏是肾性贫血的主要原因。随着重组人 EPO 的引入，肾性贫血的治疗得到了广泛应用。尽管具有潜在益处，但最初的研究显示，使用重组 EPO 治疗血红蛋白水平超过 11g/dl 的目标时存在显著的并发症和耐药性[17]，这引发了除相对 EPO 缺乏外存在其他可能导致肾性贫血发生的潜在因素的问题。

肾脏产生的 EPO 受到 HIF 的调控，HIF 是一种转录因子，它在缺氧时积累[30, 31]。HIF 是一个由两个亚型组成的异源二聚体，即 HIF-α（由 HIF1A 编码）和 HIF-β（由 ARNT 编码）[32]。肾脏细胞不断产生 HIF-α，而 HIF-α 是主要对缺氧做出反应的亚型。它有三个不同的亚型，即 HIF-1α、HIF-2α（由 EPAS 编码）和 HIF-3α（由 HIF3A 编码），每种亚型调控不同的基因[33]，并且在组织限制上也存在差异。在肾脏中，HIF-2α 是间质细胞、内皮细胞和肾小球主要表达的亚型，而 HIF-1α 主要由小管细胞表达。在这三种亚型中，HIF-2α 似乎在调控 EPO 和铁代谢基因方面发挥着更重要的作用[34]。HIF-3α 的活动尚不完全清楚。

HIF-β 也在体内持续产生，但不受缺氧调控。在缺氧条件下，HIF-α 积累并转位到细胞核中，与 HIF-β 结合形成异源二聚体，该异源二聚体会结合到 DNA 中的缺氧应答区域。HIF-1α、HIF-2α 和 HIF-3α 与 HIF-1β 形成的复合物被称为 HIF-1、HIF-2 和 HIF-3。HIF 的靶基因包括 EPO、糖酵解基因和参与铁代谢 – 血管生成的基因。HIF-1 和 HIF-2 都可以增加缺氧相关基因的转录，但它们的具体基因靶点、激活动力学和对氧的依赖性有所不同。

HIF-α 蛋白的氧敏感性是由脯氨酸羟化酶结构域（prolyl hydroxylase domain，PHD）酶调控的。在正常氧气条件下，PHD 作为氧气传感器机制，通过羟化 HIF-α 的靶向脯氨酸残基来促使其降解。HIF-α 的氧依赖羟化增加了其与肿瘤抑制蛋白（von Hippel-Lindau，pVHL）的亲和力。因此，在脯氨酸羟化之后，HIF-α 将与 pVHL 结合，促进 HIF 泛素化并通过蛋白酶体降解[35, 36]。PHD 有三个亚型，即 PHD1、PHD2 和 PHD3，其中 PHD2 是参与调控 HIF 含量的主要亚型[37]。所有的 PHD 亚型对氧气都具有低亲和力，低氧浓度显著降低了 PHD 的催化活性。目前，HIF-α 稳定药正在美国进行Ⅲ期临床试验，作为肾性贫血的潜在替代治疗方法，并在亚洲得到批准使用。

EPO 主要由肾脏的肾小管间质成纤维细胞产

生。在正常氧气条件下，皮髓交界区周围的成纤维细胞产生大部分的 EPO，而在缺氧情况下，皮质和髓质的成纤维细胞也通过稳定 HIF-2α 来共同产生 EPO[38]。随着慢性肾病相关的间质纤维化、肾小管萎缩和周围小管毛细血管丧失的进展，肾脏细胞暴露于增加的缺氧水平。尽管处于缺氧环境，HIF 的产生和功能无法满足不断增加的缺氧条件。除了 HIF 对缺氧反应的相对不足外，在慢性肾病进展过程中，肾脏成纤维细胞转化为肌成纤维细胞还导致了 EPO 产生的相对减少，经过贫血或缺氧刺激后，肌成纤维细胞失去了产生 EPO 的能力[39]。尽管如此，通过使用 PHD 抑制药来失活 PHD 酶可以增加在慢性肾病肾脏中的肌成纤维细胞产生 EPO 的能力。

最近的研究表明，慢性肾病中缺乏红细胞生成素并不是贫血的唯一原因。一些研究假设尿毒症诱导的促红细胞生成抑制因子可能是贫血的潜在因素，但尚未确定具体因子。放射性同位素标记的研究表明，慢性肾病患者的红细胞寿命缩短。其他机械性、代谢性和营养不良等缺陷也被认为是慢性肾病中出现贫血的原因之一[40, 41]。

目前，人们普遍认识到铁代谢的改变在慢性肾病贫血的发展中起着重要作用。肾脏疾病患者既存在铁摄入减少，也存在铁动员减少，这促进了功能性铁缺乏的整体状态。

骨髓通过 EPO 调节红细胞的产生，但从红细胞前体细胞分化为网织红细胞是一个需要铁的过程；因此，铁缺乏将限制对 EPO 的反应性。铁从消化道被吸收，并与转铁蛋白结合循环。循环中的铁将运输到骨髓用于红细胞生成，或者以铁蛋白的形式储存于脾脏或肝脏中。

铁的吸收和转运受到铁调素的调节。铁调素是肝脏产生的一种蛋白质，促进铁转运蛋白在十二指肠、肝细胞和巨噬细胞中的内吞作用。铁转运蛋白的表达对于从消化道吸收铁、从循环到网状内皮系统的铁移动都是必需的。铁调素水平与铁储存有关，铁过载时铁调素水平较高，缺铁时铁调素水平较低。另一个强效铁调素诱导物是炎症。慢性肾病患者的铁调素水平升高，这很可能是由排泄减少、炎症增加、维生素 D 缺乏和铁过载所致。HIF 通过增加红细胞生成（由于 EPO 产生增加）来抑制铁调素的产生，最近的临床研究表明，HIF 稳定药可以降低铁调素水平。HIF 稳定药降低铁调素水平有助于优化铁代谢，并独立于 EPO 产生的变化改善慢性肾病患者的贫血。除了对铁调素的作用外，HIF-1 还促进铁的利用，因为它增加了转铁蛋白、转铁蛋白受体 1 和铜蓝蛋白的表达，而 HIF-2 通过上调 DMT1 和十二指肠细胞色素 B 的表达，增强了肠道对铁的吸收。

慢性肾病患者的铁摄入减少可能存在多方面的原因，包括食欲减退，尿毒症所引起的恶心，铁调素活性增加所致消化道对铁吸收的不稳定，以及使用干扰铁吸收的药物。在慢性肾病患者中，造成铁丢失增加的一些原因包括透析机中滞留的血液、血小板功能不良引起的胃肠道出血、透析时抗凝治疗、使用抗血小板药物，以及频繁进行实验室采样[42, 43]。

三、肾性贫血的治疗

肾性贫血的主要治疗方法是重组人红细胞生成素（recombinant human erythropoetin，rHuEPO）。红细胞生成素刺激药（erythropoiesis-stimulating agent，ESA）这个术语目前主要指的是红细胞生成素类似物，但也正在开发其他非 EPO 类似物的药物用于治疗肾性贫血。

使用重组人红细胞生成素的治疗目标包括避免输血、改善贫血症状、改善不良结局。最初的研究明确指出，在血红蛋白值低于 8g/dl 的患者中使用 EPO 能够逆转与重度贫血相关的症状[8, 10, 11]。

尽管最初的数据如此，但对使用 EPO 类似物治疗接近正常血红蛋白水平的肾脏疾病患者贫血的随机对照试验未能显示出改善结局的效果。此外，其中一些研究表明其与增加的死亡率和心血管事件（包括脑卒中）相关联。

1998 年，Besarab 博士发表了一项名为"正常红细胞比容心脏试验"（Normal Hematocrit Cardiac Trial，NHCT）的随机对照试验的结果[17]。该试验针对高风险血液透析患者中伴有缺血性心脏病或充血性心力衰竭及贫血的情况。该试验使用 EPO-α（Epoetin Alfa）作为治疗选择，将目标血红蛋白水平设定为 13～15g/dl，而对照组的目标血红蛋白水平设定为 9～10g/dl。该研究随机选择了 1233 名患者，并进行了 14 个月的随访。主要终点是死亡或非致命性心肌梗死的时间长度。研究结果显示，在高红细胞比容组中，并没有显著增加达到主要终点结果的情况（RR=1.3）。尽管存在非显著性的趋势，但该研究被提前停止。

2006 年的 CHOIR 研究在 CKD 患者中使用了 EPO-α，并将目标血红蛋白水平设定在低于先前研究的水平（13.5g/dl vs.11.3g/dl）[18]。该研究纳入了 1432 名慢性肾病患者，包括伴有和没有糖尿病的患者，进行了 16 个月的中位数研究。主要终点是包括死亡、心肌梗死、充血性心力衰竭住院和脑卒中在内的综合指标。该研究显示，与低血红蛋白组相比，高血红蛋白组达到主要终点指标的风险增加了 34%。研究还报道了两组之间的生活质量变化相似。研究得出结论，将 CKD 患者的目标血红蛋白水平设定为 13.5g/dl 与增加的风险相关，而在生活质量方面并没有真实的益处。

CREATE 研究是在 2006 年进行的，使用了 EPO-α 用于治疗 603 名未接受血液透析的慢性肾病 3 期和 4 期患者的贫血[19]。该研究旨在将血红蛋白水平维持在 13～15g/dl（接近正常）的目标组，与低血红蛋白目标组的 10.5～11.5g/dl 进行比较。平均随访时间为 3 年。与前面提到的 NHCT 试验类似，CREATE 研究发现，与低血红蛋白目标组相比，高血红蛋白组在首次心血管事件的风险上没有增加，但需要透析的风险显著增加。因此，该研究得出结论，追求更高血红蛋白水平并不能提供心脏方面的获益。

在 2009 年进行的 TREAT 试验包括了 4000 多名患有 2 型糖尿病和贫血的 CKD 患者[20]。该试验使用达贝泊汀 -α 来实现 13g/dl 的目标血红蛋白水平。对照组则只在血红蛋白水平低于 9g/dl 时使用达贝泊汀 -α 作为救治疗法。主要终点是死亡或心血管事件，以及死亡或 ESRD 的综合结局。高血红蛋白目标组与救治血红蛋白目标组在主要结局发生率上没有差异，但较高的血红蛋白水平与更高的脑卒中风险相关。

除了心血管效应之外，在使用 ESA 治疗与化疗相关的贫血的癌症患者方面的数据显示，ESA 的使用可能会影响头颈癌、非小细胞肺癌、淋巴瘤、宫颈癌和乳腺癌患者的生存率。2019 年，美国临床肿瘤学会和美国血液学会更新了关于癌症患者使用 ESA 的指南。这两个学会目前建议在治愈意图的癌症患者中避免使用 ESA。这些建议是基于已知的风险，而不是基于对 ESA 使用的临床试验数据[44]。Mircera 是最近批准的 ESA 类似物，但它并不适用于化疗引起的贫血的治疗。因为一项关于 Mircera 剂量范围的研究提前终止，其原因是接受 Mircera 治疗的患者死亡率较另一种 ESA 治疗组要高。

由于越来越多的报道显示 ESA 类药物在硬性结局改善方面缺乏效果，并存在可能增加危害的可能性，FDA 要求对所有 ESA 类药物进行黑框警告，说明其风险（包括死亡风险、心血管事件、血栓栓塞事件、脑卒中和癌症），并建议尽可能以最低剂量使用以避免输血。

ESA 使用相关的另一个虽然非常罕见但令人担忧的不良反应是单纯红细胞再生障碍性贫血。单纯红细胞再生障碍性贫血是一种以严重降低红细胞数量和骨髓中无红系前体细胞为特征的正细胞性正色素性贫血。单纯红细胞再生障碍性贫血的发生被认为是 CKD 贫血治疗中接受重组人红细胞生成素的患者产生了抗 EPO 抗体。大多数在 20 世纪 90 年代报道的病例发生在美国以外，并且是在皮下注射后出现的。单纯红细胞再生障碍性贫血与特定的 rHuEPO 制剂中的某些稳定剂、涉及引起该贫血发展的可能溶解物的预装针筒的橡胶塞有关，当这些因素被排除后，病例数量显著减少。现在，单纯红细胞再生障碍性贫血被认为是 rHuEPO 治疗中极为罕见的不良反应。

首个进入市场的 EPO 类似物是通过 DNA 技术生产的 EPO-α（Procrit/Epogen/Retacrit），在 EPO 基因克隆后的 5 年内问世。接下来的类似物是达贝泊汀 -α（Aranesp），在结构上略大于 EPO，含有额外的 5 个氨基酸和多余的糖类。这些分子变化使得达贝泊汀 -α 的半衰期比 EPO-α 长 2～3 倍。最新加入 EPO 类似物的是甲氧基聚乙二醇红细胞生成素 -β（Mircera），其半衰期甚至比 EPO-α 更长（130h，而 EPO-α 静脉给药后的半衰期为 6.8h）。其较少的用药频率被认为是一个重要优势，EPO 类似物可以通过静脉注射（IV）或皮下注射（SC）途径给予（表 13-1）。

不同于给药途径，EPO-α 的药代动力学特性存在显著差异。一般而言，经皮下给药时，EPO-α 会导致血药峰浓度较低但更持久。临床上，相较于静脉给药，皮下给药需要使用较低剂量的 EPO-α 来达到相同的血红蛋白水平[46-49]。尽管如此，由于方便性和便于患者遵从治疗，对于透析患者而言，EPO 主要以静脉给药的形式使用[50]。达贝泊汀 -α 试验的数据显示，静脉和皮下给药有相似的疗效[51, 52]。甲氧基聚乙二醇红细胞生成素 -β 两种给药方式也被认为具有等效性。

FDA 提出了 EPO-α 到达贝泊汀 -α 之间，以及 EPO-α 和达贝泊汀 -α 到甲氧基聚乙二醇红细胞生成素 -β 之间的换算系数。

成人的 EPO-α 和达贝泊汀之间的推荐换算系数基于每周的重组人红细胞生成素剂量。每周的 EPO-α 剂量小于 2500U 时，等效剂量的达贝泊汀应为每周 6.25μg。

如果 EPO-α 剂量在 2500～4999U，患者应该接受 12.5μg 的达贝泊汀。5000～10 999U 的 EPO-α 剂量相当于达贝泊汀每周 25μg。每周 11 000～17 999U 的 EPO-α 剂量应转换为 40μg 的达贝泊汀。18 000～33 999U 的 EPO-α 剂量应转换为每周 60μg 的达贝泊汀。34 000～89 999U 的 EPO-α 剂量应转换为每周 100μg 的达贝泊汀。超过 900 000U 的 EPO-α 剂量应转换为 200μg 的达贝泊汀。

根据 EPO-α 或达贝泊汀的每周剂量换算使用 Mircera 的推荐剂量：如果 EPO-α 每周剂量低于 8000U 或达贝泊汀每周剂量低于 40μg，则建议 Mircera 的剂量为每月 120μg 或每隔 2 周 60μg。如果 EPO-α 每周剂量在 8000～16 000U 或达贝泊汀每周剂量为 40～80μg，则建议 Mircera 的剂量为每月 200μg 或每隔 2 周 100μg。如果 EPO-α 每周剂量高于 16 000U 或达贝泊汀每周剂量超过 80μg，则建议 Mircera 的剂量为每月 360μg 或每隔 2 周 180μg。

尽管关于红细胞生成素的使用剂量有明确指南，但血红蛋白反应程度存在很大的变异性。当成人患者使用每周剂量为 500U/kg 或每周 30 000U EPO-α（对于达贝泊汀大于 1.5μg/kg）的情况下，无法使血红蛋白水平达到大于 11g/dl 时，通常会怀疑存在红细胞生成素耐药性（表 13-2）[53]。

在 2012 年，KDIGO 贫血工作组发布了关于

表 13-1　红细胞生成素刺激药治疗的推荐剂量		
	慢性肾病非透析患者	透析患者
EPO-α 及其衍生物	每周 1 次，50～100U/kg；每 2 周 1 次，10 000～20 000U	每周 3 次，50～100U/kg
达贝泊汀 -α	每 4 周 1 次，0.45μg/kg	每周 1 次，0.45μg/kg 每 2 周 1 次，0.75μg/kg
甲氧基聚乙二醇红细胞生成素 -β	每 2 周 1 次，0.6μg/kg	每 2 周 1 次，0.6μg/kg

使用 EPO 类似物进行初始治疗和维持治疗的建议[54]。同年，KDOQI 对 KDIGO 发布的指南发表了评论，以在某些领域提供额外建议[55]。

指南承认使用 EPO 类似物的风险，并建议在平衡患者的特定风险和益处后使用。对于非透析患者，当 Hgb 降至低于 10g/dl 时，考虑使用 EPO 类似物，对于透析患者，一般避免将 Hgb 降至低于 9g/dl（译者注：原书有误，已修改）。指南也承认，根据患者的不同特征可能在更高的 Hgb 水平下出现贫血症状，并且在某些患者中可以使用更高的 Hgb 阈值进行治疗。指南还建议避免通过 EPO 类似物治疗将 Hgb 水平提高至 13g/dl，并且不要维持高于 11.5g/dl 的 Hgb 水平。

四、铁剂治疗

慢性肾病中，由于铁摄入不足及铁的损失增加，导致缺铁是贫血的主要原因之一。在开始使用 EPO 治疗之前，需要提供足够的铁。

长期以来，铁疗法一直用于治疗与慢性肾病相关的贫血，但由于安全性的担忧，慢性肾病患者铁剂治疗的最佳管理仍然不明确。这些安全性的担忧可从不同组织发布的铁剂补充目标中得到体现。根据 2012 年的 KDIGO 指南，推荐在转铁蛋白饱和度（transferrin saturation，TSAT）≤ 30% 和血清铁蛋白≤500ng/ml 的情况下进行铁剂补充[54]。这个指南与 2013 年发布的欧洲肾脏最佳实践指南[56]存在较大差异，后者建议在 TSAT<20% 和血清铁蛋白<100ng/ml 的情况下开始铁剂治疗。2015 年英国国家卫生与临床优化研究所[57]和 2017 年英国肾脏协会[58]推荐将铁剂治疗延长至血清铁蛋白水平达到 800ng/ml。

对于慢性肾病引起的贫血的病理生理学的认识的进展，以及铁调素在预防铁吸收和从网状内皮系统重新分布中的作用，为改善铁的可利用性开辟了新的研究途径。

近期还有关于慢性肾病患者铁剂治疗安全性的最新进展。

五、口服铁剂

口服铁仍然是透析前 CKD 贫血治疗的基石之一。口服铁剂吸收不良，并伴有严重的胃肠道不良反应，限制了患者的依从性和普通人群的有效治疗。尽管存在这些局限性，但最近的研究继续证明，与静脉用铁剂相比，在口服铁剂治疗透析前 CKD 贫血方面的有效性较差[59, 60]。

目前，最常用的口服铁剂形式仍然是硫酸亚铁，因其价格低廉且广泛易得。葡萄糖酸铁、琥珀酸铁和多麦芽糖铁是较少使用的口服铁剂。在最近的口服铁剂中，值得特别提到的是柠檬酸铁。最初作为不含钙的磷结合剂上市，其在早期的开发过程中注意到与更高的铁蛋白和转铁蛋白饱和度相关，反映了增强铁剂口服吸收效率[61]。目前，柠檬酸铁已获得 ESRD 磷酸盐结合剂治疗的批准，但最近根据近期的随机对照试验结果，经 FDA 批准用于未接受透析的 CKD 患者中的缺铁性贫血的治疗[62, 63]。这些试验结果进一步证实了柠檬酸铁在非透析和透析依赖人群中治疗的有效性。

表 13-2　红细胞生成素刺激药低反应性的原因		
血液学相关因素	**透析相关因素**	**炎症因素**
• 失血 • 缺铁性贫血和叶酸缺乏 • 单纯红细胞再生障碍性贫血 • 血液系统疾病：镰状细胞贫血、珠蛋白生成障碍性贫血、溶血性贫血、骨髓增生异常综合征 • 癌症合并化疗	• 严重的继发性甲状旁腺亢进 • 透析不充分 • 透析液污染	• 感染（可能是隐匿性感染） • 营养不良 • 急性感染，如术后 • 移植失败

其他口服铁剂，如麦芽酸亚铁、血红素铁多肽和口服脂质体铁，在慢性肾病患者中使用较少或疗效有限[64-66]。

六、静脉用铁剂

大部分文献支持静脉用铁剂在慢性肾病贫血治疗中优于口服铁剂[67, 68]。在透析亚组中，优势更加明确[69]。

使用静脉用铁剂的主要担忧是其潜在的不良反应。静脉用铁剂的一般成分包括一个被糖类外壳包围的铁核，该外壳将防止释放大量游离铁，避免从而导致严重的毒性，包括过敏反应。20 世纪 70 年代和 80 年代市场上销售的静脉用铁剂制剂糖类包裹不够牢固，与元素铁结合效果较差，导致频繁出现不良反应。目前的制剂是铁糖类复合物或胶体，形成小而圆润的颗粒，外部有较大的糖类包裹，可以释放更少的游离铁，从而允许在短时间内（15～60min）以更高剂量进行给药。

右旋糖酐铁是 20 世纪 40 年代上市的第一个稳定的铁制剂。最初的配方是一种高分子量葡聚糖，会引起罕见但严重的过敏反应。这导致了低分子量右旋糖酐铁的开发，其不良事件较少。

葡萄糖酸铁（Ferrlecit）和蔗糖铁（Venofer）作为新的铁制剂上市，不含右旋糖酐，可在铁核周围形成糖类外壳。两种制剂的不良事件报道均较低。尽管不良事件发生率较低，但与葡聚糖相比，基于葡萄糖酸盐或蔗糖的糖类外壳更小，与铁的结合也更不紧密，从而限制了每剂量可输注的元素铁的量。

纳米氧化铁（Feraheme）具有与聚葡萄糖山梨醇羧甲基醚壳相连的氧化铁核心。由于糖类壳和铁核之间的结构更稳定，连接更牢固，510mg 的纳米氧化铁可在 15min 内输注。

羧基麦芽糖铁（Injectafer）的糖类外壳与元素铁紧密结合，可以在短时间输注 750mg 或 1.5g 的剂量。通常耐受性良好，但据报道，一些患者有可能继发于 FGF-23 的增加，从而出现低磷血症。

去麦芽糖铁或异麦芽糖铁（单铁）于 2020 年获得 FDA 批准，可 20min 内给予 1000mg 单剂量应用。它有一个由氢氧化铁组成的铁核和一个脱麦芽糖的糖类外壳。

已公布的证据表明，目前可用的注射用铁制剂，包括低分子右旋糖酐铁，都是安全有效的，它们之间在有效性或安全性方面没有重大的临床重要差异[70]。

抗坏血酸或维生素 C 不仅被用来促进胃肠道对铁的吸收，而且还被用来增加网状内皮库中的铁的释放。维生素 C 的有效性已通过静脉[71]或口服补充剂[72]得到证实，可考虑用于以红细胞生成素低反应和高铁蛋白血症为特征的严重功能性铁缺乏患者[73]。

除了过敏风险外，过量的铁还与氧化应激增加有关。氧化应激增加与更高的感染、心血管疾病和住院风险相关。2015 年和 2017 年发表的两项不同的随机对照试验试图阐明静脉用铁剂治疗非透析患者慢性肾病贫血的安全性。不幸的是，这两项试验的结果截然不同。FIND CKD 研究将高铁蛋白和低铁蛋白的 CKD 患者随机分为静脉注射和口服铁剂[74]。这项研究证明，即使在铁蛋白水平较高的患者中，静脉用铁剂与口服铁剂相比也是有效和安全的。相反，由于担心心血管和感染性不良反应增加，CKD 3～4 期患者的撤销研究不得不提前终止[60]。2013 年和 2014 年还报道了另外两项研究，口服铁剂组与静脉用铁剂组之间的不良事件没有显著差异[75]，或者两个不同的静脉用铁剂组之间没有显著差异[76]。总体而言，在 CKD 人群中静脉用铁剂与口服铁剂的安全性仍然存在显著的不确定性。

在血液透析人群中，最近发表于 2019 年的一项研究对 2000 多名患者进行了研究，确定在铁蛋白水平<700ng/ml 的透析患者中主动使用高剂量静脉用铁剂是安全有效的[77]。

总之，将铁利用限制在铁蛋白水平低于 500ng/ml，TSAT<30% 可能会排除对治疗有反应的相当大比例的 CKD 患者。对于超过 800ng/ml

的铁蛋白，临床医生应该根据他们的判断，平衡更高剂量 EPO 的风险和毒性风险。

七、HIF 稳定药与慢性肾病贫血

抑制 HIF 脯氨酸羟基酶的药物不仅可以提高 EPO 的产量，还可以促进体内铁的动员，增加胃肠道对铁的吸收。与 EPO 相比，它们的给药途径是口服的。目前，在美国和其他国家有 6 种药物正在进行试验，即 Roxadustat、Vadustat、Daprodustat、Molidustat、Enarodustat 和 Desidustat。

目前，HIF-1α 稳定药在中国被批准用于慢性肾病和透析人群的贫血治疗，在日本被批准用于治疗糖尿病人群的贫血。中国在慢性肾病和透析患者中使用罗沙司他的数据已经发表在高影响力的期刊上[78, 79]。

2019 年 12 月，关于使用 Roxadustat 的三项随机对照试验的数据在美国肾脏学会肾脏周上公布，其中包括来自美国的患者。HIMALAYAS 和 ROCKIES 的临床试验包括接受透析的患者，而 OLYMPUS 的临床试验侧重于透析前的 CKD 人群。HIMALAYAS 临床试验的重点是发生透析的人群（受试者透析至少 2 周但不到 4 个月）[80]。这项研究包括 1000 多名成年血液透析患者，他们被随机分成两组，分别服用 Roxadustat 或 EPO-α 来治疗贫血。主要终点设定为治疗 28～52 周期间血红蛋白较基线的变化。这项研究还观察了不良事件概况，以评估安全性。研究的平均持续时间为 1.8 年。在本研究的结论中，Roxadustat 被发现是非劣势的，实际上达到了相对于 EPO-α 的优势边缘。在研究期间，安全性特征相似。在对炎症增加的患者进行的亚组分析中，EPO-α 也不逊于

EPO。Rockies 临床试验随机选择了 2000 多名 HD 患者服用 Roxadustat 或 EPO-α 来治疗贫血[81]。主要终点与 HIMALAYAS 临床试验相同，即 28～52 周内基线血红蛋白水平的变化。该试验得出的结论是，Roxadustat 在贫血治疗方面与 EPO 一样有效。该研究还发现，接受 Roxadustat 治疗的患者血清铁调素和铁蛋白水平较低，血清铁水平较高，并且需要较少的铁补充，而接受 EPO 治疗的患者则相反。此研究中，两组患者的不良事件情况也类似。OLYMPUS 临床试验着重于非透析 CKD 患者[82]。超过 2500 名患者被随机分为两组，一组服用 Roxadustat，另一组服用安慰剂。在这项研究中，Roxadustat 在 28～52 周再次显示出更高的血红蛋白基线变化。这项研究还关注不良事件，发现研究组的死亡率和类似的不良事件概况没有差异。

这些新药将在未来几年内很容易获得，它们的使用可能会改变我们治疗慢性肾病贫血的方式。尽管已经有了一种新的治疗 CKD 贫血的药物类别，因为 HIF 和 PHD 在癌症进展中起着重要作用，考虑到其促进肿瘤生长的潜力，还需要关于长期使用的安全性的进一步数据，因为 HIF 和 PHD 在癌症进展中起着重要作用。

综上所述，慢性肾病的贫血是非常常见的，并且随着慢性肾病的进展而更加频繁和严重。CKD 的贫血是多因素的，但红细胞生成素缺乏和铁缺乏是较为常见的，特别是在接受肾脏替代治疗的患者中。慢性肾病的贫血与死亡和发病率有关，降低了生活质量，因此应加强治疗。治疗包括红细胞生成素和铁的补充，但避免血红蛋白水平超过 11.5g/dl。

参考文献

[1] WHO Scientific Group on Nutritional Anaemias & World Health Organization. Nutritional anaemias. Report of a WHO scientific group. World Health Organ Tech Rep Ser. 1968;405:5–37.

[2] Beutler E, Waalen J. The definition of anemia: what is the lower limit of normal of the blood hemoglobin concentration? Blood. 2006;107(5):1747–50.

[3] Christison R. On granular degeneration of the kidneys, and its connection with dropsy, inflammation, and other diseases. Edinb Med Surg J. 1840;54(144):234–44.

[4] Obrador GT, Ruthazer R, Arora P, Kausz AT, Pereira BJ. Prevalence of and factors associated with suboptimal care before initiation of dialysis in the United States. J Am Soc Nephrol. 1999;10(8):1793–800.

[5] Stauffer ME, Fan T. Prevalence of anemia in chronic kidney disease in the United States. PLoS One. 2014;9(1):e84943.

[6] United States Renal Data System. USRDS annual data report: epidemiology of kidney disease in the United States. Bethesda: National Institutes of Health, National Institute of Diabetes and Digestive and Kidney Diseases; 2017.

[7] El-Achkar TM, Ohmit SE, McCullough PA, Crook ED, Brown WW, Grimm R, et al. Higher prevalence of anemia with diabetes mellitus in moderate kidney insufficiency: the kidney early evaluation program. Kidney Int. 2005;67(4):1483–8.

[8] Canadian Erythropoietin Study Group. Association between recombinant human erythropoietin and quality of life and exercise capacity of patients receiving haemodialysis. BMJ. 1990;300(6724):573–8.

[9] Kliger AS, Fishbane S, Finkelstein FO. Erythropoietic stimulating agents and quality of a patient's life: individualizing anemia treatment. Clin J Am Soc Nephrol. 2012;7(2):354–7.

[10] Delano BG. Improvements in quality of life following treatment with r-HuEPO in anemic hemodialysis patients. Am J Kidney Dis. 1989;14(2 Suppl 1):14–8.

[11] Moreno F, Lopez Gomez JM, Sanz-Guajardo D, Jofre R, Valderrabano F. Quality of life in dialysis patients. A Spanish multicentre study. Spanish Cooperative Renal Patients Quality of Life Study Group. Nephrol Dial Transplant. 1996;11(Suppl 2):125–9.

[12] Xia H, Ebben J, Ma JZ, Collins AJ. Hematocrit levels and hospitalization risks in hemodialysis patients. J Am Soc Nephrol. 1999;10(6):1309–16.

[13] Ma JZ, Ebben J, Xia H, Collins AJ. Hematocrit level and associated mortality in hemodialysis patients. J Am Soc Nephrol. 1999;10(3):610–9.

[14] Foley RN, Parfrey PS, Harnett JD, Kent GM, Murray DC, Barre PE. The impact of anemia on cardiomyopathy, morbidity, and mortality in end-stage renal disease. Am J Kidney Dis. 1996;28(1):53–61.

[15] Locatelli F, Pisoni RL, Combe C, Bommer J, Andreucci VE, Piera L, et al. Anaemia in haemodialysis patients of five European countries: association with morbidity and mortality in the Dialysis Outcomes and Practice Patterns Study (DOPPS). Nephrol Dial Transplant. 2004;19(1):121–32.

[16] Levin A, Djurdjev O, Duncan J, Rosenbaum D, Werb R. Haemoglobin at time of referral prior to dialysis predicts survival: an association of haemoglobin with long-term outcomes. Nephrol Dial Transplant. 2006;21(2):370–7.

[17] Besarab A, Bolton WK, Browne JK, Egrie JC, Nissenson AR, Okamoto DM, et al. The effects of normal as compared with low hematocrit values in patients with cardiac disease who are receiving hemodialysis and epoetin. N Engl J Med. 1998;339(9):584–90.

[18] Singh AK, Szczech L, Tang KL, Barnhart H, Sapp S, Wolfson M, et al. Correction of anemia with epoetin alfa in chronic kidney disease. N Engl J Med. 2006;355(20):2085–98.

[19] Drueke TB, Locatelli F, Clyne N, Eckardt KU, Macdougall IC, Tsakiris D, et al. Normalization of hemoglobin level in patients with chronic kidney disease and anemia. N Engl J Med. 2006;355(20):2071–84.

[20] Pfeffer MA, Burdmann EA, Chen CY, Cooper ME, de Zeeuw D, Eckardt KU, et al. A trial of darbepoetin alfa in type 2 diabetes and chronic kidney disease. N Engl J Med. 2009;361(21):2019–32.

[21] Erslev A. Humoral regulation of red cell production. Blood. 1953;8(4):349–57.

[22] Jacobson LO, Goldwasser E, Fried W, Plzak L. Role of the kidney in erythropoiesis. Nature. 1957;179(4560):633–4.

[23] Miyake T, Kung CK, Goldwasser E. Purification of human erythropoietin. J Biol Chem. 1977;252(15):5558–64.

[24] Lin FK, Suggs S, Lin CH, Browne JK, Smalling R, Egrie JC, et al. Cloning and expression of the human erythropoietin gene. Proc Natl Acad Sci U S A. 1985;82(22):7580–4.

[25] Jacobs K, Shoemaker C, Rudersdorf R, Neill SD, Kaufman RJ, Mufson A, et al. Isolation and characterization of genomic and cDNA clones of human erythropoietin. Nature. 1985;313(6005):806–10.

[26] Jelkmann W. Molecular biology of erythropoietin. Intern Med. 2004;43(8):649–59.

[27] Cotes PM. Immunoreactive erythropoietin in serum. I. Evidence for the validity of the assay method and the physiological relevance of estimates. Br J Haematol. 1982;50(3):427–38.

[28] McGonigle RJ, Wallin JD, Shadduck RK, Fisher JW. Erythropoietin deficiency and inhibition of erythropoiesis in renal insufficiency. Kidney Int. 1984;25(2):437–44.

[29] Garcia JF, Ebbe SN, Hollander L, Cutting HO, Miller ME, Cronkite EP. Radioimmunoassay of erythropoietin: circulating levels in normal and polycythemic human beings. J Lab Clin Med. 1982;99(5):624–35.

[30] Semenza GL. Regulation of tissue perfusion in mammals by hypoxia-inducible factor 1. Exp Physiol. 2007;92(6):988–91.

[31] Nangaku M, Rosenberger C, Heyman SN, Eckardt KU. Regulation of hypoxia-inducible factor in kidney disease. Clin Exp Pharmacol Physiol. 2013;40(2):148–57.

[32] Wang GL, Jiang BH, Rue EA, Semenza GL. Hypoxia-inducible factor 1 is a basic-helix-loop-helix-PAS heterodimer regulated by cellular O2 tension. Proc Natl Acad Sci U S A. 1995;92(12):5510–4.

[33] Wu D, Rastinejad F. Structural characterization of mammalian bHLH-PAS transcription factors. Curr Opin Struct Biol. 2017;43:1–9.

[34] Wiesener MS, Turley H, Allen WE, Willam C, Eckardt KU, Talks KL, et al. Induction of endothelial PAS domain protein-1 by hypoxia: characterization and comparison with hypoxia-inducible factor-1alpha. Blood. 1998;92(7):2260–8.

[35] Jaakkola P, Mole DR, Tian YM, Wilson MI, Gielbert J, Gaskell SJ, et al. Targeting of HIF-alpha to the von Hippel-Lindau ubiquitylation complex by O2-regulated prolyl hydroxylation. Science. 2001;292(5516):468–72.

[36] Ivan M, Kondo K, Yang H, Kim W, Valiando J, Ohh M, et al. HIFalpha targeted for VHL-mediated destruction by proline hydroxylation: implications for O2 sensing. Science. 2001;292(5516):464–8.

[37] Hirsila M, Koivunen P, Gunzler V, Kivirikko KI, Myllyharju J. Characterization of the human prolyl 4-hydroxylases that modify the hypoxia-inducible factor. J Biol Chem. 2003;278(33):30772–80.

[38] Koury ST, Koury MJ, Bondurant MC, Caro J, Graber SE. Quantitation of erythropoietin-producing cells in kidneys of mice by in situ hybridization: correlation with hematocrit, renal erythropoietin mRNA, and serum erythropoietin concentration. Blood. 1989;74(2):645–51.

[39] Maxwell PH, Ferguson DJ, Nicholls LG, Johnson MH, Ratcliffe PJ. The interstitial response to renal injury: fibroblast-like cells show phenotypic changes and have reduced potential for erythropoietin gene expression. Kidney Int. 1997;52(3):715–24.

[40] Eschbach JW Jr, Funk D, Adamson J, Kuhn I, Scribner BH, Finch CA. Erythropoiesis in patients with renal failure undergoing chronic dialysis. N Engl J Med. 1967;276(12):653–8.

[41] Vos FE, Schollum JB, Coulter CV, Doyle TC, Duffull SB, Walker RJ. Red blood cell survival in long-term dialysis patients. Am J Kidney Dis. 2011;58(4):591–8.

[42] Wish JB, Aronoff GR, Bacon BR, Brugnara C, Eckardt KU, Ganz T, et al. Positive iron balance in chronic kidney disease: how much is too much and how to tell? Am J Nephrol. 2018;47(2):72–83.

[43] Gotloib L, Silverberg D, Fudin R, Shostak A. Iron deficiency is a common cause of anemia in chronic kidney disease and can often be corrected with intravenous iron. J Nephrol. 2006;19(2):161–7.

[44] Bohlius J, Bohlke K, Castelli R, Djulbegovic B, Lustberg MB, Martino M, et al. Management of cancer-associated anemia with erythropoiesis-stimulating agents: ASCO/ASH clinical practice guideline update. J Clin Oncol. 2019;37(15):1336–51.

[45] Means RT Jr. Pure red cell aplasia. Blood. 2016;128(21):2504–9.

[46] McMahon FG, Vargas R, Ryan M, Jain AK, Abels RI, Perry B, et al. Pharmacokinetics and effects of recombinant human erythropoietin after intravenous and subcutaneous injections in healthy volunteers. Blood. 1990;76(9):1718–22.

[47] Kaufman JS, Reda DJ, Fye CL, Goldfarb DS, Henderson WG, Kleinman JG, et al. Subcutaneous compared with intravenous epoetin in patients receiving hemodialysis. Department of Veterans Affairs Cooperative Study Group on Erythropoietin in Hemodialysis Patients. N Engl J Med. 1998;339(9):578–83.

[48] Brockmoller J, Kochling J, Weber W, Looby M, Roots I, Neumayer HH. The pharmacokinetics and pharmacodynamics of recombinant human erythropoietin in haemodialysis patients. Br J Clin Pharmacol. 1992;34(6):499–508.

[49] Besarab A. Physiological and pharmacodynamic considerations for route of EPO administration. Semin Nephrol. 2000;20(4):364–74.

[50] Hynes DM, Stroupe KT, Kaufman JS, Reda DJ, Peterman A, Browning MM, et al. Adherence to guidelines for ESRD anemia management. Am J Kidney Dis. 2006;47(3):455–61.

[51] Vanrenterghem Y, Barany P, Mann JF, Kerr PG, Wilson J, Baker NF, et al. Randomized trial of darbepoetin alfa for treatment of renal anemia at a reduced dose frequency compared with rHuEPO in dialysis patients. Kidney Int. 2002;62(6):2167–75.

[52] Locatelli F, Canaud B, Giacardy F, Martin-Malo A, Baker N, Wilson J. Treatment of anaemia in dialysis patients with unit dosing of darbepoetin alfa at a reduced dose frequency relative to recombinant human erythropoietin (rHuEpo). Nephrol Dial Transplant. 2003;18(2):362–9.

[53] Bamgbola OF. Pattern of resistance to erythropoietin-stimulating agents in chronic kidney disease. Kidney Int. 2011;80(5):464–74.

[54] KDIGO. Clinical practice guideline for anemia in chronic kidney disease. Kidney Int Suppl. 2012;2(4):279–335.

[55] Kliger AS, Foley RN, Goldfarb DS, Goldstein SL, Johansen K, Singh A, et al. KDOQI US commentary on the 2012 KDIGO clinical practice guideline for anemia in CKD. Am J Kidney Dis. 2013;62(5):849–59.

[56] Locatelli F, Barany P, Covic A, De Francisco A, Del Vecchio L, Goldsmith D, et al. Kidney Disease: Improving Global Outcomes guidelines on anaemia management in chronic kidney disease: a European Renal Best Practice position statement. Nephrol Dial Transplant. 2013;28(6):1346–59.

[57] National Collaborating Centre for Chronic Conditions. Anaemia management in chronic kidney disease. London: National Institute for Clinical Excellence, Royal College of Physicians; 2015.

[58] Mikhail A, Brown C, Williams JA, Mathrani V, Shrivastava R, Evans J, et al. Renal association clinical practice guideline on Anaemia of Chronic Kidney Disease. BMC Nephrol. 2017;18(1):345.

[59] Macdougall IC, Bock AH, Carrera F, Eckardt KU, Gaillard C, Van Wyck D, et al. FIND-CKD: a randomized trial of intravenous ferric carboxymaltose versus oral iron in patients with chronic kidney disease and iron deficiency anaemia. Nephrol Dial Transplant. 2014;29(11):2075–84.

[60] Agarwal R, Kusek JW, Pappas MK. A randomized trial of intravenous and oral iron in chronic kidney disease. Kidney Int. 2015;88(4):905–14.

[61] Yokoyama K, Akiba T, Fukagawa M, Nakayama M, Sawada K, Kumagai Y, et al. Long-term safety and efficacy of a novel iron-containing phosphate binder, JTT-751, in patients receiving hemodialysis. J Ren Nutr. 2014;24(4):261–7.

[62] Fishbane S, Block GA, Loram L, Neylan J, Pergola PE, Uhlig K, et al. Effects of ferric citrate in patients with nondialysis-dependent CKD and iron deficiency anemia. J Am Soc Nephrol. 2017;28(6):1851–8.

[63] Lewis JB, Sika M, Koury MJ, Chuang P, Schulman G, Smith MT, et al. Ferric citrate controls phosphorus and delivers iron in patients on dialysis. J Am Soc Nephrol. 2015;26(2):493–503.

[64] Gasche C, Ahmad T, Tulassay Z, Baumgart DC, Bokemeyer B, Buning C, et al. Ferric maltol is effective in correcting iron deficiency anemia in patients with inflammatory bowel disease: results from a phase-3 clinical trial program. Inflamm Bowel Dis. 2015;21(3):579–88.

[65] Dull RB, Davis E. Heme iron polypeptide for the management of anaemia of chronic kidney disease. J Clin Pharm Ther. 2015;40(4):386–90.

[66] Pisani A, Riccio E, Sabbatini M, Andreucci M, Del Rio A, Visciano B. Effect of oral liposomal iron versus intravenous iron for treatment of iron deficiency anaemia in CKD patients: a randomized trial. Nephrol Dial Transplant. 2015;30(4):645–52.

[67] Kalra PA, Bhandari S, Saxena S, Agarwal D, Wirtz G, Kletzmayr J, et al. A randomized trial of iron isomaltoside 1000 versus oral iron in non-dialysis-dependent chronic kidney disease patients with anaemia. Nephrol Dial Transplant. 2016;31(4):646–55.

[68] Spinowitz BS, Kausz AT, Baptista J, Noble SD, Sothinathan R, Bernardo MV, et al. Ferumoxytol for treating iron deficiency anemia in CKD. J Am Soc Nephrol. 2008;19(8):1599–605.

[69] Shepshelovich D, Rozen-Zvi B, Avni T, Gafter U, Gafter-Gvili A. Intravenous versus oral iron supplementation for the treatment of anemia in CKD: an updated systematic review and meta-analysis. Am J Kidney Dis. 2016;68(5):677–90.

[70] Auerbach M, Macdougall I. The available intravenous iron formulations: history, efficacy, and toxicology. Hemodial Int. 2017;21(Suppl 1):S83–92.

[71] Tarng DC, Hung SC, Huang TP. Effect of intravenous ascorbic acid medication on serum levels of soluble transferrin receptor in hemodialysis patients. J Am Soc Nephrol. 2004;15(9):2486–93.

[72] Sultana T, DeVita MV, Michelis MF. Oral vitamin C supplementation reduces erythropoietin requirement in hemodialysis patients with functional iron deficiency. Int Urol Nephrol. 2016;48(9):1519–24.

[73] Attallah N, Osman-Malik Y, Frinak S, Besarab A. Effect of intravenous ascorbic acid in hemodialysis patients with EPO-hyporesponsive anemia and hyperferritinemia. Am J Kidney Dis. 2006;47(4):644–54.

[74] Macdougall IC, Bock AH, Carrera F, Eckardt KU, Gaillard C, Van Wyck D, et al. Renal function in patients with non-dialysis chronic kidney disease receiving intravenous ferric carboxymaltose: an analysis of the randomized FIND-CKD trial. BMC Nephrol. 2017;18(1):24.

[75] Charytan C, Bernardo MV, Koch TA, Butcher A, Morris D, Bregman DB. Intravenous ferric carboxymaltose versus standard medical care in the treatment of iron deficiency anemia in patients with chronic kidney disease: a randomized, active-controlled, multi-center study. Nephrol Dial Transplant. 2013;28(4):953–64.

[76] Onken JE, Bregman DB, Harrington RA, Morris D, Buerkert J, Hamerski D, et al. Ferric carboxymaltose in patients with iron-deficiency anemia and impaired renal function: the REPAIR-IDA trial. Nephrol Dial Transplant. 2014;29(4):833–42.

[77] Macdougall IC, White C, Anker SD, Bhandari S, Farrington K, Kalra PA, et al. Intravenous iron in patients undergoing maintenance hemodialysis. N Engl J Med. 2019;380(5):447–58.

[78] Chen N, Hao C, Liu BC, Lin H, Wang C, Xing C, et al. Roxadustat treatment for anemia in patients undergoing long-term dialysis. N Engl J Med. 2019;381(11):1011–22.

[79] Chen N, Hao C, Peng X, Lin H, Yin A, Hao L, et al. Roxadustat for anemia in patients with kidney disease not receiving dialysis. N Engl J Med. 2019;381(11):1001–10.

[80] Provenzano R, Evgeny S, Liubov E, et al. HIMALAYAS: A phase 3, randomized, open-label, active-controlled study of the efficacy and safety of roxadustat in the treatment of anemia in incident-dialysis patients. Abstract of a presentation at the American Society of Nephrology Kidney Week 2019 (Abstract TH-OR021), November 7, 2019, Washington, DC.

[81] Fishbane S, Pollock CA, El-Shahawy MA, et al. ROCKIES: An

international, phase 3, randomized, open-label, active-controlled study of roxadustat for anemia in dialysis-dependent CKD patients. Abstract of an oral presentation at the American Society of Nephrology Kidney Week 2019 (TH-OR022), November 7, 2019, Washington, DC.

[82] Fishbane S, El-Shahawy MA, Pecoits-Filho R, et al. OLYMPUS: A phase 3, randomized, double-blind, placebo-controlled, international study of roxadustat efficacy in patients with non-dialysis-dependent (NDD) CKD and anemia. Fishbane S, El-Shahawy MA, Pecoits-Filho R, et al. Presented at: American Society of Nephrology Kidney Week 2019, Washington, DC; November 5–10, 2019.

第 14 章　慢性肾病：矿物质和骨异常

Chronic Kidney Disease–Mineral and Bone Disorders

Ignacio A. Portales-Castillo　Elaine W. Yu　Harald Jüppner　Sagar U. Nigwekar　著

通过甲状旁腺、骨、肾和肠道之间的相互作用，血清钙水平可稳定地维持在正常的范围内[1]，而血清磷浓度的调节效率则较低。这些系统中任何一个系统的功能异常都可能导致血清钙和磷的紊乱。在肾小管中，钙和磷的重吸收受到甲状旁腺激素（PTH）和成纤维细胞生长因子 –23（fibroblast growth fator-23，FGF-23）的精密调节。在肾脏功能正常的情况下，甲状旁腺内的钙敏感受体（CaSR）检测到血清钙水平略有降低时，甲状旁腺会增加 PTH 的生成，从而使钙水平维持在正常范围内[2]。PTH 通过增加骨吸收、减少肾脏钙排泄、增加近端肾小管中 1– 羟化酶的活性来提高 $1, 25(OH)_2D_3$ 的水平来增加血清钙的浓度[3]，这会增加肠道对钙的吸收。慢性肾病患者对血清钙浓度变化的敏感性受损，其中稳定的稳态平衡被钙盐和磷酸盐浓度调节时的大幅变化所破坏。在 CKD 中，通常需要更高浓度的 PTH，从而以此增加骨吸收和改善 $1, 25(OH)_2D_3$ 的水平来维持正常的钙水平，其他部分则是通过 FGF-23 的升高而增加的。此外，与慢性继发性或三发性甲状旁腺功能亢进症一样，左旋 PTH 的升高会增加骨溶解和骨吸收，从而影响骨健康[4]。

不足为奇的是晚期 CKD 患者常有矿物离子和骨代谢的异常。有证据表明，CKD 分期和所用药物等因素，会导致部分患者骨代谢中 PTH 的作用病理性增加（骨纤维化囊肿），而另一些患者骨中 PTH 的作用不足（无动力骨病）[5]。在 CKD 的每个阶段，都有矿物离子稳态破坏的临床表现，即骨折和不良心脏血管事件的发生风险增加。

在本章中，我们将讨论慢性肾病 – 矿物质和骨异常（chronic kidney disease-mineral and bone disorder，CKD-MBD），这是一个 2006 年创造的术语，宽泛的包括 CKD 患者的上述所有异常及其相关的临床表现[6]。透析相关淀粉样变是一种影响长期透析患者的骨关节表面的疾病，其具有不同的病理生理学，我们将在本章中进行简要回顾[7]。迄今为止，尚无有效的血清学或影像学标志物可准确预测影响 CKD 患者的特定类型的骨病[8]。因此，了解 CKD-MBD 的基本病理生理学原理对于解释 CKD 患者与矿物质疾病临床表现的相关性并为其治疗提供依据至关重要。

一、影响骨和矿物质代谢的重要因素

在 CKD 早期，通过增加 FGF-23 和 PTH 水平[10]（图 14–1 和表 14–1），血清钙和磷通常保持在正常范围内，直到 GFR 降至 $40ml/(min \cdot 1.73m^2)$ 以下[9]。这一重要的调节机制产生了所谓的"矫枉失衡学说"，提出该学说最初是用于解释为了维持钙盐和磷酸盐水平接近正常而异常增高的 PTH 水平。然而，这一假设更适用于解释 FGF-23 有利的磷酸化作用，FGF-23 降低了 $1, 25(OH)_2D_3$ 水平，从而损害了钙稳态并增加了 PTH 分泌的需求。这两种激素的升高是以对心脏、骨骼和脉管系统等其他器官的有害影响为代价而产生的[11, 12]。

（一）FGF-23

FGF-23 是由两个研究小组独立发现的，其既是导致常染色体显性低磷血症性佝偻病患者严

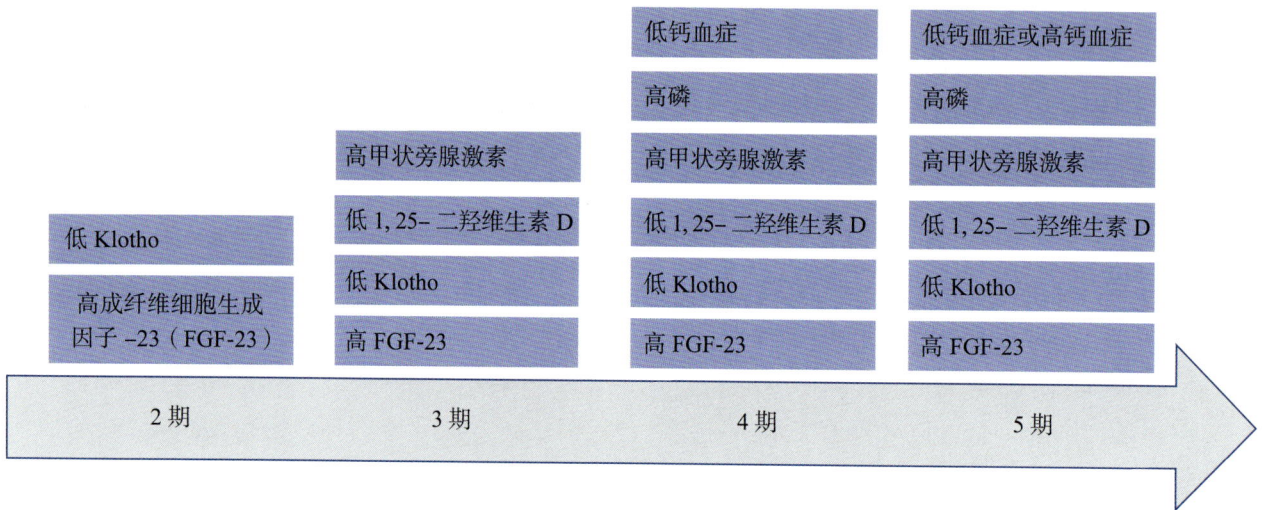

▲ 图 14-1 CKD-MBD 时间轴

慢性肾病 – 矿物质和骨异常（CKD-MBD）异常情况的常规时间轴。与一般人群相比，在每个阶段，骨折的风险都会增加

介　质	途　径
Klotho	Klotho 水平降低见于 CKD 早期，可能导致 FGF-23 升高、心脏纤维化和早衰表现
FGF-23	FGF-23 水平升高在 CKD 早期可见，用于预防高磷血症。FGF-23 升高可导致低 $1, 25(OH)_2D_3$ 降低，从而降低肠道对钙的吸收，导致血液中钙水平下降，引起 PTH 增加。FGF-23 与心脏肥大有关
PTH	PTH 升高以预防由 $1, 25(OH)_2D_3$ 降低引起的低钙血症，通过增加破骨细胞骨吸收而产生维生素 D，这将进一步升高血清磷酸盐水平。持续增加骨中的 PTH 信号转导会导致高骨代谢，而低 PTH 或对骨中 PTH 作用的抵抗与无动力性骨病相关。在疾病后期，PTH 慢性升高可导致三发性甲状旁腺功能亢进症伴高钙血症
磷	血清磷水平升高是 FGF-23 生成的刺激因素。高血清磷水平与死亡率增加、CKD 进展和血管钙化相关
钙	钙对细胞的功能至关重要。CKD 早期维生素 D 缺乏可导致低钙血症。另外，高钙血症可见于晚期 CKD 的三发性甲状旁腺功能亢进症，并与骨外钙化的高磷血症协同作用
$1, 25(OH)_2D$	FGF-23 的增加和功能性肾组织的减少降低了 $1, 25(OH)_2D_3$ 的形成，从而导致低钙血症和 PTH 水平升高
硬化素	硬化素是 Wnt 通路的负性调节因子，Wnt 通路是增加骨密度的重要途径。硬化素水平升高在 CKD 中普遍存在，但其在 CKD-MBD 中的确切作用尚未完全清楚

表 14-1　CKD-MBD 的介质

慢性肾病 – 矿物质和骨异常（CKD-MBD）的病理生理学涉及许多激素和矿物质，这些激素和矿物质随着慢性肾病（CKD）的进展而增加或减少，主要参与者如上所述

FGF-23. 成纤维细胞生长因子 –23；PTH. 甲状旁腺激素

重低磷血症的激素[13]，也是导致肿瘤诱发骨软化症（tumor-induced osteomalacia，TIO）的激素[14]。随后发现其在严重低磷血症［即 X 连锁低磷血症（X-linked hypophosphatemia，XLH）和 TIO］患者的血液循环中水平显著升高，从而确立了 FGF-23 在磷酸盐调节中的核心作用[15]。FGF-23 的水平在血清升高是肾功能丧失最早可检测到的变化之一[16]。即使在 eGFR 轻度下降时 FGF-23 也会出现上升，在 ESKD 患者中，随着 CKD 的进展，其比正常范围高出 1000 倍[17, 18]。FGF-23 在骨组织中产生。FGF-23 产生和分泌增加的主要刺激因素是血清磷的升高，但 Simic 等最近的发现表明，甘油 –3– 磷酸（G-3-P）在其中可能发挥着重要作用[19]。其他刺激因素，如高 $1, 25(OH)_2D_3$ 和缺铁，也可以增加 FGF-23 的产生[20]。为了维持磷平衡，FGF-23 下调肾脏钠依赖性磷酸盐协同转运蛋白 NPT2a（NaPi2a、SLC34A1）和 NPT2c（NaPi2c、SLC34A3）的表达，从而增加尿磷的排泄[21]。FGF-23 还抑制合成活性维生素 D 所必需的 1-α- 羟化酶（CYP27B）的表达[22]，并增强 24-α- 羟化酶（CYP24A）的表达，从而通过这两种机制降低生物活性维生素 D 代谢物的浓度。

FGF-23 的浓度高低已被确定为预测 CKD 进展和血管疾病的生物标志物。FGF-23 浓度升高与患者的死亡率增加有关[23]。CKD 患者早期需要开始透析及其与未接受透析的患者肾功能下降有关[24]。FGF-23 还与许多不良的心脏标志物有关，如左心室质量指数（left ventricular mass index，LVMI）和左心室肥大。这些流行病学关联得到了实验研究的支持。在心脏中，FGF-23 诱导心肌细胞肥大并破坏钙的运输，从而增加心律失常的风险[25, 26]。值得注意的是，FGF-23 在肾脏中的作用是通过与 FGFR1 和共受体 Klotho 的结合所介导的，而心肌细胞表达受体 FGFR4 的功能独立于 Klotho[27]。

抗 FGF-23 的人单克隆抗体 Burosumab 可有效结合 FGF-23，因此被开发用于治疗 XLH[28]。XLH 是由 PHEX 突变引起的。PHEX 是与内肽酶同源的磷酸盐调节激素，其突变会导致 FGF-23 过量产生，这常常会导致严重的低磷血症，从而导致佝偻病 / 骨软化症。Burosumab 剂量依赖性地改善 XLH 患者的血清磷水平，增加血清中的 $1, 25(OH)_2D_3$，并改善骨愈合。尽管 FGF-23 水平与 CKD 中的心血管事件密切相关，但目前尚无动物模型可以将 FGF-23 对心脏的负面影响与其影响血清磷酸盐水平所产生的作用分开。因此，在早期 CKD 大鼠模型中，中和 FGF-23 的作用会增加血清磷酸盐水平，从而导致严重的血管和肾脏钙化，以及大鼠死亡率大幅增加[29]。鉴于 FGF-23 对于促进磷酸盐排泄的重要性，这种不良结果是完全可以预见的。

（二）Klotho

Klotho 是在表现出过早衰老特征的转基因小鼠中偶然发现的[30]。这些小鼠被发现缺少一种由小鼠 5 号染色体上的基因编码的蛋白质，该蛋白质被称为 Klotho。Klotho 在神话中是旋转生命线的希腊女神的名字。随后，描述了该蛋白质的三种亚型（α、β 和 γ）。Alpha Klotho 是其中最常见的亚型，在本章中，我们将会将其名称与 Klotho 互换使用。

Klotho 具有双重活性，既是肾脏中 FGF-23 的辅助受体，又是一种分泌激素。Klotho 作为跨膜蛋白存在时，具有两个同源的细胞外结构域（KL1 和 KL2）和单个跨膜信道。在这种跨膜状态下，它作为 FGF-23 的辅助受体（与 FGFR 一起），同时具有葡萄糖醛酸酶活性[31]。根据 Klotho 在肾小管（远端＞近端）、脑和甲状旁腺中的精密组织分布表明 FGF-23/Klotho 复合体主要影响这些器官。在其他器官中发现较低水平的 Klotho 表达。Klotho 作为 FGF-23 的辅助受体的作用还包括下调肾磷酸盐转运蛋白的表达，其会增加磷酸盐的排泄。在甲状旁腺中，Klotho 会抑制 PTH 转录和分泌[32]。

Klotho 还具有两种可溶性形式，其由膜部位的裂解部分（它包含 KL1 和 KL2 细胞外结构域）

和缺乏 KL2 的部分组成。具有两个细胞外结构域的可溶性形式主要在肾脏中产生，并分泌到血液中循环，影响各种器官，包括骨骼、肾脏、心脏、大脑和内皮组织。Klotho 的细胞外结构域可与 Wnt 结合。Wnt 是一种保守的细胞信号通路，具有许多生物学功能，其中特别相关的是干细胞功能的调节[33]。缺乏 Klotho 的小鼠会过早死亡，并通常不育。它们表现出性腺功能减退、骨密度降低、骨骼钙化过多等衰老特征。相反，过度表达 Klotho 的则可以使小鼠寿命延长[34]。

人类或小鼠缺乏 Klotho 会导致严重的高磷血症，并增加血清 1, 25- 维生素 D 和钙的水平[35]。CKD 患者血清和尿液中 Klotho 水平降低已有详细的记录，其原因为从组织中丢失、ⅡA 型激素受体的脱氧信号传导[36]、血清尿毒症毒素（如硫酸吲哚醇）水平升高[37]。与 Klotho 导致过早衰老和高磷血症最初的描述类似，CKD 患者会表现为寿命较短、血管钙化和骨骼疾病。Klotho 缺乏对这些表现的影响得到了临床观察和动物模型的支持。例如，低水平的 Klotho 与小鼠心脏肥大和纤维化相关，补充可溶性 Klotho 则可预防这些疾病[34]。

（三）分子通路：经典 Wnt 通路的作用

经典 Wnt 通路对骨骼有巨大的影响。在该通路中，Wnt 结合卷曲的双受体复合物和 LDL 受体相关蛋白 5 或 6[38]。激活后，该受体复合物导致 β- 连环蛋白易位到细胞核中，在那里调节基因转录，具有增强骨形成和减少骨吸收的效应。该途径受到硬化素和 DKK1 的负性调节。这些抑制药存在于骨细胞和成骨细胞中。单克隆抗体 Romosozumab 具有抑制硬化素的功能，从而激活 Wnt 通路，并在无 CKD 的骨质疏松症患者中显著增加其骨密度[39]。在 CKD 患者中，血清硬化素水平随疾病进展而升高[40]；然而，骨表达并不能持续增加[41]。据推测，血清中硬化素升高的机制与骨中硬化素生成增加有关，因为在 CKD 早期，肾脏对硬化素的消除量是增加的[42]。鉴于硬化素、

骨形成和血管钙化之间的关系，硬化素已成为治疗 CKD-MBD 潜在的诱人靶点[43]。

（四）磷

磷对于许多生物功能至关重要。绝大多数磷（＞80%）储存在骨骼和牙齿中[16]。剩余的磷作为有机化合物或游离阴离子具有多种重要的细胞内作用。通过调节 NPT2b 对肠道的吸收、骨形成和肾脏排泄，以及通过平衡其细胞内和细胞外水平，血清磷水平维持在 3.5～4.5mg/dl[44]。在 GFR 正常的情况下，每天有 3～6g 的磷酸盐被过滤[44]，85% 的磷酸盐被 NPT2a 和 NPT2c 重吸收到近端小管[45]。随着 GFR 的下降，过滤的磷减少，但减少量被 FGF-23 和 PTH 对 NPT2a 和 NPT2c 表达的下调所抵消，因此血清磷水平通常保持正常，直到 GFR 下降＜40ml/（min·1.73m^2）。

磷水平升高是 CKD-MBD 发病机制中的关键因素[35]。高血清磷酸盐水平与透析患者[46]、非透析 CKD[47]甚至一般人群的死亡率增加有关[48]。高血磷也与 CKD 进展风险增加相关[49]。

磷可以向血管平滑肌细胞（VSMC）发出信号，使其分化为成骨细胞样表型，能够形成胶原蛋白，并且该细胞中可以沉积羟基磷灰石晶体。高磷酸盐还会增加 BMP-2 的表达。BMP-2 是转化生长因子家族的一员，其可以上调成骨转录因子 Runx-2 和 Msx2 的表达，并下调平滑肌细胞标志物 SM22α 的表达[50]。研究还表明，磷酸盐对内皮细胞具有毒性作用，其会增加活性氧的产生并减少一氧化氮的合成，从而导致血管收缩[51]。然而，磷水平与不良临床结果之间的关联存在严重的局限性。血清磷与全身磷平衡相关性差，因此可能是更严重的代谢紊乱的标志。此外重要的是，要考虑到磷酸盐毒性作用的体外分析通常依赖于这种矿物质的超生理量[52]。

（五）钙

与磷类似，体内大部分（99%）钙存在于骨骼和牙齿中，主要以羟基磷灰石 [$Ca_{10}(PO_4)_6(OH)_2$] 的形式存在[1]。共有 3 种形式的钙在血液中循

环：白蛋白结合钙（40%）、离子钙（50%），以及其他钙与柠檬酸盐、碳酸氢盐和磷酸盐复合的钙（10%）[53]。后两种形式的钙在肾小球中过滤。每天在肾小球中过滤约 10g 钙，其中超过 90% 的钙被重新吸收。

CKD 患者在晚期前钙水平通常正常。尽管活性维生素 D 水平下降，但 PTH 水平升高可使钙在早期 CKD 时维持接近正常的水平。然而，在晚期 CKD 中，通常发生低钙血症[54]。在疾病中，甲状旁腺的持续激活可导致其与钙水平无关的增生和 PTH 水平的自主升高，从而导致三发性甲状旁腺功能亢进症和高钙血症。高钙血症与高磷血症在诱导血管钙化方面具有协同作用。

（六）维生素 D

低 1,25(OH)$_2$D$_3$ 在所有水平 GFR 的 CKD 中均常见，其中 13% 的患者 GFR>80ml/(min·1.73m^2)，GFR<30ml/(min·1.73m^2)的患者超过 60%[9]。维生素 D 的来源是饮食、植物（麦角钙化醇 D$_2$）或从动物（胆钙化醇 D$_3$）中吸收和通过皮肤暴露在阳光下获得。在肝脏中，维生素 D 经历 25- 羟基化。维生素 D[1,25(OH)$_2$D$_3$]的活化形式由近端肾小管 1-α- 羟基化产生。1,25(OH)$_2$D$_3$ 的作用包括增加肠道对钙和磷的吸收，减少 PTH 分泌，以及包含不同系统的其他多效性作用[55]。

FGF-23 抑制 1-α- 羟化酶的转录。同时 FGF-23 还增加 24- 羟化酶的表达，使 1,25(OH)$_2$D$_3$ 失活，这也解释了为什么即使是早期 CKD 患者体内生物活性维生素 D 类似物的水平也较低[11]。随着 FGF-23 水平的增加和功能性肾组织的减少，活性维生素 D 的水平会进一步下降。

（七）PTH

甲状旁腺激素是一种甲状旁腺分泌的由 84 个氨基酸组成的肽，可应对低钙血症和可能的高磷血症[56]。PTH 与 PTH/PTHrP 受体结合，该受体是一种 G 蛋白偶联受体。在细胞内，PTH 受体激活的主要途径是：cAMP 生成，随后激活 PKA 和进一步的下游信号传导[57]。PTH 以波动形式分泌，

其对骨骼的影响取决于 PTH 分泌和发挥作用是短暂还是持续的。PTH 分泌具有直接的钙化和磷酸化作用。在骨骼中，PTH 的作用包括通过促进成骨细胞的功能来增加破骨细胞活性，释放储存的钙和磷，从而重塑骨骼。PTH 信号延长有利于骨吸收而不是骨破坏[58]，并可导致高钙血症。PTH 还导致 1-α 羟化酶转录增加，产生 1,25(OH)$_2$D$_3$，并对脉管系统和 RAAS 产生一些目前研究较少的影响[59]。PTH 合成和分泌受 CaSR 调节的影响较大[60]，CaSR 是一种保守的 G 蛋白偶联受体，其受细胞外钙的增加和胞内游离钙的增加的影响。CaSR 可以快速降低 PTH 释放，CaSR 的长期激活会抑制 PTH 基因的表达[61]。拟钙剂是靶向 CaSR 的药物，常用于治疗 CKD 患者继发性甲状旁腺功能亢进症。通过模拟钙和激活 CaSR，拟钙剂可降低 PTH 水平。

（八）与肾性骨营养不良和血管钙化有关的其他因素

BMP-7 是成骨细胞分化的调节因子，其表达随着肾损伤而降低。BMP-7 治疗可改善动物模型中的肾性骨营养不良[62]。CKD 中钙化抑制药的缺乏是常见且与其相关的。这些钙化抑制药包括基质玻璃蛋白（matrix Gla protein，MGP）、维生素 K 骨桥蛋白、胎蛋白 A 和焦磷酸盐[63]。维生素 K 是 MGP 羧化和活化所需的辅助因子，维生素 K 缺乏已被证明是骨骼额外钙化的重要危险因素，其中包括钙化防御[64, 65]。

二、CKD-MBD 的临床表现

（一）肾性骨营养不良和骨质疏松症

肾性骨营养不良是 CKD 患者骨病的总称，KDIGO 指南将其定义为 CKD 患者的骨形态改变[66]。骨质疏松症是非 CKD 人群的常见诊断，NIH 将其定义为"以骨强度受损为特征的骨骼疾病，易导致骨折风险增加"[67]。骨强度包括骨密度（通过 DEXA 或 CT 扫描评估）和骨质量。骨质量考虑了骨重塑、胶原交联、骨微结构和骨钙化[68]

的影响。除了一般老龄人群中存在的骨质疏松症危险因素外，CKD 患者还经常出现钙异常的代谢和钙化，进一步导致骨脆性增加[68]。因此，大多数 CKD 患者都有肾性骨营养不良和骨质疏松症的临床表现（表 14-2）。

（二）高周转性骨骼疾病

骨病与甲状旁腺激素分泌增加相关的概念自 20 世纪 20 年代以来就有文献记载，当时为治疗纤维性囊性骨炎而进行了手术切除类甲状旁腺瘤[69]。1936 年，Fuller Albright 描述了一位患有囊性纤维性骨炎和肾脏疾病的患者，他将其命名为肾性纤维性骨炎[70]，从而将肾脏疾病中的甲状旁腺过度增生与骨病联系起来。继发性或三发性甲状旁腺功能亢进症所致囊性纤维性骨炎患者的骨骼显示细胞（成骨细胞和破骨细胞）增加，胶原纤维（类骨）组织紊乱、未矿化，骨侵蚀增加。在一组 CKD 患者中，通过比较四环素标记的骨样本，获得了高血清 PTH 水平与高周转率相关的证据[71]。高周转率疾病更常见于血清 PTH 水平非常高的 ESKD 患者（即通常高于 200～300pg/ml）[72, 73]。

（三）低周转性骨骼疾病

PTH 对骨骼的影响随着 CKD 的进展而减弱[74]。PTH 抵抗的原因尚不完全清楚，可能涉及 PTH 氧化、受体表达下调或竞争 PTH 受体（PTHR1）信号传导的截短非功能性 PTH 片段水平的升高[75]。硫酸吲哚醇是一种尿毒症毒素，可减少 PTHR1 对 PTH 的反应而产生 cAMP[76]。在 20 世纪 70 年代后期，一些肾脏疾病患者明显患有一种特殊形式的肾性骨病，这种疾病对活化的维生素 D 或钙没有反应。通过四环素标记的髂嵴骨活检很快发现，除小细胞性贫血和痴呆外，许多患者还存在于骨内铝沉积和低骨形成[77]。相关的低周转率骨病被称为动态骨病。铝中毒可以追溯到某些地区用于血液透析治疗的自来水，后来又追溯到使用含铝的磷酸盐黏合剂。大约在同一时间，越来越多接受钙和活化维生素 D 治疗抑制甲状旁腺激素的 ESKD 患者也被诊断为动态骨病，这意味着动态骨病也与使用这些药物有关，而没有铝毒性[77]。

在组织学上，动态骨病的特征是成骨细胞和破骨细胞数量减少，骨形成活性位点很少。矿化与胶原蛋白的合成成正比，而骨软化症则不同，矿化滞后于类骨增加[73]。

随着水净化技术的改善和磷酸铝黏合剂的停产，铝相关的动态骨病已大幅减少。然而，由于钙和 25- 羟维生素 D_1 的过度使用，以及用于 CAPD 的透析液中存在高钙，医源性抑制 PTH 仍然是 ESKD 患者动态骨病的重要原因。此外，糖尿病是美国 ESKD 最常见的病因，与继发性甲状旁腺功能亢进减少和成骨细胞对 PTH 的反应减弱有关[78, 79]。

高周转性疾病和动态骨病可发生在同一患者 CKD 的不同阶段。事实上，动态骨病在透析前的

表 14-2　定义	
名　词	定　义
肾性骨营养不良	慢性肾病患者的骨形态改变
骨质疏松症	以骨强度降低为特征的骨骼疾病，易导致骨折风险增加。通常与低骨密度相关
囊状纤维性骨炎	由慢性甲状旁腺激素水平升高引起的骨病，与高骨转换和骨吸收增加相关，导致囊肿形成，取而代之的是纤维组织
动态骨病	与细胞减少和周转率降低相关的骨病
骨软化	以类骨质形成增加为特征的骨病，矿化不足，周转正常或降低
混合性尿毒症性骨营养不良	伴有矿化减少和高周转率的骨病

患者中更为常见（48%），而在血液透析患者中下降至 32%[80]。随着甲状旁腺激素在 CKD 进展中进行性增加，向编织骨形成的转变被确立[77]。这个一般时间线是动态的，取决于每个时间点存在的危险因素。

（四）钙化障碍

骨软化症是一种无法钙化骨骼有机基质的疾病。与骨软化症一致的组织形态测定结果是钙化滞后时间增加和类骨质过多[81]。这种钙化障碍可见于维生素 D 缺乏、低磷酸盐、全身性酸中毒等原因的非 CKD 患者[82]。在 CKD 中，有缺陷的钙化可以与任何速率的骨转换共存。伴有正常或低周转疾病的钙化缺陷在 CKD 中被简单地称为骨软化症。混合性肾性骨营养不良表现为高周转率疾病并伴有钙化减少[83]。

（五）骨折

在 CKD 的各个阶段，CKD 患者发生骨折的风险比非 CKD 人群高 4 倍多[84]。人口统计学危险因素包括年龄较大、低 BMI 和透析时间长。除了 CKD 患者中存在的骨骼异常外，骨折风险的增加也可能与发生跌倒和虚弱的风险增加有关[85]。发生髋部骨折的风险是研究最多的。与非 CKD 骨折患者相比，发生骨折的 CKD 患者的临床结局更差，住院时间更长，死亡率更高[85-87]。

（六）血管钙化和左心室肥大

有矿物质骨疾病生化证据的 CKD 患者的死亡率高于无这些异常的 CKD 患者[88]。在 CKD-MBD 患者中，PTH、钙和磷高患者发生心血管住院和死亡的风险最高[88]。血管钙化是心血管相关出血的主要危险因素，其在 CKD 患者中的发生率明显更高[89]。超过 80% 接受透析的成人，包括年轻人，有冠状动脉钙化的证据[89, 90]。血管钙化主要包括内膜钙化和内侧钙化[50]。CKD 患者发生这两种钙化的风险均高于平均水平，但内侧钙化与 CKD 和潜在的矿物质病的相关性更强[91]。动脉粥样硬化发生内膜钙化，这是一个氧化胆固醇渗透

动脉导致最初炎症[92]并最终钙化的过程。内膜钙化和动脉粥样硬化的临床后果包括肛门动脉疾病、周围血管疾病和脑血管事件。内侧钙化，也称为 Monckenberg 钙化，是钙化促进剂和钙化抑制药失衡的过程，其中磷、钙和 PTH 含量高，加上胎蛋白 A、焦磷酸盐、MGP 等水平低会导致异位钙化[47]。内侧钙化导致正常血管脱落性丧失，同时还可导致脉压升高、终末器官损伤和心肌肥厚[93]。除血管钙化外，FGF-23 水平升高和 Klotho 水平降低可独立且协同导致心脏肥大和纤维化[20]。

（七）肾移植后骨病

大多数 CKD 患者在肾移植前有骨异常[94]。肾移植对骨骼的影响取决于移植前的病理情况。对于大多数患者来说，骨转换减少在移植前转换率较高中的患者更为明显[95]。移植患者的骨折风险高于透析患者，特别是在移植后的前 3 年，即使在移植后 10 年后仍然高于一般人群。移植 3 年后，风险则低于透析患者[96]。

肾移植后骨折风险增加的原因尚不清楚。糖皮质激素的使用可能是造成这种情况的其中一个因素，有证据表明，同一时期相比较低剂量糖皮质激素会使移植后骨质流失减少[97]。其他考虑因素包括免疫抑制药物的使用[98]、患者自身特异性因素，如年龄、营养状况、活动能力，以及移植后伴随的矿物质紊乱，如低磷血症或低镁血症等。

约 50% 的移植患者发生肾移植后持续性甲状旁腺功能亢进症，其中 CKD 期间导致的继发性或三发性甲状旁腺功能亢进症的组织学改变在移植后未能消退[99]。最常见的临床表现包括高钙血症和低磷血症。移植后数月 PTH 水平持续升高的患者骨折风险增加，并且由于不明的原因，PTH 水平也与异体移植物损失和死亡率增加有关[100]。

（八）三发性甲状旁腺功能亢进症与饥饿骨综合征

一旦 GFR 降至 60ml/（min·1.73m^2）以下，PTH 升高（>65pg/ml）会变得非常普遍（约 50%）[9]。

如前所述，尽管存在高钙血症或使用维生素 D 类似物或钙化剂治疗，一些 ESKD 患者仍有 PTH 分泌增加。这种自主性 PTH 分泌，即三发性甲状旁腺功能亢进症，组织学特征为甲状旁腺增生或甲状旁腺细胞克隆性扩增（即甲状旁腺腺瘤）[101]，维生素 D 受体和 CaSR 在这种异常甲状旁腺组织中的表达降低[102]。既往存在高周转率疾病的 CKD 患者在甲状旁腺切除术后发生饥饿性骨病的风险非常高[103]。这种情况发生在术后骨形成的净增加超过骨吸收时。低钙血症可能是严重和持久的，并可能伴有低磷血症、低镁血症和高钾血症。

（九）钙化防御

钙化防御是一种血管钙化的形式，其影响皮下组织的中小动脉内膜和中膜，导致组织缺血。诊断为钙化防御的患者有很高的发病率和死亡率[104]。钙化防御的初始病变通常是位于大腿或下腹的紫色或网状皮疹。最初时皮疹会很痛。之后，这些区域会坏死并导致溃疡。如果这些病变受到感染，就会导致败血症。在评估 CKD 患者的任何皮肤系统疾病，特别是溃疡时，高度怀疑与此有关是很重要的，因为钙化防御可以影响非典型区域，如四肢远端和阴茎，并且不总是表现为疼痛[105]。该疾病传统上与继发性甲状旁腺功能亢进相关，但最近的研究表明，患者的 PTH 通常在肾衰竭相应阶段的范围内[106]。使用钙补充剂或维生素 D 抑制 PTH 是钙化防御的危险因素[107]。

（十）透析相关性淀粉样变

晚期 CKD 患者的血清 B2M 水平比正常高 10 倍，B2M 是 HLA-1 复合物的一部分，97% 被肾脏清除[108]。积累和修饰（即通过糖基化终产物）的 B2M 主要沉积在骨关节表面，并产生相应的临床表现[109]。腕管综合征是这些临床表现中最常见的一种，在肾移植较少的地区，腕管综合征仍然是 ESKD 患者的负担[110]。B2M 淀粉样蛋白引起的肩袖肌腱炎在长期透析（即 10 年）的患者中可表现为无法解释的肩部疼痛[111]。破坏性脊柱关节病可因脊柱或周围神经受累导致背痛或无力[112]。透析相关淀粉样变性的治疗包括手术矫正骨病变，此外还可通过肾移植、延长透析持续时间、血液滤过或使用增加 B2M 清除率的单采柱来增加 B2M 去除率[113]。

（十一）其他表现

继发性或三发性甲状旁腺功能亢进症患者可发展为棕色肿瘤（成骨细胞瘤），这代表骨内空腔伴坏死和纤维组织积聚。尿毒症性骨性狮面病是一种非常罕见的甲状旁腺功能亢进症的并发症，由高骨转换和钙化缺陷引起。患者表现为下颌增大和下颌骨突出[114]。

三、诊断

（一）生化学诊断

1. 钙和磷

低钙血症和高钙血症在晚期 CKD 中都很常见，与相应的正常钙水平患者相比，低钙血症和高钙血症患者的死亡率更高[5, 115]。轻度低钙血症通常耐受良好，而高钙血症可能与不受控制的 PTH 分泌有关，并具有较高的额外骨骼钙化的风险。这为 KDIGO 指南提供了避免高钙血症和高磷血症的治疗依据[6]。

2. PTH 和骨转换的血清学标志物

循环 PTH 包括生物学相关的 PTH（1～84）、较多的 C 端片段和较少的 N 端片段。肾脏负责清除这些 C 端片断，因此在 CKD 患者中其比例增加[116]。其生物学相关性尚不清楚。然而，需要注意的是，较早的第一代 PTH 检测手段可以检测到这些片段，并且当患者的完整 PTH 水平确实低得多时，可诊断为甲状旁腺功能亢进症（1～84）[117, 118]。第三代检测手段使用两种抗体与 PTH 的不同区域结合，仅检测生物上完全活性的 PTH（1～84），也可能只检测非氧化型的 PTH。虽然氧化型 PTH 在体外的活性可能较低，但仅检测非氧化型 PTH 的临床可行性尚未得到证实[119]。使用第三代检测手段发现 PTH 正常范围为 4.6～26.8pg/ml，此范围在不同的机构和检测手段中有所不同。透析患者 PTH＜100pg/ml 的浓度与低周转率疾病相关，而 PTH＞500pg/ml 的浓度与高周转率疾病相关[66]。

KDIGO 指南建议 CKD 4 期患者每 6～12 个月检测一次 PTH 浓度，CKD 5 期患者每 3～6 个月检测一次 PTH 浓度[66]。骨转换的其他标志物是骨特异性碱性磷酸酶（BSAP）、氨基末端前肽、TRAP5b 和 1 型原胶原氨基端延长肽（PINP）。BSAP 和 TRAP5b 不会随着肾清除率降低而积累，而 PTH 片段（C 端片段）则会。尽管以上这些标志物都与骨转换有关，但没有一个标志物具有临床上广泛应用所需的敏感性或特异性[120]。其中的一些原因是骨形成（通过 PINP 测量）和吸收（通过 TRAP5b 测量）在 CKD 晚期没有充分耦合。因此，不可能仅通过测量此过程的一部分来始终如一地预测骨的流通量。BSAP 由成骨细胞在骨形成过程中产生，与骨形成率有关，能够很好地鉴别低周转性疾病（AUC＞0.80），但在预测高骨转换方面，BSAP 并未被证明优于完整 PTH 水平[121]。

3. 维生素 D

维生素 D 浓度可以通过测量 25(OH)D 或活性 1, 25(OH)$_2$D$_3$ 来确定。25(OH)D 浓度被认为是皮肤合成和膳食摄入维生素 D 的生物标志物[122]。KDIGO 指南支持检测 25(OH)D 浓度以诊断维生素 D 缺乏症，并建议患者就像一般人群一样纠正维生素 D 缺乏症。1, 25(OH)$_2$D$_3$ 在 CKD 患者中无法详细测量[66]。

（二）影像学表现

肾性骨营养不良的变化可通过 X 线检查看到，尤其是在晚期。囊性纤维骨炎的典型表现包括骨膜下骨吸收（指骨早期可见）和晚期骨小梁重吸收，这可导致典型的颅骨"盐和胡椒"征[123]。X 线平片，尤其是腹部 X 线，也可用于检测血管钙化[124]。

外周定量计算机断层扫描（pQCT）可以提供更详细的骨成像，能够区分皮质骨和小梁骨。经 pQCT 分析，皮质变薄和骨小梁丢失与 CKD 患者骨折有关[125]。这是随访骨质疏松症药物治疗后骨骼变化的有用工具，但尚未被明确用于骨质疏松症的诊断[126]。

DXA 扫描在非 CKD 人群中的实用性已得到充分证实，并得到所有社会指南的认可，可作为 65 岁以上女性[127] 和其他有危险因素的特定人群的筛查方法。

与非 CKD 人群类似，在 CKD 3～5 期患者中，KIDGO 指南近期推荐在 CKD 患者中使用 DXA 扫描进行骨质疏松症的筛查。这一建议是基于队列研究的结果，这些研究表明，DXA 测量的骨密度可预测 CKD 患者的骨折风险，并有助于对患者进行风险分层，以帮助使用目前可用于 GFR 降低患者的新型骨质疏松症的药物治疗[128]。

（三）骨组织活检

骨组织形态测定可得知骨的转换、钙化和体积，并间接了解骨质量[77]。骨活检目前是诊断特定类型肾性骨营养不良的金标准，对于骨折风险高的患者，如果得知是何种类型的骨疾病，可以制定更加合理的管理决策，所以对此类患者应考虑骨活检。例如，对于骨密度低但 PTH 或 BSAP 水平接近正常的患者，骨活检可能特别有用，因为它可以帮助区分骨质疏松症和动态骨病，这两种疾病对治疗有不同的影响。然而，它也有一些限制。首先，骨活检是一种侵入性检查，只有少数医疗机构拥有足够的专业知识来执行和解释这一检查。其次，骨活检结果仅反映单一时间点的骨骼状态。此外，从髂嵴取的活检并不一定反映骨骼其他部位的变化。尽管存在这些限制，但当特征明确可以进行骨活检时应当进行这项检查。

四、治疗

（一）矿物质紊乱

治疗矿物质骨病的主要目标是预防或延缓血管钙化的发展及其相关的发病率和死亡率，同时保持适当的钙和磷水平，这两者都对正常细胞功能至关重要。建议保持正常的磷水平，以避免高钙血症。降磷策略包括饮食干预、使用磷酸盐结合剂和肾脏替代治疗[129]。

饮食管理很重要，特别是精加工食品可能含有高水平的钠和磷[130]。然而，降低磷并没有改善临床结果，而且人们担心严格限制透析患者磷的饮食摄入可能会产生不利影响[131]，因此对于尽管饮食管理后仍持续高磷的患者，通常需要采取其他措施。

大多数 CKD 5 期和依赖透析的患者使用磷酸盐结合剂。磷酸盐结合剂的类型包括氢氧化铝、含钙型（即醋酸钙）、不含钙型（即司维拉姆）和铁基黏合剂（即枸橼酸铁）[132]。所有这些结合剂都能有效地降低磷酸盐水平。研究磷酸盐结合剂的试验主要集中在生化参数上，其中不含钙的结合剂比含钙的结合剂表现出优越性[133]。在将这些药物与安慰剂进行比较时，没有证据表明它们对心血管死亡率或其他重要临床结果有影响[52]。最近的三项随机对照试验表明，与不含钙的结合剂相比，含钙结合剂与更高的心血管死亡率相关，并且毫无疑问的是，CKD 或透析患者在接受补充钙治疗时往往会出现正钙平衡[134]。这些发现支持了目前关于避免使用含钙结合剂的建议，特别是对于钙水平升高的患者。这些研究有一些局限性[135]，并且应考虑特定磷酸盐结合剂的脱靶效应和成本[136]。

透析（血液透析或腹膜透析）是治疗晚期肾病高磷血症的有效方法。可以调整透析处方（频率和持续时间）以提高磷酸盐清除率。

大多数 CKD 患者不需要特殊的干预来维持血清钙水平。建议 CKD 患者避免高钙血症，同时维持正常甚至略低于正常的钙水平[66]。

（二）继发性和三发性甲状旁腺功能亢进症

CKD 患者 PTH 的最佳水平尚不清楚。对于 PTH 水平持续升高的非透析患者，评估可改变的危险因素（如高磷血症或维生素 D 缺乏）非常重要。那些危险因素水平升高（而不是单一水平）的人，特别是那些大于 3 倍上限且没有可改变危险因素

的人，只要他们没有伴随的高磷血症或高钙血症，就应考虑使用维生素 D 激动药治疗[137]（图 14-2）。

对于透析患者，应评估可改变的危险因素，在决定开始透析治疗时，应评估 PTH 的趋势而不是绝对数字。大多数 PTH 水平持续高于正常上限 4～6 倍的患者应接受维生素 D 激动药或拟钙化剂进行初始治疗[66]。这一理论基础源自于非常高的 PTH（即超过正常水平的 6 倍）与高周转性疾病的关联性，以及高 PTH 水平与死亡率之间的关联。对于那些高钙血症或钙化防御的患者，拟钙剂治疗效果优于维生素 D 激动药[138]。盐酸西那卡塞治疗降低心血管事件的评估（Evaluation of Cinacalcet Hydrochloride Therapy to Lower Cardiovascular Events，EVOLVE）研究了西那卡塞与安慰剂在 3883 名患者中的效果。两组间差异无统计学意义（HR=0.93，P=0.11）降低了主要结局，包括全因死亡率和其他心血管结局的临床组合[139]。

对于 PTH 水平极高的难治性病例，应考虑外科甲状旁腺切除术（图 14-2）[66]。接受甲状旁腺切除术的患者发生骨饥饿综合征的风险较高[103]。术后，患者需要口服及静脉补充钙剂和维生素 D。此外，补充镁和磷酸盐、监测血钾水平也很重要。接受透析治疗的患者通常应在手术后第 2 天进行透析，以治疗高钾血症。

（三）肾性骨营养不良

肾性骨营养不良的一般管理包括上述矿物质管理和代谢性酸中毒的控制[140]。

极端 PTH 水平目前被用作骨转换状态的替代指标[141]。高周转性疾病可通过抑制 PTH 进行治疗。对于低周转性疾病患者，应停用钙剂、维生素 D 和拟钙剂。CKD 患者骨折的风险并没有因为矿物质疾病或继发类旁亢的治疗而降低[84]。因此，与一般人群相同，人们对患者使用抗再吸收或合成代谢药物的兴趣日益浓厚。对于 GFR＞30ml/min 的患者，FDA 批准的药物包括双膦酸盐、地诺单抗和特立帕肽[84]。事后分析显示，与非 CKD 患者相似，利塞膦酸钠、地诺单抗和特立

```
┌─────────────┐                          ┌─────────────┐
│ 透析前的     │                          │ 透析中的     │
│ 慢性肾病     │                          │ 终末期肾病   │
└─────────────┘                          └─────────────┘
       │                                        │
┌─────────────┐                          ┌─────────────┐
│ PTH 持续高   │                          │ PTH 持续高   │
│ 于正常水平   │                          │ 于正常水平   │
└─────────────┘                          └─────────────┘
       │                                        │
┌─────────────┐                          ┌─────────────┐
│ 评估高磷血   │                          │ 评估高磷血   │
│ 症或维生素 D │                          │ 症或维生素 D │
│ 缺乏         │                          │ 缺乏         │
└─────────────┘                          └─────────────┘
```

┌──────────────────┐ ┌──────────────────┐   ┌──────────────────┐ ┌──────────────────┐
│ 没有可改变的危险   │ │ 如果危险因素可改   │   │ 没有可改变的危险   │ │ 如果危险因素可改   │
│ 因素，PTH＞正常   │ │ 变，对此进行处理， │   │ 因素，PTH＞正常   │ │ 变，对此进行处理， │
│ 值的 2～3 倍（通常 │ │ 然后重新检查 PTH   │   │ 值的 3～9 倍（通常 │ │ 然后重新检查 PTH   │
│ ＞150pg/ml）   │ └──────────────────┘   │ ＞200pg/ml）   │ └──────────────────┘
└──────────────────┘   └──────────────────┘

┌──────────────────┐   ┌──────────────────┐ ┌──────────────────┐
│ 考虑使用活性维生素 │   │ 考虑使用活性维生   │ │ 治疗无效（PTH＞   │
│ D 激动药进行治疗   │   │ 素 D 激动药或拟钙 │ │ 600pg/ml），考虑手 │
└──────────────────┘   │ 剂进行治疗 *   │ │ 术治疗   │
                                              └──────────────────┘ └──────────────────┘

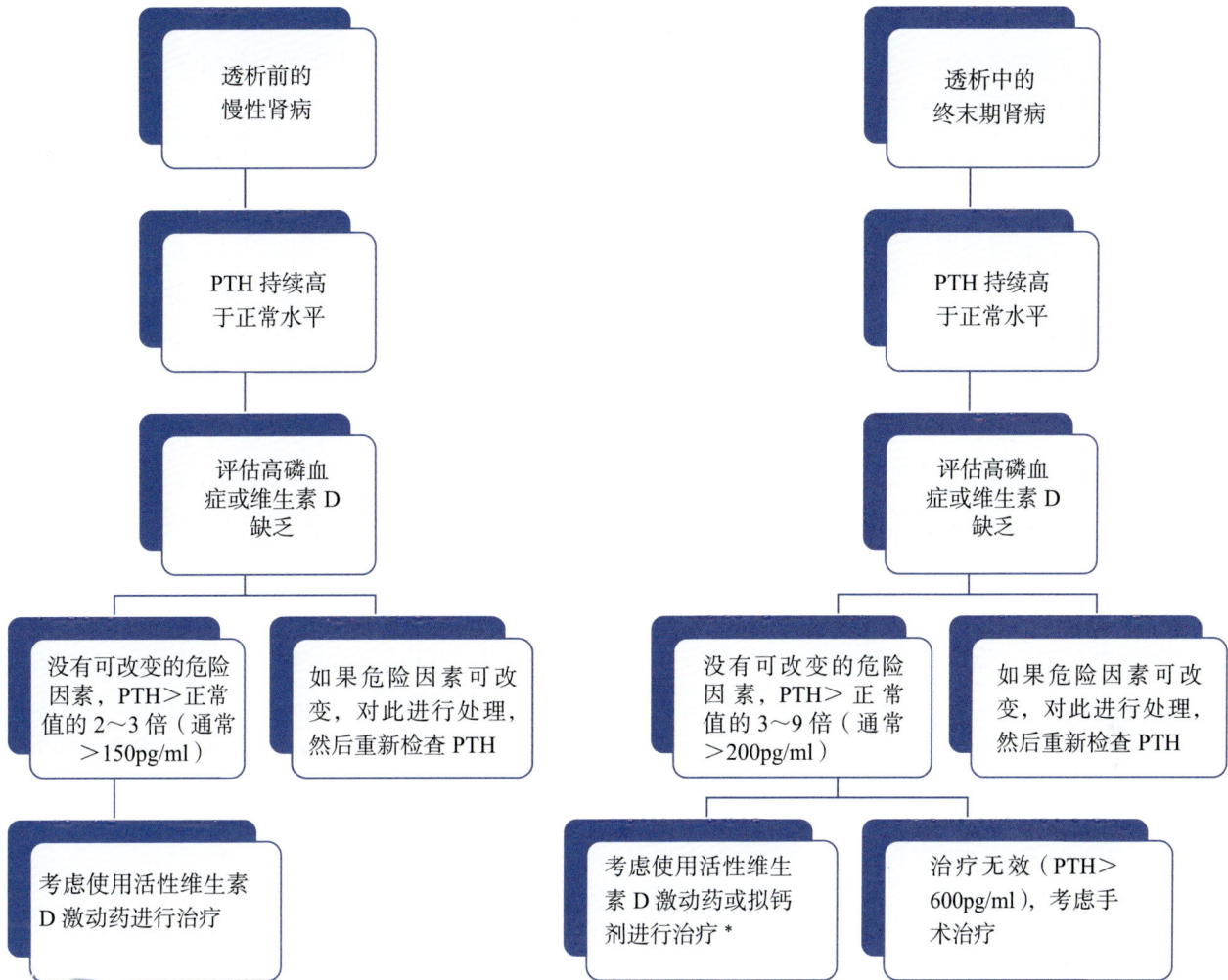

▲ 图 14-2　继发性甲状旁腺功能亢进的治疗方法

决策管理不应参考绝对甲状腺激素（PTH）水平。治疗应根据 PTH 水平的变化趋势而不是单一的值来指导
*. 在高钙血症或高磷血症患者中，拟钙剂的治疗效果优于维生素 D 激动药

帕肽可轻至中度增加 CKD 患者的骨密度[142-144]。双膦酸盐和地诺单抗可抑制破骨细胞介导的重吸收，对于没有动态骨病证据的 CKD 和骨质疏松症患者，应考虑使用双膦酸盐和地诺单抗。地诺单抗可引起严重的低钙血症，尤其是 CKD 患者，因此需要监测[84]。特立帕肽和阿巴帕肽分别是 PTH 和 PTHrP，具有合成代谢作用。

虽然这些药物对具有高周转率（抗吸收）或低周转疾病（合成代谢）的 CKD 和骨质疏松症患者的治疗很有希望，但先前的研究已经排除了 PTH 水平异常的患者，因此有必要进行研究以确定这些药物对 CKD 患者是否安全有效。

（四）钙化防御

钙化防御的治疗包括局部控制已确诊病变，改善钙化促进剂和钙化抑制药的平衡[104]。钙化治疗的伤口需要对无法存活的组织进行清创，这最好由熟悉这些伤口的外科医生进行[145]。重要的是尽量减少对邻近组织的创伤，以避免诱发新的病变。抗生素应仅用于有感染迹象的伤口。

高磷血症应通过饮食、磷酸盐结合剂和透析进行治疗。钙化防御患者也首选不含钙的结合剂进行治疗[146]。继发性甲状旁腺功能亢进症的药物治疗应将 PTH 水平维持在 150～300pg/ml。在 EVOLVE 研究中，与安慰剂相比，西那卡塞的使用与钙化防御发生率的降低有关[139]。当药物不足以将PTH降低到目标水平时，需要进行甲状旁腺切除术。

应对患者的危险因素和药物进行系统评价[146]。钙化防御相关的药物包括华法林、铁、维生素D、钙和糖皮质激素[104]。所有钙化防御患者均应停用华法林。如果需要抗凝治疗，阿哌沙班可能是ESKD患者的一个选择[147]。

观察性研究表明，全身或局部的硫代硫酸钠使用可能对钙化防御的治疗有益[145]，所有患者均应考虑使用。其不良反应包括代谢性酸中毒、QT间期延长和低钙血症。它通常与间歇性血液透析一起开处方，每周3次，在透析的最后1h，或腹膜透析患者每周3次。其他正在研究中但未常规使用的治疗方法包括维生素K和双膦酸盐[105]。

五、结论与展望

CKD患者发生血管钙化和骨折的风险显著增加，这与肾小球滤过减少的患者发生潜在矿物质疾病有关。由于认识到这些临床表现所存在的共同潜在的病理生理过程，由首字母组成的缩略词"CKD-MBD"于2006年被创造出来。CKD-MBD存在多种标志物，包括高血磷酸、PTH、FGF-23，以及Klotho、钙和活性维生素D水平降低。这些标志物可用性、骨组织形态测定及对CKD-MBD基本病理学概念的理解促进其发展。如今，不可控制的甲状旁腺功能亢进症引起的极端影响已经很少见，铝诱发的骨软化症几乎已经消失。然而，仍然缺乏有效的方法来预防和治疗血管钙化、钙化防御和骨折。改善这方面的成果需要多种办法。已被研究充分证实，应用非CKD人群的药物对CKD人群预防骨折是有益的。血管钙化是一个动态过程，我们可能需要疾病的替代标志物和新的治疗目标。在我们等待这些进展的同时，CKD-MBD的基本治疗可以通过综合每位患者的临床、生化和放射学参数来对每位患者采取个体化的治疗方案。

参考文献

[1] Brown E. Physiology of calcium homeostasis. Parathyroids. 2001;2:167–81.

[2] Gardella TJ, Jüppner H, Potts JT Jr. Receptors for parathyroid hormone and parathyroid hormone– related protein. In: Principles of bone biology. Elsevier; 2020. p. 691–712.

[3] Wang Y, Zhu J, DeLuca HF. The vitamin D receptor in the proximal renal tubule is a key regulator of serum 1α, 25–dihydroxyvitamin D3. Am J Physiol Endocrinol Metab. 2015;308(3):E201–E5.

[4] Tallon S, Berdud I, Hernandez A, Concepcion MT, Almaden Y, Torres A, et al. Relative effects of PTH and dietary phosphorus on calcitriol production in normal and azotemic rats. Kidney Int. 1996;49(5):1441–6.

[5] Floege J, Kim J, Ireland E, Chazot C, Drueke T, de Francisco A, et al. Serum iPTH, calcium and phosphate, and the risk of mortality in a European haemodialysis population. Nephrol Dial Transplant. 2011;26(6):1948–55.

[6] Isakova T, Nickolas TL, Denburg M, Yarlagadda S, Weiner DE, Gutiérrez OM, et al. KDOQI US commentary on the 2017 KDIGO clinical practice guideline update for the diagnosis, evaluation, prevention, and treatment of chronic kidney disease–mineral and bone disorder (CKD-MBD). Am J Kidney Dis. 2017;70(6):737–51.

[7] Labriola L, Jadoul M, editors. Dialysis-related amyloidosis: is it gone or should it be? Semin Dial. 2017;30(3):193–6. Wiley Online Library.

[8] Nickolas TL, Chen N, McMahon DJ, Dempster D, Zhou H, Dominguez J, et al. A microRNA approach to discriminate cortical low bone turnover in renal osteodystrophy. JBMR Plus. 2020;4(5):e10353.

[9] Rouached M, Boutchich SEK, Al Rifai AM, Garabédian M, Fournier A. Prevalence of abnormal serum vitamin D, PTH, calcium, and phosphorus in patients with chronic kidney disease: results of the study to evaluate early kidney disease. Kidney Int. 2008;74(3):389–90.

[10] Block GA, Ix JH, Ketteler M, Martin KJ, Thadhani RI, Tonelli M, et al. Phosphate homeostasis in CKD: report of a scientific symposium sponsored by the National Kidney Foundation. Am J Kidney Dis. 2013;62(3):457–73.

[11] Gutiérrez OM. Fibroblast growth factor 23 and disordered vitamin D metabolism in chronic kidney disease: updating the "trade-off" hypothesis. Clin J Am Soc Nephrol. 2010;5(9):1710–6.

[12] Bricker NS. On the pathogenesis of the uremic state: an exposition of the trade-off hypothesis. N Engl J Med. 1972;286(20):1093–9.

[13] White KE, Evans WE, O'Riordan JL, Speer MC, Econs MJ, Lorenz-Depiereux B, et al. Autosomal dominant hypophosphataemic rickets is associated with mutations in FGF23. Nat Genet. 2000;26(3):345–8.

[14] Shimada T, Mizutani S, Muto T, Yoneya T, Hino R, Takeda S, et al. Cloning and characterization of FGF23 as a causative factor of tumor-induced osteomalacia. Proc Natl Acad Sci. 2001;98(11):6500–5.

[15] Jonsson KB, Zahradnik R, Larsson T, White KE, Sugimoto T, Imanishi Y, et al. Fibroblast growth factor 23 in oncogenic osteomalacia and X-linked hypophosphatemia. N Engl J Med. 2003;348(17):1656–63.

[16] Jüppner H. Phosphate and FGF-23. Kidney Int. 2011;79:S24–S7.

[17] Ix JH, Shlipak MG, Wassel CL, Whooley MA. Fibroblast growth factor-23 and early decrements in kidney function: the Heart and Soul Study. Nephrol Dial Transplant. 2010;25(3):993–7.

[18] Portale AA, Wolf M, Jüppner H, Messinger S, Kumar J, Wesseling-

Perry K, et al. Disordered FGF23 and mineral metabolism in children with CKD. Clin J Am Soc Nephrol. 2014;9(2):344–53.

[19] Simic P, Kim W, Zhou W, Pierce KA, Chang W, Sykes DB, et al. Glycerol-3–phosphate is an FGF23 regulator derived from the injured kidney. J Clin Invest. 2020;130(3):1513–26.

[20] Gutiérrez OM. Fibroblast growth factor 23 and the last mile. Clin J Am Soc Nephrol. 2020;15(9):1355–7.

[21] Gattineni J, Bates C, Twombley K, Dwarakanath V, Robinson ML, Goetz R, et al. FGF23 decreases renal NaPi-2a and NaPi-2c expression and induces hypophosphatemia in vivo predominantly via FGF receptor 1. Am J Physiol Renal Physiol. 2009;297(2):F282–F91.

[22] Saito H, Kusano K, Kinosaki M, Ito H, Hirata M, Segawa H, et al. Human fibroblast growth factor-23 mutants suppress Na+–dependent phosphate co-transport activity and 1α, 25–dihydroxyvitamin D3 production. J Biol Chem. 2003;278(4):2206–11.

[23] Gutiérrez OM, Mannstadt M, Isakova T, Rauh-Hain JA, Tamez H, Shah A, et al. Fibroblast growth factor 23 and mortality among patients undergoing hemodialysis. N Engl J Med. 2008;359(6):584–92.

[24] Smith ER. The use of fibroblast growth factor 23 testing in patients with kidney disease. Clin J Am Soc Nephrol. 2014;9(7):1283–303.

[25] Faul C, Amaral AP, Oskouei B, Hu M-C, Sloan A, Isakova T, et al. FGF23 induces left ventricular hypertrophy. J Clin Invest. 2011;121(11):4393–408.

[26] Dussold C, Gerber C, White S, Wang X, Qi L, Francis C, et al. DMP1 prevents osteocyte alterations, FGF23 elevation and left ventricular hypertrophy in mice with chronic kidney disease. Bone Res. 2019;7(1):1–12.

[27] Faul C. Cardiac actions of fibroblast growth factor 23. Bone. 2017;100:69–79.

[28] Carpenter TO, Whyte MP, Imel EA, Boot AM, Högler W, Linglart A, et al. Burosumab therapy in children with X-linked hypophosphatemia. N Engl J Med. 2018;378(21):1987–98.

[29] Shalhoub V, Shatzen EM, Ward SC, Davis J, Stevens J, Bi V, et al. FGF23 neutralization improves chronic kidney disease-associated hyperparathyroidism yet increases mortality. J Clin Invest. 2012;122(7):2543–53.

[30] Kuro-o M, Matsumura Y, Aizawa H, Kawaguchi H, Suga T, Utsugi T, et al. Mutation of the mouse klotho gene leads to a syndrome resembling ageing. Nature. 1997;390(6655):45–51.

[31] Kuro-o M. Klotho as a regulator of oxidative stress and senescence. Biol Chem. 2008;389(3):233–41.

[32] Hruska KA, Williams MJ, Sugatani T. Chronic kidney disease–mineral and bone disorders. In: Chronic renal disease. United Kingdom: Elsevier; 2020. p. 551–69.

[33] Liu H, Fergusson MM, Castilho RM, Liu J, Cao L, Chen J, et al. Augmented Wnt signaling in a mammalian model of accelerated aging. Science. 2007;317(5839):803–6.

[34] Kurosu H, Yamamoto M, Clark JD, Pastor JV, Nandi A, Gurnani P, et al. Suppression of aging in mice by the hormone Klotho. Science. 2005;309(5742):1829–33.

[35] Yamada S, Giachelli CM. Vascular calcification in CKD-MBD: roles for phosphate, FGF23, and Klotho. Bone. 2017;100:87–93.

[36] Agapova OA, Fang Y, Sugatani T, Seifert ME, Hruska KA. Ligand trap for the activin type IIA receptor protects against vascular disease and renal fibrosis in mice with chronic kidney disease. Kidney Int. 2016;89(6):1231–43.

[37] Sun C-Y, Chang S-C, Wu M-S. Suppression of Klotho expression by protein-bound uremic toxins is associated with increased DNA methyltransferase expression and DNA hypermethylation. Kidney Int. 2012;81(7):640–50.

[38] Krishnan V, Bryant HU, MacDougald OA. Regulation of bone mass by Wnt signaling. J Clin Invest. 2006;116(5):1202–9.

[39] Cosman F, Crittenden DB, Adachi JD, Binkley N, Czerwinski E, Ferrari S, et al. Romosozumab treatment in postmenopausal women with osteoporosis. N Engl J Med. 2016;375(16):1532–43.

[40] Pelletier S, Dubourg L, Carlier M-C, Hadj-Aissa A, Fouque D. The relation between renal function and serum sclerostin in adult patients with CKD. Clin J Am Soc Nephrol. 2013;8(5):819–23.

[41] Moe SM, Chen NX, Newman CL, Organ JM, Kneissel M, Kramer I, et al. Anti-sclerostin antibody treatment in a rat model of progressive renal osteodystrophy. J Bone Miner Res. 2015;30(3):499–509.

[42] Cejka D, Marculescu R, Kozakowski N, Plischke M, Reiter T, Gessl A, et al. Renal elimination of sclerostin increases with declining kidney function. J Clin Endocrinol Metab. 2014;99(1):248–55.

[43] Evenepoel P, D'haese P, Brandenburg V. Sclerostin and DKK1: new players in renal bone and vascular disease. Kidney Int. 2015;88(2):235–40.

[44] Blaine J, Chonchol M, Levi M. Renal control of calcium, phosphate, and magnesium homeostasis. Clin J Am Soc Nephrol. 2015;10(7):1257–72.

[45] Blumsohn A. What have we learnt about the regulation of phosphate metabolism? Curr Opin Nephrol Hypertens. 2004;13(4):397–401.

[46] Fernández-Martín JL, Martínez-Camblor P, Dionisi MP, Floege J, Ketteler M, London G, et al. Improvement of mineral and bone metabolism markers is associated with better survival in haemodialysis patients: the COSMOS study. Nephrol Dial Transplant. 2015;30(9):1542–51.

[47] Goodman WG, London G, Amann K, Block GA, Giachelli C, Hruska KA, et al. Vascular calcification in chronic kidney disease. Am J Kidney Dis. 2004;43(3):572–9.

[48] Tonelli M, Sacks F, Pfeffer M, Gao Z, Curhan G. Relation between serum phosphate level and cardiovascular event rate in people with coronary disease. Circulation. 2005;112(17):2627–33.

[49] Zoccali C, Ruggenenti P, Perna A, Leonardis D, Tripepi R, Tripepi G, et al. Phosphate may promote CKD progression and attenuate renoprotective effect of ACE inhibition. J Am Soc Nephrol. 2011;22(10):1923–30.

[50] Moe SM, Chen NX. Mechanisms of vascular calcification in chronic kidney disease. J Am Soc Nephrol. 2008;19(2):213–6.

[51] Burger D, Levin A. 'Shedding' light on mechanisms of hyperphosphatemic vascular dysfunction. Kidney Int. 2013;83(2):187–9.

[52] Toussaint ND, Pedagogos E, Lioufas NM, Elder GJ, Pascoe EM, Badve SV, et al. A randomized trial on the effect of phosphate reduction on vascular end points in CKD (IMPROVE-CKD). J Am Soc Nephrol. 2020;31(11):2653–66.

[53] Felsenfeld AJ, Levine BS, Rodriguez M, editors. Pathophysiology of calcium, phosphorus, and magnesium dysregulation in chronic kidney disease. Semin Dial. 2015;28(6):564–77. Wiley Online Library.

[54] Evenepoel P, Wolf M. A balanced view of calcium and phosphate homeostasis in chronic kidney disease. Kidney Int. 2013;83(5):789–91.

[55] Pilz S, Iodice S, Zittermann A, Grant WB, Gandini S. Vitamin D status and mortality risk in CKD: a meta-analysis of prospective studies. Am J Kidney Dis. 2011;58(3):374–82.

[56] Gardella TJ, Nissenson RA, Jüppner H. Parathyroid hormone. Primer on the metabolic bone diseases and disorders of mineral. Metabolism. 2018;205:205–11.

[57] Gardella TJ. The parathyroid hormone receptor type 1. Osteoporosis. Switzerland: Springer; 2020. p. 323–47.

[58] Hattersley G, Dean T, Corbin BA, Bahar H, Gardella TJ. Binding selectivity of abaloparatide for PTH-type-1–receptor conformations and effects on downstream signaling. Endocrinology. 2016;157(1):141–9.

[59] Hulter H, Melby J, Peterson J, Cooke C. Chronic continuous PTH infusion results in hypertension in normal subjects. J Clin Hypertens.

1986;2(4):360.

[60] Hofer AM, Brown EM. Extracellular calcium sensing and signalling. Nat Rev Mol Cell Biol. 2003;4(7):530–8.

[61] Riccardi D, Kemp PJ. The calcium-sensing receptor beyond extracellular calcium homeostasis: conception, development, adult physiology, and disease. Annu Rev Physiol. 2012;74:271–97.

[62] Li T, Surendran K, Zawaideh MA, Mathew S, Hruska KA. Bone morphogenetic protein 7: a novel treatment for chronic renal and bone disease. Curr Opin Nephrol Hypertens. 2004;13(4):417–22.

[63] Lomashvili KA, Cobbs S, Hennigar RA, Hardcastle KI, O'Neill WC. Phosphate-induced vascular calcification: role of pyrophosphate and osteopontin. J Am Soc Nephrol. 2004;15(6):1392–401.

[64] Levy D, Grewal R, Le TH. Vitamin K deficiency: an emerging player in the pathogenesis of vascular calcification and an iatrogenic consequence of therapies in advanced renal disease. Rockville: American Physiological Society; 2020.

[65] Brandenburg VM, Schuh A, Kramann R. Valvular calcification in chronic kidney disease. Adv Chronic Kidney Dis. 2019;26(6):464–71.

[66] Update IGOKC-M. KDIGO 2017 clinical practice guideline update for the diagnosis, evaluation, prevention, and treatment of chronic kidney disease–mineral and bone disorder (CKD-MBD). Kidney Int Suppl. 2017;7(1):1.

[67] Health NIo. NIH consensus development panel on osteoporosis prevention, diagnosis, and therapy, March 7–29, 2000: highlights of the conference. South Med J. 2001;94(6):569–73.

[68] Moe SM. Renal osteodystrophy or kidney-induced osteoporosis? Curr Osteoporos Rep. 2017;15(3):194–7.

[69] Mandl F. Therapeutisher Versuch bei Ostitis fibrosa generalisata mittels Exstirpation eines Epithelkorperchentumors. Zentrlbl Chir. 1926;5:260–4.

[70] Albright F. Renal osteitis fibrosa cystica: Repot of a case. With dissection of metabolic aspects. Bull Johns Hopkins Hosp. 1937;60:377–99.

[71] Ott SM. Renal osteodystrophy—time for common nomenclature. Curr Osteoporos Rep. 2017;15(3):187–93.

[72] Evenepoel P, Bover J, Torres PU. Parathyroid hormone metabolism and signaling in health and chronic kidney disease. Kidney Int. 2016;90(6):1184–90.

[73] Salusky IB, Goodman WG. Adynamic renal osteodystrophy: is there a problem? J Am Soc Nephrol. 2001;12(9):1978–85.

[74] Bover J, Ureña-Torres PA, Evenepoel P, Lloret MJ, Guirado L, Rodríguez M. PTH receptors and skeletal resistance to PTH action. In: Parathyroid glands in chronic kidney disease. Cham: Springer; 2020. p. 51–77.

[75] Slatopolsky E, Finch J, Clay P, Martin D, Sicard G, Singer G, et al. A novel mechanism for skeletal resistance in uremia. Kidney Int. 2000;58(2):753–61.

[76] Nii-Kono T, Iwasaki Y, Uchida M, Fujieda A, Hosokawa A, Motojima M, et al. Indoxyl sulfate induces skeletal resistance to parathyroid hormone in cultured osteoblastic cells. Kidney Int. 2007;71(8):738–43.

[77] Drüeke TB, Massy ZA. Changing bone patterns with progression of chronic kidney disease. Kidney Int. 2016;89(2):289–302.

[78] Vincenti F, Hattner R, Amend WJ, Feduska NJ, Duca RM, Salvatierra O. Decreased secondary hyperparathyroidism in diabetic patients receiving hemodialysis. JAMA. 1981;245(9):930–3.

[79] Shires R, Teitelbaum S, Bergfeld M, Fallon M, Slatopolsky E, Avioli L. The effect of streptozotocin-induced chronic diabetes mellitus on bone and mineral homeostasis in the rat. J Lab Clin Med. 1981;97(2):231–40.

[80] Torres A, Lorenzo V, Hernández D, Rodríguez JC, Concepción MT, Rodríguez AP, et al. Bone disease in predialysis, hemodialysis, and CAPD patients: evidence of a better bone response to PTH. Kidney Int. 1995;47(5):1434–42.

[81] Bhan A, Qiu S, Rao SD. Bone histomorphometry in the evaluation of osteomalacia. Bone Rep. 2018;8:125–34.

[82] Mankin H. Rickets, osteomalacia, and renal osteodystrophy. An update. Orthop Clin North Am. 1990;21(1):81.

[83] Wang M, Hercz G, Sherrard DJ, Maloney NA, Segre GV, Pei Y. Relationship between intact 1–84 parathyroid hormone and bone histomorphometric parameters in dialysis patients without aluminum toxicity. Am J Kidney Dis. 1995;26(5):836–44.

[84] Khairallah P, Nickolas TL. Management of osteoporosis in CKD. Clin J Am Soc Nephrol. 2018;13(6):962–9.

[85] Kim SM, Long J, Montez-Rath M, Leonard M, Chertow GM. Hip fracture in patients with non-dialysis-requiring chronic kidney disease. J Bone Miner Res. 2016;31(10):1803–9.

[86] Maravic M, Ostertag A, Torres P, Cohen-Solal M. Incidence and risk factors for hip fractures in dialysis patients. Osteoporos Int. 2014;25(1):159–65.

[87] Tentori F, McCullough K, Kilpatrick RD, Bradbury BD, Robinson BM, Kerr PG, et al. High rates of death and hospitalization follow bone fracture among hemodialysis patients. Kidney Int. 2014;85(1):166–73.

[88] Block GA, Kilpatrick RD, Lowe KA, Wang W, Danese MD. CKD-mineral and bone disorder and risk of death and cardiovascular hospitalization in patients on hemodialysis. Clin J Am Soc Nephrol. 2013;8(12):2132–40.

[89] Goodman WG, Goldin J, Kuizon BD, Yoon C, Gales B, Sider D, et al. Coronary-artery calcification in young adults with end-stage renal disease who are undergoing dialysis. N Engl J Med. 2000;342(20):1478–83.

[90] Merjanian R, Budoff M, Adler S, Berman N, Mehrotra R. Coronary artery, aortic wall, and valvular calcification in nondialyzed individuals with type 2 diabetes and renal disease. Kidney Int. 2003;64(1):263–71.

[91] Shanahan CM, Crouthamel MH, Kapustin A, Giachelli CM. Arterial calcification in chronic kidney disease: key roles for calcium and phosphate. Circ Res. 2011;109(6):697–711.

[92] Fishbein GA, Fishbein MC. Arteriosclerosis: rethinking the current classification. Arch Pathol Lab Med. 2009;133(8):1309–16.

[93] Giachelli CM. Vascular calcification mechanisms. J Am Soc Nephrol. 2004;15(12):2959–64.

[94] Drüeke TB, Evenepoel P. The bone after kidney transplantation. Clin J Am Soc Nephrol. 2019;14:795–7.

[95] Keronen S, Martola L, Finne P, Burton IS, Kröger H, Honkanen E. Changes in bone histomorphometry after kidney transplantation. Clin J Am Soc Nephrol. 2019;14(6):894–903.

[96] Bouquegneau A, Salam S, Delanaye P, Eastell R, Khwaja A. Bone disease after kidney transplantation. Clin J Am Soc Nephrol. 2016;11(7):1282–96.

[97] Iyer SP, Nikkel LE, Nishiyama KK, Dworakowski E, Cremers S, Zhang C, et al. Kidney transplantation with early corticosteroid withdrawal: paradoxical effects at the central and peripheral skeleton. J Am Soc Nephrol. 2014;25(6):1331–41.

[98] Edwards B, Desai A, Tsai J, Du H, Edwards G, Bunta A, et al. Elevated incidence of fractures in solid-organ transplant recipients on glucocorticoid-sparing immunosuppressive regimens. J Osteoporos. 2011;2011. Article ID: 59179.

[99] Wolf M, Weir MR, Kopyt N, Mannon RB, Von Visger J, Deng H, et al. A prospective cohort study of mineral metabolism after kidney transplantation. Transplantation. 2016;100(1):184.

[100] Pihlstrøm H, Dahle DO, Mjøen G, Pilz S, März W, Abedini S, et al. Increased risk of all-cause mortality and renal graft loss in stable renal transplant recipients with hyperparathyroidism. Transplantation. 2015;99(2):351–9.

[101] Drüeke T. The pathogenesis of parathyroid gland hyperplasia in chronic renal failure. Kidney Int. 1995;48(1):259–72.

[102] Grzela T, Chudzinski W, Lasiecka Z, Niderla J, Wilczynski G,

Gornicka B, et al. The calcium-sensing receptor and vitamin D receptor expression in tertiary hyperparathyroidism. Int J Mol Med. 2006;17(5):779–83.

[103] Ho L-Y, Wong P-N, Sin H-K, Wong Y-Y, Lo K-C, Chan S-F, et al. Risk factors and clinical course of hungry bone syndrome after total parathyroidectomy in dialysis patients with secondary hyperparathyroidism. BMC Nephrol. 2017;18(1):12.

[104] Nigwekar SU, Thadhani R, Brandenburg VM. Calciphylaxis. N Engl J Med. 2018;378(18):1704–14.

[105] Nigwekar SU. Calciphylaxis. Curr Opin Nephrol Hypertens. 2017;26(4):276–81.

[106] Brandenburg VM, Kramann R, Rothe H, Kaesler N, Korbiel J, Specht P, et al. Calcific uraemic arteriolopathy (calciphylaxis): data from a large nationwide registry. Nephrol Dial Transplant. 2016;32(1): 126–32.

[107] Nigwekar SU, Kroshinsky D, Nazarian RM, Goverman J, Malhotra R, Jackson VA, et al. Calciphylaxis: risk factors, diagnosis, and treatment. Am J Kidney Dis. 2015;66(1):133–46.

[108] Jadoul M, Drüeke TB. B2 microglobulin amyloidosis: an update 30 years later. Nephrol Dial Transplant. 2016;31(4):507–9.

[109] Dember LM, Jaber BL, editors. Unresolved issues in dialysis: dialysis-related amyloidosis: late finding or hidden epidemic? Semin Dial. 2006;19:105–9. Wiley Online Library.

[110] Labriola L, Jadoul M. Dialysis related amyloidosis: is it gone or should it be? Semin Dial. 2017;30(Conference Proceedings):193–6.

[111] Jadoul M, Drüeke TB. β2 microglobulin amyloidosis: an update 30 years later. Nephrol Dial Transplant. 2016;31(4):507–9.

[112] Maruyama H, Gejyo F, Arakawa M. Clinical studies of destructive spondyloarthropathy in long-term hemodialysis patients. Nephron. 1992;61(1):37–44.

[113] Gejyo F, Kawaguchi Y, Hara S, Nakazawa R, Azuma N, Ogawa H, et al. Arresting dialysis related amyloidosis: a prospective multicenter controlled trial of direct hemoperfusion with a B2 microglobulin adsorption column. Artif Organs. 2004;28(4):371–80.

[114] Bransky N, Iyer NR, Cannon SM, Tyan AH, Mylavarapu P, Orosco R, et al. Three rare concurrent complications of tertiary hyperparathyroidism: maxillary brown tumor, uremic leontiasis ossea, and hungry bone syndrome. J Bone Metab. 2020;27(3):217–26.

[115] Block GA, Hulbert-Shearon TE, Levin NW, Port FK. Association of serum phosphorus and calcium x phosphate product with mortality risk in chronic hemodialysis patients: a national study. Am J Kidney Dis. 1998;31(4):607–17.

[116] Donadio C, Ardini M, Lucchesi A, Donadio E, Cantor T. Parathyroid hormone and large related C-terminal fragments increase at different rates with worsening of renal function in chronic kidney disease patients. A possible indicator of bone turnover status? Clin Nephrol. 2007;67(3):131–9.

[117] Brossard J-H, Cloutier M, Roy L, Lepage R, Gascon-Barré M, D'Amour P. Accumulation of a non-(1–84) molecular form of parathyroid hormone (PTH) detected by intact PTH assay in renal failure: importance in the interpretation of PTH values. J Clin Endocrinol Metabol. 1996;81(11):3923–9.

[118] Brossard J-H, Lepage R, Cardinal H, Roy L, Rousseau L, Dorais C, et al. Influence of glomerular filtration rate on non-(1–84) parathyroid hormone (PTH) detected by intact PTH assays. Clin Chem. 2000;46(5):697–703.

[119] Seiler-Mussler S, Limbach AS, Emrich IE, Pickering JW, Roth HJ, Fliser D, et al. Association of nonoxidized parathyroid hormone with cardiovascular and kidney disease outcomes in chronic kidney disease. Clin J Am Soc Nephrol. 2018;13(4):569–76.

[120] Vervloet MG, Brandenburg VM. Circulating markers of bone turnover. J Nephrol. 2017;30(5):663–70.

[121] Salam S, Gallagher O, Gossiel F, Paggiosi M, Khwaja A, Eastell R. Diagnostic accuracy of biomarkers and imaging for bone turnover in renal osteodystrophy. J Am Soc Nephrol. 2018;29(5):1557–65.

[122] Bosworth C, de Boer IH, editors. Impaired vitamin D metabolism in CKD. Semin Nephrol. 2013;33(2):158–68. Elsevier.

[123] Jevtic V. Imaging of renal osteodystrophy. Eur J Radiol. 2003;46(2):85–95.

[124] Smith ER, Hewitson TD, Holt SG. Diagnostic tests for vascular calcification. Adv Chronic Kidney Dis. 2019;26(6):445–63.

[125] Nickolas TL, Stein E, Cohen A, Thomas V, Staron RB, McMahon DJ, et al. Bone mass and microarchitecture in CKD patients with fracture. J Am Soc Nephrol. 2010;21(8):1371–80.

[126] Blomquist GA, Davenport DL, Mawad HW, Monier-Faugere M-C, Malluche HH. Diagnosis of low bone mass in CKD-5D patients. Clin Nephrol. 2016;85(2):77.

[127] Raisz LG. Screening for osteoporosis. N Engl J Med. 2005; 353(2):164–71.

[128] Moe SM, Nickolas TL. Fractures in patients with CKD: time for action. Am Soc Nephrol. 2016;11(11):1929–31.

[129] Vervloet MG, van Ballegooijen AJ. Prevention and treatment of hyperphosphatemia in chronic kidney disease. Kidney Int. 2018;93(5):1060–72.

[130] Montero-Salazar H, Donat-Vargas C, Moreno-Franco B, Sandoval-Insausti H, Civeira F, Laclaustra M, et al. High consumption of ultra-processed food may double the risk of subclinical coronary atherosclerosis: the Aragon Workers' Health Study (AWHS). BMC Med. 2020;18(1):1–11.

[131] Lynch KE, Lynch R, Curhan GC, Brunelli SM. Prescribed dietary phosphate restriction and survival among hemodialysis patients. Clin J Am Soc Nephrol. 2011;6(3):620–9.

[132] Floege J. Phosphate binders in chronic kidney disease: an updated narrative review of recent data. J Nephrol. 2020;33(3):497–508.

[133] Jamal SA, Vandermeer B, Raggi P, Mendelssohn DC, Chatterley T, Dorgan M, et al. Effect of calcium-based versus non-calcium-based phosphate binders on mortality in patients with chronic kidney disease: an updated systematic review and meta-analysis. Lancet. 2013;382(9900):1268–77.

[134] Spiegel DM, Brady K. Calcium balance in normal individuals and in patients with chronic kidney disease on low-and high-calcium diets. Kidney Int. 2012;81(11):1116–22.

[135] Spoendlin J, Paik JM, Tsacogianis T, Kim SC, Schneeweiss S, Desai RJ. Cardiovascular outcomes of calcium-free vs calcium-based phosphate binders in patients 65 years or older with end-stage renal disease requiring hemodialysis. JAMA Intern Med. 2019;179(6): 741–9.

[136] Palmer SC, Gardner S, Tonelli M, Mavridis D, Johnson DW, Craig JC, et al. Phosphate-binding agents in adults with CKD: a network meta-analysis of randomized trials. Am J Kidney Dis. 2016;68(5):691–702.

[137] Hamdy NA, Kanis JA, Beneton MN, Brown CB, Juttmann JR, Jordans JG, et al. Effect of alfacalcidol on natural course of renal bone disease in mild to moderate renal failure. BMJ. 1995;310(6976): 358–63.

[138] Xu L, Wan X, Huang Z, Zeng F, Wei G, Fang D, et al. Impact of vitamin D on chronic kidney diseases in non-dialysis patients: a meta-analysis of randomized controlled trials. PLoS One. 2013;8(4):e61387.

[139] Investigators ET. Effect of cinacalcet on cardiovascular disease in patients undergoing dialysis. N Engl J Med. 2012;367(26):2482–94.

[140] Salam SN, Eastell R, Khwaja A. Fragility fractures and osteoporosis in CKD: pathophysiology and diagnostic methods. Am J Kidney Dis. 2014;63(6):1049–59.

[141] Herberth J, Branscum AJ, Mawad H, Cantor T, Monier-Faugere M-C, Malluche HH. Intact PTH combined with the PTH ratio for diagnosis

of bone turnover in dialysis patients: a diagnostic test study. Am J Kidney Dis. 2010;55(5):897–906.

[142] Shigematsu T, Muraoka R, Sugimoto T, Nishizawa Y. Risedronate therapy in patients with mild-to-moderate chronic kidney disease with osteoporosis: post-hoc analysis of data from the risedronate phase III clinical trials. BMC Nephrol. 2017;18(1):1–8.

[143] Jamal SA, Ljunggren Ö, Stehman-Breen C, Cummings SR, McClung MR, Goemaere S, et al. Effects of denosumab on fracture and bone mineral density by level of kidney function. J Bone Miner Res. 2011;26(8):1829–35.

[144] Miller P, Schwartz E, Chen P, Misurski D, Krege J. Teriparatide in postmenopausal women with osteoporosis and mild or moderate renal impairment. Osteoporos Int. 2007;18(1):59–68.

[145] Seethapathy H, Noureddine L. Calciphylaxis: approach to diagnosis and management. Adv Chronic Kidney Dis. 2019;26(6):484–90.

[146] Portales-Castillo I, Kroshinsky D, Malhotra CK, Culber-Costley R, Cozzolino MG, Karparis S, et al. Calciphylaxis-as a drug induced adverse event. Expert Opin Drug Saf. 2019;18(1):29–35.

[147] Garza-Mayers AC, Shah R, Sykes DB, Nigwekar SU, Kroshinsky D. The successful use of apixaban in dialysis patients with calciphylaxis who require anticoagulation: a retrospective analysis. Am J Nephrol. 2018;48(3):168–71.

第 15 章　慢性肾病患者的高血压和心血管疾病

Hypertension and Cardiovascular Disease in Patients with Chronic Kidney Disease

Seyed Mehrdad Hamrahian　著

慢性肾病是一种常见的疾病，在早期往往被忽视，并且对患者的发病率和死亡率有显著影响[1, 2]。定义为由于肾脏结构或功能异常引起的肾脏损害≥3 个月，伴或不伴 GFR 下降；或不明原因的 GFR 下降（<60ml/min）≥3 个月。

CKD 最常见的病因是糖尿病和高血压，均与心血管（cardiovascular，CV）风险增加有关；CKD 本身即是心血管疾病的独立危险因素[3]，即使肾功能仅有轻度受损，风险也会显著增加[4]。在各种人群中的研究显示，GFR 的下降和尿蛋白的增加与心血管疾病和全因死亡有关，与 GFR 估算值的非线性风险关系相比，蛋白尿与心血管疾病风险之间没有阈值效应[5, 6]。

1836 年，Bright 首次阐述了 CKD 与心血管病之间的相互作用[7]，并称为心肾综合征。这个复杂的综合征包括低心输出量对肾功能的影响和肾功能障碍（包括压力和容量过载）对心功能的影响[8]。与年龄匹配的对照组相比，CKD 患者发生心血管事件的风险不成比例地升高，相比于发展到需要肾脏替代治疗的 ESRD，CKD 患者更有可能死亡，主要死于心血管系统疾病[9]。除了传统的危险因素（高血压、糖尿病、吸烟、血脂异常和年龄）既影响动脉粥样硬化性心脏病的进展，又导致 GFR 的降低外，非传统的新型的肾脏特异性因素也增加了心血管疾病风险的发生[10, 11]，这些因素包括贫血、钙磷代谢异常、蛋白尿、炎症、氧化应激、RAAS 的激活和左心室肥大。

肾功能受损与多种特定的心血管疾病有关。CKD 患者的心血管并发症包括充血性心力衰竭（congestive heart failure，CHF）、脑卒中、周围血管疾病（peripheral vascular disease，PVD）、冠状动脉疾病（coronary artery disease，CAD）、心脏瓣膜病和心律失常（特别是心房颤动）[12-14]；CKD 患者也会出现动脉中膜同心硬化，这是 CKD 特有的现象[15]；此外，左心室肥大的发病率随着 CKD 的进展而增加[16]。除高血压外，细胞外液量超负荷、贫血继发的心输出量增加、与血管钙化相关的骨质疏松症在左心室肥大的发展中也起着重要作用，最终导致心肌灌注减少，心肌纤维化的组织学特征和冠状动脉疾病的存在增加了心律失常的风险和心源性猝死的发生率。同样，动脉粥样硬化和心脏瓣膜病（特别是二尖瓣和主动脉瓣）也经常出现在肾衰竭患者中，甚至在 CKD 的早期阶段[17]，主要的影响因素包括血清钙、磷酸盐和甲状旁腺激素的紊乱和失调[18]。

总之，CKD 患者被认为是罹患心血管疾病风险最高的群体之一[19]。虽然目前还没有明确的前瞻性试验来验证改变生活方式对 CKD 患者的益处，但减缓肾功能不全进展的干预措施不仅可以推迟患者对于透析或肾移植的需求，还可以降低心血管风险（表 15-1 和表 15-2）。

高血压，定义为收缩压≥130mmHg 和（或）舒张压≥80mmHg，是一个全球性的公共卫生问题，也是全球疾病负担的主要因素[20-22]。它是一个广为人知且最重要的导致心血管疾病和全因死亡的可改变的危险因素[23]。

血压与心血管疾病风险之间存在独立线性关系[24]，同样，大型前瞻性队列研究报道显示，血

表 15-1　慢性肾病患者预防病情恶化和心血管疾病的生活干预措施

危险因素	干预措施和治疗目标
摄入钠限制	限制钠的摄入量，每天<2g（相当于<5g 盐）
超重和运动	• 最佳目标是理想体重 • 保持体重指数<25kg/m²。提倡每周有 5 天进行 30～60min 的中等强度运动
摄入蛋白质限制	将蛋白质摄入量降至每天 0.8g/kg 理想体重
饮酒	减少饮酒量 • 男性：每天≤2 杯 • 女性：每天≤1 杯
吸烟	建议戒烟

表 15-2　慢性肾病患者预防病情恶化和心血管疾病的改良干预措施

危险因素		干预措施和治疗目标
传统	高血压	• 控制血压<130/80mmHg • 存在蛋白尿时应用 RAAS 阻滞药，但要避免联合使用
	糖尿病	• 以糖化血红蛋白约 7.0% 为目标 • GFR<45ml/min 时避免使用二甲双胍 • 对于白蛋白尿>300mg/g 的患者，更积极地控制血糖并不能防止心血管事件发生
	高脂血症	• 按照其他高危人群的指南进行治疗 • 现有的证据表明，应用他汀类药物降低胆固醇并不能降低依赖透析的患者发生心血管疾病的风险
非传统	白蛋白尿	• 升高 CKD 进展和心血管疾病的风险 • 应用 RAAS 阻滞药，但要避免联合使用
	贫血	考虑应用红细胞生成素刺激药，使血红蛋白达到目标值 100～120g/L
	骨质疏松症	低磷饮食和应用磷酸盐黏合剂，以维持血清磷酸盐浓度在正常范围
	左心室肥大	控制血压，降低后负荷

RAAS. 肾素 – 血管紧张素 – 醛固酮系统；GFR. 肾小球滤过率；CKD. 慢性肾病

压升高也是 CKD 和 ESRD 的一个强劲的独立危险因素[25]。此外，高血压也是 CKD 患者最常见的并发症[26]。CKD 和高血压之间的关系是复杂且双向的。高血压，特别是顽固性高血压，不仅是 CKD 的结果，也是 CKD 进展的重要危险因素[27]。在某种程度上，很难确定哪个疾病过程先于另一个发生。高血压和 CKD 之间的相互作用增加了不良心血管事件的风险，随机临床试验表明，降低血压可以降低心血管疾病和全因死亡的风险。因此，对于这个发病率和死亡率风险极高的患者群体来说，高血压的控制更为重要。

一、精确的血压测量

标准化和准确的血压测量对于高血压的诊断及其管理至关重要[28]。需保证患者安静休息 5min 后再测量血压，并使用合适尺寸的袖带，以 1～2min 的间隔进行多次读数，然后取其平均值，这比单一读数更能代表患者的血压值。双臂间血压差异超过 10mmHg 可出现在动脉严重钙化或粥样硬化的晚期 CKD 患者身上，并且可能表明患者患血管疾病和死亡的风险增加[29]。建议将双臂中较高的血压用于管理。

临床血压测量是评估高血压最常用的方法，同时动态血压监测或家庭血压监测（home blood pressure monitoring，HBPM）提供了有关患者血压情况的其他有用临床信息，包括评估夜间血压、血压的昼夜变化，以及诊断白大褂高血压或隐匿性高血压等[30]。白大褂高血压定义为临床血压持续升高，但通过 24h ABPM 测量的临床外血压值正常，是明显顽固性高血压的常见原因[31]。相反，隐匿性高血压定义为临床血压水平正常或接近正常，但临床外血压升高，它似乎在 CKD 患者中普遍存在，与靶器官损伤和心血管事件的风险增加有关[32,33]。

与家庭和临床血压读数相比，流动血压监测提供了更多的血压变异性信息。CKD 患者的昼夜血压节律通常存在异常，夜间收缩压和舒张压出现 10%～20% 的生理性下降[34]。晚期 CKD 患者甚至会出现夜间血压的升高，这种现象称为单纯性夜间高血压。CKD 的夜间血压升高与隐匿性高血压之间有很大的关联[35]。血压的夜间下降和变异性节律的丧失与心血管事件和靶器官损伤的风险增加有关，还包括 CKD 的进展[36]。CKD 患者中不下降血压、夜间血压升高和（或）隐匿性高血压的高发率，使得测量临床外血压以全面描述高血压负担变得更有必要。此外，HBPM 在患者预后上优于临床血压读数，其与 ABPM 更密切相关，并且能更好地预测不良心血管事件的结果[37]。

二、慢性肾病的目标血压

最新的临床试验数据显示，CKD 患者目标高血压的控制水平仍然是一个具有争论的问题[38]，除了预防心血管事件外，其目标还有延缓 ESRD 的进展和对肾移植或肾脏替代治疗的需要[39]。在非糖尿病患者中进行的试验（如 MDRD、AASK 和 REIN-2）显示，在延缓 CKD 向 ESRD 的进展和减少心血管事件风险方面，血压＜130/80mmHg 不优于血压＜140/90mmHg[40-42]，但在 CKD 和蛋白尿患者中，事后检验证明，＜130/80mmHg 的血压目标更有益处[43]。

控制糖尿病患者心血管疾病风险性行动（ACCORD）和收缩压干预试验（SPRINT）比较了糖尿病和非糖尿病参与者收缩压目标分别为 120mmHg 和 140mmHg 时的情况[38,44]。ACCORD 试验排除了血清肌酐＞1.5mg/dl 的患者，但有 36% 的参与者存在以白蛋白尿定义的 CKD。结果表明，除脑卒中外，较低的血压并没有减少心血管事件，并且与较多严重不良事件有关。SPRINT 试验包括 28% 的非糖尿病的 CKD 参与者，对 CKD 参与者的亚组分析发现，与标准血压相比，强化血压治疗可使心血管疾病和死亡的风险显著降低[45]。虽

然强化血压控制组的 GFR 估算值下降率增加，并且急性肾损伤、高钾血症和低钾血症的发生率更高，但肌酐的增长和 ESRD 进展没有差异。这些发现表明，在强化治疗组中观察到 GFR 估算值的下降主要是因为血流动力学的变化，而不是肾脏的器质性损伤。根据两项主要研究和 CKD 亚组分析的现有结果表明，强化血压控制与一些不良事件的增加有关，但会减少死亡率和心血管事件的发生。因此，AHA 的最新指南建议所有 CKD 患者的血压目标为＜130/80mmHg（表 15-3）。

表 15-3　CKD 目标血压建议		
指　南	CKD 无蛋白尿	CKD 伴蛋白尿
AHA	＜130/80mmHg	＜130/80mmHg
JNC8	＜140/90mmHg	＜140/90mmHg
KDIGO	＜140/90mmHg	＜130/80mmHg
NICE	＜140/90mmHg	＜130/80mmHg
CHEP	＜140/90mmHg	＜140/90mmHg
ESC/ESH	＜140mmHg	＜130mmHg
ASH/ISH	＜140/90mmHg	＜140/90mmHg
ADA	＜140/80mmHg	

AHA. 美国心脏协会；ADA. 美国糖尿病协会；ASH/ISH 美国高血压学会 / 国际高血压学会；CHEP. 加拿大高血压教育计划；CKD. 慢性肾病；ESC/ESH. 欧洲心脏病学会 / 欧洲高血压学会；KDIGO. 改善全球肾脏病预后组织；NICE. 英国国家卫生与临床优化研究所；JNC8. 美国第八届联合国家委员会

三、慢性肾病中高血压的发病机制

CKD 相关高血压的病理生理学是复杂的，因为肾脏不仅是高血压过程的原发器官，也是高血压过程的靶器官[46]。导致 CKD 高血压的主要途径有四条：钠调节异常、交感神经系统活性增加、体液系统 -RAAS 活跃、自身调节系统受损[47]。这些途径可能会对血压调节产生独立或相互促进的作用，其他外源因素，包括饮食和药物，也会影响 CKD 患者的血压及其管理。

四、自身调节系统与钠调节

高血压会引起并加速肾脏损伤，当自身调节功能受损时，血压高压力会作用于肾小球，导致肾小球硬化[48]。流行病学研究表明，钠摄入量、高血压和心血管疾病的风险之间存在因果关系[49]，反过来，肾脏损伤和 GFR 的丧失又会因钠排泄障碍而导致高血压。肾脏每天滤过超过 25 000mmol 的钠，而排泄的钠量不到滤过后钠负荷的 1%。随着时间的推移，CKD 患者的钠排泄不足会导致容量介导的高血压，使心脏充盈血量和心输出量增加。钠调节功能的丧失导致盐敏感型高血压的患病率增加，常见于 CKD[50]。此外，钠摄入增加会导致动脉血管硬化、一氧化氮释放减少并促进炎症过程，这些均会增加 CKD 患者出现高血压和收缩期高血压的风险[51]。摄入过量盐也会削弱大部分降压药的降压效果，尤其是在 CKD 患者中，从而导致顽固性高血压[52, 53]。非甾体抗炎药抑制肾脏产生前列腺素，特别是前列腺素 E_2 和前列腺素 I_2，这可导致钠和液体潴留，在盐敏感的患者包括 CKD 患者中更为明显[54]。总之，建议减少膳食钠的摄入，以降低高血压、心血管疾病及死亡的发生率。此外，利尿药是 CKD 患者降压治疗的关键药物。

五、交感神经系统调节

CKD 患者的交感神经系统活性增加[47]。肾动脉受到高度神经支配，有源自中枢神经系统的传出肾神经和源自肾脏的传入肾神经，通过 β_1 肾上腺素受体刺激传出肾神经可刺激肾素分泌并激活 RAAS，导致尿钠排泄减少，对传出神经的最大刺激可导致肾血管阻力增加[55]。因此，在 SNS 活性高的情况下，包括 CKD、肥胖和阻塞性睡眠呼吸暂停，β_1 受体阻滞药和 RAAS 阻滞药（如 ACEI、ARB）是最有效的降压药物。

六、肾素 – 血管紧张素 – 醛固酮体液系统调节

肾素由肾小球旁器分泌，其是传入小动脉和远曲小管之间的接触部位。肾素的分泌受到容量的高度调节，也受到 SNS 传出肾神经的刺激[56]。分泌的肾素激活 RASS，通过产生血管紧张素 II 引起血管收缩，其中，近端肾小管中的血管紧张素 II 和远端肾小管中的醛固酮都会增加钠的重吸收和钾的分泌。醛固酮除了刺激远端肾小管的盐皮质激素受体外，还直接影响血管，增加动脉硬化的风险，从而导致高血压[57]。

七、慢性肾病和顽固性高血压

CKD 与顽固性高血压之间有密切的关联。钠排泄障碍和盐摄入过量导致的亚临床容量超负荷增加了 CKD 中顽固性高血压的发病率，因此，限盐与降压药物可以产生协同作用[58]。大量蛋白尿的出现可能会加重容量负荷，纤溶酶原的异常滤过及其在尿路内被尿激酶型纤溶酶原激活物激活产生的纤溶酶通过激活上皮细胞钠通道，从而增加钠的滞留，进一步导致容量超负荷[59]。

八、慢性肾病的高血压评估

病史询问和体格检查可以得知高血压的持续时间、病程和严重程度，或许还可以了解高血压与 CKD 诊断的时间关系。要重点询问既往使用的药物种类、是否存在体位性症状及其他经历过的不良反应。如果存在打鼾史、观察到呼吸暂停和白天过度嗜睡，表明需要进一步评估是否存在 OSA。在已知患有动脉粥样硬化疾病的老年患者中，若出现双臂间血压差或腹部瘀血，说明其患肾血管性高血压的可能性大。

在评估 CKD 患者难治性高血压时，重要的是确保真正的难治性高血压被诊断，排除假性难治性因素[60]（图 15-1），包括血压测量方法不正确；由于多重用药、药物费用、给药不便或药物不良反应而不坚持治疗；生活方式影响，如肥胖、缺乏运动、高膳食钠摄入、过度饮酒、使用可能干扰降压药物的物质；以及引起高血压的次要原因，如阻塞性睡眠呼吸暂停和（或）可能的醛固酮增多症。

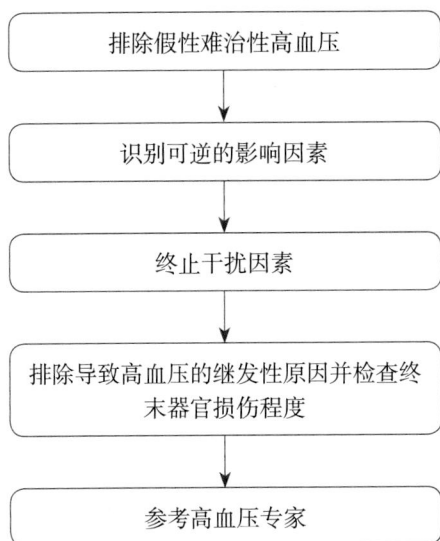

```
┌─────────────────────────────┐
│      排除假性难治性高血压        │
└─────────────────────────────┘
              │
              ▼
┌─────────────────────────────┐
│       识别可逆的影响因素         │
└─────────────────────────────┘
              │
              ▼
┌─────────────────────────────┐
│        终止干扰因素            │
└─────────────────────────────┘
              │
              ▼
┌─────────────────────────────┐
│   排除导致高血压的继发性原因并检查终  │
│       末器官损伤程度           │
└─────────────────────────────┘
              │
              ▼
┌─────────────────────────────┐
│        参考高血压专家          │
└─────────────────────────────┘
```

▲ 图 15-1　评估慢性肾病患者难治性高血压的流程

通过 eGFR 来筛查靶器官的损伤程度是必不可少的，包括左心室肥大、视网膜病变、蛋白尿程度和 CKD 分期，以评估心血管系统并发症的总体增加风险，其风险随着血压失控与 CKD 的程度和持续时间的增加而增加[61]。因此，根据美国预防服务工作组的声明和循证数据，建议用动态血压监测确认高血压或顽固性高血压的诊断[62]。

CKD 高血压患者的基本实验室评估包括常规代谢谱和尿常规。对于动脉粥样硬化疾病风险增加，尤其是近期使用 ACEI 或 ARB 治疗后肾功能恶化，或有突发性肺水肿病史的患者，应考虑进行双肾超声检查以排除肾动脉狭窄[63]。鉴于对比剂诱发急性肾损伤的风险较高，所以对 CKD 患者来说，彩超比电子计算机断层血管成像更可取。持续性的原因不明的低钾血症需要测量血浆醛固酮浓度和血浆肾素活性以排除醛固酮增多症。肾素水平受抑制而醛固酮浓度不升高提示 CKD 患者常见的不适当的容量扩张。超声心动图可以明确靶器官损伤、左心室肥大和瓣膜病，但不推荐常规使用。

九、非药物治疗

在治疗 CKD 常见的顽固性高血压时，改变

生活方式是极其重要的，如限盐饮食、定期锻炼、控制体重、减少饮酒量、戒烟及停止使用任何潜在的干扰物质（如非甾体抗炎药）[64]。

高盐饮食会削弱 ACEI 的作用，而减少钠的摄入可增强 ARB 减少蛋白尿的作用[27, 65]。因此，大多数临床实践指南建议患者每天钠盐的摄入＜2000mg。此外，与高血压患者的常规饮食相比，CKD 患者摄取富含钾的食物（如水果和蔬菜）可降低收缩压和舒张压，但建议密切监测血钾水平[66]，因为高钾血症是晚期 CKD 患者常见的电解质紊乱，不论其是否服用 RAAS 阻滞药和醛固酮受体拮抗药（mineralocorticoid receptor antagonist，MRA），高钾血症会增加各种原因导致死亡的风险，尤其是心血管事件。

最后，定期有氧运动和控制体重与血压水平的改善明确相关，并可减少降压药物的使用[67]。大量饮酒会导致顽固性高血压的风险增加，限制男性每天的乙醇摄入量不超过 28g、女性每天不超过 14g 可显著改善血压水平[68]。

十、药物治疗

药物治疗的目标是联合用药控制并维持血压，并最大限度地提高患者对治疗方案的依从性，药物使用应考虑其对肾脏和心血管系统的影响，重点是要避免复杂的治疗方案、高昂的自费费用和有明显不良反应的药物。个体化治疗应考虑病理生理学和 CKD 的常见并发症[69]。用药方案应简化，使用具有协同作用的不同类别的长效药物，这些药物作用于不同的血压调节系统，达到增加肾脏钠的排泄并抑制 RAAS 和 SNS 活性的作用。高血压的推荐标准药物治疗方案为 A+C+D（A=ACEI 或血管紧张素受体拮抗药，C= 钙离子通道阻滞药，D= 噻嗪类利尿药），此方案患者耐受性良好[70]。强有力的证据表明，联合治疗方案可以减少高血压患者的心血管事件[71]。

在 GFR 低导致严重钠潴留时，利尿药对于增强钠排泄和维持体液平衡状态至关重要。CKD 患者未使用或未充分使用利尿药是导致耐药性高血

压的常见原因。根据 eGFR 选择合适的利尿药，是 CKD 患者控制高血压的基石[72, 73]。当 GFR≥30ml/（min·1.73m^2）时，噻嗪类利尿药通常是首选药物；尽管一些小型研究证实了噻嗪类利尿药在 GFR＜30ml/（min·1.73m^2）时的疗效，但当 GFR 较低时，建议使用更强效的襻利尿药[74]。为避免 CKD 患者出现反调节性的钠重吸收和血容量增多，若未使用长效利尿药（如氯噻酮或托拉塞米）时，应增加利尿药的剂量和使用频率。

此外，联合使用襻利尿药和噻嗪类利尿药对于肾单位钠离子通道的顺序阻断是非常有效的，但注意需密切监测血清肌酐变化和电解质浓度[75]。

ACEI 和 ARB 对于可以耐受的 CKD 患者来说是最重要的一类药物，因为它们具有疗效好、不良反应相对较低、保护肾脏的作用，并能降低肾脏和心血管事件的风险[76]。RAAS 阻滞药通过降低肾小球内压力来减少蛋白尿，从而发挥其保护肾脏的作用，GFR 降低和血清肌酐升高在 30% 内是生理性且可接受的[77]。除非并发持续难治性高钾血症，否则不应停止使用 RAAS 阻滞药。两种更安全的新型钾离子结合剂——帕替罗默和环硅酸锆钠（ZS-9）获得批准，使肾脏科医生在处理使用 RAAS 阻滞药治疗的晚期 CKD 患者的高钾血症时有更多的选择，如果继续使用 RAAS 阻滞药的益处超过停药所带来的风险，这两种新药可以起到很好的辅助作用。帕替罗默是一种不被吸收的多聚物，以 Ca^{2+} 交换 K^+，其最常见的不良反应是剂量相关的低镁血症。由于存在显著的药物相互作用，帕替罗默需要与其他口服药物间隔 3～6h 服用。ZS-9 是一种不可吸收的无机结晶化合物，在肠道内以 Na^+ 和 H^+ 交换 K^+ 和 NH_4^+[78, 79]。开始使用 RAAS 阻滞药后，若血清肌酐上升超过 30%，可能是由于有效循环血量不足、使用 NSAID 药物或双侧肾动脉狭窄，这需要进一步调查。

应当避免联合使用 RAAS 阻滞药，因为这会导致严重高钾血症、低血压和急性肾衰竭等严重不良反应[80]。CCB 与 ACEI 的联合应用可能对减缓 CKD 的进展更有效，尤其是在黑种人患者中[81]。与非二氢吡啶类 CCB 相比，二氢吡啶类 CCB 没有抗尿蛋白作用，但却是更强效的降压药物，其常见的不良反应是下肢水肿，是由于药物对毛细血管前动脉具有较高的扩张效应，利尿药对此症状无效，使用 ACEI 或 ARB 可以使此症状缓解或消失。

对于使用 A+C+D 联合治疗方案仍无法控制血压的患者，需要寻找发病机制；对于使用联合治疗方案无效且低肾素状态的患者，醛固酮受体拮抗药或醛固酮拮抗药是第四种推荐选择的药物[82]。螺内酯最常见的不良反应是乳房胀痛，伴或不伴乳房增大，在男性和使用较高剂量时（如 50～100mg/d）更常见。非甾体选择性 MRA 依普利酮与该不良反应的关联较小。MRA 与 ACEI 或 ARB 的联合使用虽然不被禁止，但需要密切监测血清钾和肌酐水平。对于正在服用 NSAID 药物或有糖尿病或 GFR＜30ml/（min·1.73m^2）或血清钾浓度＞4.5mmol/L 的患者来说，出现高钾血症的风险会增加；对于血压不受控制且存在明显蛋白尿的患者，阿米洛利已被证实是一种有效的附加治疗药物，它是一种阻断上皮细胞钠离子通道的间接醛固酮拮抗药[59]。

β 受体拮抗药更常用于合并有心脏疾病（如缺血性心脏病或心力衰竭）的患者[83]，如果能适应，非选择性的 α 兼 β 受体拮抗药更有效。可乐定是一种非常有效的中枢类降压药物，但需要频繁给药；该药有严重的不良反应，如果使用超过 0.6mg/d 的剂量而错过了一次给药，就会出现反跳性高血压。强效血管扩张药，如肼屈嗪或米诺地尔，不良反应发生率较高，包括下肢水肿和心动过速。最后，在交感神经系统活性增加和（或）动脉硬化的情况下，使用多沙唑嗪等 α 受体拮抗药可能对血压控制和血管重塑有利，该药物的主要不良反应是头晕。

CKD 高血压管理中的一个重要因素是晨型治疗。例如，在睡前至少服用一种降压药物可能与更好的 24h 平均血压控制相关，并可能达到非杓型患者所期望的夜间降压，从而降低心血管事件的风险[84]。CKD 合并顽固性高血压的患者预后不良[27]。随着时间推移，与达到目标血压的患者相比，他们更有可能出现死亡、心肌梗死、充血性心力衰竭、脑卒中或 CKD 恶化等综合结局[85]。

结论

高血压是心血管疾病的主要可控危险因素。CKD 既是未控制高血压常见原因和并发症，也是心血管疾病的独立危险因素。高血压和 CKD 之间的相互作用是复杂且双向的，它增加了不良心血管事件的风险，在 CKD 中尤为显著，因为 CKD 常合并顽固性高血压。CKD 相关高血压的主要发病机制包括钠调节异常、交感神经系统活性增加及 RAAS 的改变，所有这些在确定药物治疗方法（如降压药）及非药物治疗方法中均发挥着重要作用。诊室外血压测量，包括动态血压监测，可以更好地评估 CKD 患者常见的昼夜血压变化情况。顽固性高血压可能需要高血压专家进行评估，以排除假性抵抗和可治疗的继发性原因。

参考文献

[1] National Kidney Foundation. K/DOQI clinical practice guidelines for chronic kidney disease: evaluation, classification, and stratification. Am J Kidney Dis. 2002;39(2 Suppl. 1):S1–S266.

[2] Kidney Disease: Improving Global Outcomes (KDIGO) CKD Work Group. KDIGO 2012 clinical practice guideline for the evaluation and management of chronic kidney disease. Kidney Int Suppl. 2013;3: 1–150.

[3] Ggg Levey AS, et al. National Kidney Foundation practice guidelines for chronic kidney disease: evaluation, classification, and stratification. Ann Intern Med. 2003;139:137–47.

[4] Weiner DE, et al. Chronic kidney disease as a risk factor for cardiovascular disease and all-cause mortality: a pooled analysis of community-based studies. J Am Soc Nephrol. 2004;15:1307–15.

[5] Van der Velde M, Matsushita K, Coresh J, Astor BC, Woodward M, Levey A, de Jong P, Gansevoort RT, Chronic Kidney Disease Prognosis Consortium, et al. Lower estimated glomerular filtration rate and higher albuminuria are associated with all-cause and cardiovascular mortality. A collaborative meta-analysis of high-risk population cohorts. Kidney Int. 2011;79:1341–52.

[6] Garg AX, Clark WF, Haynes RB, House AA. Moderate renal insufficiency and the risk of cardiovascular mortality: results from the NHANES I. Kidney Int. 2002;61:1486–94.

[7] Bright R. Cases and observations illustrative of renal disease accompanied with the secretion of albuminous urine. Guy's Hosp Trans. 1836;1:338–79.

[8] Ronco C, Haapio M, House AA, Anavekar N, Bellomo R. Cardiorenal syndrome. J Am Coll Cardiol. 2008;52:1527–39.

[9] United States Renal Data System. USRDS annual data report: epidemiology of kidney disease in the United States. Bethesda: National Institutes of Health, National Institute of Diabetes and Digestive and Kidney Diseases; 2016. p. 2016.

[10] Goff DC Jr, Lloyd-Jones DM, Bennett G, et al. 2013 ACC/AHA guideline on the assessment of cardiovascular risk: a report of the American College of Cardiology/American Heart Association Task Force on Practice Guidelines. J Am Coll Cardiol. 2014;63(25 Pt B):2935–59.

[11] van der Zee S, Baber U, Elmariah S, Winston J, Fuster V. Cardiovascular risk factors in patients with chronic kidney disease. Nat Rev Cardiol. 2009;6:580–9.

[12] Kottgen A, Russell SD, Loehr LR, et al. Reduced kidney function as a risk factor for incident heart failure: the Atherosclerosis Risk In Communities (ARIC) study. J Am Soc Nephrol. 2007;18:1307–15.

[13] Abramson JL, Jurkovitz CT, Vaccarino V, Weintraub WS, McClellan W. Chronic kidney disease, anemia, and incident stroke in a middle-aged, community-based population: the ARIC study. Kidney Int. 2003;64:610–5.

[14] Wattanakit K, Folsom AR, Selvin E, Coresh J, Hirsch AT, Weatherley BD. Kidney function and risk of peripheral arterial disease: results from the Atherosclerosis Risk In Communities (ARIC) study. J Am Soc Nephrol. 2007;18:629–36.

[15] Mathew RO, Bangalore S, Lavelle MP, et al. Diagnosis and management of atherosclerotic cardiovascular disease in chronic kidney disease: a review. Kidney Int. 2016;91(4):797–807.

[16] Levin A, Singer J, Thompson CR, Ross H, Lewis M. Prevalent LVH in the predialysis population: identifying opportunities for intervention. Am J Kidney Dis. 1996;27:347–54.

[17] Moe SM, Chen NX. Mechanisms of vascular calcification in chronic kidney disease. J Am Soc Nephrol. 2008;19:213–6.

[18] Kestenbaum B, et al. Serum phosphate levels and mortality risk among people with chronic kidney disease. J Am Soc Nephrol. 2005;16: 520–8.

[19] Wen CP, Cheng TYD, Tsai MK. All-cause mortality attributable to chronic kidney disease: a prospective cohort study based on 462 293 adults in Taiwan. Lancet. 2008;371:2173–82.

[20] Whelton PK, et al. 2017 ACC/AHA/AAPA/ABC/ACPM/AGS/APhA/ ASH/ASPC/NMA/PCNA guideline for the prevention, detection, evaluation, and management of high blood pressure in adults: a report of the American College of Cardiology/American Heart Association Task Force on clinical practice guidelines. Circulation. 2018;138: e484–594.

[21] World Health Organization. A global brief on hypertension: silent killer, global public health crisis. World Health Day 2013. Geneva: World Health Organization; 2013. p. 1–39.

[22] Murray CJ, Lopez AD. Measuring the global burden of disease. N Engl J Med. 2013;369:448–57.

[23] GBD 2017 Causes of Death Collaborators, G. A., et al. Global, regional, and national age-sex-specific mortality for 282 causes of death in 195 countries and territories, 1980–2017: a systematic analysis for the global burden of disease study 2017. Lancet. 2018;392:1736–88.

[24] Ettehad D, et al. Blood pressure lowering for prevention of cardiovascular disease and death: a systematic review and meta-analysis. Lancet. 2016;387:957–67.

[25] Anderson AH, et al. Time-updated systolic blood pressure and the progression of chronic kidney disease: a cohort study. Ann Intern Med.

2015;162:258–65.

[26] Muntner P, Anderson A, Charleston J, Chen Z, Ford V, Makos G, et al. Hypertension awareness, treatment, and control in adults with CKD: results from the Chronic Renal Insufficiency Cohort (CRIC) study. Am J Kidney Dis. 2010;55:441–51.

[27] De Nicola L, Gabbai FB, Agarwal R, Chiodini P, Borrelli S, Bellizzi V, et al. Prevalence and prognostic role of resistant hypertension in chronic kidney disease patients. J Am Coll Cardiol. 2013;61:2461–7.

[28] Pickering TG, Hall JE, Appel LJ, Falkner BE, Graves J, Hill MN, et al. Recommendations of blood pressure measurement in humans and experimental animals. Part 1: blood pressure measurement in humans. A statement for professionals from the Subcommittee of Professional and Public Education of the American Heart Association Council on High Blood Pressure Research. Circulation. 2005;111:697–716.

[29] Clark CE, Taylor RS, Shore AC, Ukoumunne OC, Campbell JL. Association of a difference in systolic blood pressure between arms with vascular disease and mortality: a systematic review and metaanalysis. Lancet. 2012;379:905–14.

[30] Drawz PE, Abdalla M, Rahman M. Blood pressure measurement: clinic, home, ambulatory, and beyond. Am J Kidney Dis. 2012;60: 449–62.

[31] de la Sierra A, Segura J, Banegas JR, Gorostidi M, de la Cruz JJ, Armario P, et al. Clinical features of 8295 patients with resistant hypertension classified on the basis of ambulatory blood pressure monitoring. Hypertension. 2011;57:898–902.

[32] Agarwal R, Pappas MK, Sinha AD. Masked uncontrolled hypertension in CKD. J Am Soc Nephrol. 2016;27:924–32.

[33] Fagard RH, Cornelissen VA. Incidence of cardiovascular events in white-coat, masked and sustained hypertension versus true normotension: a meta-analysis. J Hypertens. 2007;25:2193–8.

[34] Kanno A, Kikuya M, Asayama K, Satoh M, Inoue R, Hosaka M, et al. Night-time blood pressure is associated with the development of chronic kidney disease in a general population: the Ohasama Study. J Hypertens. 2013;31:2410–7.

[35] Drawz PE, Alper AB, Anderson AH, Brecklin CS, Charleston J, Chen J, et al. Masked hypertension and elevated nighttime blood pressure in CKD: prevalence and association with target organ damage. Clin J Am Soc Nephrol. 2016;11:642–52.

[36] Ciobanu AO, Gherghinescu CL, Dulgheru R, Magda S, Dragoi Galrinho R, Florescu M, et al. The impact of blood pressure variability on subclinical ventricular, renal and vascular dysfunction, in patients with hypertension and diabetes. Maedica (Bucur). 2013;8:129–36.

[37] Niiranen TJ, Hänninen MR, Johansson J, Reunanen A, Jula AM. Home measured blood pressure is a stronger predictor of cardiovascular risk than office blood pressure: the Finn-Home study. Hypertension. 2010;55:1346–51.

[38] SPRINT Research Group, Wright JT Jr, Williamson JD, Whelton PK, Snyder JK, Sink KM, et al. A randomized trial of intensive versus standard blood-pressure control. N Engl J Med. 2015;373:2103–16.

[39] McCullough PA, Steigerwalt S, Tolia K, Chen SC, Li S, Norris KC, et al. Cardiovascular disease in chronic kidney disease: data from the Kidney Early Evaluation Program (KEEP). Curr Diab Rep. 2011;11:47–55.

[40] Klahr S, Levey AS, Beck GJ, Caggiula AW, Hunsicker L, Kusek JW, et al. The effects of dietary protein restriction and blood-pressure control on the progression of chronic renal disease. Modification of Diet in Renal Disease Study Group. N Engl J Med. 1994;330:877–84.

[41] Wright JT Jr, Bakris G, Greene T, Agodoa LY, Appel LJ, Charleston J, et al. Effect of blood pressure lowering and antihypertensive drug class on progression of hypertensive kidney disease: results from the AASK trial. JAMA. 2002;288:2421–31.

[42] Ruggenenti P, Perna A, Loriga G, Ganeva M, Ene-Iordache B, Turturro M, et al. Blood-pressure control for renoprotection in patients with non-diabetic chronic renal disease (REIN-2): multicentre, randomised controlled trial. Lancet. 2005;365:939–46.

[43] Upadhyay A, Earley A, Haynes SM, Uhlig K. Systematic review: blood pressure target in chronic kidney disease and proteinuria as an effect modifier. Ann Intern Med. 2011;154:541–8.

[44] Margolis KL, O'Connor PJ, Morgan TM, et al. Outcomes of combined cardiovascular risk factor management strategies in type 2 diabetes: the ACCORD randomized trial. Diabetes Care. 2014;37(6):1721–8.

[45] Cheung AK, Rahman M, Reboussin DM, et al. Effects of intensive BP control in CKD. J Am Soc Nephrol. 2017;28(9):2812–23.

[46] Hamrahian SM. Management of hypertension in patients with chronic kidney disease. Curr Hypertens Rep. 2017;19:43.

[47] Klein IH, Ligtenberg G, Neumann J, Oey PL, Koomans HA, Blankestijn PJ. Sympathetic nerve activity is inappropriately increased in chronic renal disease. J Am Soc Nephrol. 2003;14:3239–44.

[48] Bidani AK, Polichnowski AJ, Loutzenhiser R, Griffin KA. Renal microvascular dysfunction, hypertension and CKD progression. Curr Opin Nephrol Hypertens. 2013;22:1–9.

[49] He J, Whelton PK. Salt intake, hypertension and risk of cardiovascular disease: an important public health challenge. Int J Epidemiol. 2002;31:322–7.

[50] Koomans HA, Roos JC, Boer P, Geyskes GG, Mees EJ. Salt sensitivity of blood pressure in chronic renal failure. Evidence for renal control of body fluid distribution in man. Hypertension. 1982;4:190–7.

[51] Briet M, Boutouyrie P, Laurent S, London GM. Arterial stiffness and pulse pressure in CKD and ESRD. Kidney Int. 2012;82:388–400.

[52] Luft FC, Weinberger MH. Review of salt restriction and the response to antihypertensive drugs: satellite symposium on calcium antagonists. Hypertension. 1988;11:I-229–32.

[53] Boudville N, Ward S, Benaroia M, House AA. Increased sodium intake correlates with greater use of antihypertensive agents by subjects with chronic kidney disease. Am J Hypertens. 2005;18:1300–5.

[54] Johnson AG, Nguyen TV, Day RO. Do nonsteroidal anti-inflammatory drugs affect blood pressure? A meta-analysis. Ann Intern Med. 1994;121:289–300.

[55] DiBona GF, Kopp UC. Neural control of renal function. Physiol Rev. 1997;77:75–197.

[56] Davis JO, Freeman RH. Mechanisms regulating renin release. Physiol Rev. 1976;56:1–56.

[57] Briet M, Schiffrin EL. Vascular actions of aldosterone. J Vasc Res. 2013;50:89–99.

[58] Kwakernaak AJ, Krikken JA, Binnenmars SH, Visser FW, Hemmelder MH, Woittiez AJ, et al. Effects of sodium restriction and hydrochlorothiazide on RAAS blockade efficacy in diabetic nephropathy: a randomised clinical trial. Lancet Diabetes Endocrinol. 2014;2:385–95.

[59] Svenningsen P, Friis UG, Versland JB, Buhl KB, Møller Frederiksen B, Andersen H, et al. Mechanisms of renal NaCl retention in proteinuric disease. Acta Physiol (Oxf). 2013;207:536–45.

[60] Burnier M, Wuerzner G, Struijker-Boudier H, Urquhart J. Measuring, analyzing, and managing drug adherence in resistant hypertension. Hypertension. 2013;62:218–25.

[61] Muiesan ML, Salvetti M, Rizzoni D, Paini A, Agabiti-Rosei C, Aggiusti C, et al. Resistant hypertension and target organ damage. Hypertens Res. 2013;36:485–91.

[62] Siu AL, U.S. Preventive Services Task Force. Screening for high blood pressure in adults: U.S. preventive services task force recommendation statement. Ann Intern Med. 2015;163:778–86.

[63] Rimoldi SF, Scherrer U, Messerli FH. Secondary arterial hypertension: when, who, and how to screen? Eur Heart J. 2014;35:1245–54.

[64] Vollmer WM, Sacks FM, Ard J, Appel LJ, Bray GA, Simons-Morton DG, et al. Effects of diet and sodium intake on blood pressure: subgroup analysis of the DASH-sodium trial. Ann Intern Med.

2001;135:1019–28.

[65] Singer DR, Markandu ND, Sugden AL, Miller MA, MacGregor GA. Sodium restriction in hypertensive patients treated with a converting enzyme inhibitor and a thiazide. Hypertension. 1991;17:798–803.

[66] Appel LJ, Moore TJ, Obarzanek E, Vollmer WM, Svetkey LP, Sacks FM, et al. A clinical trial of the effects of dietary patterns on blood pressure. DASH Collaborative Research Group. N Engl J Med. 1997;336:1117–24.

[67] Aucott L, Poobalan A, Smith WC, Avenell A, Jung R, Broom J. Effects of weight loss in overweight/obese individuals and long-term hypertension outcomes: a systematic review. Hypertension. 2005;45:1035–41.

[68] Aguilera MT, de la Sierra A, Coca A, Estruch R, Fernandez-Sola J, Urbano-Marquez A. Effect of alcohol abstinence on blood pressure: assessment by 24–hour ambulatory blood pressure monitoring. Hypertension. 1999;33:653–7.

[69] Sica DA. The kidney and hypertension: causes and treatment. J Clin Hypertens (Greenwich). 2008;10:541–8.

[70] Weber MA, Schiffrin EL, White WB, Mann S, Lindholm LH, Kenerson JG, et al. Clinical practice guidelines for the management of hypertension in the community: a statement by the American Society of Hypertension and the International Society of Hypertension. J Clin Hypertens (Greenwich). 2014;16:14–26.

[71] Chalmers J, Arima H, Woodward M, Mancia G, Poulter N, Hirakawa Y, et al. Effects of combination of perindopril, indapamide, and calcium channel blockers in patients with type 2 diabetes mellitus: results from the Action in Diabetes and Vascular Disease: Preterax and Diamicron Controlled Evaluation (ADVANCE) trial. Hypertension. 2014;63:259–64.

[72] Tamargo J, Segura J, Ruilope LM. Diuretics in the treatment of hypertension. Part 1: thiazide and thiazide-like diuretics. Expert Opin Pharmacother. 2014;15:527–47.

[73] Tamargo J, Segura J, Ruilope LM. Diuretics in the treatment of hypertension. Part 2: loop diuretics and potassium-sparing agents. Expert Opin Pharmacother. 2014;15:605–21.

[74] Cirillo M, Marcarelli F, Mele AA, Romano M, Lombardi C, Bilancio G. Parallel group 8–week study on chlorthalidone effects in hypertensives with low kidney function. Hypertension. 2014;63:692–7.

[75] Izzo JL. Value of combined thiazide-loop diuretic therapy in chronic kidney disease: heart failure and reninangiotensin-aldosterone blockade. J Clin Hypertens. 2012;14:344.

[76] Maione A, Navaneethan SD, Graziano G, Mitchell R, Johnson D, Mann JF, et al. Angiotensin-converting enzyme inhibitors, angiotensin receptor blockers and combined therapy in patients with micro-and macroalbuminuria and other cardiovascular risk factors: a systematic review of randomized controlled trials. Nephrol Dial Transplant. 2011;26:2827–47.

[77] Holtkamp FA, de Zeeuw D, Thomas MC, Cooper ME, de Graeff PA, Hillege HJ, et al. An acute fall in estimated glomerular filtration rate during treatment with losartan predicts a slower decrease in long-term renal function. Kidney Int. 2011;80:282–7.

[78] Li L, Harrison SD, Cope MJ, et al. Mechanism of action and pharmacology of patiromer, a nonabsorbed cross-linked polymer that lowers serum potassium concentration in patients with hyperkalemia. J Cardiovasc Pharmacol Ther. 2016;21(5):456–65.

[79] Stavros F, Yang A, Leon A, Nuttall M, Rasmussen HS. Characterization of structure and function of ZS-9, a K+ selective ion trap. PLoS One. 2014;9(12):e114686.

[80] ONTARGET Investigators, Yusuf S, Teo KK, Pogue J, Dyal L, Copland I, et al. Telmisartan, ramipril, or both in patients at high risk for vascular events. N Engl J Med. 2008;358:1547–59.

[81] Weir MR, Bakris GL, Weber MA, Dahlof B, Devereux RB, Kjeldsen SE, et al. Renal outcomes in hypertensive Black patients at high cardiovascular risk. Kidney Int. 2012;81:568–76.

[82] Williams B, MacDonald TM, Morant S, Webb DJ, Sever P, McInnes G, et al. Spironolactone versus placebo, bisoprolol, and doxazosin to determine the optimal treatment for drug-resistant hypertension (PATHWAY-2): a randomised, double-blind, crossover trial. Lancet. 2015;386:2059–68.

[83] Rosendorff C, Lackland DT, Allison M, Aronow WS, Black HR, Blumenthal RS, et al. Treatment of hypertension in patients with coronary artery disease: a scientific statement from the American Heart Association, American College of Cardiology, and American Society of Hypertension. Hypertension. 2015;65:1372–407.

[84] Hermida RC, Diana E, Ayala DE, Mojón A, Fernández JR. Bedtime dosing of antihypertensive medications reduces cardiovascular risk in CKD. J Am Soc Nephrol. 2011;22:2313–21.

[85] Daugherty SL, Powers JD, Magid DJ, Tavel HM, Masoudi FA, Margolis KL, et al. Incidence and prognosis of resistant hypertension in hypertensive patients. Circulation. 2012;125:1635–42.

第 16 章　老年慢性肾病
Chronic Kidney Disease in Elderly

Anju Yadav　著

随着医疗水平的提高和技术的进步，老龄人口越来越多。根据 NHANES 的数据，大约 11% 的美国人患有慢性肾病，在老年人中这一比例可能高达 30%[1]。然而，来自 USRDS 的数据显示，慢性肾病的发病率随着年龄的增长而稳步上升（表 16-1）[2, 3]。65 岁以上的年龄组正在迅速增加，据报道，到 2020 年底将增至 5300 万（图 16-1）[3]。

重要的是，医生熟悉老年人的卫生保健相关问题，使这一人群可以得到适当的照顾。对这一年龄组的评估包括认知、情感、功能、社会、经济和环境状况的评估。根据美国人口普查局（www.census.gov/）的数据，75 岁的老人平均患有 3.5 种慢性病。除衰老外，与 CKD 相关的最常见的共同疾病是高血压、糖尿病、高血脂、吸烟、酗酒和肝脏疾病。

自从使用 MDRD 公式估算 eGFR 以来，许多患者被报道有肾功能的损害。由于 MDRD 公式中代入年龄，这些患者多为老年人。这些患者通常会因为实验报告中低的 eGFR 而转到肾内科。然而，过度转诊可能比不足转诊更好[4]。存在肾病活动现象，如活动性尿沉渣或大量蛋白尿，是肾脏科医生治疗的原因。

然而，70 岁及以上人群的 eGFR 值在 45～59ml/（min·1.73m^2），应谨慎看待。如果观察到肾损害的其他迹象（如蛋白尿和血尿）但并没有观察到 CKD 相关并发症，那么这个范围内的 eGFR 可能与该年龄段 GFR 一致。患者出现肾功能下降的并发症，如贫血、骨矿物质失调和高钾血症需要肾内科治疗。

其他常见于 CKD/终末期肾病（end-stage kidney disease，ESKD）人群中的其他疾病如下。

表 16-1　基于选定特征，18 岁及以上成人选定疾病和状态的年龄调整百分比（标准误差）：美国，2018 年

所选特征		糖尿病	溃　疡	肾　病	肝脏病	关节炎诊断	慢性关节症状
总数		9.5（0.21）	5.6（0.17）	2.2（0.10）	1.7（0.10）	21.4（0.28）	28.4（0.37）
性别	男性	10.2（0.31）	5.0（0.23）	2.2（0.15）	2.0（0.16）	18.9（0.36）	28.2（0.54）
	女性	8.9（0.27）	6.1（0.24）	2.1（0.13）	1.4（0.11）	23.7（0.38）	28.6（0.45）
年龄（岁）	18—44	3.3（0.23）	3.4（0.21）	0.6（0.09）	1.0（0.12）	7.0（0.31）	16.5（0.48）
	45—64	12.9（0.47）	6.9（0.35）	2.4（0.20）	2.6（0.22）	30.3（0.59）	37.6（0.68）
	65—74	22.2（0.79）	10.3（0.55）	5.4（0.41）	3.0（0.31）	48.3（0.93）	48.2（0.90）
	≥75	22.8（0.99）	9.4（0.62）	8.0（0.60）	1.4（0.26）	53.7（1.06）	51.2（1.13）

引自 https://ftp.cdc.gov/pub/Health_Statistics/NCHS/NHIS/SHS/2017_SHS_Table_A-4.pdf.

65 岁以上人口（万）

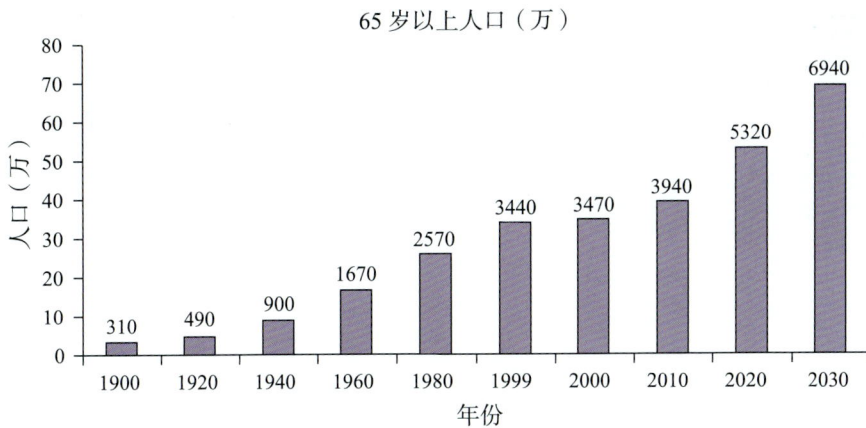

◀ 图 16-1　美国人口普查局预测的 65 岁以上人口
引自 Jocelyn Wiggins.Chap.2, ASN curriculum for geriatric nephrology.

1. 55 岁及以上的透析患者中，70% 有慢性认知障碍，严重程度足以影响他们的依从性和做出明智决定的能力[5]。

2. 据报道，在老年透析人群中，抑郁症患病率高达 45%[6-8]。

3. 代谢性骨病常与年龄相关性骨质疏松症并发。CKD 的心血管结局是复杂的结构性心脏病，如瓣膜功能不全和心房颤动[9, 10]。

4. 神经退行性疾病影响患者的活动能力和认知功能。骨关节炎和神经病变限制了他们的体力活动。随着年龄增长和疾病进展，乏力成为一个问题[5]。表 16-2 列出了人群中可能影响肾病治疗有效性的其他疾病。

CKD 和 ESKD 是我国医疗系统巨大的经济负担。在 2005 年 CKD 的医疗保险费用为 420 亿美元，ESKD 为 200 亿美元。ESKD 的费用是 CKD 的一半，但只有一小部分 CKD 患者进展为 ESKD。根据 NHANES 的数据，大约 11% 的美国人患有 CKD，而仅仅 0.2% 的美国人患有 ESKD。尽管患病率很低，ESKD 仍占整个医疗保险预算的 6.4%[5]。

一、老年慢性肾病患病率

75 岁及以上患者是目前 ESKD 人群中增长最快的人群之一，这很可能反映了人口老龄化和老年人 CKD 的高总体患病率（表 16-1）。因此，对于医疗系统和护理老年慢性肾病患者的提供者来说，一个关键的挑战在于识别出相对较小比例，但绝对数量很大的老年慢性肾病患者，他们是肾功能进行性丧失和最终需要透析的高危人群。大约有一半的患者在没有经过专业的肾病治疗的情况下开始透析，这种情况需要改变[11]。男性、非洲裔美国人种族（主要是中年人）、糖尿病和存在微量或大量蛋白尿是老年 CKD 进展的高危因素[12]。

表 16-2　影响肾病治疗的常见老年病

- 视力 / 听力障碍
- 营养不良 / 体重下降
- 尿失禁
- 平衡 / 步态障碍 / 跌倒
- 复方用药
- 认知障碍、情感性障碍
- 功能受限
- 缺乏社会支持
- 经济困难
- 家居环境 / 安全

二、与年龄相关的肾功能下降

在人类和一些动物中[13]，成年期的肾小球数量是在妊娠 32～36 周确定的[13-15]。在人类中，浅表皮质肾小球的大小与近弓形肾小球的大小不同，直到 2 岁。在这个年龄，所有肾小球的大小都是一样的，肾脏的功能达到了成人水平。每个个体的肾小球数量变化很大，为 247 652～1 825 380 个。肾脏的重量从出生时的 50g 增加到 30—40 岁的 400g，然后减少到 90 岁的 300g[13-15]。后者的减少与肾皮质的损失相关。放射学显示，肾脏的体积在 40 岁以后会减少 10%，到 80 岁时会减少 30%。

横向和纵向研究着眼于肾脏随年龄增长的自然进展。衰老和肾功能下降之间存在线性关系[16, 17]，但没有基础病的老年人有足够的肾储备[15, 18-20]。从 40 岁开始，肌酐清除率的总体下降率为每年 0.87ml/min，与年龄呈负相关。

与 eGFR>60ml/（min·1.73m²）的患者相比，eGFR 降至 50～59ml/（min·1.73m²）不会增加 65 岁及以上患者的死亡风险[21]。这些观察结果引发了一场讨论，即随着年龄的增长，GFR 的减少是否真的应该被认为是不健康的[22]，以及术语"慢性肾病"是否应该替换为"与年龄相关的肾功能减低或与年龄相关的肾功能下降"[23]。

三、肾功能评估

对于评估老年人群 GFR 的最佳方法尚无共识或指导原则。MDRD 和 Cockcroft-Gault 公式在计算中考虑了年龄因素，但在使用标准技术（如同位素清除率）估计 70 岁以上患者的 GFR 时，没有一个公式得到验证。血清胱抑素 C 方程，与肌肉质量无关，可能优于两者，是老年人死亡率的独立危险因素[24-27]。

在这一人群中进行风险评估的研究并不多。高血压、糖尿病等并发症在老年人群中更为普遍，这进一步促进了慢性肾病的发生。因此，CKD 的病程更多地取决于患者的既往病史、整体健康状况和肾脏储备，而不是实际的疾病过程。根据病情的严重程度、进展速度、蛋白尿和活动性尿沉渣的情况，可以做出 CKD 的诊断。还应考虑梗阻性尿路病变、肾动脉狭窄和药物相关的不良反应。

一般来说，老年患者更有可能出现低 eGFR，但不太可能发展为 ESKD。大多数符合 CKD 标准的老年人更有可能在达到 ESKD 之前死亡。即使是 eGFR 严重降低的老年患者也是如此。通常很难知道哪些 CKD 老年患者会进展为 ESKD。重要的是，减缓 CKD 进展的干预措施应该与其他可能相互竞争的生理和心理健康的因素进行优先事项权衡。

四、衰老肾脏的组织学改变

肾脏的四个部分随着年龄的增长而变化，其方式如下[28]。

• 肾小球：基底膜增厚，系膜基质增多，局灶性肾小球硬化，毛细血管襻增生进行性减少，无管状肾小球。

• 足细胞：间歇性融合，脱离，空泡。

• 间质：管状扩张/萎缩，管型，单核细胞浸润，间质性纤维化。

• 血管：传入和传出血管萎缩，血管玻璃样变，肾小球血管。

与年龄相关的肾脏疾病的发病机制主要是导致氧化应激，增加转化生长因子 TGF-β 的表达，糖基化终产物的积累，肾缺血，一氧化氮的丢失导致内皮功能障碍，肾内肾素–血管紧张素系统激活，肾小球高血压，高滤过，衰老，尿酸的慢性效应。

五、衰老肾脏的功能变化

随着年龄的增长，人类和动物的 RBF 都会减少。GFR 降低和更低的肾血浆流量导致滤过分数增加（GFR 除以肾血浆流量）。因此，老年人在低灌注状态下更容易发生急性肾损伤，因为在肾储备下降的情况下，对血管扩张药的反应减弱，对血管收缩药的反应增加。表 16-3 显示了衰老过程中的液体和电解质[29-38]。

内分泌功能与肾激素：红细胞生成素（EPO）水平随着年龄的增长而增加，这是由于 EPO 抵抗增加，但对低血红蛋白结合反应较差[39]。eGFR 低于 60ml/（min·1.73m²）的老年女性钙吸收和 1, 25- 羟

表 16-3 随年龄变化的液体和电解质[29-38]

钠	• 盐负荷后钠排泄受损，钠限制性保守缺陷[a] • 近端钠重吸收增加，远端钠重吸收可能减少	• 收缩期高血压的发展 • 85% 的人群对盐敏感，因此限制钠会导致平均动脉压下降＞10mmHg
钾	• 肾小管减少导致钾排泄受损 • eGFR 下降、醛固酮基础率降低和肾小管间质瘢痕形成损害 Na^+-K^+ATP 酶[b]转运蛋白	• 高钾血症的发生率更高，尤其是使用保钾药物时
酸碱平衡	• 远端肾小管功能受损 • 酸排泄受损 • 血清肾素水平、肾素活性和醛固酮低下	• 酸碱紊乱 • 对低血容量的反应受损
钙	• 恶性肿瘤、甲状旁腺功能亢进症、制动、使用噻嗪类利尿药的住院患者的发生率更高 • 慢性肾病、慢性吸收不良和营养不良	• 这些患者中的 2%～3% 发生高钙血症 • 低钙血症
镁	• 营养不良、泻药、质子泵抑制药、利尿药 • 含镁泻药、慢性肾病	• 7%～10% 的老年人有低镁血症 • 高镁血症
尿酸	• 排泄受损和肾脏疾病发病率增加	• 痛风和高尿酸血症
渗透调节和水处理	• 水处理受损 • 浓度缺陷和稀释功能降低 • 最大尿渗透压和对高渗的口渴反应 • 对抗利尿激素的反应迟钝	• 高钠血症

a. 低钠饮食的委内瑞拉南部印第安人并没有表现出血压随年龄的增长而增加

b. 钠 – 钾 ATP 酶

维生素 D 水平较低，可能是由于衰老的肾脏减少了 25- 羟维生素 D 向 1, 25- 二羟维生素 D 的转化[36]。肾脏通过滤过和近端肾小管摄取和降解去除外周循环中约 50% 的胰岛素。老年人肾功能的下降导致胰岛素清除率下降。这在一定程度上被葡萄糖耐量的降低所抵消，这可能与在老年人中观察到的肥胖频率增加有关[40]。

六、慢性肾病的临床表现

考虑到老年人肾小球和肾小管功能的局限性和变化，即使是最轻微的稳态变化也会对老年人产生更大的影响。由于肾脏储备丧失和缺乏足够的补偿，体液平衡、静脉输液、缺血性损伤、低氧血症和药物氧化对老年人的影响更为严重。因此，低钠血症、高钾血症、高血压和急性肾损伤

的风险增加。

肾小球疾病：除某些肾小球疾病外，肾小球疾病在一般人群中的患病率是相同的。老年人常见合并多种肾小球肾炎（GN），如糖尿病肾病合并肾硬化、动脉粥样硬化等。该人群中常见的肾小球肾炎有膜性肾病、肉芽肿性血管炎（granulomatous polyangiitis，GPA）/ 抗中性粒细胞胞质抗体（antineutrophilic cytoplasmic antibody，ANCA）相关血管炎、膜增生性肾小球肾炎和淀粉样变[41]（图 16-2）。仅有 2% 的系统性红斑狼疮患者在 60 岁以上出现[41]。

肾血管性和动脉硬化性疾病：CKD 患者患高血压的风险增加，反之亦然。众所周知，随着年龄的增长，肾血管性和动脉粥样硬化性疾病的发生率明显增加。对有高血压病史和血肌酐升高

的患者，建议行肾动脉磁共振造影和肾动脉双重扫描[42, 43]。

急性肾损伤：在老年人群的风险增加，尤其是在围术期、功能性肾储备减少、自身调节受损、凝血功能缺陷，会增加对药物肾毒性的敏感性[44]。蛋白尿和 GFR 的突然变化提示肾脏疾病或肾小球肾炎的存在。在年轻人中，也应尽早发现潜在的肾小球肾炎。寡免疫复合物肾炎、IgA 肾病和微小病变性肾病是老年人的疾病[41]。

泌尿系统感染性疾病：随着年龄的增长，无症状性菌尿和有症状泌尿道感染的风险增加。这可能是由于良性前列腺肥大（benign prostatic hypertrophy，BPH）和肾结石的风险增加。长期使用留置导管也可能使他们处于更高的风险中。治疗应基于症状和指南中高危和免疫功能低下状态患者部分。

梗阻性尿路病变：由于前列腺增生、癌症和狭窄，梗阻性尿路病变常见于老年男性。女性的发病率是男性的 1/3，主要是由于生殖泌尿道的恶性肿瘤。超声是评估可疑梗阻的方式，治疗应以病因和复杂性为基础，经常需要涉及泌尿外科和营养学的多学科会诊。

尿失禁：如果发生尿失禁，膀胱容量会减少，排尿后残余膀胱容量会随着年龄的增长而增加 50～100mg。老年人夜尿频率也较高，部分原因是肾浓缩能力下降、前列腺肥大，也可能是睡眠紊乱所致。短暂性尿失禁在老年人中很常见，有多种可治疗的病因，最好通过助记符 "DIAPPERS" 来回忆（delirium/confusional state，谵妄 / 精神错乱状态；infection–urinary，感染 – 尿路；atrophic urethritis/vaginitis，萎缩性尿道炎 / 阴道炎；pharmaceuticals like diuretics，利尿药等药物；psychological-depression，心理 – 抑郁症；endocrine– hypercalcemia，hypokalemia，glycosuria，内分泌 – 高钙血症，低钾血症，糖尿；restricted mobility，活动受限；stool impaction，便秘）[28]。在男性中，最常见的是前列腺梗阻引起的溢出性尿失禁，而在女性中，子宫脱垂往往是病因。如果未及时查明可逆原因，建议转诊至神经科（以排除常压脑积水等情况）或泌尿科。

在没有可逆病因的情况下，尿失禁的非手术治疗方法包括行为疗法和生物反馈、盆底锻炼、药物治疗（如 α 受体拮抗药以减少前列腺肥大）等，若无效则长期置管导尿。大膀胱膨出、阴道穹窿脱垂和前列腺切除术后压力性尿失禁可能需要手术[28]。

血尿：在男性中，血尿是最常见的，也可能与恶性肿瘤、结石、感染有关。40 岁后患膀胱癌的风险增加，肾细胞癌是在 60—70 岁后。血尿需要彻底的泌尿系统检查。这些患者也应评估肾小球疾病。

肾毒性与药物剂量：不幸的是，由于合并症，多种用药在老年人群中极为常见。药物动力学的改变可能与年龄、药物相互作用和疾病有关。药物包括 ACEI、抗生素、抗真菌药物、抗病毒药、抗凝血药、地高辛、索他洛尔、阿片类药物、非

各年龄段原发性肾小球肾炎的发病率（单位：百万人口）

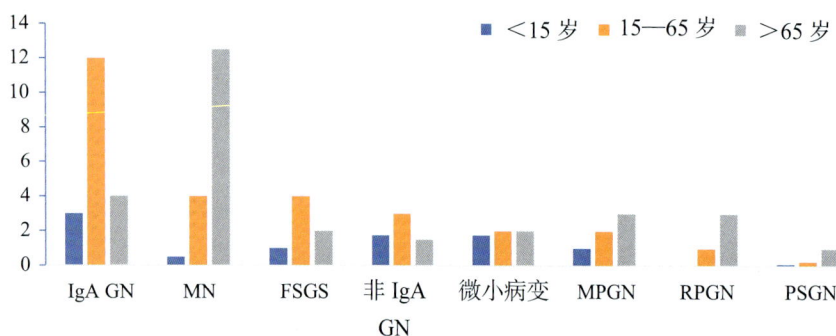

◀ 图 16–2　各年龄发性肾小球肾炎的流行病学
IgA GN. IgA 肾病；MN. 膜性肾病；FSGS. 局灶节段性肾小球硬化性肾小球肾炎；MPGN. 膜增生性肾小球肾炎；RPGN. 急进性肾小球肾炎；PSGN. 链球菌感染后肾炎（改编自 5th edition: Comprehensive Textbook of Nephrology.）

甾体抗炎药、质子泵抑制药、COX2 抑制药、放射对比剂、化疗药、精神药物和抗惊厥药、降糖药（尤其是双胍类药物）、痛风药物等。应仔细研发和监管。

应始终查看药物清单，以发现潜在的药物相互作用。应根据肾功能调整药物剂量。剂量的改变意味着减少实际剂量或减少给药间隔。

老年患者更易发生药物相关性肾毒性，因为他们的肌酐看似正常，并且假定肾功能正常。需要根据年龄、肾功能和是否存在合并症进行调整。特别提及氨基糖苷类、地高辛、普鲁卡因胺、四环素、万古霉素等药物。噻嗪类、利尿药和 SSRI 等药物也会导致电解质紊乱。GN 也可能是由于非甾体抗炎药，双膦酸盐等。

矿物质骨病：肾性骨营养不良和骨质疏松症在老年人中可能共存。治疗的选择应结合每位患者的个人既往病史。DEXA 骨质疏松症扫描是一项理想的研究。应常规检测钙、磷、甲状旁腺激素和维生素 D 水平。应根据水平提供适当的治疗。生活方式的改变，如运动、戒烟、体重管理同样重要。钙、维生素 D 补充药、双膦酸盐、拟钙药、激素替代疗法等是可用的选择。

七、终末期肾病与肾脏替代治疗

USRDS 收集的数据显示，ESKD 是老年人的疾病，50 岁以后发病人数显著上升。开始肾脏替代治疗的平均年龄为男性 62.3 岁，女性 63.4 岁。70—79 岁年龄组的 ESKD 发病高峰为每年 15 000 例或每百万人口 1543 例（图 16-3）（USRDS，2018 年数据）。

在突发性 ESKD 患者中，1 年生存率在 79 岁之后呈下降趋势。这可能反映了老年患者的倾向，有很大的疾病负担，拒绝透析。在过去的 25 年中，发病率稳步上升，70—79 岁年龄组与 80 岁年龄组之间的发病率差距正在缩小（图 16-4）（USRDS，2018 年数据）。

然而，透析会降低生活质量，丧失独立性及透析后长期疲乏 [45—47]。居家透析，如腹膜透析，每天短时间间断透析和夜间透析均为一种耐受性更好的方式，透析后乏力较少见 [48, 49]。对于一些患者来说，血液透析中心给了他们一种社区概念，在那里重要的（有时是唯一的）社会互动。因此，应根据患者的生活方式和社会情况来决定治疗方式。

没有透析前的肾病护理、糟糕的社会经济地位和教育状况是透析开始前与次优护理相关的一些因素。即使在今天，50% 的患者仍使用透析导管进行透析 [50]。

老年人 ESRD 的发生率较高是由于糖尿病或高血压。尽管老年患者 CKD 发病率较高，但 ESRD 的发病率或死亡率远低于心血管疾病的发病率或死亡率 [42]。比起年轻患者，CKD 3 期的老年

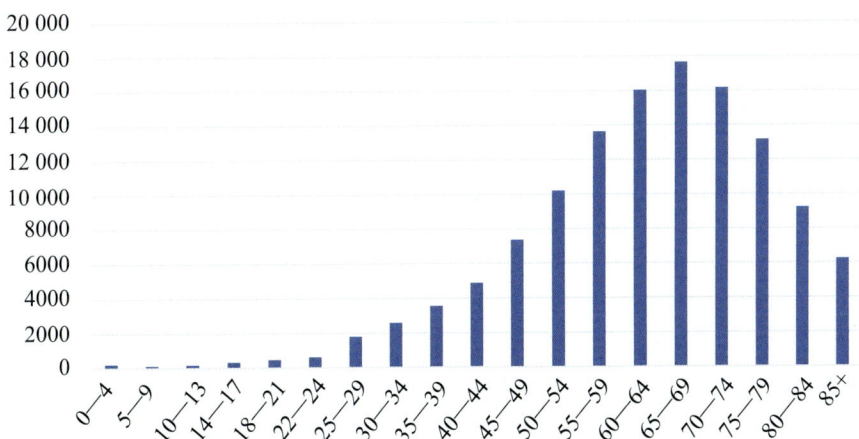

◀ 图 16-3　基于美国肾脏数据系统数据的 2018 年终末期肾病发病率

引自 https://adr.usrds.org/2020/end-stage-renal-disease/5-mortality.

未调整的 1 年生存率：ESRD

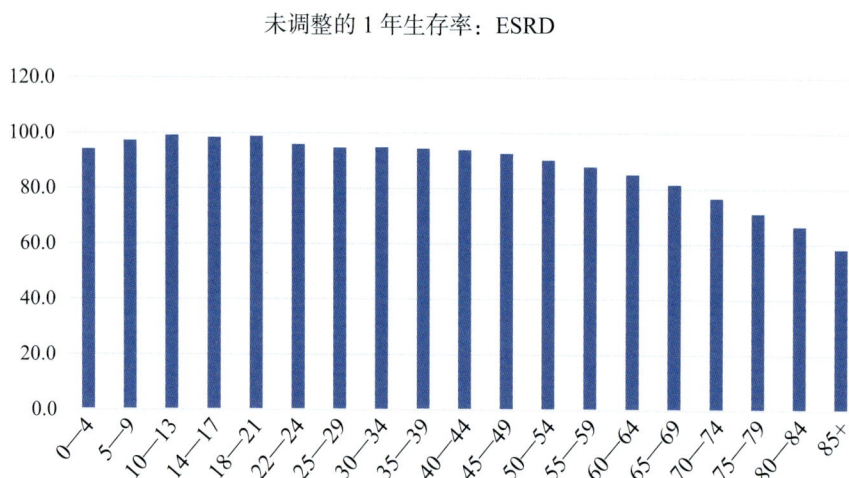

◄ 图 16-4　未调整终末期肾病（ESRD）患者的 1 年生存率
引自 https://adr.usrds.org/2020/end-stage-renal-disease/5-mortality.

患者更有可能死亡，更不可能发展为 ESRD[51]。

这一人群的快速增长，大概会伴随着每个患者透析费用的上升，因为血液透析的成本，65 岁以上的患者比小于 65 岁的平均多 10%～35%。

例如，一个 75 岁的透析患者的实际预期寿命大约是 3 年，而一个没有透析的患者的实际预期寿命是 11 年[52]。那些 90 岁及以上开始透析的患者，1 年生存率为 50%[53]。

确定肾脏替代治疗的决定不再取决于个人的年龄。患者通常在血液透析或腹膜透析方面做得很好，除非有心血管疾病等合并症。与年轻受试者一样，血管通路仍然是血液分析的致命弱点。即使在这个人群中，动静脉瘘的存活也明显大于动静脉移植。在老年 ESRD 患者的治疗中应考虑移植，因为研究清楚地表明，与等待治疗的 ESRD 患者相比，老年人的肾移植死亡率（41%）显著降低[54]。越来越多的老年患者正在接受透析治疗，其中一些人可能从肾移植中受益。对于移植的年龄限制还没有达成共识。一些数据显示移植对 70 岁老年人有好处[55]。然而，在一些移植中心，截止年龄是 70 岁。

老年人免疫风险较低，可以使用巴利昔单抗诱导。整体上他们需要的免疫抑制药较少。然而，

他们移植正常肾脏后死亡率较高，所以整体生存率类似于较年轻的人群。

八、姑息治疗

根据 CMS 的数据，从停止透析到死亡的中位时间为 6 天（IQR 3～12 天）。死亡前停止透析的患者比例从 2000 年的 19.3% 增加到 2012 年的 24.9%。这一数字在 85 岁以上的患者中最高（34.2%），在 20—44 岁的患者中最低（10.9%）。与其他种族（10.2%）相比，白种人透析中断次数最高（27.3%）。这些趋势与患者在临终关怀时利用姑息治疗和临终关怀的选择相吻合，与其他种族相比，白种人使用更多的临终关怀。临终关怀的利用率从 2000 年的 11.4% 稳步上升到 2012 年的 25.4%。85 岁以上患者有 28.9% 使用临终关怀选项，相比之下，20—44 岁年龄组使用临终关怀选项仅为 7%。

终止透析的时间取决于患者的残肾功能、合并症和其他生活方式的选择。我们应鼓励每一个患者进行临终和提前指导讨论。生前遗嘱也同样重要。根据患者对姑息治疗或临终关怀水平的选择，也可以考虑各种保守治疗措施。

参 考 文 献

[1] Razzaque MS. Does renal aging affect survival? Ageing Res Rev. 2007;6:211–22.

[2] Coresh J, Astor BC, Greene T, Eknoyan G, Levey AS. Prevalence of chronic kidney disease and decreased kidney function in the adult US population: Third National health and Nutrition Examination Survey. Am J Kidney Dis. 2003;41:1–12.

[3] Wiggona J. Chapter 2. Why Do We Need a Geriatric Nephrology Curriculum? JASN Curriculum for geritraic nephrology. https://www.asnonline.org/education/distancelearning/curricula/geriatrics/Chapter2.pdf.

[4] Lindeman RD, Tobin J, Shock NW. Longitudinal studies on the rate of decline in renal function with age. J Am Geriatr Soc. 1985;33:278–85.

[5] American Society of Nephrology. American Society of Nephrology kidney disease populations: an occult burden. Adv Chronic Kidney Dis. 2008;15:123–32.

[6] Murray AM, Tupper DE, Knopman DS, Gilbertson DT, Pederson SL, Li S, Smith GE, Hochhalter AK, Collins AJ, Kane RL. Cognitive impairment in hemodialysis patients is common. Neurology. 2006;67:216–23.

[7] Madero M, Gul A, Sarnak MJ. Cognitive function in chronic kidney disease. Semin Dial. 2008;21:29–37.

[8] Kimmel PL, Cohen SD, Peterson RA. Depression in patients with chronic renal disease: where are we going? J Ren Nutr. 2008;18:99–103.

[9] Kimmel PL. Depression in patients with chronic renal disease: what we know and what we need to know. J Psychosom Res. 2002;53:951–6.

[10] Watnick S, Kirwin P, Mahnensmith R, Concato J. The prevalence and treatment of depression among patients starting dialysis. Am J Kidney Dis. 2003;41:105–10.

[11] Collins AJ, Foley R, Herzog C, Chavers B, Gilbertson D, Ishani A, Kasiske B, Liu J, Mau LW, McBean M, Murray A, St Peter W, Xue J, Fan Q, Guo H, Li Q, Li S, Li S, Peng Y, Qiu Y, Roberts T, Skeans M, Snyder J, Solid C, Wang C, Weinhandl E, Zaun D, Zhang R, Arko C, Chen SC, Dalleska F, Daniels F, Dunning S, Ebben J, Frazier E, Hanzlik C, Johnson R, Sheets D, Wang X, Forrest B, Constantini E, Everson S, Eggers P, Agodoa L. Excerpts from the United States Renal Data System 2007 annual data report. Am J Kidney Dis. 2008;51:S1–S320.

[12] Baggio B, Budakovic A, Perissinotto E, Maggi S, Cantaro S, Enzi G, Grigoletto F. ILSA working group: atherosclerotic risk factors and renal function in the elderly: the role of hyperfibrinogenaemia and smoking. Results from the Italian Longitudinal Study on Ageing (ILSA). Nephrol Dial Transplant. 2005;20:114–23.

[13] Hoy WE, Douglas-Denton RN, Hughson MD, Cass A, Johnson K, Bertram JF. A stereological study of the glomerular number and volume: preliminary findings in a multiracial study of kidneys at autopsy. Kidney Int. 2003;63:S31–7.

[14] Manalich R, Reyes L, Herrera M, Melendi C, Fundora I. Relationship between weight and the number and size of renal glomeruli in humans: a histomorphometric study. Kidney Int. 2000;58:770–3. American Society of Nephrology Geriatric Nephrology Curriculum 5.

[15] Epstein M. Aging and the kidney. J Am Soc Nephrol. 1996;7:1106–22. [PMID: 8866401].

[16] Wesson LG Jr. Renal hemodynamics in physiological states. New York: Grune & Stratton; 1969.

[17] Esposito C, Plati A, Mazzullo T, et al. Renal function and functional reserve in healthy elderly individuals. J Nephrol. 2007;20:617–25. [PMID: 17918149].

[18] Jones CA, Francis ME, Eberhardt MS, et al. Microalbuminuria in the U.S. population: Third National Health and Nutrition Examination Survey. Am J Kidney Dis. 2002;39:445–59. [PMID: 11877563].

[19] Rowe JW, Andres R, Tobin JD, et al. The effect of age on creatinine clearance in men: a cross-sectional and longitudinal study. J Gerontol. 1976;31:155–63.

[20] Danziger RS, Tobin JD, Becker LC, Lakatta EE, Fleg JL. The age associated decline in glomerular filtration in healthy normotensive volunteers lack of relationship no cardiovascular performance. J Am Geriatr Soc. 1990;38:1127–32.

[21] O'Hare AM, Bertenthal D, Covinsky KE, et al. Mortality risk stratification in chronic kidney disease: one size for all ages? J Am Soc Nephrol. 2006;17:846–53. [PMID: 16452492].

[22] Glassock RJ. Glomerular disease in the elderly population. Geriatr Nephrol Urol. 1998;8:149–54. [PMID: 10221173].

[23] Glassock RJ, Winnearls C. CKD in the elderly. Am J Kidney Dis. 2008;52:803–4. [PMID: 18805350].

[24] Verhave JC, Fesler P, Ribstein J, et al. Estimation of renal function in subjects with normal serum creatinine levels: influence of age and body mass index. Am J Kidney Dis. 2005;46:233–41. [PMID: 16112041].

[25] Shlipak MG, Wassel Fyr CL, Chertow GM, et al. Cystatin C and mortality risk in the elderly: the health, aging, and body composition study. J Am Soc Nephrol. 2006;17:254–61. [PMID: 16267155].

[26] Schaeffner ES, Ebert N, Delanaye P, et al. Two novel equations to estimate kidney function in persons aged 70 years or older. Ann Intern Med. 2012;157:471–81. [PMID: 23027318].

[27] Fehrman-Ekholm I, Skeppholm L. Renal function in the elderly(70 year old) measured by means of iohexol clearance, serum creatinine, serum urea and estimated clearance. Scand J Urol Nephrol. 2004;38:73–7.

[28] Rosner MH, Lerma EV, Swaminathan S. Chapter 67. Geriatric nephrology. Comprehensive textbook of nephrology. 5th ed. Elsevier Publication.

[29] Fliser D, Franek E, Joest M, et al. Renal function in the elderly: impact of hypertension and cardiac function. Kidney Int. 1997;51:1196–204. [PMID: 9083286].

[30] Burt VL, Whelton P, Roccella EJ, et al. Prevalence of hypertension in the US adult population. Results from the Third National Health and Nutrition Examination Survey, 1988–1991. Hypertension. 1995;25:305–13. [PMID: 7875754].

[31] Weinberger MH, Fineberg NS. Sodium and volume sensitivity of blood pressure. Age and pressure change over time. Hypertension. 1991;18:67–71. [PMID: 1860713].

[32] Oliver WJ, Cohen EL, Neel JV. Blood pressure, sodium intake, and sodium related hormones in the Yanomamo Indians, a "no-salt" culture. Circulation. 1975;52:146–51. [PMID: 1132118].

[33] Streeten DH, Anderson GH Jr, Wagner S. Effect of age on response of secondary hypertension to specific treatment. Am J Hypertens. 1990;3:360–5. [PMID: 2350475].

[34] Stachenfeld NS, Mack GW, Takamata MA, et al. Thirst and fluid regulatory responses to hypertonicity in older adults. Am J Phys. 1996;271:R757–65. [PMID: 8853401].

[35] Kishore BK, Krane CM, Reif M. Molecular physiology of urinary concentration defects in elderly population. Int Urol Nephrol. 2001;33:235–48.

[36] Jacob S, Spinler SA. Hyponatremia associated with selective serotonin-reuptake inhibitors in older adults. Ann Pharmacother. 2006;40:1618–22. [PMID: 16896026].

[37] Musso CG, Miguel R, Algranati L, Dos Ramos Farias E. Renal

potassium excretion: comparison between chronic renal disease patients and old people. Int Urol Nephrol. 2005;37:167–70. [PMID: 16132781].

[38] Agarwal BN, Cabebe FG. Renal acidification in elderly subjects. Nephron. 1980;26:219–95.

[39] Carpenter MA, Kendall RG, O'Brien AE, et al. Reduced erythropoietin response to anaemia in elderly patients with normocytic anaemia. Eur J Haematol. 1992;49:119–21. [PMID: 1446724].

[40] Ershler WB, Sheng S, McKelvey J, et al. Serum erythropoietin and aging: a longitudinal analysis. J Am Geriatr Soc. 2005;53:1360–5. [PMID: 16078962].

[41] National Institute of Diabetes and Digestive and Kidney Diseases. Kidney disease statistics for the United States. NIH publication No. 12–3895; 2012. http://kidney.niddk.nih.gov.proxy1.lib. tju.edu/kudiseases/pubs/kustats/#4; Accessed 5 January 2013.

[42] Weiner DE, Tighiouart H, Elsayed EF, Griffith JL, Salem DN, Levey AS, Sarnak MJ. Inflammation and cardiovascular events in individuals with and without chronic kidney disease. Kidney Int. 2008;73: 1406–12.

[43] Lindeman RD, Tobin JD, Shock NW. Association between blood pressure and the rate of decline in the renal function with age. Kidney Int. 1984;26:861–8.

[44] Chronopoulos A, Rosner MH, Cruz DN, Ronco C. Acute kidney injury in elderly intensive care patients: a review. Intensive Care Med. 2010;36:1454–64. [PMID: 20631983].

[45] Kurella Tamura M, Covinsky KE, Chertow GM, et al. Functional status of elderly adults before and after initiation of dialysis. N Engl J Med. 2009;361:1539–47. [PMID: 19828531].

[46] Jassal SV, Chiu E, Hladunewich M. Loss of independence in patients starting dialysis at 80 years of age or older. N Engl J Med. 2009;361:1612–3. [PMID: 19828543].

[47] Lazarides MK, Georgiadis GS, Antoniou GA, Staramos DN. A meta-analysis of dialysis access outcome in elderly patients. J Vasc Surg. 2007;45:420–6.

[48] Brown EA, Johansson L, Farrington K, et al. Broadening Options for Long-term Dialysis in the Elderly (BOLDE): differences in quality of life on peritoneal dialysis compared to haemodialysis for older patients. Nephrol Dial Transplant. 2010;25:3755–63. [PMID: 20400451].

[49] Couchoud C, Moranne O, Frimat L, et al. Associations between comorbidities, treatment choice and outcome in the elderly with end-stage renal disease. Nephrol Dial Transplant. 2007;22:3246–54. [PMID: 17616533].

[50] DE Obrador GT, Ruthazer R, Arora P, Kausz AT, Pereira BJ. Prevalence of and factors associated with suboptimal care before initiation of dialysis in the United States. J Am Soc Nephrol. 1999;10:1793–800.

[51] Gallagher JC, Rapuri P, Smith L. Falls are associated with decreased renal function and insufficient calcitriol production by the kidney. J Steroid Biochem Mol Biol. 2007;103:610–3. [PMID: 17236758].

[52] U.S. Renal Data System. USRDS 2008 annual data report: atlas of chronic kidney disease and end-stage renal disease in the United States. Bethesda: National Institute of Diabetes and Digestive and Kidney Diseases; 2008.

[53] Kurella M, Covinsky KE, Collins AJ, Chertow GM. Octogenarians and nonagenarians starting dialysis in the United States. Ann Intern Med. 2007;146:177–83.

[54] Segall L, Nistor I, Pascual J, Mucsi I, Guirado L, Higgins R, Van Laecke S, Oberbauer R, Van Biesen W, Abramowicz D, Gavrilovici C, Farrington K, Covic A. Criteria for and appropriateness of renal transplantation in elderly patients with end-stage renal disease. Transplantation. 2016;100(10):e55–e65.

[55] Katz G, Yadav A, Martinez PM, Singh P. Patient and kidney allograft outcomes in septuagenarians—a single Center experience. ATC abstract. Am J Transplant. 2020;20(suppl 3) https://atcmeetingabstracts.com/abstract/patient-and-kidney-allograft-outcomes-in-septuagenarians-a-single-center-experience/.

第 17 章　非肾实体器官移植中的慢性肾病

Chronic Kidney Disease in Non-renal Solid Organ Transplantation

Christina Mejia　Anju Yadav　著

截至 2019 年，有超过 11 万人在等待器官移植[1]。在美国，几乎一半的移植手术是肾移植。约 20% 的病例为原位肝移植，其余 30% 包括心脏、肺、胰腺、肠和联合器官移植（即心肺、肾胰、肝肾）。急性和慢性肾功能不全在非肾实体器官移植（non-renal solid organ transplantation，NR-SOT）中很常见。与其他医疗和外科情况类似，急性肾损伤与 NR-SOT 受者的发病率和死亡率增加有关。在一项 519 例肝、心、肺移植受者的回顾性队列研究中，移植后 AKI 的发生与死亡率会增加 4～9 倍，对于需要肾脏替代治疗的患者，死亡率甚至更高[2]。AKI 还与住院时间延长（约 3 周）和医疗费用增加有关。同时，Ojo 等报道，NR-SOT 后慢性肾病会增加 4.5 倍的死亡风险[3]。由于该人群肾功能不全，对 NR-SOT 受试者的 AKI 和 CKD 的识别、监测和及时治疗非常重要。

一、定义和患病率

在非移植人群中，KDIGO 指南将 CKD 定义为持续 3 个月以上的肾脏结构和功能异常，并根据 eGFR 和蛋白尿水平进行分类（图 17-1）[4]。通常 GFR<60ml/（min·1.73m^2）被认为是 eGFR 降低，而 eGFR<15ml/（min·1.73m^2）被认为是肾衰竭。GFR 是通过使用血清肌酐的方程来估计的，较新的 CKD-EPI 方程通常比 MDRD 和 Cockroft-Gault 方程更受欢迎。蛋白尿筛查使用随机白蛋白与肌酐比率或尿蛋白试纸进行。同时，AKI 有多种定义，但都将 SCr 较基线急性升高或出现少尿作为标准的一部分（表 17-1）[5]。

在 NR-SOT 受者中，CKD 和 AKI 的定义不明确。以肌酐为基础的估算 GFR 的公式尚未在这一人群中得到很好的验证。由于其慢性的潜在疾病和由感染或炎症引起的较高的分解代谢状态，移植候选人和受体通常有肌肉量减少或肌少症导致肌酐生成减少。血流动力学变化，如容量过载和（或）容量耗损，也可能会导致 SCr 的波动，特别是在心脏移植和肝移植候选者及受者中。钙调磷酸酶抑制药、RAAS 抑制药和磺胺甲噁唑 – 甲氧苄啶（SMX-TMP）等药物常用于 NR-SOT 受者，也可能导致 SCr 生理性升高或肾小管肌酐分泌的改变。Broekroelofs 等发现，以肌酐为基础估算 GFR 低估了心脏移植受者 GFR 损失的程度，可能对其他 NR-SOT 受者也是如此[6]。在肝移植受者中，Gonwa 等发现 MDRD 方程比 Cockrott-Gault 和 Nankivell 方程与以 ^{125}I-iothalamate 清除率为金标准的 GFR 的相关性更好[7]。这些研究大多早于 CKD-EPI 方程，在缺乏高质量数据的情况下，MDRD 和 EPI 方程都可能用于 NR-SOT，但要记住它们的局限性[8]。使用 CKD-EPI 基于胱抑素 C 的方程可以解决 SCr 的缺点，但可能成本高昂且不易获得。除了估计 GFR 外，与病史和体检的临床相关性及蛋白尿的评估应始终是该人群肾脏评估的一部分。

据报道，NR-SOT 患者中 CKD 的患病率在 1～6 年的中位随访期内为 8%～83%[3, 9-13]。这种广泛的范围是由于作者使用不同的标准来定义 eGFR 降低和 CKD。Ojo 等利用移植受者科学登记处（Scientific Registry of Transplant Recipients，SRTR）的数据，对 69 000 多名 NR-SOT 受者进

GFR 与蛋白尿分类对 CKD 预后的影响

肾小球滤过率（GFR）和蛋白尿分类对 CKD 预后的影响：KDIGO 2012			持续性蛋白尿分类描述和范围		
			A₁	A₂	A₃
			正常至轻度增高	中度增高	重度增高
			<30mg/g <3mg/mmol	30～300mg/g 3～30mg/mmol	>300mg/g >30mg/mmol

持续性蛋白尿分类描述和范围：A$_1$ 正常至轻度增高 <30mg/g <3mg/mmol；A$_2$ 中度增高 30～300mg/g 3～30mg/mmol；A$_3$ 重度增高 >300mg/g >30mg/mmol

GFR 分类 [ml/（min·1.73m^2）] 描述和范围：

				A$_1$	A$_2$	A$_3$
G$_1$	正常或升高	≥90		绿	黄	橙
G$_2$	轻度下降	60～89		绿	黄	橙
G$_{3a}$	轻度至中度下降	45～59		黄	橙	红
G$_{3b}$	中度至重度下降	30～44		橙	红	红
G$_4$	重度下降	15～29		红	红	红
G$_5$	肾衰竭	<15		红	红	红

▲ 图 17-1　基于 eGFR 和蛋白尿的 CKD 改善全球肾脏病预后组织（KDIGO）分类

绿色：低风险［如无其他肾脏疾病标志物，无慢性肾病（CKD）］；黄色：中度风险；橙色：高风险；红色：非常高风险

表 17-1　急性肾损伤的定义 [5]

定　义	血清肌酐标准	尿量标准
RIFLE	48h 内 SCr 升高 1.5 倍或 eGFR 降低 25%	<0.5ml/（kg·h），持续 6h
AKIN	48h 内 SCr 升高 1.5 倍或 ≥0.3mg/dl	<0.5ml/（kg·h），持续 6h
KDIGO^a	• 48h 内 SCr≥0.3mg/dl • 在过去 7 天内发生或 SCr≥已知基线的 1.5 倍	<0.5ml/（kg·h），持续 6h

a. 根据严重程度进一步分为 1～3 期
RIFLE. 风险、损伤、衰竭、肾功能丧失和终末期肾病；AKIN. 急性肾损伤网络；KDIGO. 改善全球肾脏病预后组织；Scr. 血清肌酐；eGFR. 估算的肾小球滤过率

行了基于人群的队列分析[3]。使用 eGFR<30ml/（min·1.73m^2）来定义 CKD 或需要透析或提前肾移植的 ESRD，移植后第 1 年后心脏、心肺、肠、肝和肺接受者的 CKD 累积发病率分别为 1.9%、1.7%、9.6%、8.0% 和 2.9%。移植 5 年后的累计发病率为心脏 10.9%，心肺 6.9%，肠 21.3%，肝 18.1%，肺 15.8%。28% 的患者出现 ESRD，46% 的患者最终被列为肾移植。同样使用 SRTR 数据，Srinivas 等报道称，1995—2008 年，被列入肾移植名单的 NR-SOT 接受者的数目增加了 2 倍，约占所有等待名单上的 3%[14]。与其他肾移植候选者相比，更多的 NR-SOT 接受者被优先列出[14]。

二、危险因素

NR-SOT 受试者中存在多种 CKD 发生的危险因素，这些危险因素可被视为移植前存在的和移植本身产生的（表 17-2）。既往 CKD 是移植后发生进行性肾功能障碍的明显危险因素。这导致了对这一人群潜在肾脏疾病程度的低估。Ojo 等注意到，在 NR-SOT 之前，约 20% 的 NR-SOT 受试

表 17-2　非肾实体器官移植患者慢性肾病的危险因素		
移植前	围术期	移植后
• 预先存在的慢性肾病 • 高血压 • 糖尿病 • 高脂血症 • 老年人 • 女性 • 乙型和丙型肝炎	• 急性肾损伤 • Cardiorenal 综合征 • Hepatorenal 综合征 • 心肺旁路 • 低血压 / 低血容量 • 败血症 • 动脉硬化 • 接触肾毒素	• CNI 毒性 • BKPVAN • 高血压 • 移植后糖尿病 • 接触肾毒素

BKPVAN. BK 多瘤病毒相关性肾病；CNI. 钙调磷酸酶抑制药

者 eGFR<60ml/（min·1.73m²），约 5% 的 eGFR<30ml/（min·1.73m²）[3]。他们还注意到，在移植前，1%～18% 的受试者有潜在的高血压，3%～9% 的受试者有糖尿病，这两种疾病都是肾病的常见病因。移植时的年龄较大和女性作为不可改变的危险因素被发现与 NR-SOT 后 SCr 翻倍有关[15, 16]。其他危险因素，如乙型和丙型肝炎感染，可引起肾小球肾炎，在没有肾活检的情况下，可能在肝移植候选人中不被发现。APOL-1 高风险基因型与非洲血统患者局灶节段性肾小球硬化等 ESRD 的风险增加有关[17]。其对肾移植供者和受者的影响目前正在研究中，但尚未在 NR-SOT 接受者 CKD 环境中探讨。

既往和反复发作的 AKI 是后来发展为肾功能不全的危险因素。在一般人群中，AKI 导致发生 CKD 的风险增加 8 倍，发生 ESRD 的风险增加 3 倍[5]。Wyatt 等对 519 例 NR-SOT 受者的研究显示，25% 的患者发生肾移植后 AKI，8% 的患者需要肾脏替代治疗[2]。在等待移植的患者中，AKI 可能随着失代偿而发展，导致心肾的恶化，以及在心脏和肝移植患者中分别观察到的肝肾综合征。随着肝功能的恶化，高胆红素血症也可导致色素肾病。在围术期，发生 AKI 的其他危险因素包括低血压、低血容量、败血症、动脉粥样硬化栓塞事件，以及暴露于肾毒素，如碘对比剂、抗生素和非甾体抗炎药物[8]。在 NR-SOT 受者中，重要的是要认

识到，新器官移植后 AKI 可能不会立即或完全逆转[18]。此外，越来越多的用药复杂的患者接受移植，这可能解释了近年来 NR-SOT 中 AKI 数量的增加[19]。

移植后患者的独特之处在于免疫抑制对肾功能的影响。钙调磷酸酶抑制药（CNI）的发现已经彻底改变了移植医学，但也导致了剂量和持续时间依赖的 CNI 肾毒性。环孢素和较小剂量的他克莫司可导致肾血管收缩和缺血性损伤，导致急性和慢性肾功能障碍。当 CNI 水平升高至超出有效治疗水平[20] 或同时使用 RAAS 抑制药时，可能发生 eGFR 的急性抑制。慢性 CNI 肾毒性是长期暴露造成的。在移植后的前 6 个月，可以观察到 eGFR 的急剧下降，对应于较高的 CNI 剂量，随后是较慢的下降和非肾范围蛋白尿。肾活检证实 CNI 肾毒性的诊断。肾活检证实 CNI 肾毒性的诊断。然而，它很少单独用于这一目的，通常被认为是为了排除肾功能障碍的其他原因。慢性 CNI 肾毒性的典型组织病理学表现为间质纤维化的"条状"或"斑马状"外观。除了复发性血管收缩和缺血外，氧化应激和慢性血栓性微血管病是 CNI 肾毒性的其他机制[8]。BK 多瘤病毒相关肾病（BK-PVAN）是免疫过度抑制的结果，在肾移植受者中得到更好的描述。据报道，在 NR-SOT 受者中，BK 病毒血症的流行率为 7%～32%，而在 NR-SOT 受者中，仅报道了少数 BV-PVAN 病例[21-23]。BK-

PVAN 通常表现为 SCr 无症状增加，但出血性膀胱炎是一种罕见的表现。治疗 BK-PVAN 的主要方法是减少免疫抑制。

高血压和糖尿病可在 NR-SOT 后发生，或在移植前有这些疾病的患者可能恶化。CNI 的使用可能导致移植后高血压[8]。移植后新发糖尿病，也称为移植后糖尿病（post-transplant diabetes mellitus，PTDM），在所有 SOT 受者中有 2%～53% 发生[24]。发生 PTDM 的危险因素包括非洲裔美国人和西班牙裔种族、肥胖、年龄较大、糖尿病家族史、丙型肝炎史和移植前糖耐量受损[24]。糖皮质激素通常是诱导和维持免疫抑制方案的一部分，导致高血糖。发现泼尼松龙剂量每增加 0.1mg/（kg·d），PTDM 的风险增加 5%[25]。虽然大多数研究都是针对肾移植受者，但他克莫司比环孢素更容易引起糖尿病，并且被认为是由于 CNI 引起的胰岛素分泌损伤[26]。在胰腺受体中，CNI 也被认为对胰岛细胞产生直接可逆的毒性[27]。与在普通人群中的作用类似，移植后高血压和糖尿病有助于 NR-SOT 受者 CKD 的发展，以及该人群的心血管发病率和死亡率。

NR-SOT 后发生 CKD 的风险因移植的器官而异，特定器官移植有某些独特的因素。心肺移植受者需要进行体外循环和主动脉交叉夹持[18]，即使在非移植手术中，这也与术后 AKI 相关[28]。此外，心肺受者通常处于容量耗尽状态，利尿更剧烈，导致肾前 AKI 发作次数更多[18]。心脏、肺和肠也被认为是比肝脏和肾脏更具有免疫原性的器官，需要更高的 CNI 水平来防止排斥反应。肺移植受者更容易发生真菌感染，暴露于两性霉素与移植后 AKI 的风险增加有关[29]。如前所述，由于乙型和丙型肝炎，肝移植患者可能有潜在的 GN，使其肾功能恶化。Ojo 等报道不同移植器官发生 CKD 的相对危险度（RR）不同，心肺联合的 RR 为 0.48（95%CI 0.36～0.65），单独心脏的 RR 为 0.63（95%CI 0.61～0.66），单独肺的 RR 为 0.99（95%CI 0.93～1.06），以肝移植为参照组的肠受体的 RR 为 1.36（95%CI 1.0～1.86）[3]。

三、预防和管理

在 NR-SOT 受者中，移植前、移植期和移植后的肾脏保护策略与其他临床环境中执行的策略相似。避免低血压，维持血容量，限制非甾体抗炎药、碘对比剂和其他肾毒性药物等肾毒性药物的暴露是很重要的[8]。最佳的血压、血脂和血糖控制都有助于延缓肾脏疾病的进展。专家组关于普通人群高血压、血脂异常和糖尿病的预防、筛查和治疗目标的建议也应适用于 NR-SOT 接受者。

当有高血压和蛋白尿的指征时，应开始使用 ACEI 或 ARB。此外，RAAS 阻滞除在非移植性 CKD 人群中具有公认的肾脏保护作用外，还被认为可以减缓肾脏纤维蛋白生成，并可能降低 CNI 相关肾病的风险[30, 31]。启动 ACEI 或 ARB 的时机应与它们对肾脏的血流动力学影响相平衡，特别是在 AKI 发作后恢复的患者中。SGLT2 抑制药已被证明可以降低 2 型糖尿病合并 CKD 患者心血管事件和肾衰竭的风险[32]，但尚未在移植队列和 PTDM 中得到充分研究。使用 CNI-sparing 策略应该是肾科医生和移植团队之间公开讨论。增加抗代谢物霉酚酸盐的剂量和使用 mTOR 抑制药（如西罗莫司）可以降低 CNI 的剂量和减少肾毒性，但应与排斥风险相平衡[8]。最后，应始终监测移植受者之间的药物相互作用。常用的处方药（如非二氢吡啶 CCB 和其他 CYP3A 抑制药）可能导致超治疗水平的 CNI。

对于进展为 CKD 的 NR-SOT 受者，CKD 相关并发症的监测和管理应遵循 KDIGO 和 KDOQI。医生应进行仔细的心血管检查，寻找终末器官损伤和容量超负荷的迹象。轻微的尿毒症症状，如疲劳和吞咽困难应该是系统检查的一部分。除了一个完整的代谢小组，筛查蛋白尿应常规进行。肾脏超声将显示慢性症状，并有助于排除可能导致肾功能障碍的结构性异常或梗阻。是否需要进行肾活检取决于是否考虑了 CNI 肾毒性以外的某些诊断，而原发性肾脏疾病可能同时发生在 NR-SOT 受者身上。应注意 CKD 相关的贫血、电解质和酸碱异常、骨矿物质疾病。肾病专家的介入应该尽早考虑，因为 CKD 的发展可以预见，特别是长期的 CNI 暴露。

　　随着医学和外科在治疗移植相关并发症方面的进步，NR-SOT 受者的寿命得到了改善，更多的受者达到了 ESRD。及时讨论肾脏替代治疗是至关重要的，以便患者可以准备透析或转介肾移植评估。肾移植仍然是首选的 RRT，因为它比继续透析提供生存优势[33]。由于这些患者在移植团队的密切随访下，早期转诊进行肾移植评估和先发制人的移植应该是目标。NR-SOT 受者可考虑血液透析和腹膜透析。透析方式的选择通常取决于患者的个体因素和偏好，类似于非移植 ESRD 患者。

　　某些患者可考虑同时进行实体器官肾移植。在美国，大多数多器官移植是肝肾移植（simultaneous liver-kidney transplant，SLKT）同时进行，每年也有少量同时进行心肾、肺肾和胰肾移植。移植中心仔细考虑谁应该有资格同时进行实体器官肾移植，因为这将减少近 10 万名等待肾移植的已故捐赠者肾移植池。根据器官共享联合网络（United Network for Organ Sharing，UNOS）政策，对于移植前至少 90 天 GFR<60ml/min 的患者，或 GFR<25ml/min 的持续性 AKI 患者，或至少连续 6 周依赖透析的患者，可以考虑 SLKT[34]。肾脏与其他实体器官同时移植的标准还没有很好的定义。

结论

　　急性和慢性肾病常见于 NR-SOT 受者。由于 GFR 的估计是基于血清肌酐和基于非移植人群的研究，因此在这一人群中定义和检测肾功能障碍仍然是一个挑战。钙调磷酸酶抑制药的使用会导致慢性肾毒性，但各种移植前、移植中和移植后的因素也会导致 NR-SOT 受者发生 AKI 和 CKD。NR-SOT 受者的肾脏保护策略和 CKD 及其并发症的管理应遵循适用于非移植人群的一般专家指南。因为肾功能不全对于移植患者很重要，发现问题，监测，及时治疗对 NR-SOT 患者很重要。

参考文献

[1] Transplant trends. UNOS. Accessed 3 Dec 2019. https://unos.org/data/transplant-trends/.

[2] Wyatt CM, Arons RR. The burden of acute renal failure in nonrenal solid organ transplantation. Transplantation. 2004;78(9):1351–5. https://doi.org/10.1097/01.tp.0000140848.05002.b8.

[3] Ojo AO, Held PJ, Port FK, Wolfe RA, Leichtman AB, Young EW, Arndorfer J, Christensen L, Merion RM. Chronic renal failure after transplantation of a nonrenal organ. N Engl J Med. 2003;349(26):2563–5. https://doi.org/10.1056/nejm200312253492617.

[4] Kidney Disease: Improving Global Outcomes (KDIGO). Clinical practice guideline for the evaluation and management of the chronic kidney disease (CKD). 2012. https://kdigo.org/guidelines/ckd-evaluation-and-management/.

[5] Feehally J. Comprehensive clinical nephrology. Edinburgh: Elsevier; 2019.

[6] Broekroelofs J, Stegeman C, Navis G, Haan JD, Bij WVD, Boer WD, de Zeeuw D, Jong PD. Creatinine-based estimation of rate of long-term renal function loss in lung transplant recipients. Which method is preferable? J Heart Lung Transplant. 2000;19(3):256–62. https://doi.org/10.1016/s1053–2498(99)00133–3.

[7] Gonwa TA, Jennings L, Mai ML, Stark PC, Levey AS, Klintmalm GB. Estimation of glomerular filtration rates before and after orthotopic liver transplantation: evaluation of current equations. Liver Transpl. 2004;10(2):301–9. https://doi.org/10.1002/lt.20017.

[8] Bloom RD, Reese PP. Chronic kidney disease after nonrenal solid-organ transplantation. J Am Soc Nephrol. 2007;18(12):3031–41. https://doi.org/10.1681/asn.2007040394.

[9] Ishani A, Erturk S, Hertz MI, Matas AJ, Savik K, Rosenberg ME. Predictors of renal function following lung or heart-lung transplantation. Kidney Int. 2002;61(6):2228–34. https://doi.org/10.1046/j.1523–1755.2002.00361.x.

[10] Myers BD, Newton L. Cyclosporine-induced chronic nephropathy: an obliterative microvascular renal injury. J Am Soc Nephrol. 1991;2(Suppl):S45–52.

[11] O'Riordan A, Wong V, McCormick PA, Hegarty JE, Watson AJ. Chronic kidney disease post-liver transplantation. Nephrol Dial Transplant. 2006;21:2630–6.

[12] Platz K-P, Mueller AR, Blumhardt G, Bachmann S, Bechstein WO, Kahl A, Neuhaus P. Nephrotoxicity following orthotopic liver transplantation: a comparison between cy-closporine and FK506. Transplantation. 1994;58:170–8.

[13] Mccauley J, Thiel DHV, Starzl TE, Puschett JB. Acute and chronic renal failure in liver transplantation. Nephron. 1990;55(2):121–8. https://doi.org/10.1159/000185938.

[14] Srinivas TR, Stephany BR, Budev M, Mason DP, Starling RC, Miller C, Goldfarb DA, Flechner SM, Poggio ED, Schold JD. An emerging population: kidney transplant candidates who are placed on the waiting list after liver, heart, and lung transplantation. Clin J Am Soc Nephrol. 2010;5(10):1881–6. https://doi.org/10.2215/cjn.02950410.

[15] Guitard J, Ribes D, Kamar N, Cointault O, Lavayssiere L, Esposito L,

Rostaing L, Muscari F, Suc B, Peron JM. Predictive factors for chronic renal failure one year after orthotopic liver transplantation. Ren Fail. 2006;28:419–25.

[16] Canales M, Youssef P, Spong R, Ishani A, Savik K, Hertz M, Ibrahim HN. Predictors of chronic kidney disease in long-term survivors of lung and heart-lung transplantation. Am J Transplant. 2006;6:2157–63.

[17] Freedman BI, Moxey-Mims M. The APOL1 long-term kidney transplantation outcomes network—APOLLO. Clin J Am Soc Nephrol. 2018;13(6):940–2. https://doi.org/10.2215/cjn.01510218.

[18] Bloom R, Doyle A. Kidney disease after heart and lung transplantation. Am J Transplant. 2006;6(4):671–9. https://doi.org/10.1111/j.1600–6143.2006.01248. x.

[19] Nadkarni GN, Chauhan K, Patel A, Saha A, Poojary P, Kamat S, Patel S, Ferrandino R, Konstantinidis I, Garimella PS, Menon MC, Thakar CV. Temporal trends of dialysis requiring acute kidney injury after orthotopic cardiac and liver transplant hospitalizations. BMC Nephrol. 2017;18(1) https://doi.org/10.1186/s12882–017–0657–8.

[20] Ruggenenti P, Perico N, Mosconi L, Gaspari F, Benigni A, Amuchastegui CS, Bruzzi I, Remuzzi G. Calcium channel blockers protect transplant patients from cyclosporine-induced daily renal hypoperfusion. Kidney Int. 1993;43(3):706–11. https://doi.org/10.1038/ki.1993.101.

[21] Thomas LD, Vilchez RA, White ZS, Zanwar P, Milstone AP, Butel JS, Dummer S. A prospective longitudinal study of polyomavirus shedding in lung transplant recipients. J Infect Dis. 2007;195:442–9.

[22] Randhawa P, Uhrmacher J, Pasculle W, Vats A, Shapiro R, Eghtsead B, Weck K. A comparative study of BK and JC virus infections in organ transplant recipients. J Med Virol. 2005;77:238–43.

[23] Muñoz P, Fogeda M, Bouza E, Verde E, Palomo J, Bañares R. Prevalence of BK virus replication among recipients of solid organ transplants. Clin Infect Dis. 2005;41(12):1720–5. https://doi.org/10.1086/498118.

[24] Pham P-T, Pham P-M, Pham P-C. New onset diabetes after transplantation (NODAT): an overview. Diabetes Metab Syndr Obes. 2011;175. https://doi.org/10.2147/dmso.s19027.

[25] Hjelmesth J, Hartmann A, Kofstad J, Stenstrm J, Leivestad T, Egeland T, Fauchald P. Glucose intolerance after renal transplantation depends upon prednisolone dose and recipient age 1. Transplantation. 1997;64(7):979–83. https://doi.org/10.1097/00007890–199710150–00008.

[26] Bloom RD, Crutchlow MF. New-onset diabetes mellitus in the kidney recipient: diagnosis and management strategies. Clin J Am Soc Nephrol. 2008;3(Supplement 2) https://doi.org/10.2215/cjn.02650707.

[27] Drachenberg CB, Klassen DK, Wiland A, Weir MR, Fink JC, Cangro CB, Blahut S, Papadimitriou JC. Islet cell damage associated with tacrolimus and cyclosporine: morphological features in pancreas allograft biopsies and clinical correlation. Transplantation. 1999;67(7) https://doi.org/10.1097/00007890–199904150–00834.

[28] Nadim MK, Forni LG, Bihorac A, Hobson C, Koyner JL, Shaw A, Arnaoutakis GJ, Ding X, Engelman DT, Gasparovic H, Gasparovic V, Herzog CA, Kashani K, Katz N, Liu KD, Mehta RL, Ostermann M, Pannu N, Pickkers P, Price S, Ricci Z, Rich JB, Sajja LR, Weaver FA, Zarbock A, Ronco C, Kellum JA. Cardiac and vascular surgery–associated acute kidney injury: the 20th international consensus conference of the ADQI (Acute Disease Quality Initiative) group. J Am Heart Assoc. 2018;7(11) https://doi.org/10.1161/jaha.118.008834.

[29] Rocha PN, Rocha AT, Palmer SM, Davis RD, Smith SR. Acute renal failure after lung transplantation: incidence, predictors and impact on perioperative morbidity and mortality. Am J Transplant. 2005;5(6):1469–76. https://doi.org/10.1111/j.1600–6143.2005.00867. x.

[30] Lin J, Valeri AM, Markowitz GS, Dagati VD, Cohen DJ, Radhakrishnan J. Angiotensin converting enzyme inhibition in chronic allograft nephropathy. Transplantation. 2002;73(5):783–8. https://doi.org/10.1097/00007890–200203150–00022.

[31] Artz MA. Blockade of the renin-angiotensin system increases graft survival in patients with chronic allograft nephropathy. Nephrol Dial Transpl. 2004;19(11):2852–7. https://doi.org/10.1093/ndt/gfh462.

[32] Gogia A, Kakar A, Gangwani A. Canagliflozin and renal outcomes in type 2 diabetes and nephropathy. Curr Med Res Pract. 2019;9(4):164. https://doi.org/10.1016/j.cmrp.2019.07.012.

[33] Cassuto JR, Reese PP, Sonnad S, Bloom RD, Levine MH, Olthoff KM, Shaked A, Abt P. Wait list death and survival benefit of kidney transplantation among nonrenal transplant recipients. Am J Transplant. 2010;10(11):2502–11. https://doi.org/10.1111/j.1600–6143.2010.03292. x.

[34] Simultaneous Liver-Kidney Allocation (SLK) policy changes now in effect. UNOS, June 6, 2019. https://unos.org/news/simultaneous-liver-kidney-allocation-slk-policy-changes-now-in-effect/.

第18章 慢性肾病与妊娠
Chronic Kidney Disease and Pregnancy

Seyed Mehrdad Hamrahian 著

在正常妊娠期间，母体的解剖学和生理学调整改变了全身循环系统和肾脏血流动力学[1, 2]（表18-1）。认识到这些与妊娠相关的肾脏生理变化是必要的，以便识别和解释可能出现的新的肾脏疾病或现有肾脏疾病加重[3]。潜在肾脏疾病者妊娠对母婴发病率和死亡率有重要影响[4]。在妊娠前进行适当的风险评估，了解这些适应性变化非常重要，以及在妊娠期间进行密切监测，及早发现母体和胎儿受损情况。同样，妊娠前基线肾功能、尿液分析和血压记录可以避免在妊娠期间出现的错误分类。

表18-1 妊娠期肾脏的解剖和生理适应	
变 化	临床意义
解剖学：集合系统扩张和肾脏体积增大	• 无症状菌尿升高患肾盂肾炎的风险 • 使真正的梗阻难以诊断
生理 • 全身和肾脏血管扩张 • 血容量增加 • 肾血流量和肾小球滤过率增加 • 肾小管功能改变	• 降低血压 • 生理性水肿和贫血 • 降低血清肌酐、尿素氮 • 轻度增加蛋白尿 • 引起糖尿、高钙尿、低尿酸尿

一、解剖和生理适应

在妊娠期间，肾脏的大小增加，长度增加了1~1.5cm，体积增加高达30%。生理性肾积水的发生是由于孕激素抑制输尿管蠕动，以及乙状结肠使子宫右旋造成输尿管的机械性梗阻（右＞左）。这些生理变化通常在妊娠第20周达到高峰，并在分娩后48h内消退，但也可能持续到产后12周[5]。

血压（blood pressure，BP）在妊娠后不久短暂下降，并在足月恢复正常。这种下降是由于周围血管扩张和血管紧张素Ⅱ对高前列环素和催乳素水平不敏感，增加一氧化氮合成，以及胎盘和黄体产生松弛肽[6]。血流动力学的变化导致前负荷和后负荷的迅速下降，导致心率的代偿性增加和容量恢复机制的激活，包括RAAS。循环血容量增加50%，部分原因是血管紧张素Ⅱ刺激的近端小管钠潴留（500~900mEq），以及在肾单位远端的高醛固酮水平。每搏输出量的上升在妊娠中期使心输出量（cardiac output，CO）增加约40%。这可能会进一步导致细胞外液量增加，体重增加，下肢"良性"水肿。在中期，心输出量和肾血管舒张功能的增加使RBF增加85%。这将导致肾高滤过，GFR增加约50%，血尿素氮和肌酐水平下降[7]。因此，由于GFR方程通常高估或低估真正的肾功能，血清肌酐水平的趋势，甚至微小的增加，提供了更好的肾功能恶化的评估[8]。这些变化会在分娩后3个月内恢复到孕前水平。有趣的是，尽管RAAS活性很高，部分继发于雌激素增加了血管紧张素原的生成，但由于胎盘合成前列腺素的增加，血管紧张素Ⅱ的高血压作用受到抑制。同样，醛固酮相关的钾尿也会被孕酮所削弱，而孕酮则会与盐皮质激素受体竞争[9]。

妊娠发生的一系列的其他生理变化。低渗性低钠血症的发生是由于 AVP 分泌和口渴的渗透阈值下降。一过性尿崩症的发生是由于胎盘血管加压素酶活性高。它通常在足月时发生，而且持续时间短，对合成的 AVP 类似物去氨加压素（DDAVP）有反应，它不被血管加压素酶代谢[10]。妊娠期生理性贫血是由于红细胞质量下降 30%，相比之下，血浆容积增加了 50% 所导致的。同时，由于 1, 25(OH)$_2$D$_3$ 的高生产，尿钙排泄增加，但没有增加肾结石的风险。

高滤过可导致尿微量白蛋白的增加，但 24h 尿蛋白显著超过 300mg 或血尿总是预示着新的肾脏疾病、先前存在肾脏疾病的恶化或肾病的复发。尿酸水平随着 GFR 的升高而降低，在葡萄糖滤过增加的情况下，肾小管重吸收率低导致的糖尿是常见的正常现象。因为孕酮引起过度通气从而产生轻微的呼吸性碱中毒，所以晨尿更偏碱性。血清碳酸氢盐水平一般较低。无症状的细菌尿需要治疗，因为肾集合系统的扩张，可能导致肾盂肾炎、菌血症、脓毒性休克、肾衰竭或中期流产等。

二、正常妊娠急性肾损伤

妊娠相关急性肾损伤是一种罕见但严重的并发症，对孕产妇和胎儿的健康有显著的不良后果[11, 12]。不幸的是，目前还没有关于妊娠相关 AKI 的标准定义。因为 GFR 的增加与肾超滤和血肌酐的降低有关，所以对妊娠相关急性肾损伤进行早期准确的诊断和分型比较困难。虽然 AKI 是可逆的，但受影响的女性患 CKD 的风险增加[13]。急性肾损伤可发生于妊娠早期、妊娠晚期、产后或其他原因[14]（表 18-2）。

三、慢性肾病女性的妊娠

慢性肾病是一组以肾脏结构或功能改变为特征的异质性疾病。低 GFR、高血压和蛋白尿是典型的临床表现，严重程度取决于肾疾病的潜在病因。CKD 的进展导致生育能力下降，长期透析的女性很少妊娠。此外，人绒毛膜促性腺激素水平与 GFR 呈负相关，因此必须谨慎解释结果。基础 CKD 女性妊娠与不良结局的显著危险因素相关[15]。计划妊娠的 CKD 女性最好在妊娠前进行基础肾功能检查，包括血肌酐、BUN、肌酐清除率和蛋白尿，以及全血细胞计数、尿酸、肝酶，从而考虑基础肾脏疾病进展或妊娠后期先兆子痫的高风险。肾功能不全的程度，即使在早期，也是妊娠结局的关键决定因素，风险会逐步增加。从 CKD 1 期到 CKD 5 期，无论是对母亲还是胎儿的影响来看，患者在透析状态下的风险最高[16, 17]。与肾功能正常的女性相比，CKD 1 期、高血压或蛋白尿的女性在妊娠期间应密切随访，因为与肾功能正常的女性相比，先兆子痫、胎儿宫内发育

表 18-2 妊娠期急性肾损伤			
妊娠早期	妊娠晚期	产 后	其他原因
• 妊娠剧吐或自然流产出血引起肾前性氮质血症。严重情况下可能导致肾小管坏死 • 继发于妊娠早期败血症性流产或克雷伯菌性子宫肌肉坏死引发肌红蛋白尿素导致的色素沉着的急性肾小管坏死 • 由产科灾难引起的肾皮质坏死：胎盘早剥、败血症性流产、重度子痫前期、羊水栓塞和胎儿滞留	• 妊娠期急性脂肪肝通常表现为黄疸、腹痛，在严重情况下可能发展成暴发性肝衰竭 • 先兆子痫前期、子痫和溶血、肝酶水平升高、血小板减少（HELLP）综合征	在正常妊娠结束后的几天到几周，由血栓性血小板减少性紫癜/溶血性尿毒症综合征引起	由妊娠子宫、多羊水、肾结石或子宫肌瘤增大导致的阻塞性尿路病变

迟缓、早产、小于胎龄儿、流产或新生儿死亡的风险增加。此外，妊娠可加速肾脏疾病的进展，如血压升高，蛋白尿的增加，GFR 的下降，这是可逆或不可逆的，导致所谓的 CKD 转变，需要比预期更早地开始透析。疾病进展的可能性取决于潜在肾脏疾病的严重程度，而不是类型。除了肾功能不全的程度外，在合并高血压、糖尿病或狼疮等慢性疾病和肾病综合征的情况下，疾病进展的风险也会增加。目前，没有办法预测哪些女性会在妊娠期间或妊娠后立即出现肾功能恶化。同样，终止妊娠也不一定能逆转肾功能的下降 [18, 23]。最后，治疗已有的肾脏疾病显著影响妊娠结局 [24, 25]。

女性 CKD 患者很可能伴有高血压，因为这种关系是双向的。妊娠期高血压伴特征性的肾小球入球小动脉扩张可能在基础疾病中发挥有害作用，因为全身性的血压进入肾小球引起的肾小球内毛细血管压力增高。患有慢性肾病和高血压的女性患先兆子痫的风险增加。

母亲和胎儿的结局取决于母亲在妊娠初期的肾功能 /GFR、潜在的高血压和蛋白尿。任何持续的肾损害，即使是在保留 GFR 和没有高血压失控或大量蛋白尿的情况下，都会增加不良妊娠结局的风险。母亲高的 BUN 水平可以在胎儿肾脏系统发挥渗透式利尿的作用，导致羊水过多、早产，甚至流产。

总之，在基础 CKD 的情况下，妊娠不仅增加了妊娠相关并发症的风险，而且影响了母亲和孩子的生活质量。一般来说，只要在妊娠前处理好血压和蛋白尿，妊娠前肾功能正常的女性不太可能有明显的肾功能丧失。同样，对优化妊娠预后的策略，需要从孕前就开始，并持续到分娩和产后。

在多学科的情况下共同决策是最重要的。孕前咨询和风险分层对于最佳的母婴结局至关重要，应由多学科团队提供，包括一名肾病学家、高风险产科医生和妊娠相关并发症的母胎医学专家。特殊护理包括管理高血压、任何蛋白尿或慢性肾病恶化，预防子痫前期，避免使用肾毒性或致畸形的药物，并根据肾功能调整所有药物的剂量。理想情况下，应在患者处于较早阶段的慢性肾病时讨论妊娠计划，或者在肾移植后再考虑妊娠，因为这样风险相对较低 [26-28]。

四、蛋白尿治疗

蛋白尿应在妊娠前解决和尽量减少，因为蛋白尿的程度与不良的妊娠结局相关。如果是新发的肾病综合征，在妊娠早期明确诊断可以指导治疗 [29]。禁忌使用 RAAS 阻滞药抑制蛋白尿，但外周水肿时可以谨慎使用利尿药 [30]。孕期和母乳喂养期间安全的免疫抑制方案包括泼尼松、硫唑嘌呤和钙调神经磷酸酶抑制药。相比之下，吗替麦考酚酯和环磷酰胺在妊娠期和母乳喂养期间是不安全的。

五、高血压管理

慢性高血压是影响母亲和胎儿预后的危险因素 [31]。相反，孕前强化血压控制可降低不良妊娠结局的风险。理想情况下，患者应在受孕前改用妊娠期可用的降压药，如硝苯地平、拉贝洛尔、肼苯达嗪或甲基多巴。ACEI 和 ARB 在妊娠中晚期有致畸作用，理想情况下应在孕前或不迟于妊娠第 8 周停用，并进行仔细的胎儿影像学检查和监护 [32]。

妊娠期高血压的诊断和定义目前尚无明确的共识。妊娠期高血压疾病的分类见表 18-3 和表 18-4 [33]。一般来说，高血压的定义是收缩压＞140mmHg 与舒张压＞90mmHg [34]。目前还没有最优的妊娠合并或不合并 CKD 患者的血压目标值。妊娠期高血压控制研究（Control of Hypertension in Pregnancy Study，CHIPS）试验将女性随机分为目标血压 85mmHg 的组（严格控制）或 100mmHg（不那么严格的控制），数据显示两组之间不良妊娠结局的风险没有显著差异。然而，在不太严格的组，更多的人发展为严重的高血压（＞160/110mmHg）[35]。

表 18-3	国际妊娠高血压研究学会对妊娠期高血压疾病的分类
慢性高血压	妊娠前已存在或在妊娠<20周时被发现的高血压
妊娠期暂时性高血压	在任何妊娠阶段发生并在妊娠期间无须治疗即可恢复的新发高血压
妊娠期高血压	在妊娠20周或之后发生的新发高血压，并且没有任何子痫前期的特征
子痫前期	在妊娠20周或之后发生的妊娠期高血压，并与表18-4中列出的一种或多种新发疾病同时存在
子痫前期合并慢性高血压	慢性高血压伴有上述定义的子痫前期体征和症状
白大褂高血压	诊室/诊所测量时血压升高，但在诊室之外的环境中血压正常
隐匿性高血压	诊室之外的环境中血压升高，但在诊室/诊所测量时血压正常

表 18-4	国际妊娠高血压研究学会对子痫前期的定义

- 蛋白尿：随机尿蛋白/肌酐>30mg/g 或>300mg/d
- 母亲其他器官功能障碍
  - 肾功能不全（肌酐>1mg/dl）
  - 肝脏受累（转氨酶升高伴或不伴右上腹或上腹疼痛）
  - 神经系统并发症（子痫、精神状态改变、失明、脑卒中或更常见的伴有阵挛、严重头痛、持续性视觉暗点的反射亢进）
  - 血液系统并发症（血小板减少、弥散性血管内凝血、溶血）
- 子宫胎盘功能障碍（胎儿生长受限、脐动脉多普勒波形分析异常、死产）

此外，国际妊娠高血压研究学会（International Society for the Study of Hypertension in Pregnancy，ISSHP）建议将血压维持在110～140/80～85mmHg之间。无论妊娠期高血压疾病如何，当监测到血压≥160/110mmHg 时，需要紧急治疗。

由于不受控制的高血压会增加患有 CKD 的先兆女性患子痫前期的风险，因此家庭血压监测和充分的血压控制对这些患者更为关键。他们应该监测子痫前期的发展迹象，在每次访问时使用尿液分析和临床评估，血液检测应该包括血红蛋白、血小板计数、肝转氨酶、尿酸和肌酐水平。其他预防子痫前期的建议措施包括：在低钙摄入量（<600mg/d）的情况下，补充低剂量阿司匹林（最好是在妊娠第16周前开始每天补充150mg/d）和每天 1.2g 钙[36, 37]。分娩应视胎龄和母胎状况而定。

所有患有慢性高血压、妊娠期高血压或先兆子痫的女性都需要终生随访，因为他们的心血管性风险增加。

六、慢性肾病患者妊娠期前药物与避孕药的使用

CKD 患者使用致畸药物［如 RAAS 阻滞药、他汀类药物和某些免疫抑制药（吗替麦考酚酯、环磷酰胺、利妥昔单抗）］之前，应先行妊娠试验阴性或停用。审查有效的避孕方案也很重要。避孕药的选择可能对潜在的高血压和蛋白尿产生影响，这是药物潜在的不良反应。雌激素/孕激素组合和外源性孕激素均上调 RAAS，导致血压升高和蛋白尿的发生。因此，应密切监测患者高血压和蛋白尿的恶化。单纯使用孕激素治疗对血压没

有显著影响，也不会加重蛋白尿。由于屈西哌酮的抗盐皮质激素活性，应监测晚期 CKD 女性高钾血症的风险[38, 39]。

七、妊娠期慢性肾病的处理

患者需要定期监测肾功能，包括血尿素氮、肌酐、碳酸氢盐和电解质水平、全血细胞计数、尿蛋白 / 肌酐比值和甲状旁腺激素。一般来说，肾毒性药物，包括非甾体抗炎药和安胎药（如吲哚美辛），应避免使用。致畸药物应在备孕前或一旦妊娠试验证实为阳性时停止使用。所有其他药物都应根据 eGFR 进行适当的剂量调整。

与 CKD 相关的贫血应尽早用适当的铁替代物和（或）红细胞生成素刺激药进行治疗。由于对红细胞产生的高需求，以及与妊娠相关的炎症细胞对红细胞生成素产生的抗药性，导致相对红细胞生成素缺乏，通常需要更高剂量的 ESA。继发性甲状旁腺功能亢进和相关的高磷血症可以用钙基磷酸盐结合药和维生素 D 类似物治疗，尽管安全性数据有限。对于有意义的代谢性酸中毒（pH＜7.2），可能需要碳酸氢钠治疗。

在没有胎儿恶化证据的晚期 CKD 或疾病进展中，应尽早开始透析，以防止明显的代谢紊乱和 BUN 水平升高。尿毒症毒素清除不足（BUN 升高）导致胎儿渗透利尿和羊水过多，需要经常评估透析剂量的强化或超滤量的增加，同时密切监测血液透析内 BP[40-42]。总的来说，强化透析方案可显著改善预后。血液透析几乎应该每天进行，以防止明显的液体和代谢转移。透析时间与胎儿结局呈正相关。透析时间越长越频繁，活产率从每周透析＜20h 者的 48% 增加到每周透析＞36h 者的 85%[43, 44]。透析女性的自然流产率高达 50%，但在继续进行的妊娠中，据报道胎儿的总生存率高达 80%。尽管病情加重，患者的预后明显改善，但

出现并发症的风险很高（如子痫前期、早产、胎儿生长受限、胎龄出生体重低），并需要多学科的团队护理方法。在透析开始前妊娠，婴儿生存率更高[45]。

营养支持和正确的体重增加评估是成功妊娠的关键，建议孕中期和孕晚期体重每周增加 0.3～0.5kg。对于需要透析的 ESRD 患者，孕期蛋白质的推荐每天摄入量为 1.5～1.8g/（kg·d）[46]。密切监测血压，因为高血压恶化或叠加先兆子痫的风险增加。同时，要避免透析内低血压，以减少胎盘低灌注和胎儿窘迫的风险。小容量和频繁的腹膜透析可成功地预防间歇性低血压发作。

八、妊娠与肾移植

肾移植能够恢复 ESRD 女性的生育能力。妊娠通常非常成功，特别是对于活体相关供体的移植接受者，以及具有稳定移植物功能的患者，血清肌酐水平持续＜1.5mg/dl，并且在过去 1 年内没有发生排斥反应的情况下，没有或仅有微量蛋白尿，以及使用最小剂量的降压药。一般来说，在稳定的非受损同种异体移植肾功能的患者中，妊娠对移植肾的长期功能没有显著影响。妊娠期间推荐的免疫抑制方案是泼尼松、硫唑嘌呤和钙调神经磷酸酶抑制药。钙调神经磷酸酶抑制药水平应密切监测，因为其分布量增加。吗替麦考酚酯和西罗莫司是禁忌，应在受孕前 6 周停用。尽管与接受透析的女性相比，肾移植患者的预后更好，但与普通人群相比，肾移植患者发生并发症的风险仍然更高[47—49]。

结论

CKD 孕妇的管理是困难和具有挑战性的。为了改善母亲和胎儿的结局，应该采取多学科的方法，包括适当的孕前风险分层咨询，在受孕前优化母亲健康，以及管理潜在的妊娠相关并发症。

参 考 文 献

[1] Krane NK, Hamrahian SM. Pregnancy: kidney diseases and hypertension. Am J Kidney Dis. 2007;49(2):336–45.

[2] Odutayo A, Hladunewich M. Obstetric nephrology: renal hemodynamic and metabolic physiology in normal pregnancy. Clin J Am Soc Nephrol. 2012;7:2073–80.

[3] Hou SH, Grossman SD, Madias NE. Pregnancy in women with renal and moderate renal insufficiency. Am J Med. 1985;78:185–94.

[4] Imbasciati E, Ponticelli C. Pregnancy and renal disease: predictors for fetal and maternal outcome. Am J Nephrol. 1991;11:353–62.

[5] Christensen T, Klebe JG, Bertelsen V, Hansen HE. Changes in renal volume during normal pregnancy. Acta Obstet Gynecol Scand. 1989;68:541–3.

[6] Duvekot JJ, Cheriex EC, Pieters FA, Menheere PP, Peeters LH. Early pregnancy changes in hemodynamics and volume homeostasis are consecutive adjustments triggered by a primary fall in systemic vascular tone. Am J Obstet Gynecol. 1993;169:1382–92.

[7] Davison JM, Dunlop W. Renal hemodynamics and tubular function in normal human pregnancy. Kidney Int. 1980;18:152–61.

[8] Koetje PM, Spaan JJ, Kooman JP, Spaanderman ME, Peeters LL. Pregnancy reduces the accuracy of the estimated glomerular filtration rate based on Cockroft-Gault and MDRD formulas. Reprod Sci. 2011;18:456–62.

[9] Lindheimer MD, Davison JM, Katz AI. The kidney and hypertension in pregnancy: twenty exciting years. Semin Nephrol. 2001;21:173–89.

[10] Lindheimer MD, Barron WM, Davison JM. Osmoregulation of thirst and vasopressin release in pregnancy. Am J Phys. 1989;257(2 Pt 2):F159–69.

[11] Krane NK. Acute renal failure in pregnancy. Arch Intern Med. 1988;148:2347–57.

[12] Nwoko R, Plecas D, Garovic VD. Acute kidney injury in the pregnant patient. Clin Nephrol. 2012;78:478–86.

[13] Greenberg JH, Coca S, Parikh CR. Long-term risk of chronic kidney disease and mortality in children after acute kidney injury: a systematic review. BMC Nephrol. 2014;15:184.

[14] Hayslett JP. Current concepts: Postpartum renal failure. N Engl J Med. 1985;312:1556–9.

[15] Piccoli GB, Cabiddu G, Attini R, Vigotti FN, Maxia S, Lepori N, et al. Risk of adverse pregnancy outcomes in women with CKD. J Am Soc Nephrol. 2015;26(8):2011–22.

[16] Piccoli GB, Attini R, Vasario E, Conijn A, Biolcati M, D'Amico F, Consiglio V, Bontempo S, Todros T. Pregnancy and chronic kidney disease: a challenge in all CKD stages. Clin J Am Soc Nephrol. 2010;5:844–55.

[17] Hou S. Pregnancy in chronic renal insufficiency and end-stage renal disease. Am J Kidney Dis. 1999;33:235–52.

[18] Williams D, Davison J. Chronic kidney disease in pregnancy. BMJ. 2008;336:211–5.

[19] Piccoli GB, Fassio F, Attini R, et al. Pregnancy in CKD: whom should we follow and why? Nephrol Dial Transplant. 2012;27(suppl 3): iii111–8.

[20] Jones DC, Hayslett JP. Outcome of pregnancy in women with moderate or severe renal insufficiency. N Engl J Med. 1985;335:226–32.

[21] Holley JL, Bernardini J, Quadri KHM, Greenberg A, Laifer SA. Pregnancy outcomes in a prospective matched control study of pregnancy and renal disease. Clin Nephrol. 1996;45:77–82.

[22] Piccoli GB, Cabiddu G, Attini R, Vigotti FN, Maxia S, Lepori N, et al. Risk of adverse pregnancy outcomes in women with CKD. J Am Soc Nephrol. 2015;26:2011–22.

[23] Chapman AB, Johnson AM, Gabow PA. Pregnancy outcome and its relationship to progression of renal failure in autosomal dominant polycystic kidney disease. J Am Soc Nephrol. 1994;5:1178–85.

[24] Smyth A, Oliveira GH, Lahr BD, et al. A systematic review and metaanalysis of pregnancy outcomes in patients with systemic lupus erythematosus and lupus nephritis. Clin J Am Soc Nephrol. 2010;5:2060–8.

[25] Purdy LP, Hantsch CE, Molitch ME, et al. Effect of pregnancy on renal function in patients with moderate-to-severe diabetic renal insufficiency. Diabetes Care. 1996;19:1067–74.

[26] Counseling, Bramham K, Lightstone L. Pre-pregnancy counseling for women with chronic kidney disease. J Nephrol. 2012;25:450–9.

[27] Wiles KS, Bramham K, Vais A, Harding KR, Chowdhury P, Taylor CJ, et al. Pre-pregnancy counselling for women with chronic kidney disease: a retrospective analysis of nine years' experience. BMC Nephrol. 2015;16:28.

[28] Piccoli GB, Attini R, Cabiddu G. Kidney diseases and pregnancy: a multidisciplinary approach for improving care by involving nephrology, obstetrics, neonatology, urology, diabetology, bioethics, and internal medicine. J Clin Med. 2018;7:E135.

[29] Kuller JA, D'Andrea NM, McMahon MJ. Renal biopsy and pregnancy. Am J Obstet Gynecol. 2001;184:1093–6.

[30] Bullo M, Tschumi S, Bucher BS, Bianchetti MG, Simonetti GD. Pregnancy outcome following exposure to angiotensin converting enzyme inhibitors or angiotensin receptor antagonists: a systematic review. Hypertension. 2012;60:444–50.

[31] Bramham K, Parnell B, Nelson-Piercy C, et al. Chronic hypertension and pregnancy outcomes: systematic review and meta-analysis. BMJ. 2014;g2301:348.

[32] Diav-Citrin O, Shechtman S, Halberstadt Y, et al. Pregnancy outcome after in utero exposure to angiotensin converting enzyme inhibitors or angiotensin receptor blockers. Reprod Toxicol. 2011;31:540–5.

[33] Brown MA, et al. The hypertensive disorders of pregnancy: ISSHP classification, diagnosis & management recommendations for international practice. Pregnancy Hypertens. 2018;13:291–310.

[34] Report of the National High Blood Pressure Education Program Working Group on high blood pressure in pregnancy. Am J Obstet Gynecol. 2000;183:S1–S22.

[35] Magee LA, von Dadelszen P, Rey E, Ross S, Asztalos E, Murphy KE, et al. Less-tight versus tight control of hypertension in pregnancy. N Engl J Med. 2015;372:407–17.

[36] Rolnik DL, Wright D, Poon LC, O'Gorman N, Syngelaki A, de Paco Matallana C, et al. Aspirin versus placebo in pregnancies at high risk for preterm preeclampsia. N Engl J Med. 2017;377:613–22.

[37] Hofmeyr GJ, Duley L, Atallah A. Dietary calcium supplementation for prevention of pre-eclampsia and related problems: a systematic review and commentary. BJOG. 2007;114:933–43.

[38] ACOG practice bulletin no. 206: use of hormonal contraception in women with coexisting medical conditions. Obstet Gynecol. 2019;133:e128–50.

[39] Burgner A, Hladunewich MA. Contraception and chronic kidney disease. Clin J Am Soc Nephrol. 2020;15(4):563–5.

[40] Krane NK. Hemodialysis and peritoneal dialysis in pregnancy. Hemodial Int. 2001;5:96–100.

[41] BUN, Asamiya Y, Otsubo S, Matsuda Y, Kimata N, Kikuchi K, Miwa N, et al. The importance of low blood urea nitrogen levels in pregnant patients undergoing hemodialysis to optimize birth weight and gestational age. Kidney Int. 2009;75:1217–22.

[42] Intensive hemodialysis, Hladunewich MA, Hou S, Odutayo A, Cornelis T, Pierratos A, Goldstein M, et al. Intensive hemodialysis associates with improved pregnancy outcomes: a Canadian and United States cohort comparison. J Am Soc Nephrol. 2014;25:1103–9.

[43] Piccoli GB, Minelli F, Versino E, Cabiddu G, Attini R, Vigotti FN, et al. Pregnancy in dialysis patients in the new millennium: a systematic review and meta-regression analysis correlating dialysis schedules and pregnancy outcomes. Nephrol Dial Transpl. 2015;31:1905–34.

[44] Piccoli GB, Cabiddu G, Daidone G, Guzzo G, Maxia S, Ciniglio I, et al. The children of dialysis: live-born babies from on-dialysis mothers in Italy-an epidemiological perspective comparing dialysis, kidney transplantation and the overall population. Nephrol Dial Transplant. 2014;29(8):1578–86.

[45] Jesudason S, Grace BS, McDonald SP. Pregnancy outcomes according to dialysis commencing before or after conception in women with ESRD. Clin J Am Soc Nephrol. 2014;9:143–9.

[46] Ikizler TA, Pupim LB, Brouillette JR, Levenhagen DK, Farmer K, Hakim RM, et al. Hemodialysis stimulates muscle and whole body protein loss and alters substrate oxidation. Am J Physiol Endocrinol Metab. 2002;282:E107–16.

[47] McKay DB, Josephson MA, Armenti VT, et al. Reproduction and transplantation: report on the AST consensus conference on reproductive issues and transplantation. Am J Transplant. 2005;5: 1592–9.

[48] Davison JM, Bailey DJ. Pregnancy following renal transplantation. J Obstet Gynaecol Res. 2003;29:227–33.

[49] Levidiotis V, Chang S, McDonald S. Pregnancy and maternal outcomes among kidney transplant recipients. J Am Soc Nephrol. 2009;20: 2433–40.

第 19 章 美国少数族裔的慢性肾病
CKD in Minorities

Xiaoying Deng　　Jingjing Zhang　　著

慢性肾病是一个全球性的公共卫生问题，具有显著的过早发病特征和死亡率。在过去几十年中，CKD 的患病率和发病率有所增加，尤其是在少数民族 / 族裔人群中。尽管不同种族 / 族裔群体的早期 CKD 发生率相似[1-3]，但少数族裔的 ESRD 患病率高于非西班牙裔白种人[1, 4-6]。一些种族 / 族裔群体更容易发生肾损伤，但是一旦他们进展为 ESRD 并予以血液透析，他们的生存率会更高[7-9]。

2006 年，14.7% 的美国人宣称自己是西班牙裔，12.3% 是黑种人，0.8% 是美洲印第安人或阿拉斯加原住民，4.3% 是亚裔，66.5% 是白种人。预测表明，到 2050 年，50% 的美国人口将由少数民族组成[10]。了解少数民族 CKD 的特征对于供应商至关重要，尤其是对于内科医生来说。

我们回顾了美国人群中有关 CKD 差异的最新数据，并重点关注少数族裔 CKD 发生和进展的危险因素。

一、慢性肾病在不同种族 / 族裔群体中的发病率和患病率

粗略估计，在过去 30 年中，每年美国 CKD 1～4 期的患病率为 12.8%～15.5%（图 19-1）[11]。1999—2016 年，CKD 1～4 期成人的百分比保持相对不变。2017 年早期 CKD 的最新数据为 14.8%（表 19-1）（USRDS）[12]。CKD 的大致患病率因种族 / 族裔和地理位置而异[13]。根据 2009—2012 年 NHANES 的数据，16.3% 的非西班牙裔黑种人患有 CKD，而 11.9% 的墨西哥裔美国人和 13.6% 的

非西班牙裔白种人患有 CKD（表 19-2）[14]。调整年龄和性别后患病率相似。

一项大型全国数据分析发现，除了患病率相似之外，调整年龄和危险因素后，该地区的白种人和非洲裔美国人患者的死亡风险与 50 个州相比不再不同，但是对于居住在领地上的西班牙裔和亚洲人来说，仍然要大得多[15]。人们早就知道，与白种人相比，非洲裔美国人在美国的 ESRD 患病率要高得多[16]。究其原因是否是 CKD 的高预防率已被研究者提出。另一个问题是，与非西班牙裔白种人相比，美国其他少数民族的 CKD 患病率是否不同。

在研究非洲裔美国人的 CKD 时，我们需要知道，与非非洲裔美国人相比，非洲裔美国人的肾功能测量存在重要差异。研究发现，在给定的 GFR 下，非洲裔美国人的血清肌酐水平和尿肌酐排泄率更高[17]。因此，非洲裔美国人的 eGFR 将比血清肌酐水平相同的非非洲裔美国人高 20%。

自 2000 年初以来，CKD 在美国的患病率一直保持稳定。从 1988—1994 年的 NHANES 和 1999—2012 年的每 2 年一次，非西班牙裔黑种人的调整后患病率在 2012 年仍然持续增加，与其他种族 / 民族亚组的模式不同，但在统计学上没有显著差异。尽管非洲裔美国人和其他少数民族的 CKD 患病率相似，但 ESRD 在非洲裔美国人中的患病率不成比例地高。在美国，黑种人个体承担着巨大的 ESRD 负担，占 ESRD 患者的 32%，但仅占总人口的 13%[2]。

通过使用来自 NHANES 和 USRDS 数据的

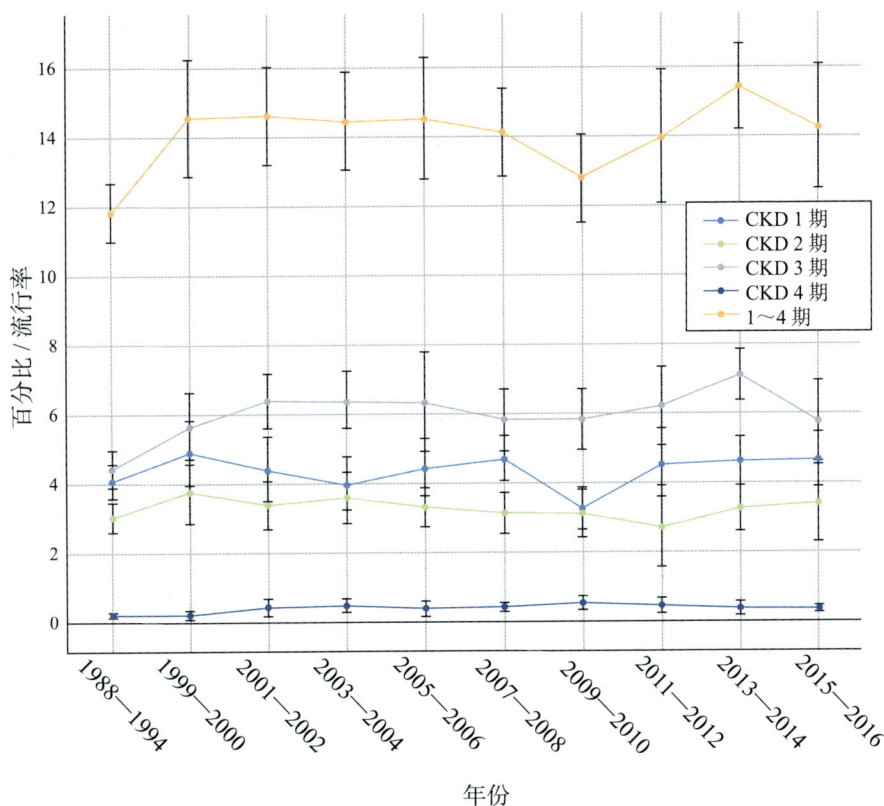

◀ 图 19-1　美国疾病控制和预防中心慢性肾病监测系统
引自 CDC website：https://nccd.cdc.gov/CKD/detail.aspx?Qnum=Q372#refreshPosition[11].

出生队列分析，该研究显示了类似的结果。1991年，每 100 名患有 CKD 的非洲裔美国人中，1996年出现了 5 例新的 ESRD 病例，而每 100 名患有 CKD 的白种人中只有 1 例 ESRD 病例（RR=4.8，95%CI 2.9～8.4）。ESRD 发病率较高并不是因为非洲裔美国人的 CKD 患病率更高[1]。2001—2005年，一项全国退伍军人样本也显示，与白种人患者相比，非洲裔美国人的 ESRD 发生率不成比例地高[2]。Mehtra 的研究提供了一些关于 CKD 年轻黑种人个体死亡风险高于白种人的原因的见解，这排除了更多白种人个体在达到 ESRD 之前死亡的可能性[18]。

除非洲裔美国人外，西班牙裔也占少数族裔人口的大量人口。2011 年，超过 90 000 例患有 ESRD 的美国西班牙裔 / 拉丁裔接受了 HD 治疗，西班牙裔 / 拉丁裔白种人的 ESRD 发病率比非西班牙牙裔白种人高 50%[19]。

在最近一项大型多元化的当代西班牙牙裔 / 拉丁裔队列研究中，西班牙牙裔 / 拉丁裔中年龄调整 CKD 的总体患病率为 13.7%[20]。该研究还发现，西班牙裔和非西班牙裔白种人群体之间 CKD 的总体患病率相似。这表明西班牙裔 / 拉丁裔患者发生 CKD 进展的风险可能增加，或者非西班牙裔白种人 ESRD 发病前的死亡率高于西班牙裔 / 拉丁裔[20]。然而，墨西哥裔美国人与白种人 CKD 患者的结局差异无统计学意义[18]。尽管墨西哥裔美国人的全因和心血管死亡率较高，但没有一个趋势达到统计学意义。

有趣的是，在美国西班牙裔 / 拉丁裔成人中，不同背景人群之间的 CKD 患病率存在显著差异。CKD 的总体患病率为 13.0%，南美背景人群最低（7.4%），波多黎各背景人群最高（16.6%）。在男性中，CKD 的患病率为 15.3%，在南美背景人群中最低（11.2%），在将西班牙裔背景确定为"其他"的人群中最高（16.0%）[20]。

作为美国增长最快的种族或族裔群体，2000年 4 月 1 日至 2003 年 7 月 1 日，亚裔人口激增了

表 19-1　2017 年美国人口中接受血液透析、腹膜透析和移植的终末期肾病患者数量和百分比（按年龄、性别、种族和民族划分）

	总　数	血液透析		腹膜透析		移　植	
	n	*n*	%	*n*	%	*n*	%
年龄（岁）							
0—21	1319	677	51.3	367	27.8	275	20.8
22—44	13 454	10 533	78.2	2011	14.9	920	6.8
45—64	47 191	40 232	85.3	5213	11.0	1746	3.7
65—74	33 735	30 075	89.0	3055	9.0	655	1.9
≥75	28 610	26 614	93.0	1926	6.7	70	0.2
性别							
男性	72 403	62 927	86.9	7394	10.2	2082	29
女性	51 966	45 204	87.0	5178	10.0	1584	3.0
比例							
白种人	83 368	71 379	86.2	8789	10.5	2700	3.2
黑种人/非洲裔美国人	31 965	28 975	90.6	2657	8.3	333	1.0
美洲印第安人或阿拉斯加土著人	1151	1038	90.2	72	6.3	41	3.6
亚洲人	5570	4394	78.9	808	14.5	368	6.6
夏威夷原住民或太平洋岛民	1548	1351	87.3	178	11.5	19	1.2
其他或者多民族	426	344	80.8	54	12.7	28	6.6
未知	341	150	44.0	14	4.1	177	51.9
种族							
西班牙裔	18 361	16 260	88.6	1769	9.6	332	1.8
非西班牙裔	104 620	91 263	87.2	10 734	10.3	2623	2.5
未知	1388	608	43.8	69	5.0	711	51.2

引自 USRDS 2019[12].

1250 万～1350 万（包括亚裔和太平洋岛民族裔）。美国亚裔人口是一个种族多元化的群体，代表了不同的亚洲血统和社会经济背景。据估计，2019 年亚裔人口占美国总人口的 5.6%[21]。与白种人相比，美国亚裔的 ESRD 患病率高 1.5 倍。然而，美国对亚裔的首次大型人群研究表明，ACR 升高的风险相对较高＞300mg/g（A3），但 CKD 风险较低。当然，CKD 的患病率与其他种族/民族相似[22]。

美洲印第安人（AI）有自己的卫生服务，但关于他们的 CKD 发病率的信息仍然很少。审评委的研究计划招募 500 名美洲印第安人，以丰富对这一少数群体的研究。根据印第安人卫生服务

表 19-2　2001—2016 年 NHANES 人群中年龄、性别、种族 / 民族类别中慢性肾病患病率（%）	所有慢性肾病			
	2001—2004 年	2005—2008 年	2009—2012 年	2013—2016 年
年龄（岁）				
20—39	5.4	6.1	5.5	6.3
40—59	9.7	10.1	8.3	10.4
≥60	38.8	34.5	33.1	32.2
性别				
男性	12.7	12.1	12.3	12.9
女性	15.5	16.3	14.6	16.7
种族 / 民族				
非西班牙裔白种人	14.3	14.4	13.6	15.6
非西班牙裔黑种人 / 非洲裔美国人	14.7	16.3	16.1	15.9
墨西哥裔美国人	11.4	11.8	11.9	12.6
其他西班牙裔	13.0	14.9	11.5	11.4
其他非西班牙裔	15.9	11.4	11.7	12.6

引自 USRDS annual report 2018[14].

数据库，2008 年美洲印第安人 / 阿拉斯加原住民（AN）包括至少 330 万人，代表了 560 个部落和国家的不同集合。这些部落的范围从阿拉斯加的小村庄（包括数百人）到美国西南部的大部落，有 250 000 名成员[23]。

一些研究表明，AI/AN 人群的 CKD 发病率增加，如强心研究，这是一项纵向研究，旨在测量 AI/AN 中心血管疾病的危险因素。在所有研究的部落中，白蛋白排泄异常率（20%～50%）都很高[24]。即使没有糖尿病的人也有很高的白蛋白尿异常率（10%～20%）。另一项研究表明，AI/AN 患者的 CKD 发病率是该地区美国复合人群的 2.5 倍以上，其中 CKD 5 期的负担高出 8 倍[25]。

在 AI/AN 人群中，ESRD 的患病率和发病率都是美国白种人的 2 倍。在 AI/AN 中，近 3/4 的 ESRD 病例可归因于糖尿病（主要是 2 型），而其他种族群体的这一比例仅为 40%[23]。

二、不同种族 / 族裔群体中慢性肾病进展为终末期肾病

所有少数民族患者的 CKD 发病率相似，所有少数民族患者的 ESRD 发病率高于白种人患者（表 19-1）。可能的解释是，少数民族患者从 CKD 进展为 ESRD 更快[26, 27]，这种快速进展与 GFR 下降密切相关。

没有关于轻度 CKD 进展为 ESRD 的时间线的数据，但从 CKD 进展为 ESRD 存在显著的种族差异[20, 26-28]。

非洲裔美国人仅占美国人口的 13.4%，亚洲人占 5.9%，西班牙裔占 18.3%[29]。与白种人相比，2014 年 ESRD 患病率在黑种人中约为 3.7 倍，在 AI/AN 中高出 1.5 倍，在亚裔中高出 1.3 倍，在夏

威夷原住民 / 太平洋岛民中高出 9.5 倍[30]。

在美国，已经观察到黑种人群体的肾功能下降速度更快，这可能与社会剥夺或获得医疗保健的差异有关[31, 32]。一项来自加利福尼亚州北部人群的研究显示，即使在社会人口统计学和合并症状态证明后，亚洲人和黑种人的 ESRD 患病率也高于白种人[33]。然而，荷兰的数据显示，医疗系统因素在解释黑白差异方面的作用不如以前认为的那么大[34]。英国的数据还显示，卫生系统不是亚洲人口的一个因素。最近一个位于英国的大型社区管理的糖尿病队列研究了三个地理上连续的东伦敦临床委托组。结果表明，虽然南亚患者，尤其是孟加拉国种族的患者，与白种人群体相比，eGFR 的年度损失最大，死亡风险显著降低，但黑种人群体快速发展的风险最高，发生 ESRD 的风险最高[28]。不过，一些研究并没有显示亚洲人与白种人 eGFR 下降的差异。

三、少数民族慢性肾病进展终末期肾病差异的原因

需要肾脏替代治疗的严重肾脏疾病对黑种人和西班牙裔患者的影响不成比例。对这些差异有一些解释，包括生物学差异、获得护理的机会、共病、社会经济状况（socioeconomic status, SES）和生活习惯。

（一）慢性肾病的危险因素

在美国和全世界，CKD 的主要危险因素是糖尿病（DM）、高血压（HTN）和肥胖。DM 和高血压是美国和许多亚洲国家少数民族 CKD 的危险因素[4]。肾小球肾炎和病因不明是南亚最常见的病因[35]。根据 1999—2000 年的 NHANES 调查，非西班牙裔白种人中 HTN 的患病率为 29.1%，非西班牙裔黑种人为 42.5%，墨西哥裔美国人为 26.1%[36]。少数人群的血压控制较低，仅为 17.7%，而白种人为 33.4%[37]。

高血压肾病是非洲裔美国人发生 ESRD 的主要原因[15]。非洲裔美国人 ESRD 患者发生高血压

的 ESRD 病因率是白种人的 17 倍以上[38]。

在美国，少数族裔的糖尿病发病率也较高。2006 年，白种人为 8.3%，非洲裔美国人为 14.6%，墨西哥裔美国人为 15.3%[36]。DM 患病率增幅最大的是西班牙裔（38.5%）和亚洲裔（68.0%）[39]。

肥胖是 CKD 进展的独立危险因素，与高血压、糖尿病和蛋白尿有关。在发达国家和发展中国家，肥胖的发病率和患病率正在稳步上升[40]，这增加了美国亚裔少数民族的肥胖患病率。

由于少数族裔中 CKD 的发病率和患病率相似，因此糖尿病、高血压和肥胖症患病率的差异不太可能是少数族裔快速进展为 ESRD 的罪魁祸首。

白蛋白尿是已知 CKD 进展的独立危险因素[41,42]。

根据 NHANES Ⅲ 数据，在调整潜在的混杂因素后，黑种人患微量白蛋白尿或大量白蛋白尿的概率高 2.18 倍（95%CI 1.44～3.30），墨西哥裔美国人患微量白蛋白尿或大量白蛋白尿的概率高 1.81 倍（95%CI 1.08～3.02）。与白种人相比，少数 DM 患者调整的白蛋白尿概率没有统计学意义上的显著增加[43]。在北加州的一项研究中，患有糖尿病的黑种人白蛋白尿发生率比白种人患者高 22%。同一项研究发现，亚洲糖尿病患者的白蛋白尿发生率比白种人高 35%[44]。

白蛋白尿减少可能会延缓 CKD 的进展。然而，在应用旨在改善白蛋白尿 / 蛋白尿的治疗方面存在种族差异。在以往的高血压指南中，非洲裔美国人高血压的一线治疗是 CCB，而美国白种人使用 RAAS 阻滞药，导致较少的非洲裔美国患者接受 RAAS 阻滞[45]。此外，改善血压控制和改善血糖控制可以延缓 eGFR 下降[46, 47]。不同种族 / 少数民族患者在高血压患者的限盐和糖尿病患者的血糖控制方面也存在差异[48]。

（二）遗传学

遗传学可能是少数患者 CKD 快速进展为 ESRD 的原因。已经报道了预测黑种人肾脏疾病的基因[49-51]，这增加了一个假设的可信度，即可能存在遗传差异，导致透析患者比例不同。已经

对 APOL1 和 MYH9 等几个危险因素进行了深入研究[52]。这两个基因位于 22 号染色体上[51]。研究发现，在 APOL1 的最后一个外显子中，G1 和 G2 的两个变体增加了非洲裔美国人发生 HIV 肾病[51, 53, 54]、局灶节段性肾小球硬化症（FSGS）[53]、继发于高血压的 CKD[51] 和继发于非 DM 病因的 ESRD[49] 的风险。APOL1 的 G1 和 G2 可抵抗致命的布氏锥虫感染，这在其他人群中很少见[55]。令人困惑的是，在 AASK 和 CRIC 研究中，约 40% 的 APOL1 高危变异拷贝患者没有进展到复合肾脏结局，APOL1 变异与死亡率无关[51]。APOL1 高风险变异也与西班牙裔人进展为 ESRD 的风险增加有关，因为非洲血统程度更高[56]。

（三）社会经济地位

CKD 的发病率和患病率、CKD 进展为 ESRD 的经历因 SES 而异[57]。在美国和其他国家的多项流行病学研究中，贫困和低于高中学历与微量白蛋白尿有关[58-60]。CKD 的患病率在受教育程度低于 12 年级、收入较低和失业的非洲裔美国人中更为常见[59, 61]。低收入也与微量白蛋白尿[62] 和 eGFR 降低［＜60ml/（min·1.73m^2）］有关[61]，特别是在非洲裔美国人 CKD 患者中。

低出生体重在非洲裔美国婴儿中比白种人婴儿更常见[63]。低出生体重与成人 CKD[64]、高血压[65, 66]、DM[67] 和心血管疾病[68, 69] 的风险增加有关。出生体重降低伴 CKD 风险增加的原因可能是肾单位数 /BMI 比值降低，这是产前编程 CKD 的主要机制[70]。

在西班牙裔 / 拉丁裔人群中，除了已确定的危险因素（如高血压和 DM）与 CKD 患病率密切相关外，据报道，较低的家庭年收入与 CKD 患病有关[20]。

（四）获得医疗保健

CKD 发病较早且更严重，部分原因可能是 SES 较差，医疗条件较差[15]。少数群体获得医疗保健的机会较差，后来转诊至肾病学[26, 27]。社会剥夺和获得医疗保健的差异归因于 CKD 在美国[31, 32] 和其他一些国家的快速发展。然而，在普遍获得医疗保健的国家，如英国、荷兰和加拿大，据报道，非白种人的 eGFR 下降更快[34, 71, 72]。等效下降在种族之间存在[73-75] 也被注意到并报道。一项小型研究将肾脏快速下降定义为 eGFR 在 1 年内下降超过 5ml/（min·1.73m^2）[75]。

与白种人患者相比，非洲裔美国人 CKD 患者更有可能延迟[76] 或没有转诊至肾脏专科[77]。医疗保健研究与质量机构发现，在 21 项措施中的 10 项中，非洲裔美国人获得护理的机会少于美国白种人，包括保险、常规护理来源和护理时间表[78]。缺乏保险和常规的护理来源可能是非洲裔美国人和美国白种人之间 ESRD 发病率差异为 10% 的原因[79]。

研究发现，当在多个提供者之间分配保险时，单一付款人系统在 CKD 女性和少数民族患者中的心血管操作较少[10]。此外，单一付款系统与 KDOQI CKD 推荐目标的种族 / 民族平等有关[80]，以及美国退伍军人管理局非洲裔美国人慢性糖尿病肾病患者的生存优势[81]。

其他社会心理因素，如压力、抑郁和社会支持，也已在 CKD 患者的差异中进行研究，但数据非常有限。失业和低收入与非洲裔美国高血压 CKD 患者抑郁增加密切相关[82]。

只有 2% 的非洲裔美国患者具有熟练的健康素养，而美国白种人的这一比例为 14%。健康素养差和 CKD 知识少与肾功能下降有关[83, 84]。低收入社区的社区获得对健康重要的资源的机会较少。这些社区的空气质量很差，有毒废物场更多，适合步行和安全运动的区域很少，健康食品商店很少，快餐店和便利店比健康食品超市多。不健康的食物含有高钠和高磷，可能会加剧 CKD 的进展；缺乏新鲜水果和蔬菜会增加膳食酸负荷，导致 eGFR 降低、白蛋白尿，以及 CKD 进展为 ESRD[85]。

透析不是 ESRD 患者的最终目标。肾移植候选人应接受移植以延长预期寿命并改善生活质量。

20 年前讨论了肾移植使用的种族差异。作者从五个州和哥伦比亚特区的数据中发现了黑种人移植使用不足和白种人过度使用的证据[86]。

在 2012 年的队列中，黑种人肾移植后结局的改善更为显著；黑种人和白种人肾移植受者在活体供体或已故供体肾移植后 1 年或 3 年移植物丢失方面无统计学意义差异[87]。结果应该鼓励肾脏科医生和患者积极促进黑种人社区的移植。然而，美国 1/4 的透析单位在等待名单中仍显示种族差异，连续 3 年黑种人患者的患病率低于白种人患者[88]。

结论

超过 3000 万美国成人可能已经患有 CKD，鉴于 CKD 患病率增加和少数人群 CKD 危险因素增加，到 2050 年 CKD 和 ESRD 的发病率将更高[89]。由于少数民族是高度异质的群体，因此需要具有文化智慧的方法，以克服个别国家系统内获取的障碍和促成因素，并从国际比较中学习[27]。

WHO 在 2007 年提出了改善全球健康的三个关键原则[90]：①改善日常生活条件；②解决权力、金钱和资源分配不均的问题，这些日常生活条件的结构性驱动因素；③发展一支在健康问题社会决定因素方面受过培训的工作队伍，提高公众对健康问题社会决定因素的认识。对于所有的肾脏护理提供者来说，在未来几十年内实现这一目标将是一个漫长的战斗。

参 考 文 献

[1] Hsu CY, Lin F, Vittinghoff E, Shlipak MG. Racial differences in the progression from chronic renal insufficiency to end-stage renal disease in the United States. J Am Soc Nephrol. 2003;14(11):2902–7.

[2] Choi AI, Rodriguez RA, Bacchetti P, Bertenthal D, Hernandez GT, O'Hare AM. White/black racial differences in risk of end-stage renal disease and death. Am J Med. 2009;122(7):672–8.

[3] McClellan W, Warnock DG, McClure L, Campbell RC, Newsome BB, Howard V, et al. Racial differences in the prevalence of chronic kidney disease among participants in the Reasons for Geographic and Racial Differences in Stroke (REGARDS) Cohort Study. J Am Soc Nephrol. 2006;17(6):1710–5.

[4] Saran R, Robinson B, Abbott KC, Agodoa LYC, Bhave N, Bragg-Gresham J, et al. US renal data system 2017 annual data report: epidemiology of kidney disease in the United States. Am J Kidney Dis. 2018;71(3 Suppl 1):A7.

[5] Saran R, Robinson B, Abbott KC, Agodoa LYC, Bragg-Gresham J, Balkrishnan R, et al. US renal data system 2018 annual data report: epidemiology of kidney disease in the United States. Am J Kidney Dis. 2019;73(3S1):A7–8.

[6] Grams ME, Chow EK, Segev DL, Coresh J. Lifetime incidence of CKD stages 3–5 in the United States. Am J Kidney Dis. 2013;62(2):245–52.

[7] Streja E, Molnar MZ, Kovesdy CP. Race, age, and mortality among patients undergoing dialysis. JAMA. 2011;306(20):2215; author reply-6.

[8] Kalantar-Zadeh K, Streja E, Kovesdy CP, Oreopoulos A, Noori N, Jing J, et al. The obesity paradox and mortality associated with surrogates of body size and muscle mass in patients receiving hemodialysis. Mayo Clin Proc. 2010;85(11):991–1001.

[9] Miller JE, Kovesdy CP, Nissenson AR, Mehrotra R, Streja E, Van Wyck D, et al. Association of hemodialysis treatment time and dose with mortality and the role of race and sex. Am J Kidney Dis. 2010;55(1):100–12.

[10] Powe NR. Let's get serious about racial and ethnic disparities. J Am Soc Nephrol. 2008;19(7):1271–5.

[11] Prevention CfDCa. Chronic kidney disease (CKD) surveillance system 2020. [cited 2020]. Available from: https://nccd.cdc.gov/CKD/detail.aspx?Qnum=Q372#refreshPosition.

[12] System USRD. US renal data system 2019 annual data report: epidemiology of kidney disease in the United States 2019. [cited 2020]. Available from: https://www.usrds.org/annual-data-report/previous-adrs/.

[13] Murphy D, McCulloch CE, Lin F, Banerjee T, Bragg-Gresham JL, Eberhardt MS, et al. Trends in prevalence of chronic kidney disease in the United States. Ann Intern Med. 2016;165(7):473–81.

[14] USRDS. CKD in the general population. 2018.

[15] Yan G, Shen JI, Harford R, Yu W, Nee R, Clark MJ, et al. Racial and ethnic variations in mortality rates for patients undergoing maintenance dialysis treated in US territories compared with the US 50 states. Clin J Am Soc Nephrol. 2020;15(1):101–8.

[16] Xue JL, Ma JZ, Louis TA, Collins AJ. Forecast of the number of patients with end-stage renal disease in the United States to the year 2010. J Am Soc Nephrol. 2001;12(12):2753–8.

[17] Lewis J, Agodoa L, Cheek D, Greene T, Middleton J, O'Connor D, et al. Comparison of cross-sectional renal function measurements in African Americans with hypertensive nephrosclerosis and of primary formulas to estimate glomerular filtration rate. Am J Kidney Dis. 2001;38(4):744–53.

[18] Mehrotra R, Kermah D, Fried L, Adler S, Norris K. Racial differences in mortality among those with CKD. J Am Soc Nephrol. 2008;19(7):1403–10.

[19] Collins AJ, Foley RN, Herzog C, Chavers B, Gilbertson D, Herzog C, et al. US Renal Data System 2012 Annual Data Report. Am J Kidney Dis. 2013;61(1 Suppl 1):A7, e1–476.

[20] Ricardo AC, Flessner MF, Eckfeldt JH, Eggers PW, Franceschini N, Go AS, et al. Prevalence and correlates of CKD in Hispanics/Latinos in the United States. Clin J Am Soc Nephrol. 2015;10(10):1757–66.

[21] Asian-American and Pacific Islander Heritage Month: May 2019. Available from: https://www.census.gov/newsroom/facts-for-features/2019/asian-american-pacific-islander. html.

[22] Kataoka-Yahiro M, Davis J, Gandhi K, Rhee CM, Page V. Asian Americans & chronic kidney disease in a nationally representative cohort. BMC Nephrol. 2019;20(1):10.

[23] Narva AS, Sequist TD. Reducing health disparities in American Indians with chronic kidney disease. Semin Nephrol. 2010;30(1):19–25.

[24] Robbins DC, Knowler WC, Lee ET, Yeh J, Go OT, Welty T, et al. Regional differences in albuminuria among American Indians: an epidemic of renal disease. Kidney Int. 1996;49(2):557–63.

[25] Scavini M, Stidley CA, Paine SS, Shah VO, Tentori F, Bobelu A, et al. The burden of chronic kidney disease among the Zuni Indians: the Zuni Kidney Project. Clin J Am Soc Nephrol. 2007;2(3):509–16.

[26] Young BA, Katz R, Boulware LE, Kestenbaum B, de Boer IH, Wang W, et al. Risk factors for rapid kidney function decline among African Americans: The Jackson Heart Study (JHS). Am J Kidney Dis. 2016;68(2):229–39.

[27] Wilkinson E, Brettle A, Waqar M, Randhawa G. Inequalities and outcomes: end stage kidney disease in ethnic minorities. BMC Nephrol. 2019;20(1):234.

[28] Barbour SJ, Lee E, Djurdjev O, Karim M, Levin A. Differences in progression of CKD and mortality amongst Caucasian, Oriental Asian and South Asian CKD patients. Nephrol Dial Transplant. 2010;25(11):3663–72.

[29] Breau USC. Quick facts United States 2019 [cited 20 Jan 2020]. Available from: https://www. census.gov/quickfacts/fact/table/US/IPE120218.

[30] System USRD. 2016 ADR Chapters 2016 [cited 20 Jan 2020]. Available from: https://www. usrds.org/2016/view/Default.aspx.

[31] Fedewa SA, McClellan WM, Judd S, Gutiérrez OM, Crews DC. The association between race and income on risk of mortality in patients with moderate chronic kidney disease. BMC Nephrol. 2014;15:136.

[32] Lewis EF, Claggett B, Parfrey PS, Burdmann EA, McMurray JJ, Solomon SD, et al. Race and ethnicity influences on cardiovascular and renal events in patients with diabetes mellitus. Am Heart J. 2015;170(2):322–9.

[33] Hall YN, Hsu CY, Iribarren C, Darbinian J, McCulloch CE, Go AS. The conundrum of increased burden of end-stage renal disease in Asians. Kidney Int. 2005;68(5):2310–6.

[34] van den Beukel TF, de Goeij MC, Dekker FW, Siegert CE, Halbesma N. Differences in progression to ESRD between black and white patients receiving predialysis care in a universal health care system. Clin J Am Soc Nephrol. 2013;8(9):1540–7.

[35] Jha V, Garcia-Garcia G, Iseki K, Li Z, Naicker S, Plattner B, et al. Chronic kidney disease: global dimension and perspectives. Lancet (London, England). 2013;382(9888):260–72.

[36] Fryar CD, Hirsch R, Eberhardt MS, Yoon SS, Wright JD. Hypertension, high serum total cholesterol, and diabetes: racial and ethnic prevalence differences in U.S. adults, 1999–2006. NCHS Data Brief. 2010;36:1–8.

[37] Hajjar I, Kotchen TA. Trends in prevalence, awareness, treatment, and control of hypertension in the United States, 1988–2000. JAMA. 2003;290(2):199–206.

[38] Qualheim RE, Rostand SG, Kirk KA, Rutsky EA, Luke RG. Changing patterns of end-stage renal disease due to hypertension. Am J Kidney Dis. 1991;18(3):336–43.

[39] McBean AM, Li S, Gilbertson DT, Collins AJ. Differences in diabetes prevalence, incidence, and mortality among the elderly of four racial/ethnic groups: whites, blacks, hispanics, and asians. Diabetes Care. 2004;27(10):2317–24.

[40] Dinsa GD, Goryakin Y, Fumagalli E, Suhrcke M. Obesity and socioeconomic status in developing countries: a systematic review. Obes Rev. 2012;13(11):1067–79.

[41] Astor BC, Matsushita K, Gansevoort RT, van der Velde M, Woodward M, Levey AS, et al. Lower estimated glomerular filtration rate and higher albuminuria are associated with mortality and end-stage renal disease. A collaborative meta-analysis of kidney disease population cohorts. Kidney Int. 2011;79(12):1331–40.

[42] Gansevoort RT, Matsushita K, van der Velde M, Astor BC, Woodward M, Levey AS, et al. Lower estimated GFR and higher albuminuria are associated with adverse kidney outcomes. A collaborative meta-analysis of general and high-risk population cohorts. Kidney Int. 2011;80(1):93–104.

[43] Bryson CL, Ross HJ, Boyko EJ, Young BA. Racial and ethnic variations in albuminuria in the US Third National Health and Nutrition Examination Survey (NHANES III) population: associations with diabetes and level of CKD. Am J Kidney Dis. 2006;48(5):720–6.

[44] Choi AI, Karter AJ, Liu JY, Young BA, Go AS, Schillinger D. Ethnic differences in the development of albuminuria: the distance study. Am J Manag Care. 2011;17(11):737–45.

[45] Norris KC, Agodoa LY. Unraveling the racial disparities associated with kidney disease. Kidney Int. 2005;68(3):914–24.

[46] Humalda JK, Navis G. Dietary sodium restriction: a neglected therapeutic opportunity in chronic kidney disease. Curr Opin Nephrol Hypertens. 2014;23(6):533–40.

[47] Herget-Rosenthal S, Dehnen D, Kribben A, Quellmann T. Progressive chronic kidney disease in primary care: modifiable risk factors and predictive model. Prev Med. 2013;57(4):357–62.

[48] Powe NR, Melamed ML. Racial disparities in the optimal delivery of chronic kidney disease care. Med Clin North Am. 2005;89(3):475–88.

[49] Kao WH, Klag MJ, Meoni LA, Reich D, Berthier-Schaad Y, Li M, et al. MYH9 is associated with nondiabetic end-stage renal disease in African Americans. Nat Genet. 2008;40(10):1185–92.

[50] McDonough CW, Hicks PJ, Lu L, Langefeld CD, Freedman BI, Bowden DW. The influence of carnosinase gene polymorphisms on diabetic nephropathy risk in African-Americans. Hum Genet. 2009;126(2):265–75.

[51] Parsa A, Kao WH, Xie D, Astor BC, Li M, Hsu CY, et al. APOL1 risk variants, race, and progression of chronic kidney disease. N Engl J Med. 2013;369(23):2183–96.

[52] Kopp JB, Winkler CA, Nelson GW. MYH9 genetic variants associated with glomerular disease: what is the role for genetic testing? Semin Nephrol. 2010;30(4):409–17.

[53] Kopp JB, Nelson GW, Sampath K, Johnson RC, Genovese G, An P, et al. APOL1 genetic variants in focal segmental glomerulosclerosis and HIV-associated nephropathy. J Am Soc Nephrol. 2011;22(11):2129–37.

[54] Atta MG, Estrella MM, Kuperman M, Foy MC, Fine DM, Racusen LC, et al. HIV-associated nephropathy patients with and without apolipoprotein I 1 gene variants have similar clinical and pathological characteristics. Kidney Int. 2012;82(3):338–43.

[55] Abecasis GR, Auton A, Brooks LD, DePristo MA, Durbin RM, Handsaker RE, et al. An integrated map of genetic variation from 1,092 human genomes. Nature. 2012;491(7422):56–65.

[56] Tzur S, Rosset S, Skorecki K, Wasser WG. APOL1 allelic variants are associated with lower age of dialysis initiation and thereby increased dialysis vintage in African and Hispanic Americans with non-diabetic end-stage kidney disease. Nephrol Dial Transplant. 2012;27(4):1498–505.

[57] Patzer RE, McClellan WM. Influence of race, ethnicity and socioeconomic status on kidney disease. Nat Rev Nephrol. 2012;8(9):533–41.

[58] Martins D, Tareen N, Zadshir A, Pan D, Vargas R, Nissenson A, et al. The association of poverty with the prevalence of albuminuria: data from the Third National Health and Nutrition Examination Survey (NHANES III). Am J Kidney Dis. 2006;47(6):965–71.

[59] White SL, McGeechan K, Jones M, Cass A, Chadban SJ, Polkinghorne KR, et al. Socioeconomic disadvantage and kidney disease in the United States, Australia, and Thailand. Am J Public Health. 2008;98(7):1306–13.

[60] Bruce MA, Beech BM, Crook ED, Sims M, Wyatt SB, Flessner MF, et al. Association of socioeconomic status and CKD among African Americans: the Jackson heart study. Am J Kidney Dis. 2010;55(6):1001–8.

[61] McClellan WM, Newsome BB, McClure LA, Howard G, Volkova N, Audhya P, et al. Poverty and racial disparities in kidney disease: the REGARDS study. Am J Nephrol. 2010;32(1):38–46.

[62] Crews DC, McClellan WM, Shoham DA, Gao L, Warnock DG, Judd S, et al. Low income and albuminuria among REGARDS (Reasons for Geographic and Racial Differences in Stroke) study participants. Am J Kidney Dis. 2012;60(5):779–86.

[63] Wise PH. The anatomy of a disparity in infant mortality. Annu Rev Public Health. 2003;24:341–62.

[64] White SL, Perkovic V, Cass A, Chang CL, Poulter NR, Spector T, et al. Is low birth weight an antecedent of CKD in later life? A systematic review of observational studies. Am J Kidney Dis. 2009;54(2):248–61.

[65] Barker DJ, Forsen T, Eriksson JG, Osmond C. Growth and living conditions in childhood and hypertension in adult life: a longitudinal study. J Hypertens. 2002;20(10):1951–6.

[66] Sandboge S, Osmond C, Kajantie E, Eriksson JG. Early growth and changes in blood pressure during adult life. J Dev Orig Health Dis. 2016;7(3):306–13.

[67] Eriksson JG, Osmond C, Kajantie E, Forsen TJ, Barker DJ. Patterns of growth among children who later develop type 2 diabetes or its risk factors. Diabetologia. 2006;49(12):2853–8.

[68] Osmond C, Kajantie E, Forsen TJ, Eriksson JG, Barker DJ. Infant growth and stroke in adult life: the Helsinki birth cohort study. Stroke. 2007;38(2):264–70.

[69] Barker DJ, Forsen T, Uutela A, Osmond C, Eriksson JG. Size at birth and resilience to effects of poor living conditions in adult life: longitudinal study. BMJ (Clin Res Ed). 2001;323(7324):1273–6.

[70] Luyckx VA, Brenner BM. Birth weight, malnutrition and kidney-associated outcomes--a global concern. Nat Rev Nephrol. 2015;11(3):135–49.

[71] Dreyer G, Hull S, Mathur R, Chesser A, Yaqoob MM. Progression of chronic kidney disease in a multi-ethnic community cohort of patients with diabetes mellitus. Diabet Med. 2013;30(8):956–63.

[72] Earle KK, Porter KA, Ostberg J, Yudkin JS. Variation in the progression of diabetic nephropathy according to racial origin. Nephrol Dial Transplant. 2001;16(2):286–90.

[73] Ali O, Mohiuddin A, Mathur R, Dreyer G, Hull S, Yaqoob MM. A cohort study on the rate of progression of diabetic chronic kidney disease in different ethnic groups. BMJ Open. 2013;3(2):e001855.

[74] Pallayova M, Mohammed A, Langman G, Taheri S, Dasgupta I. Predicting non-diabetic renal disease in type 2 diabetic adults: the value of glycated hemoglobin. J Diabetes Complicat. 2015;29(5):718–23.

[75] Koppiker N, Feehally J, Raymond N, Abrams KR, Burden AC. Rate of decline in renal function in Indo-Asians and Whites with diabetic nephropathy. Diabet Med. 1998;15(1):60–5.

[76] Navaneethan SD, Aloudat S, Singh S. A systematic review of patient and health system characteristics associated with late referral in chronic kidney disease. BMC Nephrol. 2008;9:3.

[77] Navaneethan SD, Kandula P, Jeevanantham V, Nally JV Jr, Liebman SE. Referral patterns of primary care physicians for chronic kidney disease in general population and geriatric patients. Clin Nephrol. 2010;73(4):260–7.

[78] Quality AfHRa. 2014 National Healthcare Quality and Disparities Report 05/2015 [cited 20 Jan 2020]. Available from: https://www.rootcausecoalition.org/wp-content/uploads/2017/07/2014–National-Healthcare-Quality-and-Disparities-Report. pdf.

[79] Evans K, Coresh J, Bash LD, Gary-Webb T, Köttgen A, Carson K, et al. Race differences in access to health care and disparities in incident chronic kidney disease in the US. Nephrol Dial Transplant. 2011;26(3):899–908.

[80] Gao SW, Oliver DK, Das N, Hurst FP, Lentine KL, Agodoa LY, et al. Assessment of racial disparities in chronic kidney disease stage 3 and 4 care in the department of defense health system. Clin J Am Soc Nephrol. 2008;3(2):442–9.

[81] Young BA, Maynard C, Boyko EJ. Racial differences in diabetic nephropathy, cardiovascular disease, and mortality in a national population of veterans. Diabetes Care. 2003;26(8):2392–9.

[82] Fischer MJ, Kimmel PL, Greene T, Gassman JJ, Wang X, Brooks DH, et al. Sociodemographic factors contribute to the depressive affect among African Americans with chronic kidney disease. Kidney Int. 2010;77(11):1010–9.

[83] Ricardo AC, Yang W, Lora CM, Gordon EJ, Diamantidis CJ, Ford V, et al. Limited health literacy is associated with low glomerular filtration in the Chronic Renal Insufficiency Cohort (CRIC) study. Clin Nephrol. 2014;81(1):30–7.

[84] Devraj R, Borrego M, Vilay AM, Gordon EJ, Pailden J, Horowitz B. Relationship between health literacy and kidney function. Nephrology (Carlton). 2015;20(5):360–7.

[85] Banerjee T, Crews DC, Wesson DE, Tilea AM, Saran R, Rios-Burrows N, et al. High dietary acid load predicts ESRD among adults with CKD. J Am Soc Nephrol. 2015;26(7):1693–700.

[86] Epstein AM, Ayanian JZ, Keogh JH, Noonan SJ, Armistead N, Cleary PD, et al. Racial disparities in access to renal transplantation--clinically appropriate or due to underuse or overuse? N Engl J Med. 2000;343(21):1537–44, 2 p preceding.

[87] Purnell TS, Luo X, Kucirka LM, Cooper LA, Crews DC, Massie AB, et al. Reduced racial disparity in kidney transplant outcomes in the United States from 1990 to 2012. J Am Soc Nephrol. 2016;27(8):2511–8.

[88] Gander JC, Plantinga L, Zhang R, Mohan S, Pastan SO, Patzer RE. United States dialysis facilities with a racial disparity in kidney transplant waitlisting. Kidney Int Rep. 2017;2(5):963–8.

[89] Collins AJ, Foley RN, Gilbertson DT, Chen SC. United States renal data system public health surveillance of chronic kidney disease and end-stage renal disease. Kidney Int Suppl (2011). 2015;5(1):2–7.

[90] Hawkes CCM, Friel S, Thow AM. Achieving health equity: from root causes to fair outcomes. Lancet. 2007;370(9593):1153–63.

第 20 章 慢性肾病中的营养问题
Nutrition in Chronic Kidney Disease

Kelsey Pawson　Monica Salas　Lea Borgi　著

一、慢性肾病的发病率和预防

慢性肾病是全球公共卫生危机，影响着全球约 10% 的人口和美国 15% 的人口[1]；在美国，每 9 名成人中就有 1 人患有 CKD[2]。根据 CDC 的一份报告，2017 年肾脏疾病是导致死亡的前十大原因之一。CKD 患者中最大比例的是早期阶段的患者；因此，及早识别和干预与疾病进展有关的因素对于改善这些个体的预后至关重要[3]。与 CKD 及其进展相关的合并症包括心血管疾病、高血压、糖尿病、营养不良等[4]。CKD 在美国引起了大量的健康问题，也带来了日益沉重的经济负担。仅美国每年 CKD 的治疗费用就可能超过 480 亿美元[5]。由于肾脏疾病相关的健康和经济问题广泛且令人担忧，最大限度地预防和优化治疗也就至关重要。

CKD 是指肾功能下降超过 3 个月，以肾脏结构和功能异常为特征的肾脏损伤[6]。与急性肾损伤相比，CKD 是一种进行性和不可逆的疾病；根据 eGFR［低于 60ml/(min·1.73m^2)，CKD 3～5 期］和白蛋白尿，可将 CKD 分为不同阶段。随着疾病的进展和 eGFR 的下降，来自饮食和内源性蛋白质分解代谢的含氮产物积累，导致不同的症状，如味觉和嗅觉异常，以及食欲减退。因此，需要进行膳食调整，因为 CKD 患者更容易出现营养状况下降、蛋白质能量消耗不足和营养不良等问题[7]。

由注册营养师（registered dietitian，RD）提供的医学营养治疗已被证明可有效治疗和预防营养不良、矿物质和电解质紊乱，并最大限度地减少合并症对 CKD 患者的影响[8]。在 CKD 3 期［eGFR＜60ml/(min·1.73m^2)］或患者最早要求开始时，应将患者转诊给营养师。营养疗法可带来许多益处，包括处理尿毒症、电解质和酸碱平衡失调、水钠潴留、矿物质和骨骼疾病、贫血（由于铁储备不足和红细胞生成障碍）、发育不良。此外，营养疗法可以通过减缓疾病进展延缓透析治疗的启动[7, 8]。由于 CKD 通常是一种缓慢进展的疾病，早期干预对于减缓疾病进展和预防肾脏替代治疗非常重要。

如前所述，CKD 分为不同的疾病阶段。表 20-1 提供了根据 GFR 定义的各个阶段的描述。

二、营养疗法的作用

接受营养疗法的 CKD 患者疾病进展较慢，住院次数较少，并且猝死发生率降低[8]。CKD 患者的营养管理涉及复杂的饮食疗法，包括平衡摄入蛋白质、热量、钠、液体、磷和钾。患者还必须遵守其他疾病的饮食建议。例如，糖尿病患者还必须纳入维持糖类摄入平衡的方法。

为了有效地规划营养干预措施，需要考虑饮食摄入以外的因素，如患者的知识、信仰、药物、行为和获得食物的途径[7]。营养治疗需要行为改变，包括生活方式管理方面的教育。生活方式管理的一种形式，即自我管理，是一种在 CKD 患者中取得成功的方法，因为它能帮助患者认识到自己在自身健康和疾病管理中的核心作用[9, 10]。营养师在向 CKD 患者传授自我管理技能以促进其改变生活方式方面发挥着重要作用。

治疗 CKD 患者需要多学科协作和协调护理，

表 20-1　慢性肾病分期	
分　期	美国国家糖尿病、消化和肾脏疾病研究所定义
1 期：肾功能正常的肾损害	GFR≥90ml/min 和持续性（≥3 个月）蛋白尿（定义为 ACR＞70mg/mmol 或 PCR＞100mg/mmol 除已知由糖尿病引起）
2 期：肾功能轻度受损	GFR=60～89ml/min 和持续性（≥3 个月）蛋白尿（定义为 ACR＞70mg/mmol 或 PCR＞100mg/mmol 除已知由糖尿病引起）
3a 期：肾功能轻度至中度受损	GFR=45～59ml/min
3b 期：肾功能中度至重度受损	GFR=30～44ml/min
4 期：肾功能重度受损	GFR=15～29ml/min
5 期：可能需要肾脏替代治疗，如透析或移植	GFR＜15ml/min

GFR. 肾小球滤过率；ACR. 白蛋白 / 肌酐比值；PCR. 蛋白 / 肌酐比值

其中包括对患者饮食摄入的频繁评估。为了估计蛋白质、钠和钾的膳食摄入量，应进行 24h 尿液收集和 24h 饮食回顾或食物日记评估。这将有助于准确测量和评估患者对饮食建议的遵从情况。然后，营养师可以提供见解，帮助患者克服影响遵守饮食限制的障碍。

患者的营养需求将随着疾病进程而变化，从 CKD 的早期阶段到移植后期[7]。当患者接受肾脏替代治疗、透析（腹膜透析或血液透析）和（或）移植时，应重新进行营养评估[7]。KDOQI 指南建议对 CKD 3 期患者每 6～12 个月进行一次营养评估，对于 CKD 晚期阶段则建议每 1～3 个月进行一次[7]。

推荐的膳食调整需要可行、可持续，并适合患者的食物偏好和临床需求，以确保成功。本章将介绍 CKD 患者的治疗建议和营养疗法。

三、饮食因素对慢性肾病的影响

（一）特定营养物质的作用

一些影响 CKD 发展风险的因素是无法改变的，包括年龄、性别、种族和家族史等。然而，饮食是已知可改变的 CKD 危险因素。健康饮食模式与 CKD 相关疾病的发展（如 2 型糖尿病、高血压、心血管疾病等）之间存在负相关关系。总体上，

强调多种营养物质并限制其他营养物质的整体健康饮食模式在 CKD 的发展过程中起到一定的作用。

钠因其在血压控制中的作用而备受关注。高血压被认为是 CKD 的原因和结果，因为它会对肾脏和全身的血管造成损伤。因此，在高血压患者膳食中减少钠摄入对于控制血压，最终预防 CKD 的发展和进展至关重要[11]。典型的西方饮食钠摄入较高，因为它更注重包装和加工食品，而不是水果和蔬菜的摄入。从预防的角度来看，钾和钠的摄入可以同时考虑，因为摄入足够的富含钾的食物可能可以减弱膳食中过量钠对高血压的影响。相反，钾摄入减少可能加剧膳食钠摄入量增加的后果[12]。美国膳食模式的分析显示，约 90% 的人口摄入的钠超过每天的推荐摄入量，平均每天摄入 3440mg 钠[13]。AHA 建议每天钠的摄入量不超过 2300mg，但这个值因个体而异。美国成人的平均钾摄入量≤2000mg/d[12]，而成人的推荐摄入量是 4700mg（美国膳食指南 2015—2020）。

事实证明，在 CKD 的早期阶段（如糖尿病患者和白蛋白尿患者）限制蛋白质摄入可减慢 CKD 的发展。蛋白尿的减少与 CKD 的进展减慢有关[11]。限制饮食中的蛋白质有助于激活适应性反应，减少蛋白尿，同时增加血清白蛋白[11]。此外，摄入的蛋白质类型也与 CKD 的发病风险有关。事

实上，红肉和加工肉类与 CKD 风险增加有关[14]，而植物性蛋白质（如坚果、豆类和低脂乳制品）的摄入增加与 CKD 的风险降低有关[14]。植物性蛋白质来源的具体例子见表 20-2。

表 20-2　植物性蛋白质来源示例 *		
食 物	份 量	每份蛋白质含量（g）
小扁豆	0.5 杯	26
大豆	0.5 杯	22
黑豆	0.5 杯	8
杏仁	1.5oz（1oz≈28.3g）	9
藜麦	1 杯	8
豆腐	0.75 杯	15

*.美国农业部食品数据中心

（二）饮食模式

虽然西方饮食与 CKD 的风险增加有关，但植物性饮食与 CKD 进展风险降低有关。植物性饮食被描述为一种强调富含营养的植物性食物并减少 / 消除动物源性食物摄入量的饮食模式。有一些机制可以解释这种关联。

以植物为基础的饮食模式可以降低膳食酸负荷[15]。肾脏有助于维持人体的酸碱平衡。代谢性酸中毒会导致肾病迅速恶化，增加总体死亡风险[16]。某些食物，如奶酪、肉类、鸡蛋和谷物会产生酸，水果和蔬菜等食物则会产生碱[17]。膳食净酸负荷是两者之间的平衡。较低的膳食酸负荷（如植物性膳食模式中的酸负荷）是有益的，因为它与较低的 CKD 的风险有关[15]。

植物性饮食还能增加纤维的摄入量，而纤维可降低 CKD 的发病率[15]。在西方饮食中，纤维摄入量不足的情况很普遍，只有<3% 的美国人达到了每天 25～30g 的推荐摄入量[18]。足够的纤维摄入对于增加大便量以预防便秘非常重要。便秘会导致尿毒症毒素滞留和高钾血症的发生；然而，增加纤维摄入量会导致粪便变松，进而增加液体流失和含氮代谢产物的清除[19]。此外，素食中的

纤维含量较高，可发酵蛋白质较少，这能促进肠胃蠕动，增加排便次数，从而减少尿毒症毒素的产生、暴露和吸收[20]。纤维可减少 CKD 的危险因素，尤其是高血压和 2 型糖尿病，从而降低 CKD 的患病风险[18]。此外，纤维还能改善血糖和胰岛素分泌，这两者都与蛋白尿风险降低有关。

增加水果和蔬菜的摄入与减少炎症和氧化应激[15]、改善内皮功能[12]相关，这两个因素均与肾脏健康呈正相关。

强调摄入更多新鲜水果、蔬菜和豆类等食物的饮食模式，如地中海饮食和 DASH 饮食法，可以降低 CKD 的发病率[21-23]。DASH 饮食常用于管理高血压，因为它强调限制饱和脂肪和氢化脂肪的重要性，同时鼓励摄入新鲜水果、蔬菜、全谷物、低脂乳制品和 ω-3 脂肪酸。需要注意的是，高钾饮食并不适合于患有高钾血症的 CKD 患者。营养师可以根据 CKD 患者的需求对 DASH 饮食进行修改。

四、慢性肾病患者的膳食建议

（一）蛋白质

对于未接受肾脏替代治疗的 CKD 患者，KDOQI 建议蛋白质摄入量为 0.6～0.75g/（kg·d）。增加饮食中的蛋白质会扩张肾小球入球小动脉，增加 GFR，并进一步损伤肾小球影响肾功能[24]。相反，较低的蛋白质摄入具有肾小球前效应，可增强血管紧张素途径介质的肾小球后效应，从而扩张球后小动脉，降低肾小球内压。蛋白质摄入也会影响尿素的生成，这就解释了限制蛋白质摄入与尿素减少之间的关系，而尿素是尿毒症症状发生的一个重要因素。

蛋白质分解和氮平衡在 CKD 中与总能量摄入有关。能量摄入不足会加速蛋白质分解，因为蛋白质将被用作能量供应，导致负氮平衡。在考虑限制蛋白质摄入时，应根据临床判断和营养师的个性化营养建议，以防止蛋白质营养不良。

充足的蛋白质摄入对于防止体重流失至关重要。目前有多种蛋白质建议，从接受酮酸类

似物治疗的患者 0.28g/（kg·d）到糖尿病患者 0.9g/（kg·d）不等。虽然对蛋白质摄入量的不同范围进行了研究，但 KDOQI 建议 CKD 患者的蛋白质摄入量为 0.6～0.75g/（kg·d）[7]。严格限制蛋白质摄入并不理想；为大多数 CKD 患者提供充足的能量摄入 [25～35kcal/（kg·d）] 和略微降低的蛋白质摄入 [0.6～0.75g/（kg·d）] 是合适的。每天摄入 0.6～0.75g/kg 的蛋白质足以满足能量需求并防止蛋白质 – 能量浪费。提供的建议应基于患者的理想体重 [HAMWI：IBW（女性）=100 磅 + 5 磅 / 英寸（超过 5 英尺）；IBW（男性）=106 磅 + 6 磅 / 英寸（超过 5 英尺）]（1 英寸 ≈ 2.54cm，1 英尺 ≈ 30.48cm）。

MDRD 研究显示，蛋白质摄入量极低（0.3g/kg）的患者死亡率增加[25]。极低蛋白质限制带来了许多挑战和问题，其中最大的问题是患者的安全性、可行性、依从性、体重减轻和蛋白质能量消耗。为了提高低蛋白饮食对患者的安全性，应鼓励患者通过调整糖类和脂肪的摄入量来摄入足够的能量 [30～35kcal/（kg·d）]。同时，还应配以持续的教育、监测和指导，以确保满足估计的需求。当个人限制摄入某些类型的食物时，他们会用其他食物来替代。糖尿病患者在低蛋白质饮食中可能会面临血糖控制和胰岛素反应恶化的挑战，因为他们通常会用高脂肪和高糖类的食物来替代蛋白质食物。

在低蛋白质饮食中，脂肪和碳水化合物应占每日摄入总能量的 90%，以防止蛋白质能量消耗[26]。糖尿病患者需要确保适当的血糖控制，同时仍保持足够的能量摄入，以减轻蛋白质能量消耗和低血糖的风险，低血糖随着肾功能的恶化而增加。随着肾功能的下降，由于肾脏清除率的降低，胰岛素和其他糖尿病药物在系统中停留的时间更长。糖尿病患者的胰岛素和其他糖尿病药物将需要持续的调整。

通常需要解决的一个重要行为改变就是量的问题。建议患者按照推荐的量进食，这将帮助他们维持在目标范围内。此外，选择植物蛋白而非

动物蛋白也有助于患者遵守推荐的范围。表 20-3 直观展示了动物蛋白源（如牛肉碎）和植物蛋白源（如红腰豆）之间的营养差异。植物性食物的饱和脂肪和生物可利用磷含量较低，导致胃酸分泌较少。此外，它们是纤维、多不饱和脂肪酸、单不饱和脂肪酸、镁和铁的良好来源。食用植物性饮食与 CKD 患者的良好预后有关[27]。

表 20-3　动物蛋白与植物蛋白的比较	
4oz 碎牛肉	3.5oz 红腰豆
21.9g 蛋白质	8.12g 蛋白质
224cal	121cal
14.4g 总脂肪	0.93g 总脂肪
327mg 钾	118mg 钾
198mg 磷	250mg 磷
76.8mg 钠	208mg 钠

1oz≈28.3g

（二）能量

基线推荐能量摄入量是通过静息能量消耗（resting energy expenditure，REE）计算得出的。总体而言，与没有肾脏疾病的个体相比，CKD 和 ESRD 的患者静息能量消耗增加[28]。透析患者的 REE 甚至更高。能量摄入建议还考虑了体重状况、年龄、性别、体力活动水平和代谢压力因素（KDOQI 指南）。因此，CKD 和 ESRD 患者容易出现能量摄入不足的情况。建议 CKD 患者每天摄入最少 23～35kcal/kg 的能量来防止营养不良[8]。对于 CKD 4～5 期的患者，KDOQI 建议年龄在 60 岁以下的患者每天摄入 30～35kcal/kg 的能量，60 岁以上的患者每天摄入 35kcal/kg 的能量[7, 8]。

（三）钠与液体

在 CKD 的各个阶段都应考虑膳食钠摄入量，因为它对肾病有直接和间接影响。间接机制包括血压升高和蛋白尿[29]。这些因素可导致血管和肾脏损伤，从而导致 CKD 进展（图 20-1）。此

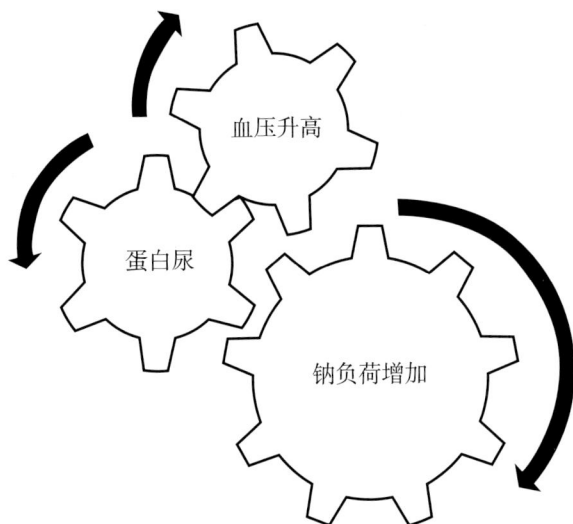

▲ 图 20-1　钠负荷、血压与蛋白尿之间的关系

外，饮食中钠的摄入量可直接影响肾脏和血管系统，与血压无关[29]。钠的摄入增加会通过增加产生和减少分解活性氧物质，从而增加肾脏中的氧化应激[29]。钠摄入量也会对内皮产生影响，调节 TGFβ₁ 和一氧化氮的产生，导致血管和肾小球纤维化[29]。总之，这些生理效应会导致肾功能下降。在已确诊 CKD 的患者中，特别是伴有高血压和（或）蛋白尿的患者，应限制饮食中的钠摄入量[24]。钠摄入量增加会增加尿白蛋白排泄，并减弱 ACEI 治疗的抗蛋白尿效果[29]。相反，减少钠摄入量可通过降低肾小球内压和潜在减少蛋白尿来增强低蛋白饮食的效果（NJEM，2017）。对于 ESRD 并透析患者来说，钠摄入量增加也会影响血容量稳态。

尽管建议 CKD 患者限制钠的摄入，但患者面临多种障碍：对食物中钠含量的知识有限，阅读食品标签困难，口味偏好，公共政策调整等[29]。2006 年的一项横断面研究显示，尽管大多数人表示使用食品标签，但许多人在理解标签方面存在困难，而与识字状况无关[30]。图 20-2 显示了营养成分标签，突出了个体需要确定产品中钠含量的要素。

对于患有 CKD 的个体来说，管理钠和液体平衡可能具有挑战性；因此，这些患者应该注意限制或杜绝高钠食物的摄入。CKD 患者的推荐每

天钠摄入量为 <2.3g[7, 8]。预制和包装食品、在餐馆消费的餐点每份含有的钠往往最多[31]。表 20-4 列出了购买低钠产品时应注意的一些例子。例如，餐厅的火鸡三明治配沙拉和腌黄瓜的钠含量为 1935mg，而在家制作的类似三明治的钠含量为 668mg[31]。建议 CKD 患者避免食用包装食品，并在家里自己准备大部分餐点，以避免摄入过多的钠。

并非所有 CKD 患者都需要定期限制液体摄入。在 CKD 的不同阶段，患者在不同的时间可能会难以调节液体平衡；因此，液体摄入建议需要根据患者的需求和 CKD 阶段进行个体化定制。

（四）钾

钾是细胞内主要的阳离子，是细胞电生理、血管功能、神经肌肉功能和血压的调节者。钾水平失衡可能导致肌肉无力、室性心律失常，甚至死亡[32]。尽管 CKD 患者可能会出现低钾（特别是服用利尿药的患者，利尿药会增加尿液中钾的排出量），但高血钾在 CKD 中更为常见。解决 CKD 患者的高血钾是至关重要的，因为它可能带来严重甚至致命的后果。要特别小心，因为当血清钾水平升高到危险水平时，往往没有预警信号[33]。

为了预防 CKD，鼓励摄入适量的钾。一旦 CKD 发展，只有在发现高血钾的患者中才应限制钾摄入。CKD 患者的血清钾水平升高是因为肾脏无法排泄钾。此外，患者可能正在使用抑制钾排泄的药物（如 ACEI），因此会增加和（或）恶化血清钾水平。

在晚期 CKD 患者中，高血钾尤其危险，这也是患者开始接受透析的原因之一。建议高血钾患者限制钾摄入量在每天 <2.4g，但仍需要强调摄入高纤维水果和蔬菜的重要性。识别隐藏的钾来源是很重要的。盐替代品（包括"低盐"食品）、巧克力、燕麦片和花生酱都是高钾食物。表 20-5 列举了一些食物的钾含量示例。

当限制膳食钾摄入时，患者面临的一个挑战

营养成分	
每盒 8 人份	
食用量	2/3 杯（55g）
每份的量	
cal	230
	% 每天摄入量
总脂肪 8g	10%
饱和脂肪 1g	5%
反式脂肪 0g	
胆固醇 0mg	0%
钠 160mg	7%
总糖类 37g	13%
膳食纤维 4g	14%
总糖 12g	
含 10g 添加糖	20%
蛋白质 3g	
维生素 D 2μg	10%
钙 260mg	20%
铁 8mg	45%
钾 240mg	6%
每天摄入量（DV）告诉人们一份食物中的营养成分在日常饮食中所占的比例。一般建议每天 2000cal	

阅读食用量时，应考虑每个容器的容量

查看钠的毫克数，并考虑 1 天的总摄入量

看每天钠摄入量：≥20% 为高，≤5% 为低

▲ 图 20-2　美国食品药品管理局的营养成分标签

表 20-4　低盐和低钠包装食品标志（查看标签上是否标明每天钠摄入量低于 20%）

- 钠 / 无盐
- 极低 / 低钠
- 减少或更少钠
- 微量钠
- 不加盐
- 无盐
- 少盐

是被鼓励选择更易致动脉粥样硬化的食物[8, 34]。通常，这些选择倾向于低纤维，增加便秘的发生率，进而导致肠道中钾的吸收增加，随之血清钾水平升高[35]。因此，患者教育对确保做出适当的选择至关重要。

（五）磷

在 CKD 的晚期阶段，可以出现高磷血症。当血磷水平高于 KDOQI 指南建议的目标水平时，应考虑限制磷摄入。CKD 患者的高磷血症与死亡率升高和心血管结局恶化相关[36]。矿物质骨病中观察到的生化改变包括 FGF-23 和 PTH 升高、1, 25-$(OH)_2$D 降低、血清磷增高、血清钙降低[37]。控制磷摄入是预防和治疗与 CKD 相关并发症（如肾性骨病、软组织钙化和继发性甲状旁腺功能亢进）的基石（KDOQI，2013）。治疗高磷血症可以通过减少磷的摄入，以及使用磷酸盐结合剂增加肾脏排除磷酸盐的量来实现。

膳食磷的两个主要来源是有机磷（以动物和植物为基础的富含蛋白质的食物）和无机磷（主要是食品添加剂）。有机磷和无机磷的吸收率不同，植物性有机磷低于无机磷[38]。表 20-6 列举了富含有机磷的常见食物。由于磷在药物制剂中的作用，某些药物也可能含有磷[39]。尽管某个药物

（续表）

食　物	分　量	每份钾含量（mg）
鸡蛋	1 个，大	65
鹰嘴豆泥	2 汤匙	70
奶酪：切达干酪、瑞士干酪、菠萝伏洛干酪、马苏里拉干酪	1oz	20～55
蓝莓	0.5 杯	55
意大利面	1 杯	55
白米（煮熟）	1 杯	55
虾（蒸或煮熟）	4 个，大	35

1oz≈28.3g

表 20-5　食物中的钾含量		
食　物	分　量	每份钾含量（mg）
钾含量较高的食物		
烤土豆（带皮）	1 个中等	925
白豆、海军豆、利马豆、扁豆、大豆	0.5 杯	355～500
鱼类：剑鱼、马眼鱼、鲷鱼、比目鱼、金枪鱼	3oz	425～450
香蕉	1 个中等	420
葡萄干麦麸	1 杯	380
番茄酱	0.5 杯	365
三文鱼	3oz	375
鳄梨（切片）	0.5 杯	355
葡萄干	0.25 杯	350
藜麦（煮熟）	1 杯	320
酸奶（原味，脱脂奶）	0.5 杯	310
羽衣甘蓝（煮熟）	0.5 杯	295
牛肉，烤肉或碎肉（瘦肉含量 85%）	3oz	280
坚果：巴西坚果、混合坚果、花生、杏仁	0.25 杯	210～260
西葫芦（煮熟）	0.5 杯	240
鸡肉（浅色或深色肉）	3oz	205～230
哈密瓜	0.5 杯	210
火鸡（浅色或深色肉）	3oz	210
钾含量较低的食物		
绿豆（煮熟）	0.5 杯	90
花椰菜（煮熟）	0.5 杯	90
杏子	1 个	90
糖豌豆	0.5 杯	85
西瓜（切丁）	0.5 杯	85
面包（全麦）	1 片	80
黄瓜（切片）	0.5 杯	75

表 20-6　磷含量高的食物（每份＞100mg）		
食　物	分　量	每份磷含量（mg）
沙丁鱼	3oz	420
原味酸奶（低脂）	8oz	327
鱼：鳕鱼、大比目鱼、三文鱼金枪鱼	3oz	200～280
牛奶（各种）	1 杯	240
牛肉	3oz	200
火鸡	3oz	180
燕麦片	0.5 杯	160
鸡肉、白肉	3oz	150
奶酪：美式奶酪、切达干酪、马苏里拉奶酪、瑞士奶酪、专业奶酪	1oz	150
马铃薯（带皮烘烤）	1 个，中等 /6oz	120

1oz≈28.3g

本身的磷含量可能不是特别高，但 CKD 或 ESRD 患者，尤其是接受透析的患者，可能在使用多种含磷药物。

此外，饮食中可能存在多种隐藏磷的来源。磷添加剂有时会被添加到食品中，以改变口感、增加风味，并起到防腐剂的作用。一个帮助识别隐藏磷的方法是查看食品包装上营养成分标签附近的配料表。磷添加剂的名称多种多样，因此并不总能轻易识别出它们是磷的摄入来源。磷添加剂越来越多地被添加到加工食品和快餐中作为防腐剂，表 20-7 列出了常用的磷添加剂。然而，它们含有约 100% 吸收的无机磷 [7]。在肉类和家禽产品中发现此类添加剂，其磷与蛋白质的比例高于平均水平，远高于不含添加剂的产品 [7]。磷添加剂最常见于烘焙产品、腌制肉类和加工奶酪中 [7]。此外，图 20-3 举例说明了含磷添加剂的食品标签。

表 20-7　食品中常见的磷添加剂	
磷酸二钠	磷酸氢钙
磷酸一钠	磷酸三钠
磷酸	三聚磷酸钠
六偏磷酸钠	焦磷酸四钠

磷的稳态对于治疗和预防 CKD 患者的肾性骨病、继发性甲状旁腺功能亢进和软组织钙化非常重要 [8]。血清磷水平可作磷稳态的生物标志物，并被报道为 CKD 患者全因心血管死亡的重要危险因素 [8]。治疗建议必须个体化，包括饮食限制、磷酸盐结合剂、钙和维生素 D 的补充 [8]。

KDOQI 建议，当血清磷水平高于 5.5mg/dl 时，CKD 患者的膳食磷应限制在 800~1000mg/d [8]。可采用个体化的饮食方法来维持足够的磷水平 [40]。即使在低蛋白饮食的情况下，磷的摄入量和生物利用度仍因所摄入的蛋白质类型不同而有所差异，因为来自植物的磷的吸收率比动物蛋白质低（30%~50% vs. 50%~70%）[41]。加工食品和食品

成分：高果糖玉米糖浆、玉米糖浆、水、盐、纤维素胶、焦糖色素、天然香料和人造香料、六偏磷酸钠山梨酸钠和苯甲酸钠（防腐剂）

▲ 图 20-3　含磷添加剂的成分表

添加剂含有易于吸收的磷，增加了磷的负荷。因此，应该尽量减少摄入这些食物 [42]。

通常情况下，与添加磷酸盐的加工食品相比，含有机磷的食品营养更丰富，营养价值更高。添加了磷酸盐的加工食品的营养价值通常较低，而且通常与钠和钾添加剂搭配 [7]。

（六）钙和维生素 D

对于 CKD 患者来说，负钙平衡和正钙平衡都可能产生负面影响。负钙平衡会导致骨质疏松和骨折，而正钙平衡会增加骨外钙化及心血管事件的风险 [37]。钙平衡很难确定，因为血清钙水平不能反映全身钙平衡；此外，骨转换、肾功能程度、激素、维生素 D 补充剂的使用和钙的摄入等因素也会改变平衡。这就是为什么必须回顾和考虑患者的病史和营养史。

一旦患者 CKD 达到 3~5 期，如果个体持续或反复出现高钙血症，并且血清 PTH 水平持续较低，可以建议限制钙摄入 [32]。这包括来自磷酸盐结合剂的钙。血清钙浓度是调节 PTH 分泌的重要因素，对软组织钙化和骨骼完整性有影响（KDOQI）。在晚期 CKD 中，肾脏无法有效增加尿液中的钙排泄。随着 1, 25- 二羟维生素 D 水平的下降，钙在胃肠道的吸收会发生改变。钙吸收依赖于维持适当水平的正梯度 [37]。

肾脏在维生素 D 的代谢和调节中起着关键作用。在 CKD 和 ESRD 患者中，维生素 D 不足 / 缺乏很常见 [15]。目前的建议是，在继发性甲状旁腺功能亢进和维生素 D 不足 / 缺乏的情况下，使用活性维生素 D 或其类似物治疗 [15]。

在中度到晚期 CKD 患者中，包括膳食来源、补充剂和基于钙的磷酸盐结合剂在内的总钙元素应不超过每天 2000mg [8]。如果血清 25- 羟维生素 D 低于 30ng/ml，则建议补充维生素 D 以维持适当的钙水平。

血清水平为 25(OH)-D＞30ng/ml 且 PTH 高于目标范围的肾病患者可补充活性维生素 D（骨化三醇、阿法降钙醇或多铁钙化醇）[8]。

（七）营养补充品

据报道，在美国，许多患者在服用营养补充剂。然而，没有足够的证据表明微量营养素或多种维生素补充剂对 CKD 患者是有益还是有害。非处方补充剂中含有许多药理活性化合物，可能会与处方药或其他补充剂发生相互作用，因此可能对肾病患者有害。应鼓励患者与医生分享他们所关心的任何营养问题，包括披露任何非处方补充剂。在推荐任何营养补充剂、强化食品和营养强化产品时，需要考虑患者当前的摄入量。

结论

CKD 是一种复杂而进展性的疾病，治疗主要集中在减缓其进展。在本章中，我们探讨了营养对于 CKD 患者个体的重要影响。在营养师的帮助下，营养治疗可以帮助预防已知危险因素（如糖尿病和高血压）的患者发展成 CKD，并延缓肾脏疾病从一期进展到另一期的过程。

虽然肾病营养被认为是治疗 CKD 患者的重要工具，但营养研究必须继续评估饮食与 CKD 之间错综复杂的联系。

参考文献

[1] Centers for Disease Control and Prevention. Chronic kidney disease in the United States, 2019. Atlanta: US Department of Health and Human Services, Centers for Disease Control and Prevention; 2019.

[2] Coresh J, Selvin E, Stevens LA, Manzi J, Kusek JW, Eggers P, Van Lente F, Levey AS. Prevalence of chronic kidney disease in the United States. JAMA. 2007;298(17):2038–47.

[3] Palmer SC, Hayen A, Macaskill P, Pellegrini F, Craig JC, Elder GJ, Strippoli GF. Serum levels of phosphorus, parathyroid hormone, and calcium and risks of death and cardiovascular disease in individuals with chronic kidney disease: a systematic review and meta-analysis. JAMA. 2011;305(11):1119–27.

[4] Bolton WK. Renal physicians association clinical practice guideline: appropriate patient preparation for renal replacement therapy: guideline number 3. J Am Soc Nephrol. 2003;14(5):1406–10.

[5] Global Facts: About Kidney Disease. National Kidney Foundation, 11 Mar 2015, www.kidney. org/kidneydisease/global-facts-about-kidney-disease.

[6] Vassalotti JA, Centor R, Turner BJ, Greer RC, Choi M, Sequist TD, Initiative NKFKDOQ. Practical approach to detection and management of chronic kidney disease for the primary care clinician. Am J Med. 2016;129(2):153–62. E7.

[7] Ikizler TA, Burrowes JD, Byham-Gray LD, Campbell KL, Carrero JJ, Chan W, et al. KDOQI clinical practice guideline for nutrition in CKD: 2020 update. Am J Kidney Dis. 2020;76(3 Suppl 1):S1–S107. https://doi.org/10.1053/j.ajkd.2020.05.006. Erratum in: Am J Kidney Dis. 2021 Feb;77(2):308.

[8] Handu D, Rozga M, Steiber, A. Executive Summary of the 2020 Academy of Nutrition and Dietetics and National Kidney Foundation Clinical Practice Guideline for Nutrition in CKD. Journal of the Academy of Nutrition and Dietetics 2021;121(9):1881–1893.

[9] Gillis BP, Caggiula AW, Chiavacci AT, Coyne T, Doroshenko L, Milas NC, Nowalk MP, Scherch LK. Nutrition intervention program of the modification of diet in renal disease study: a self-management approach. J Am Diet Assoc. 1995;95(11):1288–94.

[10] Milas NC, Nowalk MP, Akpele L, Castaldo L, Coyne T, Doroshenko L, Kigawa L, Korzec-Ramirez D, Scherch LK, Snetselaar L. Factors associated with adherence to the dietary protein intervention in the modification of diet in renal disease study. J Am Diet Assoc. 1995;95(11):1295–300.

[11] Chronic Kidney Disease and Diet: Assessment, Management and Treatment. An Overview Guide for Dietitians. National Kidney Disease Education Program. April 2015.

[12] DuBose TD Jr. Inadequate dietary potassium and progression of CKD. Clin J Am Soc Nephrol. 2019;14(3):319–20. https://doi.org/10.2215/CJN.01020119. Epub 2019 Feb 14.

[13] Centers for Disease Control and Prevention (CDC). Usual sodium intakes compared with dietary guidelines. MMWR Morb Mortal Wkly Rep. 2011;60(41):1413–7.

[14] Haring B, Selvin E, Liang M, Coresh J, Grams M, Petruski-Ivleva N, Steffen LM, Rebholz CM. Dietary protein sources and risk for incident chronic kidney disease: results from the Atherosclerosis Risk in Communities (ARIC) Study. J Ren Nutr. 2017;27(4):233–42.

[15] Kim H, Caulfield LE, Garcia-Larsen V, Steffen LM, Grams ME, Coresh J, Rebholz CM. Plant-based diets and incident CKD and kidney function. Clin J Am Soc Nephrol. 2019;14:682–91.

[16] Goraya N, Simoni J, Jo C, Wesson DE. Dietary acid reduction with fruits and vegetables or bicarbonate attenuates kidney injury in patients with a moderately reduced glomerular filtration rate due to hypertensive nephropathy. Kidney Int. 2012;81(1):86–93.

[17] Scialla J, Anderson C. Dietary acid load: a novel nutritional target in chronic kidney disease? Adv Chronic Kidney Dis. 2013;20(2):141–9. https://doi.org/10.1053/j.ackd.2012.11.001.

[18] Clemens R, Kranz S, Mobley A, Nicklas T, Raimondi MP, Rodriguez JC, Slavin JL, Warshaw H. Filling America's fiber intake gap: summary of a roundtable to probe realistic solutions with a focus on grain-based foods. J Nutr. 2012;142(7):1390S–401S. https://doi.org/10.3945/jn.112.160176. Epub 2012 May 30.

[19] Sumida K, Molnar MZ, Potukuchi PK, Thomas F, Lu JL, Matsushita K, Yamagata K, Kalantar-Zadeh K, Kovesdy CP. Constipation and incident CKD. J Am Soc Nephrol. 2017;28(4):1248–58.

[20] David LA, Maurice CF, Carmody RN, Gootenberg DB, Button JE, Wolfe BE, Ling AV, Devlin AS, Varma Y, Fischbach MA. Diet rapidly and reproducibly alters the human gut microbiome. Nature. 2014;505(7484):559–63.

[21] Khatri M, Moon YP, Scarmeas N, Gu Y, Gardener H, Cheung K, Wright CB, Sacco RL, Nickolas TL, Elkind MS. The association between a Mediterranean-style diet and kidney function in the Northern Manhattan Study cohort. Clin J Am Soc Nephrol. 2014;9(11):1868–75.

[22] Rebholz CM, Crews DC, Grams ME, Steffen LM, Levey AS, Miller ER III, Appel LJ, Coresh J. DASH (Dietary Approaches to Stop

Hypertension) diet and risk of subsequent kidney disease. Am J Kidney Dis. 2016;68(6):853–61.

[23] Chang A, Van Horn L, Jacobs DR Jr, Liu K, Muntner P, Newsome B, Shoham DA, Durazo-Arvizu R, Bibbins-Domingo K, Reis J. Lifestyle-related factors, obesity, and incident microalbuminuria: the CARDIA (Coronary Artery Risk Development in Young Adults) study. Am J Kidney Dis. 2013;62(2):267–75.

[24] Kalantar-Zadeh K, Fouque D. Nutrition management of chronic kidney disease. N Engl J Med. 2017;377:1765–76.

[25] Klahr S, Levey AS, Beck GJ, Caggiula AW, Hunsicker L, Kusek JW, Striker G. The effects of dietary protein restriction and blood-pressure control on the progression of chronic renal disease. N Engl J Med. 1994;330(13):877–84.

[26] Kovesdy CP, Kopple JD, Kalantar-Zadeh K. Management of protein-energy wasting in non-dialysis-dependent chronic kidney disease: reconciling low protein intake with nutritional therapy. Am J Clin Nutr. 2013;97(6):1163–77.

[27] Chen X, Wei G, Jalili T, Metos J, Giri A, Cho ME, Boucher R, Greene T, Beddhu S. The associations of plant protein intake with all-cause mortality in CKD. Am J Kidney Dis. 2016;67(3):423–30.

[28] Zha Y, Qian Q. Protein nutrition and malnutrition in CKD and ESRD. Nutrients. 2017;9:208. https://doi.org/10.3390/nu9030208.

[29] Wright J, Cavanaugh K. Dietary sodium in chronic kidney disease: a comprehensive approach. Semin Dial. 2010;23(4):415–21. https://doi.org/10.1111/j.1525–139X. 2010.00752.x.

[30] Rothman RL, Housam R, Weiss H, Davis D, Gregory R, Gebretsadik T, Shintani A, Elasy TA. Patient understanding of food labels: the role of literacy and numeracy. Am J Prev Med. 2006;31(5):391–8.

[31] American Heart Association. "Sodium sources: Where does all that sodium come from?" Heart.org, www.heart.org/en/healthy-living/healthyeating/eat-smart/sodium/sodium-sources.

[32] KDIGO clinical practice guideline for the evaluation and management of chronic kidney disease. Kidney Int Suppl. 2013;3:1–150.

[33] Cuppari L, Nerbass FB, Avesani CM, Kamimura MA. A practical approach to dietary interventions for nondialysis-dependent CKD

patients: the experience of a reference nephrology center in Brazil. BMC Nephrol. 2016;17:85.

[34] Khoueiry G, Waked A, Goldman M, El-Charabaty E, Dunne E, Smith M, Kleiner M, Lafferty J, Kalantar-Zadeh K, El-Sayegh S. Dietary intake in hemodialysis patients does not reflect a heart healthy diet. J Ren Nutr. 2011;21(6):438–47.

[35] St-Jules DE, Goldfarb DS, Sevick MA. Nutrient non-equivalence: does restricting high-potassium plant foods help to prevent hyperkalemia in hemodialysis patients? J Ren Nutr. 2016;26(5):282–7.

[36] Sim JJ, Bhandari SK, Smith N, Chung J, Liu IL, Jacobsen SJ, Kalanter-Zadeh K. Phosphorus and risk of renal failure in subjects with normal renal function. Am J Med. 2013;126(4):311–8.

[37] Gallant K, Spiegel D. Calcium balance in chronic kidney disease. Curr Osteoporos Rep. 2017;15:214–21.

[38] Noori N, Sims JJ, Kopple JD, Shah A, Colman S, Shinaberger CS, Bross R, Mehrotra R, Kovesdy CP, Kalantar-Zadeh K. Organic and inorganic dietary phosphorus and its management in chronic kidney disease. Iran J Kidney Dis. 2010;4(2):89–100.

[39] Li J, Wang L, Han M, Xiong Y, Liao R, Li y, Sun S, Maharjan A, Su B. The role of phosphate-containing medications and low dietary phosphorus-protein ratio in reducing intestinal phosphorus load in patients with chronic kidney disease. Nutr Diabet. 2019;9:14.

[40] Morey B, Walker R, Davenport A. More dietetic time, better outcome? A randomized prospective study investigating the effect of more dietetic time on phosphate control in end-stage kidney failure haemodialysis patients. Nephron Clin Pract 2008;109:c173–c180.

[41] Moorthi RN, Armstrong CL, Janda K, Ponsler-Sipes K, Asplin JR, Moe SM. The effect of a diet containing 70% protein from plants on mineral metabolism and musculoskeletal health in chronic kidney disease. Am J Nephrol. 2014;40(6):582–91.

[42] Sullivan C, Sayre SS, Leon JB, Machekano R, Love TE, Porter D, Marbury M, Sehgal AR. Effect of food additives on hyperphosphatemia among patients with end-stage renal disease: a randomized controlled trial. JAMA. 2009;301(6):629–35.

第 21 章　慢性肾病多药物治疗中的药物剂量和肾毒性
Drug Dosing in CKD Polypharmacy and Nephrotoxicity

Olivia Marchionda　Andrew Moyer　著

一、背景

许多药物和其他药物制剂都经由肾脏排泄。因此，为优化药物治疗并降低毒性风险，急性肾损伤或慢性肾病患者需要调整处方药物的剂量或频率。2021 年 KDIGO 临床实践指南建议，处方者在给药时应考虑 GFR[1]。本章将回顾药物处方、剂量选择和监测中的药代动力学和药效学注意事项，以优化药物治疗并避免毒性作用。还将讨论特定药物引起的肾损伤的类型，药物选择和剂量的注意事项，以及用于调整药物剂量的最常用的肾功能方程。最后，本章将根据现有的已知数据，针对肾功能受损程度提供常用处方药的推荐用药剂量。需要注意的是，使用 eGFR 和肌酐清除率（CrCl）进行肾功能计算是基于稳定的肾功能，当患者出现进行性 AKI 时，需要更加有选择性地分析药物治疗和剂量。

二、药物在肾脏疾病中的药理学效应

患者对药物的反应取决于药物的药代动力学和药效学。药效学表示药物对机体的影响，包括药物与其作用靶点，以及下游生化效应之间的相互作用。药代动力学描述了机体对药物的影响，涉及吸收、分布、代谢和排泄等生理过程[2]。药代动力学的变化可以改变药物的暴露程度，与预期或标准剂量反应相比，使患者易于过量或剂量不足。CKD 表现出多种生理效应，这些效应会导致临床上显著的药代动力学变化[3]。了解这些变化对于合理用药和优化治疗方案至关重要。本部分概述了肾功能障碍影响的药理参数，并介绍合理用

药和建议剂量调整的方法。

三、生物利用度

绝对生物利用度是指给药后药物进入全身循环的比例，通常与口服给药有关[2]。口服生物利用度取决于胃肠道吸收和肠道、肝脏的首关代谢的程度。CKD 对吸收和整体生物利用度的影响尚不明确。对大多数经过评估的药物而言，胃肠道吸收基本上保持不变。然而，有几个因素需要考虑，它们可能会改变药物的吸收。

许多 CKD 患者服用质子泵抑制药和组胺 -2 受体拮抗药，导致胃 pH 升高。对于在酸性环境中吸收最好的药物（呋塞米、酮康唑、硫酸亚铁），在胃 pH 增高的情况下，药物的溶解和电离常常会减少，导致生物利用度下降[4]。某些药物，如地高辛、铁剂、左甲状腺素、四环素和氟喹诺酮类药物的吸收可能会因同时使用磷结合剂而降低[5-7]。许多 CKD 患者，尤其是合并有糖尿病的患者，常伴有胃轻瘫，导致胃排空延迟，延长达到最高药物浓度的时间[8]。在需要药物口服给药后迅速发挥作用（如磺酰脲类药物）时，应考虑这一点。胃肠道水肿也被认为降低了口服吸收，尤其在伴有肝硬化、充血性心力衰竭或肾病综合征的 CKD 患者，但尚不确定如何最好地管理这些继发并发症的药物处方[9]。

药物生物利用度中经常被忽视的一个组成部分是肠道首关代谢。包括环孢素和他克莫司在内的几种药物在胃肠道内进行大量代谢。肾功能不全与 CYP450 酶的活性降低有关，这可能是由基

因表达减少所致。CKD 引起的肠道 CYP450 代谢减少导致整体口服生物利用度增加[10]。总的来说，CKD 人群口服吸收的估计和评价是一项困难的任务，重要的是要考虑可能改变药物吸收的患者特定因素。

四、分布

药物的分布容积（Vd）可以用于计算达到期望的全身水平所需的剂量。一般来说，药物的血清浓度与其 Vd 成反比。与药物分布有关的几个因素受肾功能的影响。CKD 中 Vd 发生变化的机制包括体液超负荷导致的身体成分改变、低白蛋白血症导致的血浆蛋白结合力下降、与尿毒症毒素的结合相互作用及组织结合力改变[2]。血浆中的药物浓度既包括与血浆蛋白结合的药物，也包括未结合（游离）的药物。然而，只有游离药物能够穿过细胞膜并发挥药理作用。

血浆蛋白结合率较高的酸性药物，如巴比妥类药物、青霉素类、头孢菌素类、呋塞米、苯妥英、水杨酸盐、丙戊酸钠和华法林，在 CKD 患者中会受到蛋白结合率降低的显著影响[11]。由于结合位点的竞争导致血浆蛋白结合力下降，药物可能会从这些结合位点移出，从而增加游离药物的浓度。药物的分布容积也可能受到血浆结合力改变的影响，尤其是地高辛。在 CKD 5 期患者中，地高辛的 Vd 减少了一半，如果不减少负荷剂量和

维持剂量，血清浓度就会增加[12]。

CKD 引起的身体成分变化可能对亲水性药物的 Vd 产生不同程度的影响。导致 Vd 增加的因素之一是体内水分总量增加，表现为细胞外液量增加、腹水或外周水肿。这将导致水溶性和蛋白质结合药物的血浆水平下降，如普伐他汀、氟伐他汀、吗啡和可待因[13]。相反，肌肉萎缩和通过血液透析排出体液可能会降低 Vd，并增加亲水性药物的血清浓度，如果末期肾病患者在短时间内发生显著的容量变化，则会导致血清浓度发生重大变化。

五、代谢

大部分药物代谢发生在肝脏，然而肠道、肺和肾脏中的细胞也可能含有产生这些代谢反应的酶[12]。药物代谢分为Ⅰ相和Ⅱ相反应。Ⅰ相反应主要受到 CYP450 系统的影响，包括氧化、水解和还原反应，一般来说，CKD 患者的Ⅰ相水解和还原反应会减慢[14]。这主要是由于肝酶的非特异性抑制及 CYP450 反应的一小部分发生在肾组织中。Ⅱ相反应主要是将Ⅰ相反应的母药物或代谢产物转化为水溶性化合物，易于通过尿液或胆汁排出[15]。

CKD 对Ⅱ相反应影响最大，包括葡萄糖醛酸化反应[10]。通过抑制葡萄糖醛酸化反应，可以增加母药物的可利用量，导致潜在的毒性。以下是受 CKD 影响的代谢产物的药物例子（表 21-1）。

表 21-1 受慢性肾病影响的药物代谢产物

母体药物	代谢产物	代谢产物的药理活性
别嘌醇	奥昔嘌醇	抑制黄嘌呤氧化酶（主要活性）
硫唑嘌呤	巯基嘌呤	免疫抑制药（仅限代谢物）
吗啡	吗啡 -6- 葡萄糖醛酸酯（M-6G）	比母体化合物更活跃，在终末期肾病中延长麻醉效果
麦考酚酸	麦考酚酸葡萄糖醛酸苷	胃肠道不良反应
磺胺类药物	酰化代谢物	增加毒性（骨髓抑制）
茶碱	1，3- 二甲基尿酸	心脏毒性
齐多夫定	三磷酸齐多夫定	抗反转录病毒活性（主要活性）

虽然许多这样的代谢反应生成的化合物是无活性的，但有几种药物会代谢生成有药理活性化合物。例如，哌替啶经代谢生成去甲哌替啶，而去甲哌替啶依赖于肾脏排泄。尽管与母药物相比，去甲哌替啶的阿片受体效应较小，但它是中枢神经系统刺激物，会降低癫痫阈值，并在肾功能受损的患者体内积累。在晚期和 ESRD 患者中应避免使用哌替啶[16]。

除了肝脏的 Ⅰ 相和 Ⅱ 相反应外，肾脏刷状缘也会代谢某些药物。胰岛素就是一个例子[17]。胰岛素在肾小球进行滤过，然后在近曲小管中进行代谢。在 CKD 患者中，这个过程受到抑制，导致胰岛素的作用时间延长。总体而言，很难预测 CKD 对药物代谢的临床影响。随着患者肾病的进展，由于肾功能不全引起的药代动力学变化非常复杂，因此应评估每种药物的有效性和潜在不良反应。

六、排泄

肾功能是药物清除的最可预测和可量化的决定因素。对于许多药物而言，总的清除包括肾脏和非肾脏成分。肾脏对药物的排泄依赖于 GFR、肾小管分泌和重吸收。GFR 取决于药物的分子量和蛋白结合特性。结合白蛋白的药物无法被滤过，因此滤过率与药物的游离血浆浓度成正比。在 CKD 中，药物通过肾小球滤过的排出量减少，导致游离药物的消除半衰期延长[2]。这是由于正常功能的肾单位数量减少、肾血流减少、GFR 减少和肾小管分泌减少所致。肾功能改变对药物清除的影响主要取决于两个变量。包括正常情况下被肾脏清除的药物比例(不变化)或除功能障碍程度外，肾脏清除的活性代谢产物[18]。

七、与药物剂量相关的肾功能评估

对于 CKD 1～5 期的患者，通常使用 Cockcroft-Gault（CG）公式估算肌酐清除率，作为肾功能的综合指标。由于肌酐通过肾小球滤过和肾小管分泌排泄，CrCl 与许多由肾脏排出的药物的总清除率和肾清除率密切相关，也是美国 FDA 产品标签中药物剂量的主要估算值。较新的 eGFR 的方程，如 CKD-EPI 和 MDRD 方程，尚未一致证明在肾损伤患者的药物给药中的效用。最近的研究表明，与 CG 方程相比，eGFR 方程对肾功能的估计值更高，从而导致不同的剂量计算[19-22]。随着肾功能的恶化，CG 方程估计的肾功能低于 MDRD 或 CKD-EPI 方程[23]。需要注意的是，用于估算 GFR 的每个方程都是在肾功能稳定的患者中进行的，在患者出现急性肾损伤时使用并不可靠[24]。肾脏给药实践应与评估 CKD 患者特定药物使用的原始药代动力学研究一致，这通常涉及 CrCl 的估计。CG、MDRD 和 CKD-EPI 方程如下所述（表 21-2）。

表 21-2　肾功能估算

Cockcroft-Gault（CG）方程

如果是男性

$CrCl（ml/min）=[（140-年龄）× IBW]/（72 × Scr）$

如果是女性

$CrCl（ml/min）=[（140-年龄）× 体重 × 0.85]/（72 × Scr）$

理想体重（IBW，男性）: 50kg+2.3kg[身高（英寸）-60]

理想体重（IBW，女性）: 45.5kg+2.3kg[身高（英寸）-60]

MDRD 方程

$GFR[ml/(min·1.73m^2)]=175 × Scr^{-1.154} × 年龄^{-0.023} × 0.742（女性）× 1.121（非洲裔美国人）$

CKD-EPI 方程

$GFR[ml/(min·1.73m^2)]=141 × min（Scr/κ, 1）^α × max（Scr/κ, 1）^{-1.209} × 0.993^{年龄} × 1.018（女性）× 1.159（黑种人）$

SCr. 血清肌酐（mg/dl）；κ. 女性为 0.7，男性为 0.9；α. 女性为 -0.329，男性为 -0.411；min. SCr/κ 的最小值或 1；max. SCr/κ 的最大值或 1

CG 方程是药代动力学研究设计中最常用的方程，也是制造商根据 FDA 1998 年出版的出版物《行业指南：肾功能受损患者的药代动力学 - 研究设计、数据分析和对剂量和标记的影响》（*Guidance for Industry: Pharmacokinetics in Patients with Impaired Renal Function-Study Design, Data Analysis, and Impact on Dosing and Labeling*）

制订的药物剂量指南中最容易使用的方程，该研究建议使用 CG 方程来估计肾功能[23]。目前，大多数临床实验室根据美国 NKDEP 的建议，使用 MDRD 或 CKD-EPI 等替代方程报告 eGFR[25]。

由于使用不同的方程来估算肾功能，在针对 CKD 进行药物剂量调整时，人们对使用哪种方程产生了困惑和争论，尤其令人困惑的是，2012 年 KDIGO 指南使用 CKD-EPI 肌酐方程来定义 CKD 类别，而大多数药物的剂量建议都是基于 CG 方程[26]。FDA 已经更新了行业指南文件，建议药品生产商根据 CG 估算的 CrCl（ml/min）或 MDRD 估算的 eGFR［ml/(min·1.73m^2)］来报告剂量调整[27]。在本章中，药物剂量调整建议将以制造商的标签为基础，并列出 CrCl（即除二甲双胍外的大多数药物）或 eGFR（二甲双胍）。

八、可影响肾功能或导致肾损伤的药物

药物引起的肾毒性是肾脏疾病（包括 AKI 和 CKD）的重要诱因。除了药物的肾毒性作用外，CKD 患者还容易受到用于治疗合并症的常规药物的其他不良影响[28]。本部分将重点介绍药物引起肾毒性的最常见机制。

根据潜在原因进行分类，肾损伤主要有三种类型：肾前性、肾性和肾后性损伤。虽然每种类型的肾损伤都有多种病理生理学原因，但药物是每种类型的常见诱发因素[29]。有关急性肾损伤鉴别诊断的更多信息，请参阅前面的章节。表 21-3 列出了与肾损伤和 CKD 发病风险增加相关的药物。

肾前性损伤占病例的 40%~70%，是由肾脏灌注减少所致[30]。这可能是由于失血、脱水或疾病状态（如充血性心力衰竭、低白蛋白血症、肾病综合征、低血压和肝功能衰竭）导致的有效血容量减少。

内源性肾脏损伤是根据受影响的肾脏的结构成分进行分类。急性间质性肾炎（AIN）是内源性 AKI 的一种形式，由间质的淋巴细胞浸润引起。AIN 患者可能会出现发热、皮疹和嗜酸性粒细胞增多的典型三联征，这有助于将 AIN 与急性肾小管坏死（内在性 AKI 最常见的病因）区分开来[31]。

药物导致肾损伤的另一种机制是肾后性损伤。恶性肿瘤、药物或代谢物结晶在肾小管内沉淀或尿道狭窄都可能导致肾损伤[24]。这不仅会导致肾小管流出受阻，还会损伤肾小管细胞。以下是根据其机制导致肾损伤的药物的例子（表 21-3）。

（一）非甾体抗炎药

非甾体抗炎药是美国最常用的处方药和非处方药之一。虽然患者可能会因为非甾体抗炎药有效且看似无害而购买此类药物，但它们已被确认为肾毒性药物，对肾功能具有急性和慢性影响。NSAID 引起肾损伤的危险因素包括 CKD、过度利尿引起的容量耗竭，或由心力衰竭、肾病综合征或肝硬化引起的动脉血容量减少[28]。同时使用其他药物，如 ACEI、ARB 或钙调神经磷酸酶抑制药，可能会增加 NSAID 引起损伤的风险。其发病机制涉及前列腺素介导的血管舒张失衡[28]。NSAID 通过抑制环氧化酶（COX）而减少前列腺素合成，导致可逆性肾脏缺血和肾小球水压下降，而肾小球水压是肾小球滤过的主要动力[28]。在 CKD 患者中，肾脏血管持续性收缩导致前列腺素合成增加，起到保护 GFR 的作用。这是通过降低肾小球前阻力来实现的，从而保持 RBF。通过抑制前列腺素介导的血管扩张和减少肾小管周围血流量，NSAID 会导致 GFR 急性下降。

（二）ACEI 和 ARB

目前的指南推荐将 ACEI 或 ARB 作为 CKD 3 期及以上患者或白蛋白尿≥300mg/dl 的 1~2 期患者的一线降压药。除降压外，ACEI 和 ARB 还能降低肾小球毛细血管压和蛋白滤过率，这可能是它们在延缓 CKD 进展方面的有益作用[28]。然而，在特定临床情况下，它们也有潜在的危害。这种情况最常见于肾脏自调节依赖的情况，包括充血性心力衰竭、积极利尿和其他伴随体液耗竭的疾病。

在开始使用 ACEI 或 ARB 后的第 1 周内，由于外侧小动脉舒张引起的肾小球血流动力学改变，

表 21–3　与急性肾损伤相关的药物				
肾前性	肾　性		肾后性	
	急性间质性肾炎	急性肾小管坏死	肾小球损伤	梗阻性肾病
• 利尿药 • 血管紧张素转换酶抑制药 • 血管紧张素 II 受体拮抗药 • 非甾体抗炎药 • COX-2 抑制药 • 环孢素 • 他克莫司 • 血管扩张药 • 放射对比剂	• 青霉素类 • 利福平 • 质子泵抑制药 • 非甾体抗炎药 • 锂 • 阿昔洛韦 • 四环素 • 苯妥英 • 西咪替丁 • 他汀类 • 西多福韦 • 戊脒 • 氟喹诺酮类 • 别嘌醇 • 头孢菌素 • 噻嗪类利尿药 • 美沙拉明	• 顺铂 • 甲氨蝶呤 • 锂 • 放射对比剂 • 氨基糖苷类药物	• 卡托普利 • 膦甲酸盐 • 锂 • 非甾体抗炎药	• 阿昔洛韦 • 膦甲酸盐 • 更昔洛韦 • 甲氨蝶呤 • 磺胺类药物 • 曲安奈德

预计血清肌酐水平会在基线水平上升 30% 左右[28]。因此，在开始使用 ACEI 或 ARB 后的第 1 周内应进行血清肌酐的随访，以确认 SCr 是否稳定并且不再继续上升。

高钾血症是 ACEI 和 ARB 的另一个不良反应，其原因是醛固酮的分泌减少。如果患者了解需要限制饮食中的钾摄入，并且不接触可能加重高钾血症的其他药物（如螺内酯），则适度的钾水平增加通常是可接受的。重要的是，在使用 ACEI 或 ARB 时应避免脱水和过度使用利尿药和 NSAID，因为这会加重肾损伤。对于血清肌酐升高超过 30% 或出现无法控制的高钾血症的患者，应停用 ACEI 或 ARB 或将其剂量降至较低水平[28]。

（三）利尿药

噻嗪类和襻利尿药常用于在 GFR 降低的情况下进行利尿和控制血压。襻利尿药可在肾前性疾病或内源性原因的情况下导致肾损伤[24]。虽然没有具体的指导原则，但在门诊环境中，应特别注意在维持血容量的需要与肾损伤风险之间取得平衡。

（四）NSAID、ACEI/ARB 和利尿药的联合使用

NSAID、ACEI/ARB 和利尿药物本身都可以导致肾损伤。当这些药物联合使用时，风险会显著增加。每一类药物对肾功能的影响都不同。利尿药可导致低血容量引起的低灌流，NSAID 收缩肾小球入球动脉，而 ACEI/ARB 扩张肾小球出球动脉[24]。在减少血流情况下，调节肾小球入球和出球动脉的压力对于维持灌注压是必要的[24]。

（五）钙调神经磷酸酶抑制药（他克莫司/环孢素）

钙调神经磷酸酶抑制药，特别是环孢素和

他克莫司，是许多移植后免疫抑制方案中必不可少的药物。与这些药物相关的最常见的剂量限制毒性之一是肾毒性。肾损伤的机制涉及血流动力学改变，这些改变是可逆的，通常被归类为肾前性。这些变化是由入球小动脉的血管收缩所介导的，导致 RBF 减少[28]。长期使用 CNI 可能导致不可逆的、进展性的小管间质损伤和肾小球硬化，被称为慢性 CNI 诱导的肾毒性[28]。CNI 所致的肾毒性的危险因素包括药物超疗效浓度、同时使用 NSAID 和利尿药。预防 CNI 肾毒性的策略应该通过监测治疗性血清药物水平来减少过量用药的暴露。此外，二氢吡啶 CCB 在减少 CNI 肾毒性方面起到保护作用，因为它在肾内的血管扩张作用抵消了 CNI 在入球小动脉的血管收缩作用[28]。

（六）口服抗生素

1. β- 内酰胺类药物

青霉素和头孢菌素是导致急性间质性肾炎最常见的抗生素之一。其典型症状常包括"经典"三联征：嗜酸性粒细胞增多、皮疹和发热。AIN 是特异性的，因此没有预防措施。长期使用 β- 内酰胺类抗生素超过 7～10 天，或者如果患者出现急性肾损伤的症状，应考虑定期评估肾功能。

2. 氟喹诺酮类药物

在氟喹诺酮类药物中，环丙沙星最常涉及 AIN 和结晶性肾病。氟喹诺酮类药物可以在碱性尿液中析出晶体。预防措施包括确保充足的水合作用，根据计算出的 CrCl 使用适当的剂量，并在患者接受长期治疗时再次监测肾功能。

3. 磺胺类药物

甲氧苄啶 / 磺胺甲恶唑引起肾损伤的机制包括 AIN、急性肾小管坏死（ATN）和结晶性肾病。这种抗生素的磺胺成分会引起特异性的细胞介导的免疫反应，导致 AIN。磺胺类药物和 AIN 之间没有剂量关系。通过确保足够的液体摄入量（每天 >3L），并监测尿液中是否有晶体，ATN 和结晶性肾病可能是可以预防的。如果尿液中出现结晶，建议碱化尿液以维持 pH>7.15。

九、假性急性肾损伤

虽然血清肌酐升高通常反映 GFR 降低，但有些药物可以导致 SCr 升高，而与 GFR 降低无关[32]。可能人为增加 SCr 的因素包括肌酐生成增加、干扰测定及肾小管分泌减少。

肌酐在肌肉中产生，因此产生的肌酐与肌肉质量成正比，而且相对恒定。肉类或蛋白质摄入量增加、摄入肌酐补充剂会导致血清肌酐升高。研究表明，非诺贝特类药物可增加肌酐的代谢生成，尤其是在轻度至中度肾衰竭患者中[33]。这种情况的发生机制尚不清楚，但人们认为非诺贝特类药物不会损害 GFR。抗生素头孢西丁会干扰用于测量血清肌酐水平的比色法，从而使血清肌酐水平假性升高[34]。抗生素甲氧苄啶 / 磺胺甲恶唑和 H_2 受体拮抗药西咪替丁是两种可减少肌酐分泌的常用药物[35, 36]。这会导致血清肌酐水平自限性和可逆性升高 0.4～0.5mg/dl。法莫替丁和雷尼替丁也会导致血肌酐升高，但程度较轻[36]。在上述每种情况下，血尿素氮通常不会发生变化。因此，只有当血尿素氮水平相应升高时，肌酐水平的升高才表明 GFR 确实下降。然而，低蛋白饮食的 AKI 患者可能会出现假性低 BUN，因此在区分真性 AKI 和假性 AKI 时也必须考虑这一点。与血清肌酐水平变化导致的假性 AKI 相关的药物见表 21-4。

十、慢性肾病的治疗药物监测

有些药物的治疗范围较窄，建议进行常规药物浓度监测。即使根据已确定的肾功能不全情况调整了药物剂量，监测这些药物的药物浓度也是有益的。在开始用药后、肾功能发生变化时，以及添加或停用另一种具有潜在相互作用或肾毒性的药物时，应考虑检测药物浓度[13]。CKD 患者应常规监测的药物举例见表 21-5。

十一、透析患者的注意事项

间歇性血液透析（intermittent hemodialysis,

	表 21-4　与假性急性肾损伤相关的药物		
	机　制		
	肌酐分泌减少	干扰血清检测	肌酐生成增加
药物	• 甲氧苄啶 • 西咪替丁 • 法莫替丁 • 雷尼替丁	• 头孢西丁 • 氟胞嘧啶	非诺贝特

表 21-5　需要监测的治疗范围较窄的药物			
药　物	监测的时间	治疗范围 [a]	监测的频率 [b]
氨基糖苷类：庆大霉素、妥布霉素、阿米卡星	常规给药 谷值：给药前 0~30min 峰值：给药完成后 30min	庆大霉素和妥布霉素 谷值：0.5~2mg/L 峰值：5~8mg/L 阿米卡星 峰值：20~30mg/L 谷值：8~10mg/L	• 在第 3 次给药前后获得峰值和谷值 • 对于治疗时间 <72h，可能不需要获得峰值和谷值 至少每周或在肾功能发生变化时重复监测药物浓度
卡马西平	谷值：服药前	4~12g/ml	开始用药后 2~4 天或改变剂量时进行监测
环孢素	谷值：服药前	150~400ng/ml（基于指南）	第 1 周每天 1 次，之后每周 1 次，直到保持一致的水平，然后定期随访
地高辛	维持剂量后 12h 和下一次剂量前	0.6~2.0ng/ml	首次用药后 2~5 天，然后定期随访
依诺肝素	第 2 次或第 3 次给药后 4h	抗 X a：0.7~1.1U/ml	每周和根据需要
锂	谷值：晨起服药前，距上次服药至少 12h	急性：0.8~1.2mmol/L 慢性：0.6~0.8mmol/L	例行跟进
苯巴比妥	谷值：服药前	15~40g/ml	在首次用药后 2 周内检查，或在 1~2 个月内随访剂量变化
游离苯妥英	谷值：服药前	10~20g/ml 1~2g/ml	首次用药后或更换剂量后 5~7 天
普鲁卡因胺	谷值：下一次服药前或开始服药或改变服药剂量后 12~18h	4~10g/ml 谷值：4g/ml 峰值：8g/ml	例行跟进
NAPA（正乙酰卡尼）	用普鲁卡因胺样本绘制	普鲁卡因胺 +NAPA：10~30g/ml	

（续表）

药　物	监测的时间	治疗范围 [a]	监测的频率 [b]
西罗莫司	谷值：服药前	10～20ng/dl 4～12ng/dl（与环孢素或他克莫司同时用药时）	第 1 周每天 1 次，第 1 个月每周 1 次，然后定期随访
他克莫司	谷值：服药前	5～10ng/ml	第 1 周每天 1 次，第 1 个月每周 1 次，然后定期随访
丙戊酸（二丙戊酸钠）	谷值：服药前	50～100g/ml	首次用药或更换剂量后 2～4 天进行监测
万古霉素	谷值：第 3 次或第 4 次给药前 0～30min	谷值：10～20mg/L（根据感染部位和培养物的最低抑菌浓度而定）	第 3 次或第 4 次给药。治疗时间＜72h，无须监测药物浓度。至少每周或在肾功能发生变化时重复监测药物浓度

a. 治疗范围基于一般的剂量推荐。根据所治疾病状态、患者耐受性和治疗反应，可能需要个体化范围

b. 监测的频率基于一般的建议。根据临床情况、患者整体状态、治疗耐受性、所治疾病状态和治疗反应，增加或减少监测频率

改编自 Olyaei and Steffl [13].

iHD）患者药物治疗的优化取决于多个因素，包括药物特性和透析器类型。影响透析清除率的药物相关因素包括药物分子的大小、与蛋白质结合的程度及分布容积 [13]。在 iHD 过程中，大部分药物主要通过透析膜上的扩散过程被清除 [13]。传统透析器或低通量透析器对分子量＞1000Da 的药物的渗透性相对较差 [13]。高通量 iHD 的使用更为普遍，能够通过滤膜将分子量约为 10 000Da 的药物从血浆中清除到透析液中 [37]。关于蛋白质结合，透析过程中只能清除游离或未结合的药物。因此，蛋白结合率高的药物通过透析膜的游离药物比例较低，而蛋白结合率低的药物则更容易通过透析膜 [33]。此外，分布容积大的药物与分布容积小的药物相比，透析清除的药物比例较低，因为分布容积大的药物会分散到血管外空间和组织中，无法进入血流进行过滤 [33]。

在住院环境中，接受间歇性血液透析的患者通常根据治疗药物监测结果制订个性化的药物剂量方案 [33]。然而，由于血清浓度的测量和报告需要一定的时间，在门诊环境中，根据以往研究得出的数据实施切实可行的用药剂量方案将使患者受益。

结论

CKD 和急性肾损伤对药物代谢动力学的影响是一个复杂的人体生理变化过程。每次接诊患者时，都应采用综合方法评估患者的用药情况，以确定每种药物对患者肾功能的影响，以及肾损伤对药物剂量的影响（图 21-1）。

如果怀疑某种药物会导致肾损伤，则应调整剂量或选择替代药物。同时，当肾脏损伤影响药物清除，可能导致药物毒性或其他不良反应时，必须进行药物选择或剂量调整。有大量参考资料

1. 获取病史和相关临床信息
2. 估算肾小球滤过率
3. 审查当前药物
4. 确定个体治疗方案
5. 监测
6. 修订治疗方案

▲ 图 21-1　慢性肾病的药物剂量方法

可供查阅，药品包装标签通常会说明肾功能受损患者的剂量注意事项。本章的最后部分提供了常规处方药的推荐剂量。

附：常用药物及剂量调整的回顾

根据药物类别，在下表中列出了剂量调整的建议（表 21-6 至表 21-11）。这些列表并不是详尽无遗的，而是旨在为常用处方药物的最佳给药提供指导。临床医生不能仅仅依赖所提供的表格，而应将其作为参考，在预测的肾功能和药物使用指征的基础上选择最佳剂量，还必须考虑患者具体的合并症、年龄、体重和药物相互作用的风险。可从美国国家医学图书馆网站（dailymed.nlm.nih.gov）获得或直接访问生产商网站下载 FDA 批准的包装说明书，这些都是考虑如何正确选择和使用 CKD 药物的良好来源。

表 21-6　抗生素			
药　物	常用剂量	CKD 的剂量调整（CrCl=ml/min）	间歇性血液透析（iHD）
阿昔洛韦（PO）[38]	治疗 HSV：800mg，q4h	• CrCl 10～25：800mg，q8h • CrCl＜10：200mg，q12h	如果常用剂量为 800mg，q4h：400mg 负荷量，然后 200mg，q12h，每次透析后补充 400mg
	慢性抑制疗法：400mg，q12h	CrCl＜10：200mg，q12h	
	生殖器疱疹：200mg，q4h	CrCl＜10：200mg，q12	如果常用剂量为 200mg，q4h 或 400mg，q12h：200mg，q12h
阿莫西林[39]	500mg，q8h	• CrCl 10～30：500mg，q12h • CrCl＜10：500mg，q24h	500mg，q24h
阿莫西林 / 克拉维酸[40]	875mg，q12h 或 500mg，q8h	• CrCl 10～30：500mg，q12h • CrCl＜10：500mg，q24h	500mg，q24h
氨苄西林（IV）[41]	1～2g，q6～8h	• CrCl 10～50：1～2g，q6～12h • CrCl＜10：1～2g，q12～24h	1～2g，q12h
氨苄西林 / 舒巴坦（IV）[42]	1.5～3g，q6～8h	• CrCl 15～30：1.5～3g，q12h • CrCl 5～14：1.5～3g，q24h	3g，q24h
头孢唑林（IV）[43]	1～2g，q8h	• CrCl 11～34：1g，q12h • CrCl＜10：1g，q24h	每次 iHD 后 20mg/kg；非透析日无剂量
头孢地尼[44]	300mg，q12h	• CrCl＜30：300mg，q24h	300mg，q24h
头孢吡肟（IV）[45]	2g，q8h	• CrCl 30～60：2g，q12h • CrCl 11～29：2g，q24h • CrCl＜10：1g，q24h	1g，q24h
头孢呋辛酯[46]	250～500mg，q12h	• CrCl 10～29：250～500mg，q24h • CrCl＜10：250～500mg，q48h	每次 iHD 后 250～500mg；非透析日无剂量
头孢氨苄[47]	500mg，q6h	• CrCl 10～50：500mg，q12h • CrCl＜10：250mg，q12h	250mg，q12h

（续表）

药　物	常用剂量	CKD 的剂量调整（CrCl=ml/min）	间歇性血液透析
环丙沙星（PO）[48]	250～750mg，q12h	• CrCl<30：250mg，q12h 或 750～500mg，q24h	500mg，q24h
达托霉素[49]	4～10mg/kg，q24h	CrCl<30：4～10mg/kg，q48h	每次 iHD 后 4～10mg/kg；非透析日无剂量
厄他培南[50]	1g，q24h	CrCl<30：500mg，q24h	500mg，q24h
氟康唑（IV，PO）[51]	200～400mg，q24h	CrCl<50：100～200mg，q24h	100～200mg，q24h
左氧氟沙星（IV，PO）[52]	500～750mg，q24h	• CrCl 20～49：750mg，q48h • 或 250mg，q24h	250～500mg，q48h
美罗培南[53]	1～2g，q8h	• CrCl 26～50：1～2g，q12h • CrCl 10～25：1g，q12h • CrCl<10：500mg，q24h	500mg，q24h
呋喃妥因[54]	50～100mg，q6h	CrCl<60：禁用	禁用
奥司他韦[55]	75mg，q12h	• CrCl 30～60：30mg，q12h • CrCl 10～30：30mg，q24h	每次 iHD 后 30mg；非透析日无剂量
哌拉西林 / 他唑巴坦[56]	3.375g，q8h	CrCl<20：3.375g，q12h	3.375g，q12h
甲氧苄啶 / 磺胺甲噁唑（800mg/160mg）DS[57]	1DS tab，q12h；2DS tab，q12h	• CrCl 15～30：1DS tab，q24h • CrCl<15：禁用	禁用
伐昔洛韦[58]	治疗 HSV：1g，q8h	• CrCl 30～49：1g，q12h • CrCl<10：500mg，q24h	
	• 生殖器疱疹，初始发作：1g，q12h • 生殖器疱疹，复发发作：500mg，q12h • 生殖器疱疹，抑制治疗：1g，q24h	• CrCl 10～20：1g，q24h • CrCl<10：500mg，q24h • CrCl<30：500mg，q24h	
	唇疱疹：2gm，q12h	• CrCl<30：500mg，q24h • CrCl 30～49：1g，q12h • CrCl 10～20：500mg，q12h • CrCl<10：500mg，q24h	
替诺福韦阿拉芬酰胺[59]	25mg/d	CrCl<15 且不需要透析：不推荐	透析日 25mg，透析后给药
富马酸替诺福韦[60]	300mg，q24h	• CrCl≥50：300mg，q24h • CrCl 30～49：300mg，q48h • CrCl 10～29：300mg，q72～96h • CrCl<10 且未透析：无数据	300mg，q7d，透析后给药

CKD. 慢性肾病；CrCl. 肌酐清除率；HSV. 疱疹病毒；IV. 静脉用；PO. 口服

表 21-7　抗心律失常药物

药　物	常用剂量	CKD 的剂量调整（CrCl=ml/min）	间歇性血液透析
丙吡胺[61]	200～800mg/d，分次服用	• CrCl＞40～80：400mg/d，分次服用 • CrCl 30～40：100mg，q8h • CrCl 15～30：100mg，q12h • CrCl＜15：100mg，q24h	建议透析后维持剂量
多非利特[62]	500μg，q12h	• CrCl 40～60 和 QTc 或 QT≤440ms：250μg，q12h • QTc 或 QT 幅度增加超过 15% 或时间＞500ms：减少剂量至 125μg，q12h • CrCl 20～39 和 QTc 或 QT≤440ms：125μg，q12h • QTc 或 QT 幅度增加超过 15% 或时间＞500ms：减少剂量至 125μg/d • CrCl＜20：禁忌使用	禁忌使用
氟卡尼[63]	阵发性心房颤动 / 扑动：50～150mg，q12h	CrCl≤35：50mg，q12h 或 100mg/d。经常监测血浆水平	不需要调整剂量
	阵发性室上性心动过速：50～150mg，q12h	CrCl≤35：50mg，q12h 或 100mg/d。经常监测血浆水平	
	室性心律失常：100～200mg，q12h	CrCl≤35：100mg，q12h。经常监测血浆水平	
索他洛尔（PO）[64]	心房颤动：80mg，q12h	• CrCl 40～60：80mg，q24h • CrCl＜40：禁用	40mg，q24h（忌用）
	室性心律失常：160mg，q12h	• CrCl 30～60：160mg，q24h • CrCl 10～29：160mg，q36～48h • CrCl＜10：慎用	40mg，q24h（忌用）

CKD. 慢性肾病；CrCl. 肌酐清除率；PO. 口服

表 21-8　抗凝和抗血小板药物

药　物	常用剂量	CKD 的剂量调整（CrCl=ml/min）	间歇性血液透析（iHD）
阿哌沙班[65]	急性 DVT/PE：10mg，q12h×7d，随后 5mg，q12h	CrCl＜25 禁用	经严格筛选，体重指数不低且未同时服用强效 CYP3A4 和 P-gp 抑制药的 iHD 患者可使用该药物[a]
	NVAF：5mg，q12h	出现以下两项或两项以上：年龄≥80 岁、体重≤60kg 或 SCr≥1.5mg/dl，减少剂量至 2.5mg，q12h	年龄≥80 岁，体重≤60kg，减至 2.5mg，q12h

（续表）

药　物	常用剂量	CKD 的剂量调整 （CrCl=ml/min）	间歇性血液透析（iHD）
依度沙班[66]	NVAF ● CrCl 50～95：60mg/d ● CrCl＞95 禁用 DVT 和 PE：60mg/d	NVAF CrCl 15～50：30mg，qd DVT 和 PE CrCl 15～50（或体重＜60kg）：30mg，qd	禁用，无数据
达比加群酯[67]	急性 DVT/PE：150mg，q12h NVAF：150mg，q12h 正交 VTE 预防：110mg×1，然后 220mg，q24h	CrCl＜30：禁用，无研究 ● CrCl 15～30：75mg，q12h ● CrCl＜15：禁用 ● CrCl＜30：禁用	禁用
依诺肝素（治疗血栓）[68]	1mg/kg（实际 BW），SC，q12h 1.5mg/kg（实际 BW），SC，q24h NVAF：20mg，q24h，随晚餐	CrCl 15～30：1mg/kg，SC，q24h CrCl＜15：禁用	禁用
利伐沙班[69]	急性 DVT/PE；或预防复发 DVT/PE：15mg，q12h×21d，然后 20mg，q24h 随餐 术后 DVT 预防（膝关节置换术）：10mg，q24h	● CrCl 15～50：15mg，q24h，随晚餐 ● CrCl＜15：禁用 CrCl＜30：禁用	15mg，q24h

a. 无须调整剂量

CKD. 慢性肾病；CrCl. 肌酐清除率；DVT/PE. 深静脉血栓 / 肺栓塞；NVAF. 无瓣膜病变的心房颤动；SCr. 血清肌酐；BW. 体重；SC. 皮下

表 21-9　糖尿病管理药物

药　物	常用剂量	CKD 的剂量调整（CrCl=ml/min）	间歇性血液透析
格列吡嗪[70]	● 初始：早餐前 5mg ● 早餐和午餐前 15mg，分次服用 ● 最大剂量：40mg/d，分次服用	● 无特定剂量调整建议 ● 使用最低有效剂量	根据患者反应评估剂量
格列本脲[71]	● 初始：2.5～5mg/d ● 维持：最大 20mg/d	● 初始：1.25mg/d ● 维持：保守使用，避免低血糖	禁用
微粉化格列本脲[72]	● 初始：1.5～3mg/d ● 维持：最大 12mg/d	● 初始：0.75mg/d ● 维持：保守使用，避免低血糖	根据患者反应评估剂量
二甲双胍[73]	500mg，q12h，早餐 / 晚餐前 每周增加 500mg，最大 2500mg/d	eGFR 30～40：不建议开始治疗 继续治疗：评估风险和益处 eGFR＜30：禁忌	禁用
卡格列净[74]	100～300mg/d，与第一餐同食	● eGFR 45～60：100mg/d ● eGFR 30～45：100mg/d	禁用
达格列净[75]	5～10mg/d，可进食或不进食	eGFR＜60：不使用	不使用

（续表）

药　物	常用剂量	CKD 的剂量调整（CrCl=ml/min）	间歇性血液透析
恩格列净[76]	10～25mg/d，可进食或不进食	eGFR<45：不使用	不使用
利格列汀[77]	5mg/d	不需要调整剂量	不需要调整剂量
沙格列汀[78]	2.5～5mg/d	CrCl≤50：2.5mg/d	2.5mg/d
西他列汀[79]	100mg，q24h	• CrCl 30～49：50mg，q24h • CrCl<30：25mg，q24h	25mg，q24h

存在复合产品。具体剂量建议请参阅 FDA 批准的特定药物产品标签

CKD. 慢性肾病；CrCl. 肌酐清除率；eGFR. 估算的肾小球滤过率［单位为 ml/（min · 1.73m^2）］

表 21-10　抗惊厥药			
药　物	常用剂量	CKD 的剂量调整（CrCl=ml/min）	间歇性血液透析（iHD）
布瓦西坦（IV，PO）[80]	25～100mg，BID	不需要调整剂量	不建议使用
醋酸艾司利卡西平[81]	初始：400mg/d 维持：800～1600mg/d	CrCl<50：将初始剂量、滴定剂量和维持剂量减少 50%	无数据
非尔氨酯[82]	1200～3600mg/d，分 3～4 次服用	肾功能损害（无 CrCl 指定）初始剂量和维持剂量应减少 50%	无数据
加巴喷丁[83]	300～1200mg，q8h（最大 3600mg/d）	• CrCl 30～59：200～700mg，q12h • CrCl 15～29：200～700mg，q24h • CrCl 15：100～300mg，q24h • CrCl<15：按比例减少剂量	基于 CrCl；血液透析（HD）后可能需要补充剂量 100～300mg
拉科酰胺[84]	100～200mg，q12h	CrCl≤30：最大 300mg，q24h	最大：300mg，q24h 建议每次 HD 疗程后补充剂量达 50%
左乙拉西坦[85]	500～1500mg，q12h	• CrCl 50～80：50～1000mg，q12h • CrCl 30～50：250～750mg，q12h • CrCl<30：250～500mg，q12h	通过透析去除 50%；q12h，每次 HD 疗程后将上午剂量的 50% 添加到下午剂量
吡仑帕奈[86]	2～12mg/d，睡前	严重损伤（无 CrCl 指定）：不推荐使用	不推荐使用
普瑞巴林[87]	150～600mg，q12h 或 q8h	• CrCl 30～60：75～300mg，q12h 或 q8h • CrCl 15～30：25～150mg，q12h 或 q24h • CrCl<15：25～75mg，q24h	25～75mg，q24h，血液透析后补充剂量 25～150mg
扑米酮[88]	100mg/d 至 250mg，TID～QID	• CrCl>50～80：给药间隔增加至 q8h • CrCl 10～50：给药间隔增加至 q8～12h • CrCl<10：给药间隔增加至 q12～24h	HD 后给予正常剂量的 1/3
卢非酰胺[89]	200～1600mg，BID	无须调整剂量	HD 可降低药物浓度约 30%。考虑剂量调整

（续表）

药　物	常用剂量	CKD 的剂量调整（CrCl=ml/min）	间歇性血液透析（iHD）
司替戊醇[90]	50mg/（kg·d）分 2～3 次，最大：3000mg/d	中度至重度：不建议使用	不建议使用
托吡酯[91]	25～400mg/d，根据处方配方，可能需要分次服用	CrCl<70：用 50% 剂量	可能需要补充剂量。托吡酯的清除率是正常人的 4～6 倍
氨己烯酸[92]	500～1500mg，BID	• CrCl>50～80：减少 25% • CrCl>30～50：减少 50% • CrCl 10～30：减少 75%	无数据
唑尼沙胺[93]	100～600mg/d	• 由肝脏代谢并由肾脏排泄 • 肾功能不全（未指定 CrCl）可能需要更慢的剂量滴定和更多的监测	由肝脏代谢并由肾脏排泄肾功能不全（未指定 CrCl）可能需要更慢的剂量滴定和更多的监测

CKD. 慢性肾病；CrCl. 肌酐清除率；IV. 静脉用；PO. 口服

表 21-11　其他药物			
药　物	常用剂量	CKD 的剂量调整（CrCl=ml/min）	间歇性血液透析（iHD）
别嘌醇[94]	初始：100mg，q24h	CrCl<30：初始 50mg，q24h	初始：100mg，q48h；透析后剂量
	每 2～4 周递增 100mg，以达到理想的血清尿酸水平；可能需要的剂量高达 800mg，q24h	维持：谨慎增加以达到所需的血清尿酸水平	维持：根据反应谨慎增加至 300mg，q24h
秋水仙碱[95]	痛风发作治疗：第 1 天，1.2mg，1h 后单次给药 0.6mg	无须减少剂量，但可考虑	单剂量 0.6mg
	第 2 天及以后：0.6mg，q12～24h		
	预防痛风：0.6mg，q12～24h	CrCl<30：初始 0.3mg，q24h	0.3mg，每周 2 次
甲氧氯普胺[96]	10mg，q6h	• CrCl 10～50：通常剂量的 75% • CrCl<10：通常剂量的 50%	通常剂量的 50%
西咪替丁[97]	300mg，QID 至 800mg，qd	CrCl<30：300mg，q12h	每次透析后服用最低有效剂量
法莫替丁[98]	40mg，q24h 或 20mg，q12h	CrCl<50：20mg，q24h	20mg，q24h
尼扎替丁[99]	150mg，BID 或 300mg，睡前服用	• CrCl 20～50：150mg/d • CrCl<20：150mg，qod	150mg，qod
雷尼替丁[100]	75～150mg，q12h	CrCl<50：150mg，q24h	150mg，q24h

在 iHD 后给药

存在复合产品。具体剂量建议请参阅 FDA 批准的特定药物产品标签

CKD. 慢性肾病；CrCl. 肌酐清除率

其他资源

A. McEvoy G. AHFS Drug Information®. Bethesda, MD: American Society of Health-System Pharmacists, Inc.; 2014.

B. Aronoff G, Bennett W, Berns J, et al. Drug Prescribing in Renal Failure: Dosing Guidelines for Adults American College of Physicians. 2007

C. DrugPoints Summary. Micromedex 2.0. Truven Health Analytics Inc.; 2015. http://www.micromedexsolutions.com/micromedex2/librarian. Accessed 14 April 2015.

D. Drug Facts and Comparisons. Facts & Comparisons eAnswers.

Wolters Kluwer Health, Inc.; 2015. http://online.factsandcomparisons.com/index.aspx? Accessed 14 April 2015.

E. Bailie G, Mason N. 2012 Dialysis of Drugs. Saline, MI: Renal Pharmacy Consultants. LLC2012.

F. Lexi-Drugs. Lexicomp. Wolters Kluwer Health, Inc.; 2015. https://online.lexi.com/lco/action/home/switch. Accessed 14 April 2015.

G. Panel on Antiretroviral Guidelines for Adults and Adolescents. Guidelines for the use of antiretroviral agents in HIV-1–infected adults and adolescents. http://www.aidsinfo.nih.gov/ContentFiles/AdultandAdolescentGL.pdf.

H. Package inserts.

参 考 文 献

[1] Chapter 4: other complications of CKD: CVD, medication dosage, patient safety, infections, hospitalizations, and caveats for investigating complications of CKD. Kidney Int Suppl. 2013;3:91–111. https://doi.org/10.1038/kisup.2012.67.

[2] Lea-Henry TN, Carland JE, Stocker SL, Sevastos J, Roberts DM. Clinical pharmacokinetics in kidney disease. Clin J Am Soc Nephrol. 2018;13:1085–95. https://doi.org/10.2215/CJN.00340118.

[3] Roberts DM, Sevastos J, Carland JE, Stocker SL, Lea-Henry TN. Clinical pharmacokinetics in kidney disease: application to rational design of dosing regimens. Clin J Am Soc Nephrol. 2018;13:1254–63. https://doi.org/10.2215/CJN.05150418.

[4] Hassan Y, Al-Ramahi R, Abd Aziz N, Ghazali R. Drug use and dosing in chronic kidney disease. Ann Acad Med Singap. 2009;38:1095–103.

[5] Aronson JK. Clinical pharmacokinetics of digoxin 1980. Clin Pharmacokinet. 1980;5:137–49. https://doi.org/10.2165/00003088–198005020–00002.

[6] Fish DN. Fluoroquinolone adverse effects and drug interactions. Pharmacotherapy. 2001;21(Pt 2):253S–72S.

[7] Greig SL, Plosker GL. Sucroferric oxyhydroxide: a review in hyperphosphataemia in chronic kidney disease patients undergoing dialysis. Drugs. 2015;75:533–42. https://doi.org/10.1007/s40265–015–0366–1.

[8] Krishnasamy S, Abell TL. Diabetic gastroparesis: principles and current trends in management. Diabetes Ther. 2018;9(Supple 1):1–42. https://doi.org/10.1007/s13300–018–0454–9.

[9] Wagner LA, Tata AL, Fink JC. Patient safety issues in CKD: core curriculum 2015. Am J Kidney Dis. 2015;66:159–69. https://doi.org/10.1053/j.ajkd.2015.02.343.

[10] Dreisbach AW, Lertora JJ. The effect of chronic renal failure on drug metabolism and transport. Expert Opin Drug Metab Toxicol. 2008;4:1065–74. https://doi.org/10.1517/17425255.4.8.1065.

[11] Vanholder R, De Smet R, Ringoir S. Factors influencing drug protein binding in patients with end stage renal failure. Eur J Clin Pharmacol. 1993;44(Suppl 1):17–21.

[12] Verbeeck RK, Musuamba FT. Pharmacokinetics and dosage adjustment in patients with renal dysfunction. Eur J Clin Pharmacol. 2009;65:757–73. https://doi.org/10.1007/s00228–009–0678–8.

[13] Olyaei AJ, Steffl JL. A quantitative approach to drug dosing in chronic kidney disease. Blood Purif. 2011;31:138–45. https://doi.org/10.1159/000321857.

[14] Leblond FA, Petrucci M, Dube P, Bernier G, Bonnardeaux A, Pichette V. Downregulation of intestinal cytochrome P450 in chronic renal failure. J Am Soc Nephrol. 2002;13:1579–85.

[15] Dowling TC, Matzke GR, Murphy JE, Burckart GJ. Evaluation of renal drug dosing: prescribing information and clinical pharmacist approaches. Pharmacotherapy. 2010;30:776–86. https://doi.org/10.1592/phco.30.8.776.

[16] O'Connor NR, Corcoran AM. End-stage renal disease: symptom management and advance care planning. Am Fam Physician. 2012;85:705–10.

[17] Rabkin R, Ryan MP, Duckworth WC. The renal metabolism of insulin. Diabetologia. 1984;27:351–7.

[18] Perazella MA, Tonelli M, Gipson DS, Gilbert SJ, Weiner DE, National Kidney Foundation. National Kidney Foundation primer on kidney diseases [Internet]. 6th ed. Philadelphia: Saunders; 2013. [cited 2019 Nov 17]

[19] Stevens LA, Padala S, Levey AS. Advances in glomerular filtration rate-estimating equations. Curr Opin Nephrol Hypertens. 2010;19(3):298–307. https://doi.org/10.1097/MNH.0b013e32833893e2.

[20] Melloni C, Peterson ED, Chen AY, Szczech LA, Newby LK, Harrington RA, et al. Cockcroft-Gault versus modification of diet in renal disease: importance of glomerular filtration rate formula for classification of chronic kidney disease in patients with non-ST-segment elevation acute coronary syndromes. J Am Coll Cardiol. 2008;51:991–6. https://doi.org/10.1016/j.jacc.2007.11.045.

[21] Gill J, Malyuk R, Djurdjev O, Levin A. Use of GFR equations to adjust drug doses in an elderly multi-ethnic group—a cautionary tale. Nephrol Dial Transplant. 2007;22:2894–9

[22] Golik MV, Lawrence KR. Comparison of dosing recommendations for antimicrobial drugs based on two methods for assessing kidney function: Cockcroft-Gault and Modification of Diet in Renal Disease. Pharmacotherapy. 2008;28:1125–32. https://doi.org/10.1592/phco.28.9.1125.

[23] Stevens LA, Nolin TD, Richardson MM, Feldman HI, Lewis JB, Rodby R, Townsend R, et al. Comparison of drug dosing recommendations based on measured GFR and kidney function estimating equations. Am J Kidney Dis. 2009;54:33–42. https://doi.org/10.1053/j.ajkd.2009.03.008.

[24] Sifontis NM, Miklich MA. Nephrologic/geriatric care. In: Dong BJ, Elliott DP, editors. Ambulatory care self-assessment program. Book. Lenexa: ACCP; 2018. p. 3.

[25] National Institute of Diabetes and Digestive and Kidney Diseases: The National Institute of Health. https://www.niddk.nih.gov/health-information/communication-programs/nkdep/laboratory-evaluation/glomerular-filtration-rate/estimating (2019). Accessed 17 Oct 2019.

[26] KDIGO. Chapter 1: definition and classification of CKD. In: KDIGO 2012 clinical practice guideline for the evaluation and management of chronic kidney disease; 2013. https://kdigo.org/wp-content/uploads/2017/02/KDIGO_2012_CKD_GL.pdf. Accessed 17 Oct 2019.

[27] Center for Drug Evaluation and Research (CDER) at the Food and Drug Administration Guidance for industry: pharmacokinetics in patients with impaired renal function—study design, data analysis, and impact on dosing and labeling. Renal Impairment Guidance Working

Group. 2010. https://www.fda.gov/media/78573/download. Accessed 18 Oct 2019.

[28] Pazhayattil GS, Shirali AC. Drug-induced impairment of renal function. Int J Nephrol Renovasc Dis. 2014;7:457–68. https://doi.org/10.2147/IJNRD.S39747.

[29] Awdishu L, Mehta RL. The 6R's of drug induced nephrotoxicity. BMC Nephrol. 2017;18:1–12.

[30] Mueller BA. Acute renal failure. In: Pharmacotherapy. 6th ed. New York: McGraw-Hill; 2005. p. 781–90.

[31] Nolin TD, Himmelfarb J, Matzke GR. Drug-induced kidney disease. In: Pharmacotherapy. 6th ed. New York, NY: McGraw-Hill; 2005. p. 871–87.

[32] Samra M, Abcar A. False estimates of elevated creatinine. Perm J. 2012;16:51–2.

[33] Hottelart C, El Esper C, Rose F, Achard JM, Fournier A. Fenofibrate increases creatininemia by increasing metabolic production of creatinine. Nephron. 2002;92:536–41. https://doi.org/10.1159/000064083.

[34] Saah AJ, Koch TR, Drusano GL. Cefoxitin falsely elevates creatinine levels. JAMA. 1982;247:205–6.

[35] Berg KJ, Gjellestad A, Nordby G, et al. Renal effects of trimethoprim in ciclosporin-and azathioprine-treated kidney-allografted patients. Nephron. 1989;53:218.

[36] Rocci ML, Vlasses PH, Ferguson RK. Creatinine serum concentrations and H2–receptor antagonists. Clin Nephrol. 1984;22:214.

[37] Haroon S, Davenport A. Choosing a dialyzer: what clinicians need to know. Hemodial Int. 2018;22:S65–74.

[38] Zovirax® [package insert on the Internet]. Research Triangle Park: GlaxoSmithKline; 2005 [Accessed 18 Nov 2019]. Available from: https://www.accessdata.fda.gov/drugsatfda_docs/label/2005/018828s030%2C020089s019%2C019909s020lbl.pdf.

[39] Amoxil® [package insert on the Internet]. Research Triangle Park: GlaxoSmithKline; 2006 [Accessed 18 Nov 2019]. Available from: https://www.accessdata.fda.gov/drugsatfda_docs/label/2008/050760s11,050761s11,050754s12,050542s25lbl.pdf.

[40] Amoxicillin Clavulanate Potassium [package insert on the Internet]. Sellersville: Teva Pharmaceuticals USA; 2008 [Accessed 18 Nov 2019]. Available from: https://www.accessdata.fda.gov/drugsatfda_docs/label/2009/065162s021lbl.pdf.

[41] Ampicillin [package insert on the Internet]. New York: Pfizer; 2010 [Accessed 18 Nov 2019]. Available from: https://www.pfizer.com/files/products/uspi_ampicillin_10g_bulk.pdf.

[42] Unasyn® [package insert on the Internet]. New York: Pfizer; 2007 [Accessed 18 Nov 2019]. Available from: https://www.accessdata.fda.gov/drugsatfda_docs/label/2008/050608s029lbl.pdf.

[43] Cefazolin [package insert on the Internet]. Irungattukottai: Hospira Healthcare India; 2010 [Accessed 18 Nov 2019]. Available from: https://www1.apotex.com/products/us/downloads/pil/cefo_sinj_10gm_ins.pdf.

[44] Omnicef® [package insert on the Internet]. Carolina: CEPH International Corporation; 2005 [Accessed 18 Nov 2019]. Available from: https://medlibrary.org/lib/rx/meds/omnicef/page/7/.

[45] Cefepime [package insert on the Internet]. Lake Forest: Hospira; 2012 [Accessed 18 Nov 2019]. Available from: https://www.accessdata.fda.gov/drugsatfda_docs/label/2013/050679s034lbl.pdf.

[46] Ceftin® [package insert on the Internet]. Research Triangle Park: GlaxoSmithKline; 2017 [Accessed 18 Nov 2019]. Available from: https://www.gsksource.com/pharma/content/dam/GlaxoSmithKline/US/en/Prescribing_Information/Ceftin/pdf/CEFTIN.PDF.

[47] Keflex® [package insert on the Internet]. Carolina: CEPH International Corporation; 2006 [Accessed 18 Nov 2019]. Available from: https://www.accessdata.fda.gov/drugsatfda_docs/label/2006/050405s097lbl.pdf.

[48] Cipro® [package insert on the Internet]. Whippany: Bayer HealthCare Pharmaceuticals; 2016 [Accessed 18 Nov 2019]. Available from: https://www.accessdata.fda.gov/drugsatfda_docs/label/2016/019537s086lbl.pdf.

[49] Cubicin® [package insert on the Internet]. Whitehouse Station: Merck & Co.; 2015 [Accessed 18 Nov 2019]. Available from: https://www.merck.com/product/usa/pi_circulars/c/cubicin/cubicin_pi.pdf.

[50] Invanz® [package insert on the Internet]. Whitehouse Station: Merck & Co.; 2011 [Accessed 18 Nov 2019]. Available from: https://www.accessdata.fda.gov/drugsatfda_docs/label/2012/021337s038lbl.pdf.

[51] Diflucan® [package insert on the Internet]. New York: Pfizer; 2011 [Accessed 18 Nov 2019]. Available from: https://www.accessdata.fda.gov/drugsatfda_docs/label/2011/019949s051lbl.pdf.

[52] Levaquin® [package insert on the Internet]. Gurabo: Janssen Ortho; 2018 [Accessed 18 Nov 2019]. Available from: https://www.accessdata.fda.gov/drugsatfda_docs/label/2018/020634s069lbl.pdf.

[53] Merrem® [package insert on the Internet]. Wilmington: AstraZeneca; 2006 [Accessed 18 Nov 2019]. Available from: https://www.accessdata.fda.gov/drugsatfda_docs/label/2008/050706s022lbl.pdf.

[54] Macrobid® [package insert on the Internet]. North Norwich: Norwich Pharmaceuticals; 2009 [Accessed 18 Nov 2019]. Available from: https://www.accessdata.fda.gov/drugsatfda_docs/label/2009/020064s019lbl.pdf.

[55] Tamiflu® [package insert on the Internet]. South San Francisco: Genentech; 2019 [Accessed 18 Nov 2019]. Available from: https://www.gene.com/download/pdf/tamiflu_prescribing.pdf.

[56] Zosyn® [package insert on the Internet]. Philadelphia: Wyeth Pharmaceuticals; 2017 [Accessed 18 Nov 2019]. Available from: https://www.accessdata.fda.gov/drugsatfda_docs/label/2017/050684s88s89s90_050750s37s38s39lbl.pdf.

[57] Bactrim® [package insert on the Internet]. Philadelphia: Mutual Pharmaceutical Company; 2013 [Accessed 18 Nov 2019]. Available from: https://www.accessdata.fda.gov/drugsatfda_docs/label/2013/017377s068s073lbl.pdf.

[58] Valtrex® [package insert on the Internet]. Research Triangle Park: GlaxoSmithKline; 2008 [Accessed 18 Nov 2019]. Available from: https://www.accessdata.fda.gov/drugsatfda_docs/label/2008/020487s014lbl.pdf.

[59] Vemlidy® [package insert on the Internet]. Foster City: Gilead Sciences; 2019 [Accessed 18 Nov 2019]. Available from: https://www.gilead.com/~/media/files/pdfs/medicines/liver-disease/vemlidy/vemlidy_pi.pdf?la=en.

[60] Viread® [package insert on the Internet]. Foster City: Gilead Sciences; 2012 [Accessed 18 Nov 2019]. Available from: https://www.accessdata.fda.gov/drugsatfda_docs/label/201 2/021356s042,022577s002lbl.pdf.

[61] Norpace® [package insert on the Internet]. New York: Pfizer; 2016 [Accessed 18 Nov 2019]. Available from: https://www.pfizer.com/files/products/uspi_norpace.pdf.

[62] Tikosyn® [package insert on the Internet]. New York: Pfizer; 2014 [Accessed 18 Nov 2019]. Available from: http://labeling.pfizer.com/showlabeling.aspx?id=639.

[63] Rythmol® [package insert on the Internet]. Research Triangle Park: GlaxoSmithKline; 2013 [Accessed 18 Nov 2019]. Available from: https://www.accessdata.fda.gov/drugsatfda_docs/label/2013/019151s012lbl.pdf.

[64] Betapace AF® [package insert on the Internet]. Wayne: Bayer HealthCare Pharmaceuticals; 2011 [Accessed 18 Nov 2019]. Available from: https://www.accessdata.fda.gov/drugsatfda_docs/label/2011/021151s010lbl.pdf.

[65] Eliquis® [package insert on the Internet]. Princeton: Bristol-Myers Squibb; 2019 [Accessed 18 Nov 2019]. Available from: https://packageinserts.bms.com/pi/pi_eliquis.pdf.

[66] Savaysa® [package insert on the Internet]. Tokyo: Daiichi

Sankyo; 2019 [Accessed 18 Nov 2019]. Available from: https://dsi.com/prescribing-information-portlet/getPIContent?productName=Savaysa&inline=true.

[67] Pradaxa® [package insert on the Internet]. Ridgefield: Boehringer Ingelheim Pharmaceuticals; 2018 [Accessed 18 Nov 2019]. Available from: https://docs.boehringer-ingelheim. com/Prescribing%20Information/PIs/Pradaxa/Pradaxa.pdf.

[68] Lovenox® [package insert on the Internet]. Bridgewater: Sanofi-Aventis U.S.; 2018 [Accessed 18 Nov 2019]. Available from: http://products.sanofi.us/Lovenox/Lovenox.pdf.

[69] Xarelto® [package insert on the Internet]. Gurabo: Janssen Ortho; 2019 [Accessed 18 Nov 2019]. Available from: http://www.janssenlabels.com/package-insert/product-monograph/prescribing-information/XARELTO-pi. pdf.

[70] Glucotrol® [package insert on the Internet]. New York: Pfizer; 2008 [Accessed 18 Nov 2019]. Available from: https://www.accessdata.fda.gov/drugsatfda_docs/label/2008/017783s019lbl.pdf.

[71] Diabeta® [package insert on the Internet]. Bridgewater: Sanofi-Aventis U.S.; 2009 [Accessed 18 Nov 2019]. Available from: https://www.accessdata.fda.gov/drugsatfda_docs/label/2009/017532s030lbl.pdf.

[72] Glynase® Prestab® [package insert on the Internet]. New York: Pfizer; 2017 [Accessed 18 Nov 2019]. Available from: http://labeling.pfizer.com/ShowLabeling.aspx?format=PDF&id=597.

[73] Glucophage® [package insert on the Internet]. Princeton: Bristol-Myers Squibb; 2018 [Accessed 18 Nov 2019]. Available from: https://packageinserts.bms.com/pi/pi_glucophage. pdf.

[74] Invokana® [package insert on the Internet]. Titusville: Janssen Pharmaceuticals; 2019 [Accessed 18 Nov 2019]. Available from: http://www.janssenlabels.com/package-insert/product-monograph/prescribing-information/INVOKANA-pi. pdf.

[75] Farxiga® [package insert on the Internet]. Princeton: Bristol-Myers Squibb; 2014 [Accessed 18 Nov 2019]. Available from: https://www.accessdata.fda.gov/drugsatfda_docs/label/2014/202293s003lbl.pdf.

[76] Jardiance® [package insert on the Internet]. Ridgefield: Boehringer Ingelheim Pharmaceuticals; 2018 [Accessed 18 Nov 2019]. Available from: https://docs.boehringer-ingelheim. com/Prescribing%20Information/PIs/Jardiance/jardiance.pdf.

[77] Tradjenta® [package insert on the Internet]. Ridgefield: Boehringer Ingelheim Pharmaceuticals; 2019 [Accessed 18 Nov 2019]. Available from: https://docs. boehringer-ingelheim. com/Prescribing%20Information/PIs/Tradjenta/Tradjenta. pdf?DMW_FORMAT=pdf.

[78] Onglyza® [package insert on the Internet]. Princeton: Bristol-Myers Squibb; 2009 [Accessed 18 Nov 2019]. Available from: https://www.accessdata.fda.gov/drugsatfda_docs/label/2009/022350lbl.pdf.

[79] Januvia® [package insert on the Internet]. Whitehouse Station: Merck & Co.; 2019 [Accessed 18 Nov 2019]. Available from: https://www.merck.com/product/usa/pi_circulars/j/januvia/januvia_pi.pdf.

[80] Briviact® [package insert on the Internet]. Smyrna: UCB; 2018 [Accessed 18 Nov 2019]. Available from: https://www.briviact.com/briviact-PI. pdf.

[81] Aptiom® [package insert on the Internet]. Marlborough: Sunovion Pharmaceuticals; 2019 [Accessed 18 Nov 2019]. Available from: http://www.aptiom.com/Aptiom-Prescribing-Information. pdf.

[82] Felbatol® [package insert on the Internet]. Somerset: MEDA Pharmaceuticals; 2011 [Accessed 18 Nov 2019]. Available from: https://www.accessdata.fda.gov/drugsatfda_docs/label/2012/020189s027lbl.pdf.

[83] Neurontin® [package insert on the Internet]. New York: Pfizer; 2017 [Accessed 18 Nov 2019]. Available from: https://www.accessdata.fda.gov/drugsatfda_docs/label/2017/02023 5s064_020882s047_021129s046lbl.pdf.

[84] Vimpat® [package insert on the Internet]. Smyrna: UCB; 2019 [Accessed 18 Nov 2019]. Available from: https://www.vimpat.com/vimpat-prescribing-information. pdf.

[85] Keppra® [package insert on the Internet]. Smyrna: UCB; 2009 [Accessed 18 Nov 2019]. Available from: https://www.accessdata.fda.gov/drugsatfda_docs/label/2009/021035s078s080,021505s021s024lbl.pdf.

[86] Fycompa® [package insert on the Internet]. Woodcliff Lake: Eisai; 2019 [Accessed 18 Nov 2019]. Available from: https://www.fycompa.com/~/media/Files/Fycompa/Fycompa_ Prescribing_Information.pdf.

[87] Lyrica® [package insert on the Internet]. New York: Pfizer; 2019 [Accessed 18 Nov 2019]. Available from: http://labeling.pfizer.com/ShowLabeling.aspx?id=561.

[88] Mysoline® [package insert on the Internet]. Aliso Viejo: Valeant; 2009 [Accessed 18 Nov 2019]. Available from: https://www.accessdata.fda.gov/drugsatfda_docs/label/2009/009170s036lbl.pdf.

[89] Banzel® [package insert on the Internet]. Woodcliff Lake: Eisai; 2015 [Accessed 18 Nov 2019]. Available from: https://www.banzel.com/~/media/Files/BanzelPatient/BanzelPI.pdf.

[90] Diacomit® [package insert on the Internet]. Beauvais: Biocodex; 2018 [Accessed 18 Nov 2019]. Available from: https://www.diacomit.com/pdf/PI-Diacomit-2018. pdf.

[91] Topamax® [package insert on the Internet]. Gurabo: Janssen Ortho; 2009 [Accessed 18 Nov 2019]. Available from: https://www.accessdata.fda.gov/drugsatfda_docs/label/2012/020844s041lbl.pdf.

[92] Sabril® [package insert on the Internet]. Cincinnati: Patheon; 2019 [Accessed 18 Nov 2019]. Available from: https://www.lundbeck.com/upload/us/files/pdf/Products/Sabril_PI_US_EN.pdf.

[93] Zonisamide [package insert on the Internet]. Morgantown: Mylan Pharmaceuticals; 2019 [Accessed 18 Nov 2019]. Available from: https://www.mylan.com/en/products/product-catalog/product-profile-page? id=f20980fe-83f4–4da0–b9da-23c75f6e848c.

[94] Allopurinol [package insert on the Internet]. Morgantown: Mylan Pharmaceuticals; 2019 [Accessed 18 Nov 2019]. Available from: https://dailymed.nlm.nih.gov/dailymed/drugInfo. cfm?setid=bdbf5ad4–86f2–4e9c-a51a-fb0c7220c480.

[95] Gloperba® [package insert on the Internet]. Ferndale: Ferndale Laboratories; 2019 [Accessed 18 Nov 2019]. Available from: https://www.accessdata.fda.gov/drugsatfda_docs/label/2019/210942s000lbl.pdf.

[96] Reglan® [package insert on the Internet]. Baudette: ANI Pharmaceuticals; 2017 [Accessed 18 Nov 2019]. Available from: https://www.accessdata.fda.gov/drugsatfda_docs/label/2017/017854s062lbl.pdf.

[97] Cimetidine [package insert on the Internet]. Pulaski: AvKARE; 2016 [Accessed 18 Nov 2019]. Available from: https://dailymed.nlm.nih.gov/dailymed/lookup. cfm?setid=17c827aa-682c-919e-3595–c1aee9ebb341.

[98] Pepcid® [package insert on the Internet]. Whitehouse Station: Merck & Co.; 2011 [Accessed 18 Nov 2019]. Available from: https://www.accessdata.fda.gov/drugsatfda_docs/label/2011/019462s037lbl.pdf.

[99] Axid® [package insert on the Internet]. Liberty Corner: Reliant Pharmaceuticals; 2004 [Accessed 18 Nov 2019]. Available from: https://www.accessdata.fda.gov/drugsatfda_docs/label/2005/21494s001lbl.pdf.

[100] Zantac® [package insert on the Internet]. Research Triangle Park: GlaxoSmithKline; 2009 [Accessed 18 Nov 2019]. Available from: https://www.accessdata.fda.gov/drugsatfda_docs/label/2009/018703s068,019675s035,020251s019lbl.pdf.

第 22 章　慢性肾病中碘对比剂和钆对比剂的使用

Use of Iodinated and Gadolinium-Containing Contrast Media in CKD

T. Conor McKee　Colette Shaw　著

对比剂是用于医学 X 线、MRI、CT、血管造影和超声成像的化学物质。对比剂增强和改善了成像质量，使放射科医生能够提供准确的诊断。它可以帮助描绘肿瘤、脓肿和血管等结构，使它们在解读时更加清晰（病例 1）。虽然并非总是需要使用对比剂（病例 2），但它通常是有帮助的，并且在某些情况下是必需的。随着老年人口的增长，疾病的复杂性也增加，这导致对增强造影诊断研究的需求增加。与任何药物一样，使用对比剂可能存在潜在不良反应，必须权衡其潜在益处。本章将讨论与患有慢性肾功能不全的患者相关的静脉注射对比剂的问题。碘对比剂和钆对比剂在慢性肾病患者中的使用具有特定的风险，将单独进行讨论。最后将回顾替代性的非肾毒性成像选项，如 CEUS。

一、碘对比剂

（一）对比剂肾病

对比剂肾病是指在接受碘对比剂注射后的 48h 内出现的不能归因于其他原因的急性肾损伤。

CT 研究和许多介入性操作中使用的碘化静脉对比剂通常是一种相对安全的药物，不良事件发生率相对较低，特别是在使用非离子对比剂时，这已成为标准的护理方法 [1-3]。对比剂最常见的不良反应是过敏类型的反应。症状从轻微（局限性荨麻疹、瘙痒、轻度恶心）到严重的危及生命的反应，导致低血压和低氧血症。与碘化对比剂相关的肾毒性导致了所谓的对比剂肾病（contrast-induced nephropathy，CIN）现象（图 22-1）。关

于 CIN 作为直接归因于对比剂的急性肾损伤的流行率，在文献中存在很多争议，因为与其他合并因素引起的 AKI 非常难以区分 [4-6]。尽管如此，美国放射学院（ACR）和肾病预后质量倡议（KDIGO）都同意 CIN 是一个真实但罕见的实体 [7, 8]。在非急诊、门诊设置中，CIN 的发生率报道为 <1%，即使在轻度基线慢性肾病患者中也是如此 [9]。而在急诊科接受静脉对比剂的患者中，发生率较高，可能是由于患者临床状况较差 [10]。急性肾损伤的诊断是由急性肾损伤网络（Acute Kidney Injury Network，AKIN）在 2007 年定义的，并最近用于诊断 CIN。在暴露于肾毒性药物（碘化对比剂）后的 48h 内，如果出现以下情况之一，即可诊断为该情况的急性肾损伤。

1. 血清肌酐绝对值增加 ≥0.3mg/dl。

2. 血清肌酐百分比增加 ≥50%（基线值的 1.5 倍以上）。

3. 尿量减少至 ≤0.5mg/(kg·h)，持续至少 6h。

基于这些标准的诊断并不特定于 CIN，由任何原因导致的急性肾损伤也可以符合这些标准。只有在没有其他合理解释的情况下，肾功能下降时才会出现 CIN。血清肌酐通常会在接受对比剂后的第 4 天达到峰值，并在接受对比剂后的 7～10 天恢复到基线水平。永久性肾功能障碍并不常见。在住院患者中，其他合并疾病常常会掩盖诊断情况。

肾毒性的确切机制尚不完全清楚，但已经提出了许多理论，如髓质血管收缩和缺氧、对肾小管的直接细胞毒性、血管收缩介质的释放 [11-14]。真正的病理生理机制很可能是多因素的。

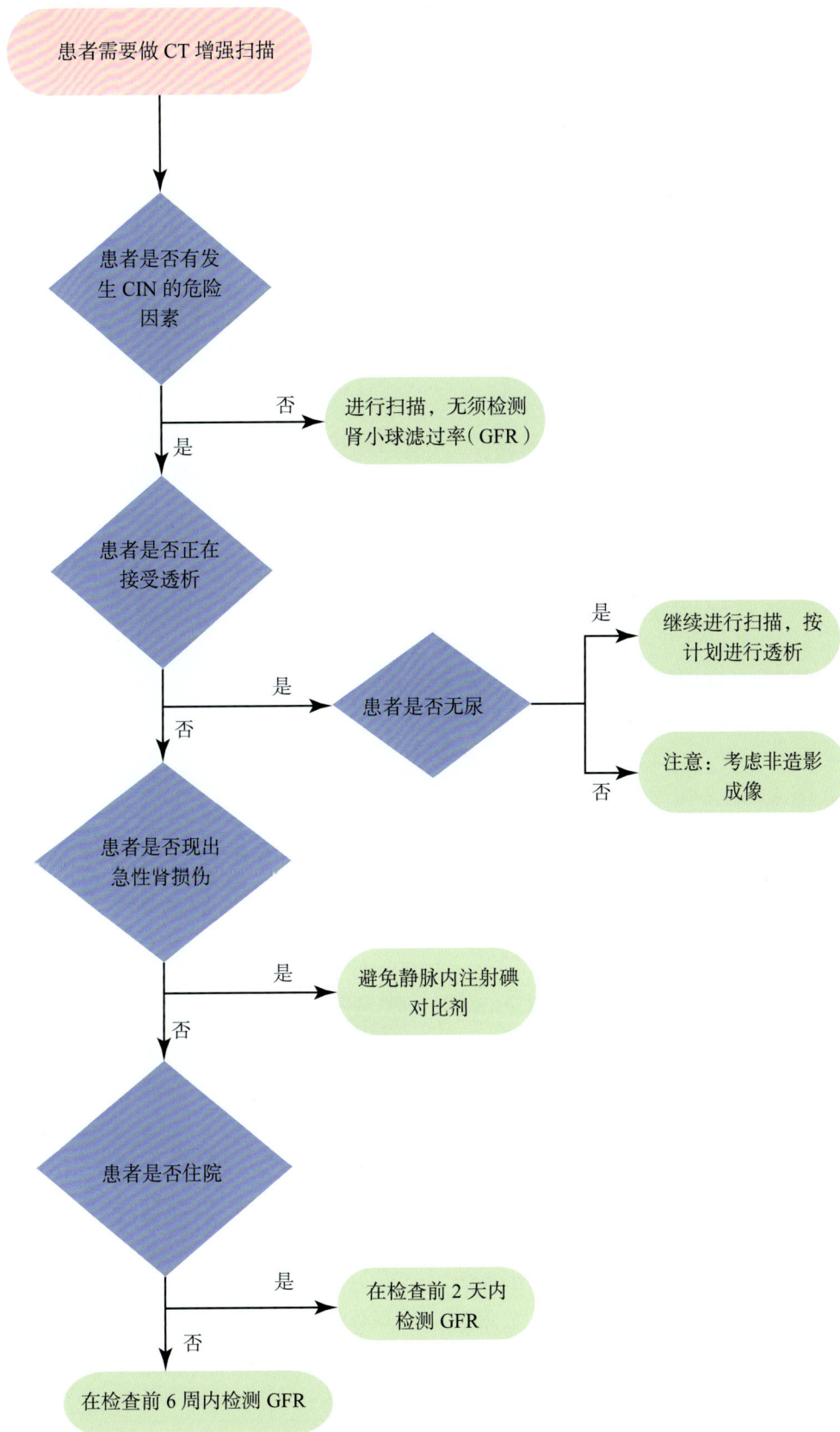

▲ 图 22-1　流程图：对比剂肾病（CIN）的筛查和预防

（二）易患对比剂肾病的患者

对比剂诱发的肾病在慢性肾病患者中的发病率较高，并且随着肾功能损害的严重程度而增加。

虽然关于 CIN 的许多方面在文献中存在激烈争论，但似乎最重要的潜在危险因素是既往存在的肾功能障碍[15-17]。目前没有确定的阈值、肌酐或 eGFR 来确定是否存在 CIN 的风险，尽管一项研究表明，在稳定的 eGFR＜30ml/（min·1.73m²）的患者中，低渗透性 CT 对比剂是一个危险因素。同样的研究还显示，在 eGFR＜45ml/（min·1.73m²）的患者中也存在明显趋势。而对于 eGFR＞45ml/（min·1.73m²）的患者，不存在肾毒性的风险[17]。蛋白尿进一步增加了 eGFR 降低患者中 CIN 的风险，并且多项研究表明蛋白尿是独立的 CIN 危险因素。在一项多中心前瞻性研究中，对进行心脏导管插管的患者进行的分析发现，在 eGFR 为 30～44ml/（min·1.73m²）的患者（n=239）中，蛋白尿与 CIN 显著相关（OR=12.1，95%CI 2.81～82.8，P=0.0006），而在 eGFR＜30ml/（min·1.73m²）（n=122）的患者中，蛋白尿与 CIN 也显著相关（OR=17.4，95%CI 3.32～321，P=0.0001）。多元逻辑回归分析确定了蛋白尿作为 CIN 的独立预测因子（OR=4.09，95%CI 1.66～10.0）[18]。

其他潜在的危险因素（其中许多尚未进行充分测试）列在表 22-1 中。

一些医疗中心采用 eGFR 30ml/（min·1.73m²）作为 CIN 的阈值；然而，目前尚无关于血清肌酐升高或 eGFR 下降的阈值，超过该阈值则认为 CIN 的风险非常大，不应该使用血管内碘对比剂。对于是否给予对比剂，必须权衡每个病例正确诊断的益处与 CIN 的风险。

接受动脉造影，尤其是心脏血管造影的患者患 CIN 的风险比静脉程序或增强诊断扫描要高[19, 20]。这可能是因为对比剂是经动脉和肾上腺给药，剂量更集中，同时导管操作可能使患者易于出现动脉栓塞事件。心内碘对比剂的剂量和毒性之间存在直接比例关系[21]。关于静脉内对比剂剂量和毒性的数据尚无定论。因此，美国放射协会（American College of Radiology，ACR）不建议在 24h 内设定超过某个阈值剂量的对比剂容量，也不建议在前 24h 内已接受对比剂的患者再次使用对比剂[8]。

（三）筛查

需要进行筛查来识别"高风险"患者。

医生并非始终了解肾功能状况，因此在给予对比剂之前应对某些患者进行筛查，以减少 CIN 风险（表 22-2）。Choyke 等设计了一个问卷，需要患者在放射学检查之前回答的六个简单问题。对所有六个问题的否定回答可预测 99% 的患者血清肌酐水平＜1.7ml/min（他们机构所使用的截断值）[22]。这六个问题如下。

表 22-1　对比剂肾病的潜在危险因素	
患者相关的危险因素	与操作相关的危险因素
• 已有肾功能障碍	
• 糖尿病	
• 高龄	• 给药途径：动脉＞静脉
• 充血性心力衰竭	
• 多发性骨髓瘤	• 心内科操作
• 脱水	
• 肾毒性药物，如非甾体抗炎药	

表 22-2　ACR 建议在碘对比剂给药前进行肾功能评估的适应证
• 年龄＞60 岁
• 有肾脏疾病的病史，包括
– 透析
– 肾移植
– 孤立肾
– 肾癌
– 肾脏手术
• 有需接受药物治疗的高血压病史
• 有糖尿病病史
• 使用二甲双胍或含有二甲双胍的药物组合

ACR. 美国放射协会

1. 您是否曾被告知存在肾脏问题？

2. 您是否曾被告知尿液中有蛋白质？

3. 您是否患有高血压？

4. 您是否患有糖尿病？

5. 您是否患有痛风？

6. 您是否曾接受肾脏手术？

通过使用快速的点护肌酐测试，进一步验证了 Choyke 问卷的结果[23]。同样，欧洲泌尿生殖放射学会（ESUR）推荐评估相同的潜在疾病，并补充其他最近使用的肾毒性药物的临床史[24]。此外，ACR 建议对所有 60 岁以上的患者进行筛查[8]。

所有高风险患者在接受对比剂之前应获得基线血清肌酐（带或不带 eGFR）检测结果。不同机构对于血液工作的最长时间间隔不同。许多机构会接受门诊患者 30 天的时间间隔。

（四）预防

对于那些有风险的患者，可以通过避免使用碘对比剂或在需要使用对比剂时先进行静脉容量扩张预处理来预防 CIN。

预防 CIN 最有效的策略是首先避免使用对比剂。这个事实提醒我们应该评估对比剂的风险利益，并确定是否有其他不需要碘对比剂的检查方法能够回答临床问题。后文讨论了一些常见的不需要碘对比剂的替代性放射学检查方法。在这些情况下，与放射科医生进行沟通非常重要，以规划用最小风险但能提供所需临床信息的检查方法。然而，有时候使用对比剂带来的益处超过了不使用对比剂的风险。在这些情况下，预防 CIN 至关重要。

静脉输注等渗液体已被证明可以减少 CIN 的风险，尽管对于门诊检查来说并不实用[25]。目前尚未确定理想的预防措施方案；然而，有一项研究显示，在注射等渗盐水总共 24h 的治疗中，于接受对比剂之前的 12h 开始注射，与口服液摄入无限制的患者相比，接受静脉补液的患者急性肾损伤的发生率较低[26]。另一项研究比较了等渗盐水和 0.45% 盐水，在类似时间范围内注射，发现等渗盐水组的急性肾损伤发生率更低[27]。其他用于预防 CIN 的策略包括预先使用碳酸氢钠[28-30] 或 N- 乙酰半胱氨酸（NAC）[31-33]，其在文献中的效果参差不齐。其中有些研究主张常规使用它们，而另一些研究则没有显示出益处。

目前，KDOQI 和 ACR 推荐进行血管内容量扩张以减少 CIN 的风险，指出这只适用于住院环境。ACR 推荐使用等渗溶液，而 KDOQI 推荐使用等渗氯化钠或碳酸氢钠溶液进行补液。ACR 认为使用碳酸氢钠和 NAC 的证据不足，因此无法推荐这些药物来预防 CIN。相反，KDOQI 根据 2D 级别证据推荐在 CIN 风险增加的患者中口服 NAC 并与静脉等渗液体一起使用[7, 8]。

（五）透析

患有无尿症和晚期肾脏疾病，并且已经在接受常规血透治疗的患者，因为肾脏没有残留功能，所以不存在对比剂肾病的风险。可以给这些患者使用对比剂而不会进一步损害肾脏，目前的血液透析计划可以继续保持。没有必要增加额外的透析次数[34]。如果接受血液透析的患者仍然有尿液产生，那么在他们接受碘对比剂时会存在 CIN 的风险，并且可能会失去残余肾功能。血液透析患者的残余肾功能，尤其是腹膜透析患者，对于容量平衡和毒素清除非常重要[35, 36]。应尽一切努力保留任何剩余的肾功能。

大多数低渗透性碘对比剂可以通过透析迅速清除。一般来说，在静脉注射碘对比剂后不需要紧急透析[34]。在肾功能减退的患者中进行预防性血透并不能降低 CIN 的发生率。最近 ACR 和美国肾脏基金会（NKF）的共识声明建议，不论残余肾功能如何，不应仅根据注射碘对比剂来启动或更改急性血液透析或连续肾脏替代治疗的时间表[37]。

另外还存在一个问题，即接受透析的患者如果接受静脉注射碘对比剂可能会导致液体过负荷。这是由对比剂的渗透负荷增加导致血管内腔扩张所致。在这些患者中，放射学家和操作者应该使用低渗透性或等渗性的对比剂，并且使用尽可能低剂量。

（六）二甲双胍

对于 eGFR<30ml/（min·1.73m^2）的患者，二甲双胍是绝对禁忌药物，并且在 eGFR 为 30～45ml/（min·1.73m^2）的患者中应避免使用[38]。如果接受二甲双胍治疗的患者的 eGFR 降至 45ml/（min·1.73m^2）以下，在注射碘对比剂前或同时，应停止使用该药物，并在接触对比剂后的 48h 内不再使用。只有在重新检查肾功能并发现与基线相比没有改变后，才可以重新开始使用该药物[8]。

二甲双胍是一种口服药物，用于治疗非胰岛素依赖型糖尿病。尽管二甲双胍本身并不具有肾毒性，但它主要通过肾脏排泄。在肾功能不全的患者中，二甲双胍可能在血液中积累，并导致最严重的并发症之一，即乳酸酸中毒[39]。据早期报道，与二甲双胍相关的乳酸酸中毒的死亡率高达50%，但近期的一项研究报道称，自 2000 年以来，死亡率更接近 25%[40]。碘对比剂与二甲双胍之间并无已知相互作用，但 CIN 可能导致随后的乳酸酸中毒，因此需要对高风险患者保持谨慎。国际学会关于同时接受二甲双胍治疗并接受碘对比剂的患者管理的建议存在较大差异[41]。

在患有慢性肾病或正在接受可能导致栓塞（动脉粥样硬化或其他）的肾动脉插管检查的二甲双胍使用者中，ACR 建议在检查前或检查时停用二甲双胍，并在检查后 48h 内继续不使用该药物。只有在重新检查肾功能并确认与基线相比无变化后，才可重新开始使用该药物[8]。

在使用临床剂量的钆对比剂注射之前，不需要停用二甲双胍。

二、钆对比剂

钆对比剂主要用于增强 MRI 的对比度。以临床剂量给予钆对比剂的不良事件发生率在0.07%～2.4%。大多数反应是轻微和生理性的。与碘对比剂无交叉反应。

与碘对比剂不同，钆并不具有肾毒性；然而，在急性肾损伤或晚期慢性肾病患者中仍需谨慎使用。钆对比剂的主要关注点是肾源性系统性纤维化（NSF）。NSF 首次在 2000 年 Cowper 等的一篇论文中描述，并确认了 15 例接受透析治疗的患者出现了皮肤广泛硬化和增厚的情况[42]。该病状可能导致残疾，并可能永久性地损害功能。随后的研究表明，NSF 并不仅限于皮肤，并可能涉及肺部、心脏、肝脏和肌肉。后续的研究将接触钆对比剂与 NSF 的发生联系起来[43, 44]。尽管晚期 CKD（4 期或 5 期）或急性肾衰竭是 NSF 发生的先决条件，但这种疾病并不会影响每个患有肾脏疾病的患者。具体机制尚不明确，已确认的病例数量较少，限制了对该疾病的全面研究。其他潜在的危险因素包括代谢性酸中毒、铁、钙和（或）磷水平升高、高剂量红细胞生成素、免疫抑制、血管病变、感染或炎症病状。需要注意的是，绝大多数 NSF 病例发生在使用旧的非离子线性对比剂时。而新一代的大环类对比剂与较少的 NSF 病例相关[45]。

在门诊检查之前，可以使用 Choyke 问卷进行慢性肾病筛查，与使用碘对比剂时相同。这个包含 6 个问题的问卷可以有效地识别出 eGFR<30ml/（min·1.73m^2）的患者，这些患者最容易患上 NSF[46]。与安全适用于接受血液透析的无尿患者的碘对比剂不同，钆对比剂在这些患者中应极其谨慎使用，如果可能的话应选择新型的大环状对比剂。如果没有其他合适的替代检查方法，必须使用钆对比剂，那么可以通过血液透析来去除游离的钆。在 CKD 6 期的患者中，连续3 次透析治疗可以清除超过 98% 的对比剂，从而限制但不能消除 NSF 的风险[47]。由于血液透析无法将游离钆从组织中去除，因此它在预防和治疗 NSF 方面的应用还未被确立。

替代选择

超声与对比剂相比没有肾毒性，可以安全地用于慢性肾病患者。

对于高风险病例，应进行风险－效益评估。具备适当临床信息的放射科医生可以通过非对比增强CT或MRI进行诊断。MRI研究可以设定方案，包括非对比增强序列，这些序列可以提供额外的信息来确定诊断，如时程飞行序列和扩散加权序列。对于有重点的检查，可以考虑采用CEUS。后者涉及静脉注射微泡以评估血流和组织灌注。微泡对比剂不具有肾毒性，可以用于任何肾功能水平的患者。CEUS可用于评估组织结构，评估器官或感兴趣区域的血容量和灌注，并表征病变。在美国，超声对比剂已获得心脏超声和肝脏超声的批准。在一些中心，肾脏CEUS是在标签外使用的（病例3）。

结论

对比剂诱发的肾病和肾源性系统性纤维化是非常罕见但严重的情况，两者都与对比剂的使用有关。一个是肾病，另一个是全身性疾病。导致这些并发症的机制尚不清楚，并且诊断通常具有挑战性。晚期肾病（4期和5期）患者是最高风险人群之一。在选择对比增强CT或MRI之前，应对患者进行危险因素筛查。在"高风险"患者中，预防这些并发症最有效的方法是避免使用对比剂。应考虑使用替代的影像学方法。患者教育和积极管理可改变的危险因素，包括停用其他肾毒性药物、优化血糖水平和治疗高血压，并确保对比剂注射前后进行足够的血管内液体补充，所有这些因素在减少这些患者的风险方面起着重要作用。与放射科医生密切合作，以确保以适当的风险水平进行诊断是必要的。

病例1

一名38岁的男性患者因肾脏肿块接受腹部多相CT评估，包括非对比增强和对比增强扫描（图22-2）。在这种情况下，对比剂使肿瘤更容易被观察到，并将其与周围的肾实质区分开来。

病例2

一名55岁的男性患者因血尿接受腹部多相CT评估，包括非对比增强和延迟期（图22-3）。在这种情况下，非对比增强CT能够最好地呈现病理情况。

病例3

一名61岁的男性患者患有与高血压相关的慢

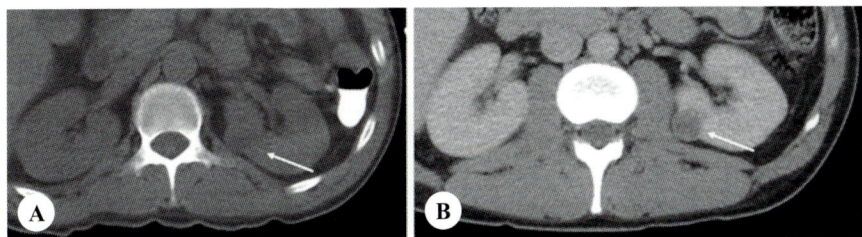

◀ 图22-2 非对比增强（A）和对比增强（B）轴位CT
对比增强CT显示左肾后部和内侧（箭）出现一个部分外生皮质肿块，直径为1.5cm。该肿块轻度强化，但密度相比周围肾实质偏低。这一发现可疑为肾细胞癌

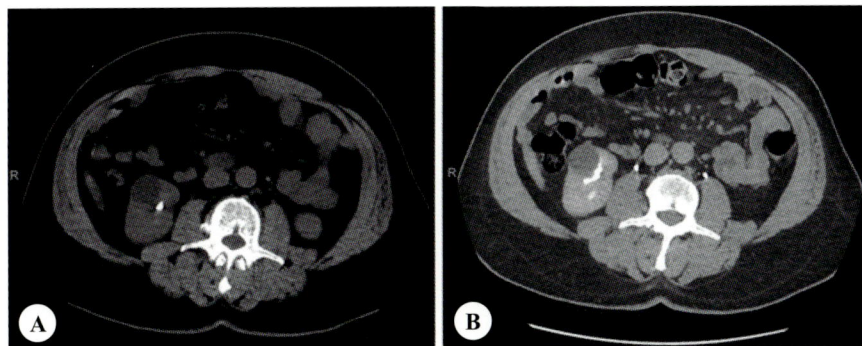

◀ 图22-3 非对比增强轴位CT（A）显示右侧集合系统中存在一个较大的结石，缺乏对比剂使得结石与周围结构容易区分。延迟相CT（B）显示对比剂由肾脏排泄进入集合系统。对比剂的密度与肾结石相似，因此遮盖了病理变化

性肾病 4 期［eGFR 17ml/（min.1.73m^2）］，正在接受肾移植评估。该患者尚未开始透析治疗，并且仍能自行排尿。腹部非对比增强 CT 发现左肾下极有一个直径为 2.2cm 的实性肿块。由于肿块内没有显性的脂肪存在，这提示可能是肾细胞癌而不是良性病变，如血管平滑肌脂肪瘤。在严重慢

性肾病的情况下，患者接受了病灶的超声造影检查。检查结果显示，怀疑为肾细胞癌（图 22-4）。患者接受了经皮穿刺活检和微波消融治疗。组织病理学诊断结果为乳头状肾细胞癌。在消融治疗后的 18 个月，对治疗过的病灶进行了超声造影检查（图 22-5）。该患者已列入肾移植候选人名单。

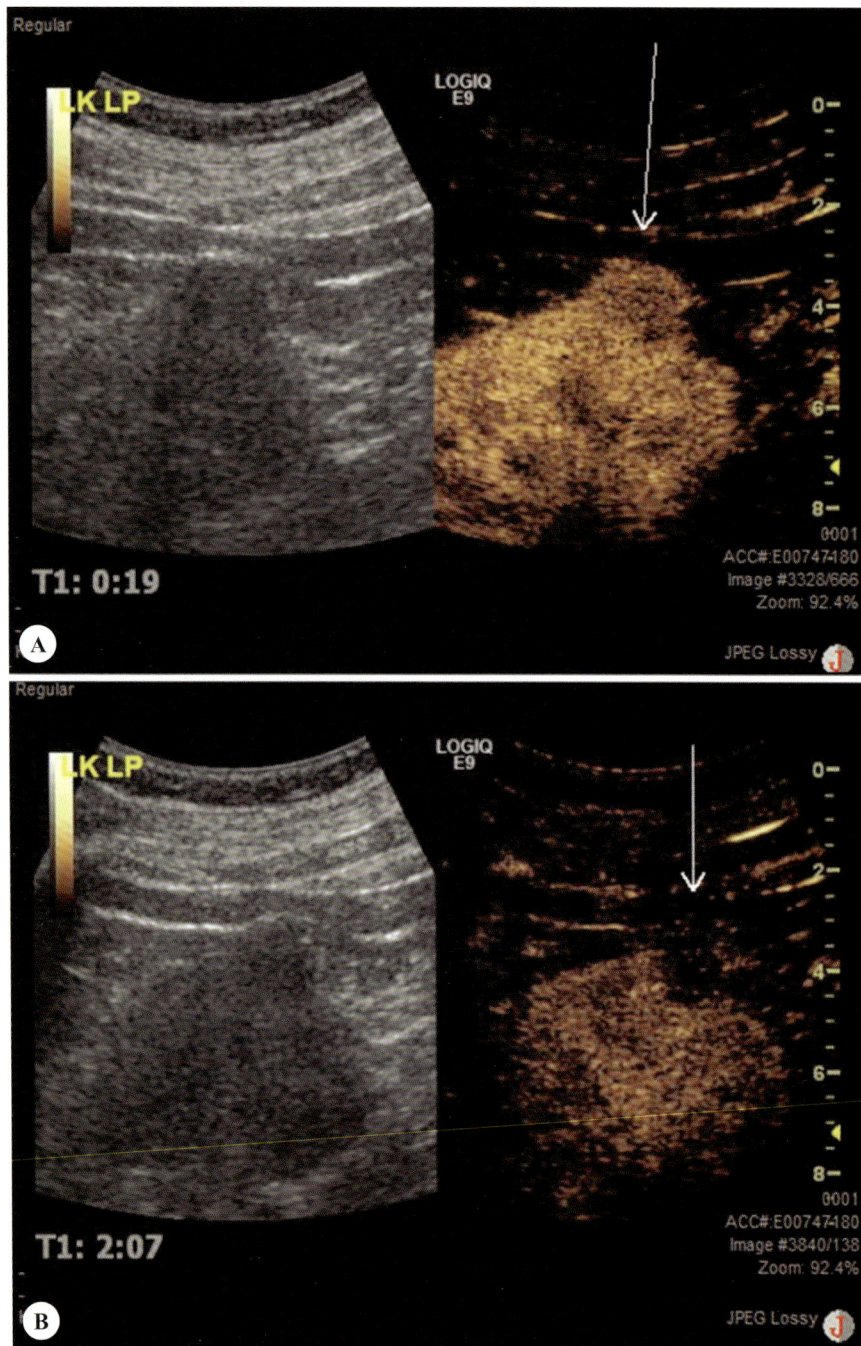

◀ 图 22-4　左肾灰阶（左）和增强（右）超声显示 1 个直径为 2.2cm 的外生性肿块，其强化程度较肾实质轻微（A），并且迅速排出对比剂（B）。这些发现高度怀疑为肾细胞癌

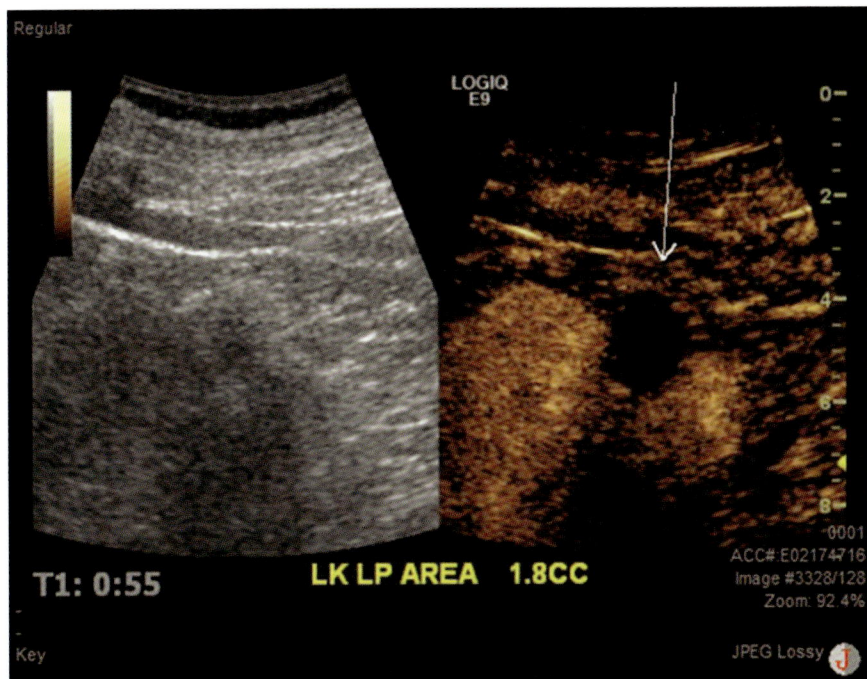

◀ 图 22-5　灰阶（左）和增强（右）超声显示左下极肾肿块的尺寸减小（从 **2.2cm** 减小到 **1.8cm**）。在注入对比剂后，肿块内部没有强化，符合完全消融的特征

参考文献

[1] Katayama H, Yamaguchi K, Kozuka T, Takashima T, Seez P, Matsuura K. Adverse reactions to ionic and nonionic contrast media. A report from the Japanese Committee on the Safety of Contrast Media. Radiology. 1990;175(3):621–8.

[2] Cochran ST, Bomyea K, Sayre JW. Trends in adverse events after IV administration of contrast media. AJR Am J Roentgenol. 2001;176(6):1385–8.

[3] Mortelé KJ, Oliva MR, Ondategui S, Ros PR, Silverman SG. Universal use of nonionic iodinated contrast medium for CT: evaluation of safety in a large urban teaching hospital. AJR Am J Roentgenol. 2005;184(1):31–4.

[4] Davenport MS, Cohan RH, Ellis JH. Contrast media controversies in 2015: imaging patients with renal impairment or risk of contrast reaction. AJR Am J Roentgenol. 2015;204(6):1174–81.

[5] Mcdonald RJ, Mcdonald JS, Bida JP, et al. Intravenous contrast material-induced nephropathy: causal or coincident phenomenon? Radiology. 2013;267(1):106–18.

[6] Mcdonald JS, Mcdonald RJ, Carter RE, Katzberg RW, Kallmes DF, Williamson EE. Risk of intravenous contrast material-mediated acute kidney injury: a propensity scorematched study stratified by baseline-estimated glomerular filtration rate. Radiology. 2014;271(1):65–73.

[7] Kidney Disease Improving Global Outcomes. KDIGO Clinical Practice Guideline for Acute Kidney Injury. https://kdigo.org/wp-content/uploads/2016/10/KDIGO-2012-AKI-Guideline-English. pdf. Published March 2012. Accessed 7 Jan 2020.

[8] ACR Committee on Drugs and Contrast Media. ACR manual on contrast media. https://www.acr.org/Quality-Safety/Resources/Contrast-Manual. Published June 2018. Accessed 23 Jan 2020.

[9] Weisbord SD, Mor MK, Resnick AL, Hartwig KC, Palevsky PM, Fine MJ. Incidence and outcomes of contrast-induced AKI following computed tomography. Clin J Am Soc Nephrol. 2008;3(5):1274–81.

[10] Mitchell AM, Jones AE, Tumlin JA, Kline JA. Incidence of contrast-induced nephropathy after contrast-enhanced computed tomography in the outpatient setting. Clin J Am Soc Nephrol. 2010;5(1):4–9.

[11] Heyman SN, Brezis M, Epstein FH, Spokes K, Silva P, Rosen S. Early renal medullary hypoxic injury from radiocontrast and indomethacin. Kidney Int. 1991;40(4):632–42.

[12] Sendeski M, Patzak A, Pallone TL, Cao C, Persson AE, Persson PB. Iodixanol, constriction of medullary descending vasa recta, and risk for contrast medium-induced nephropathy. Radiology. 2009;251(3):697–704.

[13] Liss P, Nygren A, Erikson U, Ulfendahl HR. Injection of low and iso-osmolar contrast medium decreases oxygen tension in the renal medulla. Kidney Int. 1998;53(3):698–702.

[14] Quintavalle C, Brenca M, De micco F, et al. In vivo and in vitro assessment of pathways involved in contrast media-induced renal cells apoptosis. Cell Death Dis. 2011;2:e155.

[15] Rudnick MR, Goldfarb S, Wexler L, et al. Nephrotoxicity of ionic and nonionic contrast media in 1196 patients: a randomized trial. The Iohexol Cooperative Study. Kidney Int. 1995;47(1):254–61.

[16] Davenport MS, Khalatbari S, Dillman JR, Cohan RH, Caoili EM, Ellis JH. Contrast material-induced nephrotoxicity and intravenous low-osmolality iodinated contrast material. Radiology. 2013;267(1):94–105.

[17] Davenport MS, Khalatbari S, Cohan RH, Dillman JR, Myles JD, Ellis JH. Contrast material-induced nephrotoxicity and intravenous low-osmolality iodinated contrast material: risk stratification by using estimated glomerular filtration rate. Radiology. 2013;268(3):719–28.

[18] Saito Y, Watanabe M, Aonuma K, et al. Proteinuria and reduced estimated glomerular filtration rate are independent risk factors for contrast-induced nephropathy after cardiac catheterization. Circ J. 2015;79(7):1624–30.

[19] Davenport MS, Cohan RH, Khalatbari S, Ellis JH. The challenges in assessing contrast-induced nephropathy: where are we now? AJR Am J

Roentgenol. 2014;202(4):784–9.

[20] Kooiman J, Seth M, Share D, Dixon S, Gurm HS. The association between contrast dose and renal complications post PCI across the continuum of procedural estimated risk. PLoS One. 2014;9(3):e90233.

[21] Katzberg RW, Newhouse JH. Intravenous contrast medium-induced nephrotoxicity: is the medical risk really as great as we have come to believe? Radiology. 2010;256(1):21–8.

[22] Choyke PL, Cady J, Depollar SL, Austin H. Determination of serum creatinine prior to iodinated contrast media: is it necessary in all patients? Tech Urol. 1998;4(2):65–9.

[23] Too CW, Ng WY, Tan CC, Mahmood MI, Tay KH. Screening for impaired renal function in outpatients before iodinated contrast injection: comparing the Choyke questionnaire with a rapid point-of-care-test. Eur J Radiol. 2015;84(7):1227–31.

[24] Thomsen HS, Morcos SK. In which patients should serum creatinine be measured before iodinated contrast medium administration? Eur Radiol. 2005;15(4):749–54.

[25] Barrett BJ, Parfrey PS. Prevention of nephrotoxicity induced by radiocontrast agents. N Engl J Med. 1994;331(21):1449–50.

[26] Trivedi HS, Moore H, Nasr S, et al. A randomized prospective trial to assess the role of saline hydration on the development of contrast nephrotoxicity. Nephron Clin Pract. 2003;93(1):C29–34.

[27] Mueller C, Buerkle G, Buettner HJ, et al. Prevention of contrast media-associated nephropathy: randomized comparison of 2 hydration regimens in 1620 patients undergoing coronary angioplasty. Arch Intern Med. 2002;162(3):329–36.

[28] Merten GJ, Burgess WP, Gray LV, et al. Prevention of contrast-induced nephropathy with sodium bicarbonate: a randomized controlled trial. JAMA. 2004;291(19):2328–34.

[29] Brar SS, Shen AY, Jorgensen MB, et al. Sodium bicarbonate vs sodium chloride for the prevention of contrast medium-induced nephropathy in patients undergoing coronary angiography: a randomized trial. JAMA. 2008;300(9):1038–46.

[30] Navaneethan SD, Singh S, Appasamy S, Wing RE, Sehgal AR. Sodium bicarbonate therapy for prevention of contrast-induced nephropathy: a systematic review and meta-analysis. Am J Kidney Dis. 2009;53(4):617–27.

[31] Marenzi G, Assanelli E, Marana I, et al. N-acetylcysteine and contrast-induced nephropathy in primary angioplasty. N Engl J Med. 2006;354(26):2773–82.

[32] Kshirsagar AV, Poole C, Mottl A, et al. N-acetylcysteine for the prevention of radiocontrast induced nephropathy: a meta-analysis of prospective controlled trials. J Am Soc Nephrol. 2004;15(3):761–9.

[33] Loomba RS, Shah PH, Aggarwal S, Arora RR. Role of N-acetylcysteine to prevent contrast-induced nephropathy: a meta-analysis. Am J Ther. 2016;23(1):e172–83.

[34] Younathan CM, Kaude JV, Cook MD, Shaw GS, Peterson JC. Dialysis is not indicated immediately after administration of nonionic contrast agents in patients with end-stage renal disease treated by maintenance dialysis. AJR Am J Roentgenol. 1994;163(4):969–71.

[35] Wang AY, Lai KN. The importance of residual renal function in dialysis patients. Kidney Int. 2006;69(10):1726–32.

[36] Bargman JM, Golper TA. The importance of residual renal function for patients on dialysis. Nephrol Dial Transplant. 2005;20(4):671–3.

[37] Davenport MS, Perazella MA, Yee J, et al. Use of intravenous iodinated contrast media in patients with kidney disease: consensus statements from the American College of Radiology and the National Kidney Foundation. Radiology. 2020;294(3):660–8.

[38] US Food and Drug Administration, Silver Spring, MD. FDA Drug Safety Communication: FDA revises warnings regarding use of the diabetes medicine metformin in certain patients with reduced kidney function. 2016. http://www.fda.gov/downloads/Drugs/DrugSafety/ UCM494140.pdf.

[39] Bailey CJ, Turner RC. Metformin. N Engl J Med. 1996;334(9):574–9.

[40] Kajbaf F, Lalau JD. Mortality rate in so-called "metformin-associated lactic acidosis": a review of the data since the 1960s. Pharmacoepidemiol Drug Saf. 2014;23(11):1123–7.

[41] Goergen SK, Rumbold G, Compton G, Harris C. Systematic review of current guidelines, and their evidence base, on risk of lactic acidosis after administration of contrast medium for patients receiving metformin. Radiology. 2010;254(1):261–9.

[42] Cowper SE, Robin HS, Steinberg SM, Su LD, Gupta S, Leboit PE. Scleromyxoedema-like cutaneous diseases in renal-dialysis patients. Lancet. 2000;356(9234):1000–1.

[43] Marckmann P, Skov L, Rossen K, et al. Nephrogenic systemic fibrosis: suspected causative role of gadodiamide used for contrast-enhanced magnetic resonance imaging. J Am Soc Nephrol. 2006;17(9):2359–62.

[44] Grobner T. Gadolinium--a specific trigger for the development of nephrogenic fibrosing dermopathy and nephrogenic systemic fibrosis? Nephrol Dial Transplant. 2006;21(4):1104–8.

[45] Attari H, Cao Y, Elmholdt TR, Zhao Y, Prince MR. A systematic review of 639 patients with biopsy-confirmed nephrogenic systemic fibrosis. Radiology. 2019;292(2):376–86.

[46] Sena BF, Stern JP, Pandharipande PV, et al. Screening patients to assess renal function before administering gadolinium chelates: assessment of the Choyke questionnaire. AJR Am J Roentgenol. 2010;195(2):424–8.

[47] Saitoh T, Hayasaka K, Tanaka Y, et al. Dialyzability of gadodiamide in hemodialysis patients. Radiat Med. 2006;24:445–51.

第23章　肾脏替代治疗的准备工作
Preparation for Renal Replacement Therapy

Hannah Roni Troutman　著

ESRD 的死亡率较高，大约 1/4 开始透析治疗的患者在 1 年后已经去世。对于那些急需开始透析治疗但没有永久透析通道的患者，以及年龄超过 75 岁的患者，死亡率甚至更高[1-3]。因此，提前准备肾脏替代治疗（RRT）对于降低死亡风险和与治疗相关的并发症至关重要。为了做好 RRT 的准备工作，患者需要尽早而非拖延地转诊到肾脏科，并最好在开始 RRT 前 1 年以上进行转诊。同时，识别出慢性肾病进展迅速的患者和 ESRD 高风险患者也非常重要。进展迅速指的是 eGFR 每年持续下降超过 $5ml/(min \cdot 1.73m^2)$[4]。ESRD 高风险可以通过经过验证的风险预测工具进行预测。已经研究了一个四变量肾衰竭风险方程，包括：年龄、性别、eGFR、UACR 和地区（北美或非北美）。而八变量肾衰竭风险方程还包括血液中碳酸氢盐、血清白蛋白、血清钙和血清磷的测量值[5, 6]。

进行性 CKD 应在多学科医疗机构中进行管理。这包括透析方式教育、膳食咨询、血管或腹膜通路手术评估，以及转诊进行肾移植评估。此外，伦理、心理和社会护理在透析方式决策中起着关键作用。理想情况下，透析方式教育应在患者达到 CKD 4 期 $[eGFR<30ml/(min \cdot 1.73m^2)]$ 时开始。家庭透析方式包括家庭血液透析（hemodialysis，HHD）和腹膜透析。院内方式包括日间和夜间血液透析。观察性研究表明，接受结构化透析方式教育的患者更有可能选择家庭透析方式[7]。腹膜透析已观察到最初的生存益处，但经过多年的透析后，各种方式的生存率相似。这一点已在来

自美国、加拿大、北欧、澳大利亚和新西兰的研究中得到证实[1, 8-10]。在管理讨论中，患者和医疗提供者之间的共同决策应是核心。当 eGFR≤$20ml/(min \cdot 1.73m^2)$ 时，应将患者转诊进行肾移植评估，这是进入等待列表的阈值[4]。如果没有活体供体可用，由于供需不匹配，患者可能需要等待数年才能接受已故供体移植。尽管术后最初几个月的死亡率在肾移植后较高，但相比于长期接受慢性透析的患者，接受肾移植的患者的长期死亡率大大提高[11]。

透析方式教育应帮助患者确定一个"生活计划"，即认识到在一生中可能需要多种透析方式的潜在需求。透析方式的选择应反映出对生活质量和寿命的目标。要认识到透析计划必须不断适应患者临床进展的变化[12]。如果患者在一种透析方式上遇到困难，考虑改变透析方式是合适的。此外，"如果患者在下一年内去世，肾病学家会感到惊讶吗"这一"令人惊讶"的问题已被证明可以准确识别出透析中高风险早期死亡的患者[13]。要认识到由于并存疾病的显著负荷，有些患者无法从肾脏替代治疗中获得任何好处。慢性或最近入住养老院的患者在开始透析前的 3 个月内会出现显著的功能状况下降，并将在开始透析后的数个月内持续下降[14]。75 岁以上在透析上出现非计划性开始的患者与计划性开始透析的患者相比，死亡率显著较高[3]。在开始透析前存在显著的身体限制、认知下降和整体虚弱状态与最糟糕的结果相关，包括进行肾脏替代治疗的最高死亡率[15]。这些参数应帮助决定是否选择透析。

对于选择不开始或继续透析的 ESRD 患者来说，保守治疗是一种替代方案。根据 KDIGO 的国际循证指南，全面的保守治疗计划应包括多个方案。选择放弃或停止透析的患者需要帮助控制肾衰竭症状，并应转诊接受姑息护理支持。可以采取干预措施来帮助控制疼痛和尿毒症症状，如便秘、肌阵挛、高血容量、恶心、呕吐和谵妄。患者、家人和护理人员还可以从姑息护理团队协调的心理服务和精神或宗教支持中受益。患者应该在家中或住院期间接受临终关怀。理想情况下，在患者去世后，应向家庭和护理人员提供丧失支持[4]。患者应被鼓励在完全肾衰竭之前与家人和护理人员事先讨论他们关于透析的决策。尿毒症可能会影响患者有效沟通决策，包括透析和相关程序的同意。对于晚期的 CKD 患者，应制订和审查预先制订的指令，以消除 ESRD 管理决策方面的任何不明确性[16]。患者可以选择在罹患其他终末期疾病时接受临终关怀，但仍然接受已有的 ESRD 透析。然而，医疗保健提供者需要与患者和家人保持持续的对话，讨论病情变化，以及是否继续透析是否合适。

建议在 GFR 为 $5\sim10ml/(min\cdot1.73m^2)$ 时开始透析，但如果临床症状要求，也可以提早开始透析。除非患者有症状，否则不建议在 GFR 超过 $10ml/(min\cdot1.73m^2)$ 时提早开始长期透析[4]。当 GFR$\leq10ml/(min\cdot1.73m^2)$ 时，患者通常会出现严重的尿毒症症状。这些症状可能包括厌食、味觉障碍、恶心、呕吐、疲劳、瘙痒、睡眠障碍和轻度认知障碍。然而，尿毒症性心包炎、胸膜炎、肌肉抽搐、打嗝、扑翼样震颤和脑病的存在是进行肾脏替代治疗的绝对指征[4,17]。体积负荷过多和（或）对药物治疗无效的难以控制的高血压、对饮食干预无效的进行性营养不良，以及持续的酸碱/电解质异常也是开始透析的常见指征[4,17]。无论是否有症状，GFR$\leq5ml/(min\cdot1.73m^2)$ 的患者都应开始透析，因为仅依靠药物治疗难以管理病情[4]。

血液透析的处方包括时间长度、疗程频率、透析器、血液和透析液流速、透析液组成。血液透析设备由透析器、透析液、输送血液和透析液的管路及透析机组成。透析器是"人工肾脏"，用于去除溶质和水分。它通常由聚氨酯壳中的多孔中空纤维构成。这些纤维在血液和透析液之间作为半透膜，溶质和水分可以双向流动。纤维可以由未经改性的纤维素、纤维素聚合物、纤维素合成和非纤维素合成膜组成。生物相容性合成膜与血液之间的炎症反应可能性较低。通过在透析器内进行扩散和对流传输，将溶质从血液中去除。血液和透析液具有不同的浓度，并在透析器内以不同的流速相反方向流动；因此，扩散沿着浓度梯度进行，类似于肾单位内的逆流机制。溶质的传输还受透析器膜面积、厚度、孔径大小及溶质的分子大小的影响。较小的溶质通过扩散更快地从血液到透析液中移动。较大的溶质通过对流传输与流体一起从血液慢慢地移动到透析液中。超滤是指通过透析机对血液施加的静水压来除去血液中的水分（不含溶质）。水从血液的高压环境通过膜到透析器的低压环境中流动。

这种跨膜压力设置为与个体患者在透析过程中的容量去除目标相匹配。合成管路将血液从患者的透析通路输送到透析器中，然后再将血液输送回患者体内（图 23-1）。透析液必须包含经过净化的水，以消除有毒物质和感染的风险。可以将反渗透结合去离子来净化水。此外，水的碳过滤可用于去除自来水中可能存在的氯和氨，这些物质不能被反渗透去除。透析液还包含钠、钾、钙、镁、氯和葡萄糖，最常用的缓冲剂是碳酸氢盐。透析机上设有血液泵来设置血液流速，随后是空气陷阱/检测器，用于防止空气栓塞。透析机还监测回路内的静脉压力、透析液温度和尿素清除率。根据患者的情况，可以使用肝素或其他抗凝药物来防止透析回路的血液凝固[17]。透析过程中还会定期监测患者的血压。图 23-2 展示了上述整个透析回路的示意图。

血液透析可以由患者和护理人员在家中进行，也可以在门诊单位（也称为"中心内"透析）由技师和护士在家外进行。家庭血液透析更频繁地

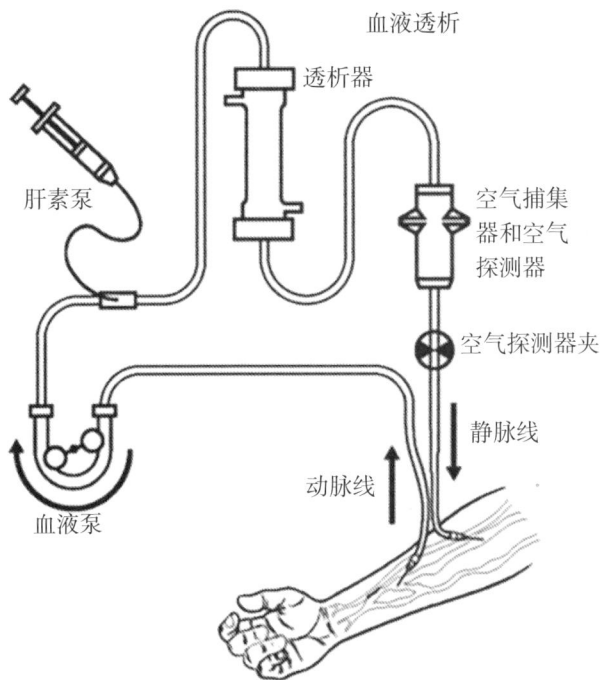

▲ 图 23-1　患者的血液从动静脉通道通过透析装置返回患者的路径

经许可转载，引自 Pal[18].

进行，与每周 3 天、持续 3～4h 的典型中心时间表相比，疗程可能更短。典型的中心内计划是根据 HEMO 研究得出的，该研究显示基于清除目标的标准剂量和高剂量之间的死亡率相似[20]。随后的研究表明，与中心内血液透析相比，家庭血液透析能提供更好的患者结果，包括患者生存率和生活质量，以及较少的抗高血压药物来控制高血压[21, 22]。美国肾脏数据系统（United States Renal Data System，USRDS）数据库研究显示，在家庭血液透析患者中，与中心内透析患者相比，未经调整的死亡风险较低[23]。来自欧洲、澳大利亚和新西兰的研究也表明，与中心内血液透析相比，家庭血液透析的生存率更高[24]。建议患者在家中有一个伴侣来协助家庭血液透析，或在紧急情况下提供帮助。患者和伴侣在门诊家庭透析病房接受血液透析护士的日常强化培训，血液透析护士由肾脏科医生监督。当患者、护士和医生对透析通路穿刺和操作透析设备感到熟悉后，家庭血液透析护士将前往患者的家中，协助建立家庭血液透析环境。根据个体化处方，患者通常每周进行

家庭血液透析 4～7 天。患者还可以选择在家中进行夜间透析，这需要更长的隔夜透析疗程。或者，如果患者不愿意在家中进行夜间透析，也可以在专门的门诊透析中心进行夜间透析。研究表明，夜间透析可以改善高磷血症、体液平衡和血压控制[25, 26]。对于所有血液透析患者，通常定期进行实验室检查，以监测电解质、贫血、继发性甲状旁腺功能亢进、营养和透析充分性。中心内透析患者通常每周在透析室见一次医生或医生助理。家庭患者至少每月由护士在门诊家庭透析单位进行 2 次随访，并每月见 1 次肾病专家。

患者需要建立动静脉通路才能进行血液透析。通路选项包括动静脉瘘（arteriovenous fistula，AVF）、动静脉内路（arteriovenous graft，AVG）和隧道式中心静脉导管（central venous catheter，CVC）。保护颈部、胸部和上肢的血管以供将来建立透析通路非常关键。患者应该接受教育，避免在非主导手臂进行采血、针刺或测血压，通常首选 AVF/AVG 的部位就是非主导手臂。此外，也应避免外周插入中心静脉导管和其他中心静脉导管，以免损伤将来建立透析通路所需的血管并保证其正常功能[27]。

创建 AVF 的手术需要连接固有的动脉和静脉，而创建动 AVG 则需要通过合成导管连接血管。头臂动脉 AVF 可以通过麻醉手术创建，也可以在没有麻醉的情况下通过超声 / 血管内技术创建[28]（图 23-3）。肱桡静脉瘘和动静脉内路的创建需要进行开放手术，通常使用区域神经阻滞或全身麻醉（图 23-4）。AVF 患者的血管通路失效和感染并发症风险最低；然而，仍然存在一定的风险。

如果动静脉内路无法正常发育，则需要进行后续的通路置入。与动静脉瘘相比，动静脉内路更容易发生通路血栓形成。在创建通路之前，必须对患者的解剖结构进行全面评估，以探索所有潜在的通路选择，以确保通路的持久性。患者应当意识到，如果原始通路失效，有可能需要在将来进行额外的通路创建。最理想的情况是，在开始透析前先建立好一个 AVF/AVG，以避免使用中

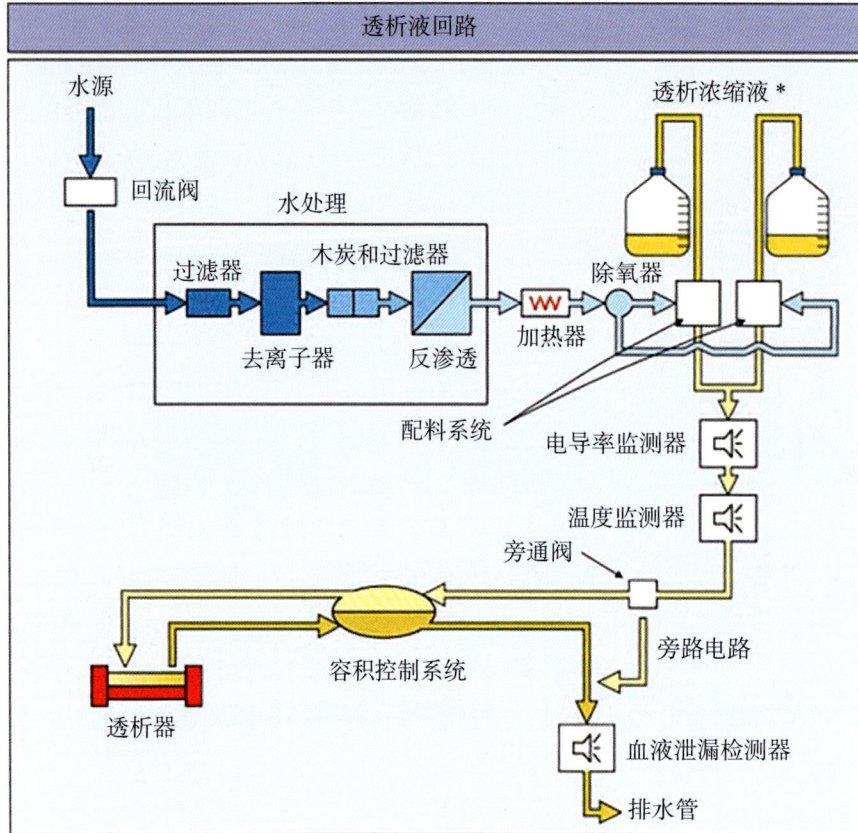

◀ 图 23–2　血液透析回路
经许可转载，引自 Ahmad [19]

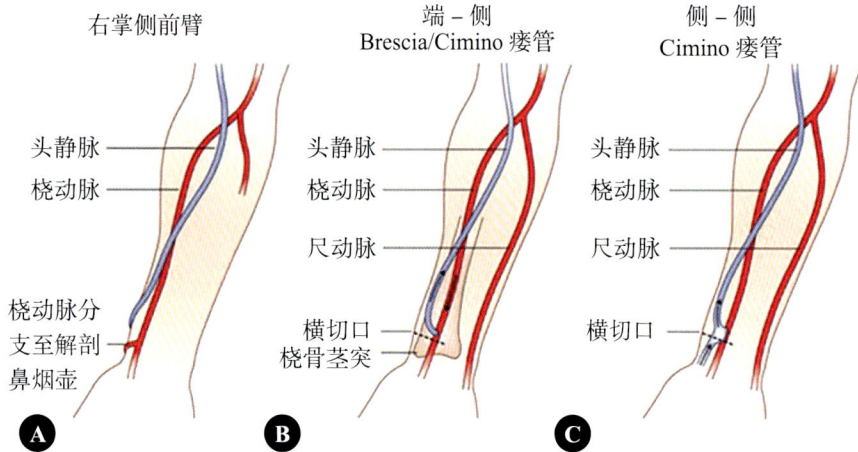

◀ 图 23–3　头臂动静脉瘘的创建
经许可转载，引自 Marshalleck [29].

心静脉导管。

与具有 AVF/AVG 的患者相比，具有中心静脉导管的患者具有更高的死亡风险。虽然中心静脉导管的放置不需要手术，但这种类型的通路有最高的并发症风险，因此是最不理想的选择[9]。中心静脉导管的并发症通常是机械性的，但也包括低血流/血栓形成、对中心静脉的损伤及感染。机械性并发症包括袖带挤压、管腔破裂和意外移位，

需要拆除和更换导管。感染性并发症包括出口部位/隧道感染和血流感染[30]。出口部位和隧道感染可能表现为导管附近的红斑、疼痛和肿胀。感染引起的全身症状通常包括发热和寒战，患者在透析过程中还可能出现血流动力学变化。感染可通过全身性抗生素治疗。然而，这可能无法成功清除导管腔内形成的生物膜中的细菌。因此，根据微生物的毒力和持久性，患者可能需要通过导

典型前臂回路
接入部位

肱动脉

A

线性桡动脉 – 头静脉
内路（肘前移植物）

肱动脉
头静脉

尺动脉
桡动脉

B

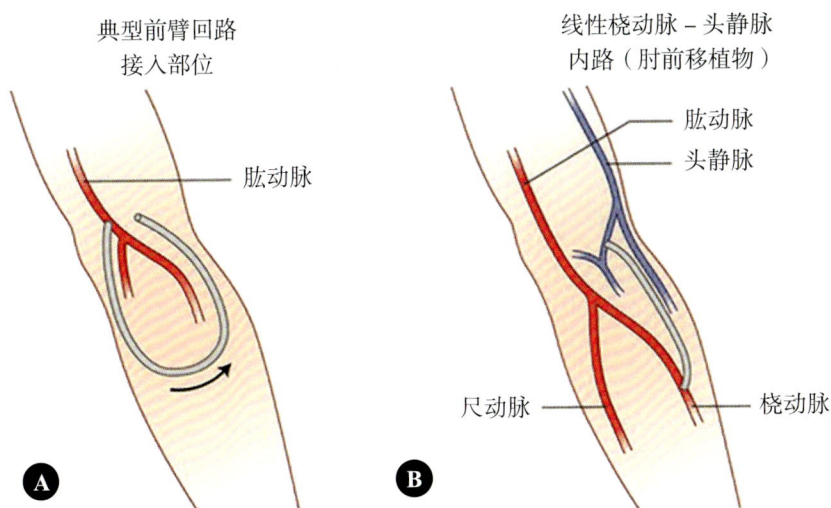

◀ **图 23-4**　展示了动静脉内路
的创建

经许可转载，引自 Marshalleck[29]

丝更换导管和（或）完全拆除导管。细菌血症可能导致转移性感染，如心内膜炎、骨髓炎、硬膜外脓肿和败血性关节炎；所有这些都与较高的死亡率有关[31]。预防性在导管出口部位使用局部抗生素已被证实可以降低细菌血症的发生率。患者需要充分而重复地接受有关透析通路的适当卫生和常规护理的教育，以减少感染风险[32, 33]。与使用 AVF/AVG 相比，使用 CVC 开始透析的患者观察到更高的死亡率、心血管事件和感染率。因此，在透析开始之前，应尽一切努力尽快进行血管通路的安置。

腹膜透析处方包括换液次数、留置液时间和选择适当的透析液。腹膜透析设备由腹膜和透析液组成。腹膜包括壁腹膜和脏腹膜。腹膜内腔的内表面及膈膜组成了壁腹膜，占整个腹膜的大约 10%。腹膜的脏部覆盖着腹腔内器官，形成网膜和脏腹膜，肠系膜与肠襻相连。这占腹膜的 90%。在细胞水平上，腹膜包含中皮细胞、基底膜、间质、微血管和淋巴管。腹膜透析液由电解质（钠、钾、钙和镁）、D 和 L 乳酸的混合物作为缓冲剂，以及葡萄糖或葡萄糖聚合物作为渗透剂组成。溶质的运输是通过扩散进行的。影响溶质转运的因素包括 PD 膜的表面积和渗透性、透析液流速、浓度梯度和时间。溶质的分子量也会影响转运速度，分子量越大转运速度越慢。超滤是通过血液和透析液之间的渗透梯度来实现的，但也受到透膜静水力压力和渗透压的影响。葡萄糖导致快速超滤，随着时间的推移，葡萄糖被吸收，超滤减少；相反，葡萄糖聚合物允许持续但较慢的超滤而不被吸收。当溶质在超滤过程中随液体一起运动时，也可能发生溶剂拖曳或对流转运。被认为是"慢转运者"的患者有着"更紧密"的腹膜，这使得葡萄糖从腔体中扩散出来的速度较慢，保持渗透梯度时间更长，允许更多的超滤发生。而被认为是"快转运者"的患者有着"更不完整"的腹膜，这使得葡萄糖从腔体中扩散出来的速度更快。这导致渗透梯度的丧失，从而超滤量减少。此外，需要认识到，尽管通过透析需要进行超滤来控制体积，但液体的吸收通过淋巴管不断地进行。这种吸收可能会受到日常生活活动增加的腹腔内压力的影响。这也是为什么认真保留残余肾功能对于维持这些患者的容量控制至关重要的原因[34, 35]。

连续间歇腹膜透析（continuous ambulatory peritoneal dialysis，CAPD）包括多次手动的日间换液，留置时间较短，并且较长的夜间留置（图 23-5）。自动腹膜透析（automated peritoneal dialysis，APD）使用一个循环机器进行多次夜间换液，留置时间较短。最后一次充液保留在腹膜腔内，以延长日间的留置时间。此外，如果需要进一步清除溶质，患者可以在中午进行手动换液[34]。腹膜透析处方应根据个体患者的腹膜特性进行调整。这可以通

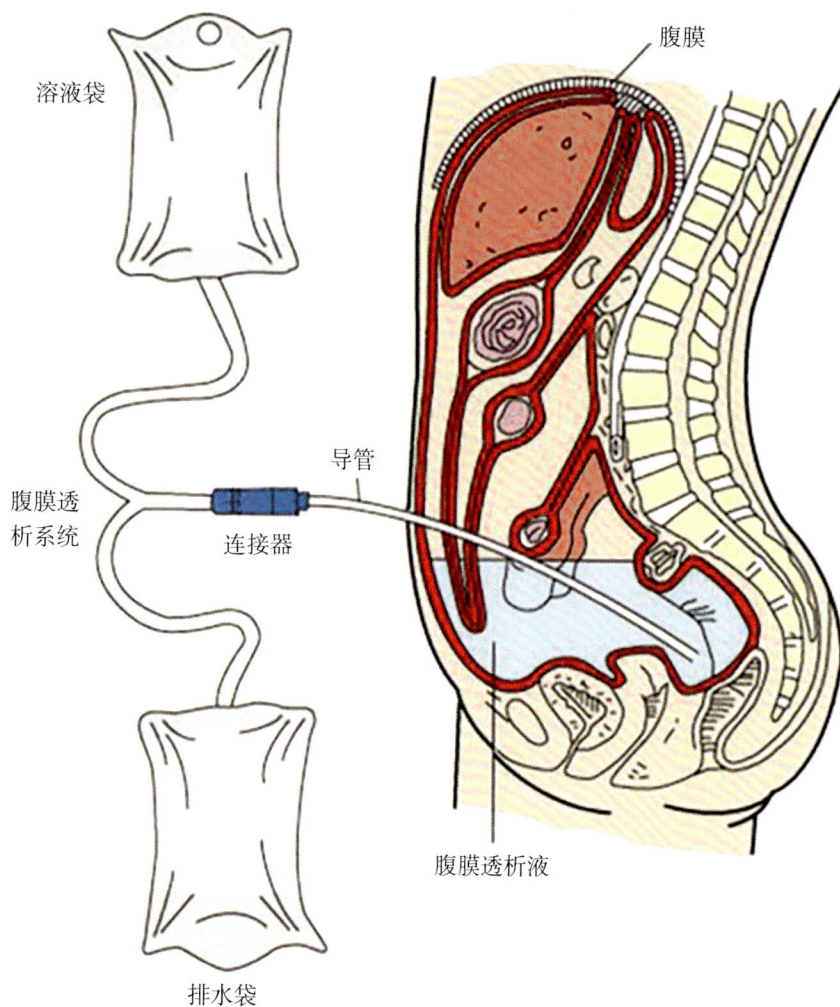

◀ 图 23-5 连续间歇腹膜透析设备

经许可转载，引自 Findlay and Isles[36].

过在开始腹膜透析后 1 个月进行的腹膜平衡试验（peritoneal equilibration test，PET）来确定，根据透析膜的溶质清除速率和超滤情况[34, 37]，患者可以被归类为"快速转运者"或"慢速转运者"，从而影响留置时间、换液次数和透析液的成分。腹膜透析处方还应根据患者通过 24h 尿液收集确定的残余肾功能进行调整。残余肾功能有助于容量控制，因此应努力保留残余肾功能。利用循环利尿药可以最大化尿液产量。研究表明，CAPD 和 APD 在患者死亡率和并发症风险方面具有类似的疗效[38]。患者在门诊家庭透析病房接受强化的日常培训，由腹膜透析护士负责，受肾内科医生监督。当患者、护士和医生对患者的透析能力感到满意时，腹膜透析护士将前往患者的家中协助设置腹膜透析环境。定期进行实验室检查以监测电

解质、贫血、继发性甲状旁腺功能亢进、营养和透析充分性。护士至少每月 2 次和肾内科医生每月 1 次在门诊腹膜透析单元对患者进行随访。PD 的理想候选人包括具有愿望、残余肾功能充足、没有或仅有较少腹部手术史、认知 / 身体能力充足、适合存放用品的家庭环境的患者。然而，即使存在认知或身体上的限制，患者在家中得到照料者的帮助下也可以成功进行 PD 透析[34]。

腹膜透析需要在腹部置入腹膜透析导管。这可以通过开放性手术或腹腔镜手术来完成，通常需要大约 2 周的时间来愈合（图 23-6）。对于需要透析但没有绝对紧急透析指征的新诊断的 ESRD 患者，紧急开始腹膜透析可能是一个选择。这样可以给予足够的时间使通路愈合，并可能减轻需要暂时使用血液透析导管的需求[34]。经皮穿刺

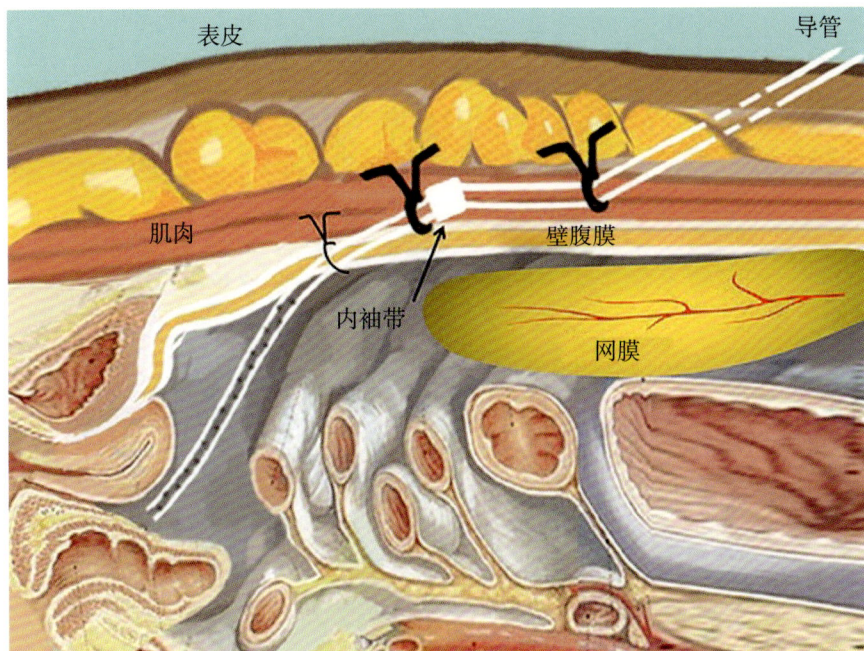

◀ 图 23-6　腹膜透析导管的置入位置

经许可转载，引自 Li et al[39].

透视引导下的腹膜导管置入术可由介入放射学医生或肾脏科医生进行，但该技术与较高的晚期漏液率相关[40]。外科医生可以在置入导管时将导管穿过皮肤，使手术部位在开始透析之前提前愈合。

在插入导管时将导管穿过皮肤进行隧道化，可以使导管在需要时准备就绪，无须进行出口处护理，也可以消除在使用导管前发生出口处感染的风险。一旦到了开始透析的时间，外科医生可以通过皮肤切口将导管外露，形成出口处[34]。这通常位于腹部，但由于患者的体形，有时也可能位于胸部。在透析开始之前，每周应用透析液冲洗导管以确保通畅。

腹膜透析导管需要适当的监测和护理，包括定期清洁出口处，以及应用外用抗生素进行预防感染。建议患者不要将腹膜透析导管浸泡在水中，以避免不必要的感染风险。感染并发症包括出口处或隧道感染及腹膜炎。症状可能包括腹部或背部疼痛、腹胀、发热、寒战、导管出口处红斑，以及腹膜透析液浑浊或带血。感染通常可以通过临床诊断，但需要通过出口处和（或）腹膜透析液的革兰染色和培养来确认病原体，以指导治疗。出口处感染通常可以仅用全身性抗生素治疗。隧道感染通常需要拆除并更换导管。腹膜炎的治疗可以根据病原体选择腹腔内、静脉内或口服抗生素。真菌性腹膜炎除了使用抗真菌药物治疗外，还需要拆除腹膜透析导管。复发性腹膜炎定义为在完成抗生素疗程后 4 周内再次感染同一病原体。这应引起对隧道感染或腹腔内脓肿的怀疑。非感染性 PD 导管并发症包括流出失败、导管周围渗漏、导管袖囊挤压、肠穿孔和出血。流出失败可能是由于高大便负荷 / 便秘导致的阻塞、导管尖端错位、导管扭结、血栓形成引起的腔内闭塞，以及网膜或粘连引起的腔外闭塞。患者可发生各种类型的疝，包括切口疝（导管部位或其他疝）、腹疝、脐疝或腹股沟疝。患者也可能因白蛋白通过腹膜丢失而发生低白蛋白血症。在透析液热量摄入增加的情况下，体重增加、高血糖和高甘油三酯血症也是可能的[34, 35]。因此，在糖尿病患者中，根据需要，考虑对药物治疗方案进行调整以达到良好的血糖控制非常重要。

对于需要准备肾脏替代治疗的患者，需要尽早转诊至肾病学。需要充足的时间来讨论是否需要透析，以及透析是否合适。在开始透析之前，患者可以通过透析模式教育来帮助决策。尿毒症可能会干扰认知功能，因此在完全肾衰竭之前，应鼓励提前进行预先有关意愿的高级指示和与家人及护理人员的沟通。透析前应进行透析通道评估和置入，以确保透析开始前能进行相应的准备。接受教育并积极参与治疗选择的患者在透析过程中能取得更好的结果[17]。另外，早期就诊肾病学还有助于确定哪些患者不会从透析中获益，并协助进行 ESRD 的保守治疗，使患者在生命末期能够保持尊严。

参 考 文 献

[1] United States Renal Data System. USRDS annual data report: epidemiology of kidney disease in the United States. Bethesda: National Institutes of Health, National Institute of Diabetes and Digestive and Kidney Diseases; 2018.

[2] Foote C, Kotwal S, Gallagher M, Cass A, Brown M, Jardine M. Survival outcomes of supportive care versus dialysis therapies for elderly patients with end-stage kidney disease: a systematic review and meta-analysis. Nephrology (Carlton). 2016;21(3):241–53.

[3] Roy D, Chowdhury AR, Pande S, Kam JW. Evaluation of unplanned dialysis as a predictor of mortality in elderly dialysis patients: a retrospective data analysis. BMC Nephrol. 2017;18:364.

[4] Kidney Disease: Improving Global Outcomes. 2012 clinical practice guideline for the evaluation and management of chronic kidney disease. Kidney Int Suppl. 2013;3(1):5–14.

[5] Tangri N, Stevens LA, Griffith J, Tighiouart H, Djurdjev O, Naimark D, et al. A predictive model for progression of chronic kidney disease to kidney failure. JAMA. 2011;305(15):1553–9.

[6] Tangri N, Grams ME, Levey AS, Coresh K, Appel LJ, Astor BC, et al. Multinational assessment of accuracy of equations for predicting risk of kidney failure: a meta-analysis. JAMA. 2016;315(2):164–74.

[7] Devoe DJ, Wong B, James MT, Ravani P, Oliver MJ, Barnieh L, et al. Patient education and peritoneal dialysis modality selection: a systematic review and meta-analysis. Am J Kidney Dis. 2016;68(3):422.

[8] Fenton SS, Schaubel DE, Desmeules M, Morrison HI, Mao Y, Copleston P, et al. Hemodialysis versus peritoneal dialysis: a comparison of adjusted mortality rates. Am J Kidney Dis. 1997;30(3):334–42.

[9] Liem YS, Wong JB, Hunink MG, de Charro FT, Winkelmayer WC. Comparison of hemodialysis and peritoneal dialysis survival in the Netherlands. Kidney Int. 2007;71(2):153–8.

[10] McDonald SP, Marshall MR, Johnson DW, Polinghorne KR. Relationship between dialysis modality and mortality. J Am Soc Nephrol. 2009;20(1):155–63.

[11] Wolfe RA, Ashby VB, Milford EL, Ojo AO, Ettenger RE, Agodoa LY, et al. Comparison of mortality in all patients on dialysis awaiting transplantation, and recipients of a first cadaveric transplant. N Engl J Med. 1999;341(23):1725–30.

[12] Lok CE, Davidson I. Optimal choice of dialysis access for chronic kidney disease patients: developing a life plan for dialysis access. Semin Nephrol. 2012;32(6):530–7.

[13] Moss AH, Ganjoo J, Sharma S, Gansor J, Senft S, Weaner B, et al. Utility of the "surprise" questions to identify dialysis patients with high mortality. Clin J Am Soc Nephrol. 2008;3(5):1379–84.

[14] Tamura MK, Covinsky KE, Chertow GM, Yaffe K, Landefeld CS, McCulloch CE. Functional status of elderly adults before and after initiation of dialysis. N Engl J Med. 2009;361:1539–47.

[15] Kallenberg MH, Kleinveld HA, Dekker FW, van Munster BC, Rabelink TJ, van Buren M, et al. Functional and cognitive impairment, frailty, and adverse health outcomes in older patients reaching ESRD-A systematic review. Clin J Am Soc Nephrol. 2016;11(9):1624–39.

[16] Holley JL. Advance care planning in CKD/ESRD: an evolving process. Clin J Am Soc Nephrol. 2012;7(6):1033–8.

[17] Yeun JY, Ornt DB, Depner TA. Hemodialysis. In: Taal MW, Chertow GM, Marsden PA, Skorecki K, Yu ASL, Brenner BM, editors. Brenner & rector's the kidney. 9th ed. Philadelphia: Elsevier; 2012.p. 2295–325.

[18] Pal S. The kidney and its artificial replacement. In: Design of artificial human joints & organs. Boston: Springer; 2014.

[19] Ahmad S. Hemodialysis technique. In: Manual of clinical dialysis. Boston: Springer; 2009.

[20] Eknoyan G, Beck GJ, Cheung AK, Daugirdas JT, Greene T, Kusek JW, et al. Effect of dialysis dose and membrane flux in maintenance hemodialysis. N Engl J Med. 2002;347(25):2010–9.

[21] Finkelstein FO, Finkelstein SH, Wuerth D, Shirani S, Troidle L. Effects of home hemodialysis on health-related quality of life measures. Semin Dial. 2007;20(3):265–8.

[22] McGregor DO, Buttimore AL, Lynn KL, Nicholis MG, Jardine DLA. Comparative study of blood pressure control with short in-center versus long home hemodialysis. Blood Purif. 2001;19(3):293–300.

[23] Woods JD, Port FK, Stannard D, Blagg CR, Held PJ. Comparison of mortality with home hemodialysis and center hemodialysis: a national study. Kidney Int. 1996;49(5):1464–70.

[24] Marshall MR, Hawley CM, Kerr PG, Polkinghorne KR, Marshall RJ, Agar JW, et al. Home hemodialysis and mortality risk in Australian and New Zealand populations. Am J Kidney Dis. 2011;58(5):782–93.

[25] Rocco MV, Lockridge RS Jr, Beck GJ, Eggers PW, Gassman JJ, Greene T, et al. The effects of frequent nocturnal home hemodialysis: the frequent hemodialysis network nocturnal trial. Kidney Int. 2011;80(10):1080–91.

[26] Daugirdas JT, Chertow GM, Larive B, Pierratos A, Greene T, Ayus JC, et al. Effects of frequent hemodialysis on measures of CKD mineral and bone disorder. J Am Soc Nephrol. 2012;23(4):727–38.

[27] Hoggard J, Saad T, Schon D, Vesely TM, Royer T. Guidelines for venous access in patients with chronic kidney disease. A position statement from the American Society of Diagnostic and Interventional Nephrology, Clinical Practice Committee and the Association for Vascular Access. Semin Dial. 2008;21(2):186–91.

[28] Hull JE, Jennings WC, Cooper RI, Waheed U, Schaefer ME, Narayan R. The pivotal multicenter trial of ultrasound-guided percutaneous arteriovenous fistula creation for hemodialysis access. J Vasc Interv Radiol. 2018;29(2):149–58.

[29] Marshalleck FE. Hemodialysis graft and fistula access and intervention. In: Temple M, Marshalleck F, editors. Pediatric interventional radiology. New York: Springer; 2014.

[30] Poinen K, Quinn RR, Clarke A, Ravani P, Hiremath S, Miller LM, et al. Complications from tunneled hemodialysis catheters:a Canadian observational cohort study. Am J Kidney Dis. 2019;73(4):467–75.

[31] Allon M. Dialysis catheter-related bacteremia: treatment and prophylaxis. Am J Kidney Dis. 2004;44(5):779–91.

[32] Arhuidese IJ, Orandi BJ, Nejim B, Malas M. Utilization, patency, and complications associated with vascular access for hemodialysis in the United States. J Vasc Surg. 2018;68(4):1166–74.

[33] Ravani P, Palmer SC, Oliver MJ, Quinn RR, MacRae JM, Tai DJ, et al.

Associations between hemodialysis access type and clinical outcomes: a systematic review. J Am Soc Nephrol. 2013;24(3):465–73.

[34] Teitelbaum I, Burkart J. Peritoneal dialysis. Am J Kidney Dis. 2003;42(5):1082–96.

[35] Correa-Rotter R, Cueto-Manzano A, Khanna R. Peritoneal dialysis. In: Taal MW, Chertow GM, Marsden PA, Skorecki K, Yu ASL, Brenner BM, editors. Brenner & rector's the kidney. 9th ed. Philadelphia: Elsevier; 2012. p. 2347–60.

[36] Findlay M, Isles C. Peritoneal dialysis. In: Clinical companion in nephrology. Cham: Springer; 2015.

[37] Pannekeet MM, Imholz AL, Struijk DG, Koomen GC, Langedijk MJ, Schouten N, et al. The standard peritoneal permeability analysis: a tool for the assessment of peritoneal permeability characteristics in CAPD patients. Kidney Int. 1995;48(3):866–75.

[38] Rabindranath KS, Adams J, Ali TZ, MacLeod AM, Vale L, Cody J, et al. Continuous ambulatory peritoneal dialysis versus automated peritoneal dialysis for end-stage renal disease. Cochrane Database Syst Rev. 2007;2:CD006515.

[39] Li Y, Zhu Y, Liang Z, Zheng X, Zhang H, Zhu W. A Simple modified open peritoneal dialysis catheter insertion procedure reduces the need for secondary surgery. Int Urol Nephrol. 2019;51(4):729–36.

[40] Moon JY, Song S, Jung KH, Park M, Lee SH, Ihm CG, et al. Fluoroscopically guided peritoneal dialysis catheter placement: long-term results from a single center. Perit Dial Int. 2008;28(2):163–9.

第 24 章　预防性肾移植：透析的替代方法
Preemptive Kidney Transplant: An Alternative to Dialysis

Goni Katz-Greenberg　Pooja Singh　著

对于肾脏替代治疗，有两种可选择的方法：慢性透析（血液透析或腹膜透析）和肾移植。

肾移植是 ESRD 患者的首选治疗方法。与透析相比，肾移植与患者生存率提高、生活质量改善及更低的费用相关[1, 2]。

根据 2017 年 12 月 31 日 USRDS 的统计数据，美国有 746 557 名 ESRD 患者。其中，69.8% 接受慢性透析治疗，29.9% 拥有功能正常的肾移植。自 2000 年以来，ESRD 患病率增加了超过 90%，这是由于新发病例增多和 ESRD 患者生存时间延长的结果[3]。

在 20 世纪 70 年代之前，无论是血液透析还是肾移植，在美国乃至全世界的应用都非常有限。当时只有很少的透析设施可供选择，患者在进行治疗前需要经过大量筛查。肾移植还处于初级阶段，首次成功的移植手术是由 Joseph Murray 博士于 1954 年在一对同卵双胞胎间进行的[4]。随后，在 20 世纪 60 年代，随着第一个免疫抑制方案［包括硫嘌呤（6-MP）、放射线和皮质类固醇］的推出，美国的肾移植数量增加了，这使得使用非免疫相容的死亡供体成为可能[5]。1972 年美国通过的医疗保险终末期肾病计划（Medicare End Stage Renal Disease Program）是导致慢性透析和肾移植普及的主要政府立法措施。该计划使任何 ESRD 患者无论年龄如何都能符合医疗保险的资格，从那时起，挽救了数以十万计的患者的生命。该计划在 1978 年扩大，覆盖了肾移植后 1～3 年的费用[6]。一个改善移植结果的因素是新型免疫抑制药物环孢素的出现，它是第一代钙调神经磷酸酶抑制药。使用环孢素后，急性排斥反应率下降到 50% 以下，1 年移植物存活率超过 85%。随着肾移植数量继续增加，越来越多的数据表明，与慢性透析相比，肾移植是 ESRD 患者的首选治疗方法，具有更好的患者和同种异体移植物存活率、更好的生活质量和降低的费用[7, 8]。进一步的进展包括开发和广泛使用其他药物，用于诱导（如抗胸腺细胞球蛋白和巴利西单抗）和维持（如他克莫司和西罗莫司），进一步提高了 1 年移植物存活率达到 90% 以上，并降低了排斥反应的发生率。

约占 2/3 的肾移植类型是来自已故捐赠者的肾移植（deceased donor kidney transplantation，DDKT），而来自活体捐赠者的肾移植（living donor kidney transplantations，LDKT）则占 1/3[9]。研究证明，LDKT 优于 DDKT，其中 6 个月和 10 年的全因素移植物失败率分别仅为 1.4% 和 34.1%。尽管 DDKT 的数量在过去几十年有所增加，但 LDKT 的数量一直保持稳定[10]，每年不到 6000 例，直到 2017 年开始稳步上升，2017 年有 6184 例 LDKT，2018 年有 6850 例 LDKT，2019 年有 7370 例 LDKT[9]。

肾移植的另一个区别因素是时间。肾移植的时间可以是在患者开始长期透析后进行，这是大多数情况下的做法，也可以在透析开始之前进行，这被称为预防性肾移植（preemptive kidney transplantation，PKT）。研究证明，与患者在长期透析后进行肾移植相比，预防性肾移植具有更好的 5 年生存优势，PKT 受者的生存获益提高 5%～10%[11, 12]。肾移植的时间受受体情况的影响很大，预防性肾移植不仅显示了生存优势，还具有经济上的优势。

要考虑进行预防性肾移植，患者首先必须被转诊到移植中心并接受全面评估。迟到的转诊可能会降低患者进行预防性肾移植的机会，因为他们将没有足够的时间完成评估。

持续的器官严重短缺是每年进行肾移植数量的主要限制因素。2017 年，美国进行了 20 945 例肾移植。尽管这个数字代表了肾移植数量的小幅但稳定增长，但接受肾移植的人数与等待名单上的人数之间的差距仍然很大，截至 2017 年 12 月 31 日，肾移植等待名单上有 75 745 名透析患者[13]。

在 2014 年之前，患者按照在等待名单上等待的时间获得移植。这导致在接触到移植中心方面存在种族和社会经济差异，因为某些群体，如非洲裔美国人和西班牙裔，并没有像白种人那样被转诊到移植中心，从而使得他们更难进入肾移植等待名单[11]，这就造成了他们得到肾移植的机会较少。

2014 年，引入了新的肾脏分配系统（kidney allocation system，KAS），其目标是通过使用一种新的分配工具［肾脏捐赠者概况指数（Kidney Donor Profile Index, KDPI）］增加与供体寿命匹配。KDPI 考虑了多个供体因素，并将其转化为一个与移植后移植物失败可能性相关的单一数字（百分比）（表 24-1）。对于具有较高敏感化水平的患者，给予分配优势，从而增加了最高计算相应抗体（calculated panel-reactive antibody，CPRA）的患者的器官可用性，并考虑到患者在转诊进行移植之前在透析上花费的时间，作为他们等待肾移植的一部分[15]。这样做旨在提高肾移植的成功率和公平性。

一些关于新的肾脏分配系统的研究表明，这个新的分配系统已经改善了部分长期存在的等待名单不公平现象；然而，总体上对肾移植和 PKT 的平等获取仍然是一个问题，即使在 2014 年实施了新的肾脏分配系统之后[16]。

表 24-1　KDPI 计算中包括的捐赠者变量[14]		
人口统计	医疗历史	死亡相关
• 年龄	• 高血压病史	• 死因
• 身高	• 糖尿病病史	• 死亡后器官捐献者
• 体重	• 丙型肝炎感染状态	
• 民族 / 种族		

KOPI. 肾脏捐赠者概况指数

这一情况也适用于 LDKT 的获取。就肾移植的获取而言，同样存在着不同患者之间对于 LDKT 获取的不平等情况。事实上，根据 OPTN/SRTR 2017 年度报告，在 2017 年进行的 LDKT 中，只有 12.5% 是在黑种人接受者身上进行的，而 2017 年有 32.6% 的候选人是黑种人。相比之下，有 65.9% 的活体捐赠移植受者是白种人，尽管他们只占等待名单的 36.2%。

一、肾脏替代治疗

一旦患者进入 ESRD，肾脏替代治疗有两种主要方式：透析（血液透析或腹膜透析）和肾移植。

少数患者可能存在重要的合并症，不能从任何形式的肾脏替代治疗中获益，或者选择不进行治疗。开始慢性透析[17]是一个复杂的决定，应由患者、家人和医生共同做出。实际上，这是肾病学中"明智选择"倡议的五项绩效指标之一。

作为医疗专业人员，目标是所有慢性肾病患者，无论其慢性肾病的病因如何，在Ⅲ期及以上的阶段都应在肾病专科医生的关怀下进行治疗。这不仅可以提高医疗护理质量，还可以对可用的不同肾脏替代治疗，尤其是肾移植进行全面讨论。

然而，许多患者在被诊断为 ESRD 后才首次接受肾病专科医生的治疗。事实上，根据 USRDS 年度数据报告，2017 年有 33.4% 的新发 ESRD 患者在 ESRD 之前几乎没有接受肾病学的护理[13]。

晚期转诊至肾病专科医生与更高的发病率和较差的长期预后相关[18]。毫不奇怪的是，当患者在疾病进展晚期才被转诊时，他们通常会面临更差的器官移植机会，尤其是肾移植机会，因为他们没有足够的时间接受及时的移植评估[19]。

（一）透析开始

肾脏专科医生使用实验室和临床参数的组合来评估是否需要开始透析。这些参数包括 eGFR，以及存在与肾衰竭有关的一个或多个体征或症状（尿毒症、心包炎、食欲不振、难以控制的酸碱或电解质异常、能量水平降低、无其他解释的体重减轻、难治性瘙痒或出血），或者无法控制体液平衡或血压。

当透析开始没有经过适当准备时，这些患者在 90 天内因冠状动脉疾病和与透析相关的问题（如败血症）而面临较高的死亡风险。

即使患者在 ESRD 前接受过护理，长期血液透析患者的总体生存率为 1 年 78%，3 年 57%，而仅有 42% 的患者在 5 年后生存[13]。这凸显了 ESRD 前护理的重要性，包括尽早转诊至肾移植中心。当患者被转诊并接受 PKT 评估时，可以避免上述的并发症。一旦患者出现早期尿毒症症状和体征，移植团队可以与患者和家人一同推进 PKT，尤其是如果有一个完成评估的活体供体可用的话。

（二）转诊和肾移植

在美国，一旦患者的 GFR 降至 20ml/（min·1.73m²）或更低，就可以将其主动列入等待名单。然而，如果考虑到这些患者在列名之前需要接受全面评估和一系列测试，将他们尽早转诊至肾移植中心是非常重要的。

最佳情况下，一旦患者达到 CKD 4 期，并且似乎在进展，就应该转诊至肾移植中心[20]。这样可以确保他们能够及早接受必要的评估和准备工作。一旦转诊，患者将接受广泛的评估，该评估基于他们不同的合并症，以及特定移植中心的协议。在评估完成后，大多数中心将在一个多学科论坛中讨论患者的情况，参与讨论的人员可能包括肾脏专科医生、移植外科医生、协调员、社工、财务协调员和营养师。此外，根据患者特定的合并症，还会有其他顾问参与到该过程中。

肾移植存在几个绝对禁忌证，这些禁忌证在表 24-2 中列出。其他相对禁忌证，如 BMI 限制或恶性肿瘤治疗后的随访时间，主要源于专家意见，并可由不同的移植中心采纳。关于根据年龄排除潜在受体的问题，目前还没有一致的共识，有证据显示即使在高龄患者中进行肾移植也能获得存活益处。大多数中心会根据潜在受体的医疗状况进行评估，而不是以年龄为依据。

表 24-2　肾移植绝对禁忌证

- 活动性感染
- 活动性恶性肿瘤
- 活性物质滥用
- 预期寿命不足 1 年的慢性疾病 / 合并症
- 无法控制的精神病理状态

在评估完成后，如果适合进行肾移植，患者将被列入逝世供体等待名单。

在美国，逝世供体等待名单的中位等待时间为 3.9 年，并且在患者列名的地理位置上有很大的差异[21]。约有 1/3 的移植候选人在等待肾移植期间死亡，或者因病情恶化无法接受手术而被从等待名单中删除[10]。

不幸的是，只有 14% 的早期 ESRD 患者在被诊断为 ESRD 后的 1 年内能够进入等待名单或接受肾移植[22]。

另一个首选的肾移植选项是活体供肾移植，多项研究表明，LDKT 与患者生存率和移植物存活率更加相关。

在长达十多年的时间里，活体供肾移植的数量一直在下降，但在 2017 年和 2018 年增长了。然而，活体供肾移植仍然只占总体移植数量的一小部分[23]。移植中心应该向患者及其家人普及活体供肾移植的好处，并鼓励患者探索活体捐赠的可能性。

与透析相比，肾移植不仅与更好的预后相关，还降低了发病率和死亡率，并且具有显著的经济优势。根据 USRDS 的数据，2017 年美国每个 ESRD 患者的总医疗保险费用为：血液透析 91 795

美元，腹膜透析 78 159 美元，肾移植 35 817 美元（所有费用以美元计）[13]。

二、预防性肾移植

预防性肾移植是指在开始透析之前进行的肾移植。

不论从死亡供者还是活体供者获取移植肾脏，预防性肾移植都能够提高移植肾的生存率。

预防性肾移植的优点包括避免接受透析治疗、避免与透析相关的健康问题和死亡风险，以及避免透析途径问题和相关并发症[24]。从财务角度来看，根据数据显示，每年针对透析患者的政府医保支出是针对移植患者支出的 2.5 倍。

根据对美国肾内科医生的网络调查，对于接近 ESRD 的患者，经过分析的 460 份回答中，71% 的回答者（在发送的 5901 份调查中）表示，预防性肾移植是最佳的治疗方式。然而，大约 1/4 的回答者也提到，在患者被转介到预防性肾移植时，肾内科医生和透析中心会损失收入[21]。

不幸的是，很多时候患者在 CKD 已经进展到非常晚期时才首次就诊肾内科医生，这导致没有足够的时间进行转诊、筛查、列入候选名单并进行预防性肾移植，而是必须立即开始透析治疗。

透析暴露的时间与肾移植后移植肾和患者预后的恶化有关。这是预防性肾移植的一大优势，因为患者免于接受透析治疗的暴露[25]。

鉴于器官短缺和等待死亡供者名单的长时间等待，大多数患者即使在早期列入候选名单，仍然需要经历一段透析治疗的时间。然而，这些患者在透析上的时间会明显减少，从而保持一些与预防性肾移植相关的生存优势[26]。

接受延长透析后进行死亡供者肾移植的患者，其移植肾功能丧失和死亡率较预防性肾移植或早期 DDKT（即早期列入候选名单）的患者要高。

关于预防性肾移植中观察到的移植肾存活优势存在许多假设。在一项涵盖 4 万例肾移植受者的大型回顾性研究中，其中 27% 的活体供者移植是预防性肾移植（2999 例），10% 的死亡供者移植也是预防性肾移植（2967 例），作者研究得出的结论是移植肾存活的优势源于患者选择或减轻与尿毒症和透析相关的并发症和合并症负担[27]。

在 KAS 执行之前的 1 年中，总计 942 例（占死亡供者肾移植总数的 8.7%）为预防性肾移植。在 KAS 实施后的第 1 年，这个数字下降到 631 例（占总数的 5.7%）。这种下降可能与等待名单上的大量患者在转诊进行移植之前享受透析时间的信用有关。在 King 等的一份报道中[16]，总结了 2000—2013 年的 KAS 实施前时期和 2015—2018 年的 KAS 实施后时期，预防性进行的死亡供者肾移植率从 9.0% 略微上升至总移植数的 9.8%。

尽管有人认为预防性肾移植对任何患者都有益处，但也有人认为某些患者群体可能无法获得与 PKT 相关的好处[24-26]。虽然第一次 PKT 具有较好的预后结果，但关于预防性再次肾移植患者（即移植肾接近失效时）的情况了解得不多。尽管以前的报道未显示这种患者群体的优势，但最近一项发表的法国多中心队列研究显示，在第二次预防性肾移植中移植肾的存活率更好。此外，与活体供者 PKT 相比，死亡供者 PKT 的益处效果更明显[28]。

三、预防性肾移植的时机选择

长期以来，已经证实透析等待时间长对移植后的移植物存活率和患者生存率产生不利影响[29]。然而，关于预防性肾移植的最佳时机仍存在争议。有些人认为过早进行预防性肾移植会限制最大限度地利用本身的肾功能[30]，并使受者过早面临手术和免疫抑制方案所带来的风险[31]。另外，恢复肾功能可能会减缓与晚期 CKD 相关的心血管进展，从而降低心血管相关的发病率和死亡率。在为期 15 年的研究中，Grams 等发现"早期"PKT［eGFR＞15ml/（min·1.73m^2）］的趋势明显强于"晚期"PKT［eGFR＜10ml/（min·1.73m^2）］[32]。在 1995—2009 年间的 19 471 例 PKT 受者中，1995 年的 eGFR 为 9.2ml/（min·1.73m^2），而 2009 年为 13.8ml/（min·1.73m^2）（P＜0.001）。此外，在 1995 年有

9.2% 的 PKT 接受者 eGFR>15ml/（min·1.73m²），而这一比例在 2009 年上升至 34.7%。在 eGFR>10ml/（min·1.73m²）的 PKT 接受者中，1995 年为 30.0%，而 2009 年为 72.4%。对该患者队列的移植结局进行分析，并未显示"早期"PKT 在移植物功能和存活及患者存活方面比"晚期"PKT 具有优势。

这种对于"早期"PKT 的趋势可能是由于整体数据指出 PKT 相比透析后移植具有更多好处。据报道，PKT 在患者生存率和移植物存活率、生活质量及总体成本方面表现更好[30, 33]。这些结果加上 2012 年的"肾脏优先倡议"，使得 PKT 成为 ESRD 的最佳肾脏替代治疗[24, 34, 35]。然而，PKT 的最佳时机仍然是一个悬而未决的问题。进行"早期"PKT 可能导致将一些可能具有足够残存肾功能在一段时间内不需要透析或肾移植的患者进行移植。此外，将死亡供者移植肾用于"早期"PKT 可能会剥夺等待名单上需要移植的透析患者的机会，这种需求是无可争议的。而"早期"PKT 中残存肾功能不仅可以在更长的时间内维持患者不需要移植，还可能随着 PKT 而下降[31, 36]。

PKT 的益处已经得到确认；然而，一个重要的问题仍然存在，即在仅经过短时间透析后进行移植的患者中是否能够保持这些益处。如果在短期透析后仍能保持这些优势，那么可以认为透析的开始是决定进行移植的更明确和合理的时间点。在一项大型观察性研究中，对 1995—2011 年进行的 121 853 例 DDKT 进行了分析，其中 10 992 例接受了预防性肾移植（在透析开始后的 1 年内），而 14 428 例接受了早期肾移植。尽管在患者生存率上没有观察到差异，但预防性肾移植患者的移植物存活率较高（与预防性肾移植相比，早期移植患者的移植物丧失风险高 23%，$P<0.001$）[37]。

四、预防性肾移植的实际和政策考虑

肾移植的明显益处是一方面，器官严重短缺的现实又是另一方面，这为关于创造一个在效益与公正之间取得合适平衡的分配系统的伦理和政策讨论提供了基础。肾脏分配系统在过去几年中从一个侧重于时间在等待名单上的"公正"概念演变为新的肾脏分配系统，该系统采用了更多的"效益"概念，将 20% 最好的移植物分配给那些在移植后具有更高生存机会的 20% 受体。新的 KAS 还通过将 ESRD 列入等待移植时间点前等待期限的方式实施了"公正"要素。这一方法旨在解决肾病学护理和移植等待名单访问的不平等问题，特别是在某些族裔群体之间存在的不平等现象。

在评估 PKT 的概念和实践时，尤其是在考虑到已故供体移植的背景下，要维持和改进一个既公正又符合效益的分配系统面临着挑战。

（一）预防性接受已故供体肾移植的获取机会

只有大约 1/4 接受透析治疗的患者会被列入肾移植的候选名单，而其中仅约 20% 的人每年能够顺利进行移植手术。

OPTN 的最终规定[38]要求采取措施增加器官可用性，并改善分配系统的效益和公平性。在经过多年的全面讨论后，于 2014 年 12 月实施了新的肾脏分配系统[39]，旨在更好地利用有限资源，增加移植手术的可及性，改善结果，并减少移植访问的不平等现象。

新的肾脏分配系统通过优先考虑存活概率最高的受体，在效益和公正之间取得了一种修改后的平衡。相比于透析治疗中的移植，提前肾移植因其已经认可的益处而显得具有吸引力。在美国卫生与公共服务部（DHHS）的"健康人口 2020"（Healthy People 2020）倡议中，PKT 的积极潜力得到了明确的认可，其中 CKD-13.2 目标是"在 ESRD 开始时增加接受提前移植的患者比例"[40]。目前显而易见的问题是，新的肾脏分配系统是否提供了一个增加 PKT 数量和 PKT 可及性、减少接受 PKT 的不同差异的系统。

在一项关于 121 853 名首次成年受体的 DDKT

接受者的大型观察性研究中，该研究在 KAS 实施之前进行（1995—2011 年），共有 10 992 名（9%）受者接受了 PKT。在这些患者中，接受 PKT 的差异显而易见。与白种人相比，非洲裔美国人接受 PKT 的可能性较低。此外，年龄较大的患者、女性、有私人保险的患者都更有可能接受 PKT[37]。种族在医疗保健获取方面的差异可能是非洲裔美国人接受 PKT 可能性较低的原因之一。因此，人们可以得出结论，PKT 是整体上更好地获取健康护理的一种反映：早期 ESRD 的诊断、早期列入候选名单及整体更好的护理。年龄较大的患者更有机会接受 PKT，进一步强调了这一观点，因为这些年龄较大的患者都由医疗保险提供覆盖，可以更轻松和直接地获取健康护理。

在新 KAS 实施后，已故供体 PKT 数量出现了下降。这种下降是可以预料的，因为患者被优先考虑列入透析治疗前的时间[41, 42]。

新的 KAS 是否增加了 PKT 的数量并减少已知的获取差异呢？实际上，对这两个问题的回答可能是否定的。另一项大型观察研究[16]比较了新 KAS 实施前后与 PKT 相关的数据。在新 KAS 实施之前（2000—2013 年），在 111 153 名 DDKT 受体中进行了 10 045 例（9%）PKT。而在新 KAS 实施后（2015—2018 年），在 36 584 名 DDKT 受体中进行了 3603 例（10%）PKT。接受 PKT 的比例略微增加主要归因于白种受体 PKT 的增加率。此外，经过调整的比较分析显示，PKT 的获取仍存在差异。非白种人、年龄较小的患者、男性、较低受教育水平和非私人保险的患者进行 PKT 的可能性较低。这与 PKT 受体的观察结果形成对比，发现在 KAS 实施后，透析治疗中的 DDKT 种族差异得到了减少[43]。此外，在新 KAS 时代，PKT 等待名单的中位等待时间可能会增加，这可能是因为给予在透析治疗上的患者积分，这反映了透析开始后的时间，即使当时没有列入候选名单。

进一步的未来系统改变对于增加 PKT 的获取和减少现有差异是必要的。医疗保健系统的变革可能对 PKT 产生积极影响，正如在平价医疗法案下实施的医疗补助扩张所示，这导致了 PKT 的增加[44]。患者、护理人员和医疗政策制定者的教育应该增强对 ESRD 的理解和管理，及早转诊到专业护理这些患者的肾病科医疗机构，并意识到 PKT 的积极潜力。

在新的 KAS 时代，与非预先排除受体相比，EPTS<20% 的受体中有较高比例的受体接受 PKT，并且 PKT 中使用的 KDPI>85% 的肾脏比非预先排除的受体要少[16]。这些发现支持了通过将 PKT 作为肾移植中更受欢迎的选择，以提高紧缺资源的效用目标，即对于有更好机会从高质量器官中受益的受体。因此，从改善肾移植的效用和结果方面来看，PKT 可能是实现新的 KAS 主要目标的最佳选择之一。然而，有关新的 KAS 时代的 PKT 数据令人失望，因为 PKT 数量没有增加，并且仍存在差异。因此，现在应该提出一个重要的医学和政策问题。新的 KAS 是否应该进行修改，以优先考虑 PKT？显而易见，增加 PKT 的数量并扩大所有患者的 PKT 获取是一个目标，这一目标与"肾脏优先"、"健康人口 2020"和特朗普政府的倡议相吻合，并且根据 PKT 相对于透析中的移植的累积数据合理。PKT 的优先权可能性应该在移植界和决策者之间进行深入讨论。对这种变革的伦理正当性也应该进行讨论和考虑。本质上，与此问题相关的伦理原则是"双重效果原则"[45]，它评估了做某事好（PKT）与做某事坏（剥夺透析患者从潜在捐献者获得器官）之间的平衡。如前所述，新的 KAS 将伦理轴心更多地移向效用而非公平，而引入 PKT 的优先权将朝着同一方向发展。如果考虑优先权，制订一套严格清晰的规则来定义谁被列为 PKT 的候选人及何时列为 PKT 是确保公平的强制性要求。与确定移植等待名单优先级的其他因素相关的优先级程度应成为讨论和协议的主题。如果实施，增加 PKT 数量的目标将有望实现，并带来移植结果的改善，以及降低对这些患者护理的总体成本。

（二）活体供体 PKT

活体供体肾移植与等待时间较短和更好的移植结果相关。如前所述，多年来，活体供体肾移植数量保持稳定，但在过去几年中有了积极增长。然而，美国只有 1/3 的活体供体移植是预先排除进行的，而且这一比例在 15 年多的时间里没有发生变化。观察活体供体肾移植受体的特点时，同样可以看到在接受护理和种族方面存在的差异，活体供体 PKT 的受体更可能是白种人、女性、年龄较大、接受更高教育水平和拥有私人保险[16]。在活体供体肾移植中，PKT 的时机考虑应与 DD 相同，以确保合理使用宝贵的"礼物"，避免给活体供体和受体带来过早的风险。在非亲属活体供体肾移植和使用链式活体供体肾移植的情况下，遵守确定 PKT 需要和时机的适当原则将保持系统的完整性，并实现最大程度利用活体供体和 PKT。

2019 年 7 月 10 日，Donald J.Trump 总统发布了一项总统行政命令，以推进美国肾脏健康。该命令的几个部分旨在改善肾移植的获取和数量，到 2030 年时将肾移植可用器官数量翻倍，消除对活体器官捐献的经济障碍，并设定了 2025 年全美新发 ESRD 患者中 80% 应进行家庭透析或接受肾移植的基准[46]。只有时间会告诉我们这些新条款将如何改变美国肾移植的情况，但我们希望的一个主要的好处将是活体供体不再面临与器官捐献相关的经济负担，如缺席工作、旅行费用、育儿费用等。希望这项命令将有助于增加美国的活体供体肾移植数量，从而也增加 PKT 数量，提高患者的发病率和死亡率。

五、未来展望

需要更长时间来评估在 5 年前引入的肾脏分配系统对长期预防性移植格局的影响。同样，对于总统行政命令对 PKT 的影响也是如此。

展望未来，如果肾脏异种移植能够成功发展，几乎可以获得无限量的异种移植肾脏，这可能使得预防性肾移植成为 CKD 5 期患者的首选治疗方法[47]，而慢性透析将成为医学历史的一部分。

免责声明

美国器官获取与移植网络（United Network for Organ Sharing）和移植受者科学注册中心（Scientific Registry of Transplant Recipients）的 2017 年和 2018 年年度数据报告中所报道的数据和分析由与美国卫生与公共服务部（HHS）/国家器官分配与移植服务部（HRSA）签订合同的 Hennepin 医疗保健研究所提供。只有作者有对这些数据进行报道和解释的责任；本文所表达的观点仅代表作者个人观点，不一定代表美国政府的立场。

参 考 文 献

[1] Wolfe RA, Ashby VB, Milford EL, et al. Comparison of mortality in all patients on dialysis, patients on dialysis awaiting transplantation, and recipients of a first cadaveric transplant. N Engl J Med. 1999;341(23):1725–30. http://content.nejm.org/cgi/content/abstract/341/23/1725. https://doi.org/10.1056/NEJM199912023412303.

[2] Friedewald JJ, Reese PP. The kidney-first initiative: what is the current status of preemptive transplantation? Adv Chronic Kidney Dis. 2012;19(4):252–6. https://www.clinicalkey.es/playcontent/1-s2.0-S1548559512000961. https://doi.org/10.1053/j.ackd.2012.05.001.

[3] United States Renal Data System. 2019 annual data report: epidemiology of kidney disease in the United States; executive summary; Bethesda, National Institutes of Health, National Institute of Diabetes and Digestive and Kidney Diseases. 2018;8(10):1–64.

[4] Knepper MA, Feature Editor. Milestones in nephrology. J Am Soc Nephrol. 2001;12:201–4.

[5] Starzl TE. History of clinical transplantation. World J Surg. 2000;24(7):759–82. https://www.ncbi.nlm.nih.gov/pubmed/10833242. https://doi.org/10.1007/s002680010124.

[6] Eggers PW. Medicare's end stage renal disease program. Health Care Financ Rev. 2000;Fall; 22(1):55–60. PMCID: PMC4194691.

[7] Tonelli M, Wiebe N, Knoll G, et al. Systematic review: kidney transplantation compared with dialysis in clinically relevant outcomes. Am J Transplant. 2011;11(10):2093–109. https://onlinelibrary.wiley.com/doi/abs/10.1111/j.1600–6143.2011.03686.x. https://doi.org/10.1111/j.1600–6143.2011.03686.x.

[8] Andreas L, Paul K, Nancy P, Hans K, Beryl F, Cindy W, Norman M. A study of the quality of life and cost utility of renal transplantation. Kidney Int. 1996;50:235–42.

[9] Https://Optn.transplant.hrsa.gov/data/view-data-reports/national-data/. Accessed 1 Mar 2020.

[10] Hart A, Smith JM, Skeans MA, et al. OPTN:SRTR 2017 annual data report kidney. Am J Transplant. 2019;19:1–106.

[11] Unsal MG, Yilmaz M, Sezer T, et al. Comparison of preemptive kidney transplantation with nonpreemptive kidney transplantation in a single center: a follow-up study. Transplant Proc. 2015;47(5):1385–7. https://www.clinicalkey.es/playcontent/1-s2.0-S0041134515003644. https://doi.org/10.1016/j.transproceed.2015.04.039.

[12] Sayin B, Colak T, Tutal E, Sezer S. Comparison of preemptive kidney transplant recipients with nonpreemptive kidney recipients in single center: 5 years of follow-up. Int J Nephrol Renov Dis. 2013;6:95–9. https://www.ncbi.nlm.nih.gov/pubmed/23761978. https://doi.org/10.2147/IJNRD.S42042.

[13] Saran R, Robinson B, Abbott KC, et al. US renal data system 2019 annual data report: epidemiology of kidney disease in the United States. Am J Kidney Dis. 2019;73(3):A7–8. https://doi.org/10.1053/j.ajkd.2019.01.001.

[14] Https://Optn.transplant.hrsa.gov/resources/allocation-calculators/kdpi-calculator/. Accessed 1 Mar 2020.

[15] Israni AK, Salkowski N, Gustafson S, et al. New national allocation policy for deceased donor kidneys in the United States and possible effect on patient outcomes. J Am Soc Nephrol. 2014;25(8):1842–8. https://www.ncbi.nlm.nih.gov/pubmed/24833128. https://doi.org/10.1681/ASN.2013070784.

[16] King KL, Husain SA, Jin Z, Brennan C, Mohan S. Trends in disparities in preemptive kidney transplantation in the United States. Clin J Am Soc Nephrol. 2019;14(10):1500–11. https://www.ncbi.nlm.nih.gov/pubmed/31413065. https://doi.org/10.2215/CJN.03140319.

[17] American Academy of Family Physicians. Five things physicians and patients should question. J Okla State Med Assoc. 2012;105(9):370. https://www.ncbi.nlm.nih.gov/pubmed/23155846.

[18] Vassalotti JA, Centor R, Turner BJ, Greer RC, Choi M, Sequist TD. Practical approach to detection and management of chronic kidney disease for the primary care clinician. Am J Med. 2016;129(2):153. https://search.proquest.com/docview/1767329311.

[19] Cass A, Cunningham J, et al. Late referral to a nephrologist reduces access to renal transplantation. Am J Kidney Dis. 2003;42(5):1043–9.

[20] Httpa://Optn transplant.hrsa.gov/resources/guidance/educational-guidance-on-patient-referral-to-kidney-transplantation/. Accessed 1 Mar 2020.

[21] Cohen JB, Shults J, Goldberg DS, Abt PL, Sawinski DL, Reese PP. Kidney allograft offers: predictors of turndown and the impact of late organ acceptance on allograft survival. Am J Transplant. 2018;18(2):391–401. https://onlinelibrary.wiley.com/doi/abs/10.1111/ajt.14449. https://doi.org/10.1111/ajt.14449.

[22] Gander JC, Zhang X, Ross K, et al. Association between dialysis facility ownership and access to kidney transplantation. JAMA. 2019;322(10):957–73. https://www.ncbi.nlm.nih.gov/pubmed/31503308. https://doi.org/10.1001/jama.2019.12803.

[23] Hart A, Smith JM, Skeans MA, et al. OPTN/SRTR 2018 annual data report: kidney. Am J Transplant. 2020;20(s1):20–130. https://onlinelibrary.wiley.com/doi/abs/10.1111/ajt.15672. https://doi.org/10.1111/ajt.15672.

[24] Kallab S, Bassil N, Esposito L, Cardeau-Desangles I, Rostaing L, Kamar N. Indications for and barriers to preemptive kidney transplantation: a review. Transplant Proc. 2010;42(3):782–4. https://www.clinicalkey.es/playcontent/1-s2.0-S0041134510002460. https://doi.org/10.1016/j. transproceed.2010.02.031.

[25] Haller MC, Kainz A, Baer H, Oberbauer R. Dialysis vintage and outcomes after kidney transplantation: a retrospective cohort study. Clin J Am Soc Nephrol. 2017;12(1):122–30. https://www.ncbi.nlm.nih.gov/pubmed/27895135. https://doi.org/10.2215/CJN.04120416.

[26] Harhay MN, Harhay MO, Ranganna K, et al. Association of the kidney allocation system with dialysis exposure before deceased donor kidney transplantation by preemptive wait-listing status. Clin Transpl. 2018;32:1–12.

[27] Gill JS, Tonelli M, Johnson N, Pereira BJG. Why do preemptive kidney transplant recipients have an allograft survival advantage? Transplantation. 2004;78(6):873–9. https://www.ncbi.nlm.nih.gov/pubmed/15385807. https://doi.org/10.1097/01.TP.0000130204.80781.68.

[28] Girerd S, Girerd N, Duarte K, et al. Preemptive second kidney transplantation is associated with better graft survival compared with non-preemptive second transplantation: a multicenter French 2000–2014 cohort study. Transpl Int. 2018;31(4):408–23. https://onlinelibrary.wiley. com/doi/abs/10.1111/tri.13105. https://doi.org/10.1111/tri.13105.

[29] Meier-Kriesche H, Port FK, Ojo AO, et al. Effect of waiting time on renal transplant outcome. Kidney Int. 2000;58(3):1311–7. https://www.sciencedirect.com/science/article/pii/S0085253815472229. https://doi.org/10.1046/j.1523-1755.2000.00287.x.

[30] Kasiske BL, Snyder JJ, Matas AJ, Ellison MD, Gill JS, Kausz AT. Preemptive kidney transplantation: the advantage and the advantaged. J Am Soc Nephrol. 2002;13(5):1358–64. https://www.ncbi.nlm.nih.gov/pubmed/11961024. https://doi.org/10.1097/01.ASN.0000013295.11876.C9.

[31] Akkina SK, Connaire JJ, Snyder JJ, Matas AJ, Kasiske BL. Earlier is not necessarily better in preemptive kidney transplantation. Am J Transplant. 2013;8:575–82.

[32] Grams ME, Massie AB, Coresh J, Segev DL. Trends in the timing of preemptive kidney transplantation. J Am Soc Nephrol. 2011;22(9):1615–20. https://doi.org/10.1681/ASN.2011010023.

[33] Mange KC, Joffe MM, Feldman HI. Effect of the use or nonuse of long-term dialysis on the subsequent survival of renal transplants from living donors. N Engl J Med. 2001;344(10):726–31. http://content.nejm.org/cgi/content/abstract/344/10/726. https://doi.org/10.1056/NEJM200103083441004.

[34] Davis C. Preemptive transplantation and the transplant first initiative. Curr Opin Nephrol Hypertens. 2010;19(6):592–7. https://www.ncbi.nlm.nih.gov/pubmed/20827196. https://doi.org/10.1097/MNH.0b013e32833e04f5.

[35] Yoo SW, Kwon OJ, Kang CM. Preemptive living-donor renal transplantation: outcome and clinical advantages. Transplant Proc. 2009;41(1):117–20. https://www.clinicalkey.es/playcontent/1-s2.0-S0041134508015741. https://doi.org/10.1016/j.transproceed.2008.09.063.

[36] Ishani A, Ibrahim HN, Gilbertson D, Collins AJ. The impact of residual renal function on graft and patient survival rates in recipients of preemptive renal transplants. Am J Kidney Dis. 2003;42(6):1275–82. https://www.sciencedirect.com/science/article/pii/S027263860301117X. https://doi.org/10.1053/j.ajkd.2003.08.030.

[37] Grams ME, Chen BP-H, Coresh J, Segev DL. Preemptive deceased donor kidney transplantation: considerations of equity and utility. Clin J Am Soc Nephrol. 2013;8(4):575–82. http://cjasn.asnjournals.org/content/8/4/575.abstract. https://doi.org/10.2215/CJN.05310512.

[38] Policy, Committee on Organ Procurement and Transplantation, Medicine Io. Organ procurement and transplantation. Washington, DC: National Academies Press; 2000. https://www.nap. edu/9628. https://doi.org/10.17226/9628.

[39] Friedewald JJ, Samana CJ, Kasiske BL, et al. The kidney allocation system. Surg Clin North Am. 2013;93(6):1395–406. https://www.clinicalkey.es/playcontent/1-s2.0-S0039610913001321. https://doi.org/10.1016/j.suc.2013.08.007.

[40] Https://Www.healthypeople.gov/2020/topics-objectives/topic/chronic-kidney-disease/objectives.

[41] Stewart DE, Klassen DK. Early experience with the new kidney allocation system: a perspective from UNOS. Clin J Am Soc Nephrol. 2017;12(12):2063–5. https://www.ncbi.nlm.nih. gov/pubmed/29162594. https://doi.org/10.2215/CJN.06380617.

[42] Massie AB, Luo X, Lonze BE, et al. Early changes in kidney

distribution under the new allocation system. J Am Soc Nephrol. 2016;27(8):2495–501. https://www.ncbi.nlm.nih.gov/pubmed/26677865. https://doi.org/10.1681/ASN.2015080934.

[43] Melanson TA, Hockenberry JM, Plantinga L, et al. New kidney allocation system associated with increased rates of transplants among black and hispanic patients. Health Aff (Project Hope). 2017;36(6):1078–85. https://www.ncbi.nlm.nih.gov/pubmed/28583967. https://doi.org/10.1377/hlthaff.2016.1625.

[44] Harhay MN, McKenna RM, Boyle SM, et al. Association between medicaid expansion under the affordable care act and preemptive listings for kidney transplantation. Clin J Am Soc Nephrol. 2018;13(7):1069–78. https://www.ncbi.nlm.nih.gov/pubmed/29929999. https://doi.org/10.2215/CJN.00100118.

[45] Petrini C. Preemptive kidney transplantation: an ethical challenge for organ allocation policies. Clin Ter. 2017;168(3):192–3.

[46] Https://Www.whitehouse.gov/presidential-actions/executive-order-advancing-american-kidney-health/.

[47] Cooper DKC, Hara H, Iwase H, et al. Clinical pig kidney xenotransplantation: how close are we? J Am Soc Nephrol. 2020;31(1):12–21. https://www.ncbi.nlm.nih.gov/pubmed/31792154. https://doi.org/10.1681/ASN.2019070651.

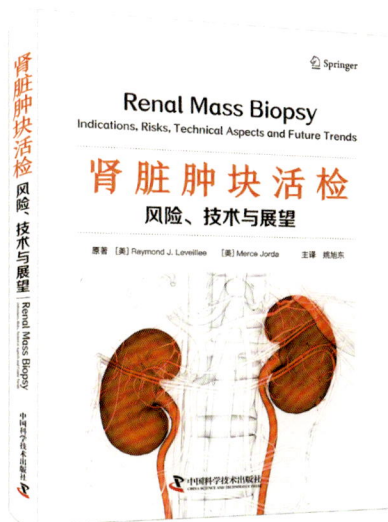

原著 [美] Raymond J. Leveillee 等

主译 姚旭东

定价 138.00 元

　　本书引进自 Springer 出版社，由国际知名的泌尿外科专家 Raymond J. Leveillee 联合相关病理学和影像学专家共同编写，是一部系统阐述肾脏肿块活检适应证、风险、技术及未来发展趋势的最新国际权威指南，凝聚了泌尿外科、病理科、放射诊断科等各学科权威专家的智慧与经验，反映了当前对肾脏肿块活检临床认知的最高水平。全书共 12 章，从肾脏肿块活检的历史发展认识谈起，介绍了其适应证演变及对临床决策的影响，重点详述了活检技术的优化进程、导航 / 靶向工具的发展、经皮肾活检的临床应用，并从病理学家的角度阐述了对肾脏肿块组织活检的认识与各型肾肿瘤的解读，同时综述了新型技术（如热消融、激光共聚焦内镜等）在肾脏肿块活检中应用的发展趋势。本书内容全面系统，紧跟当今发展前沿，可为从事临床一线工作的泌尿外科医生、病理科医生及肾脏肿瘤患者提供巨大帮助。

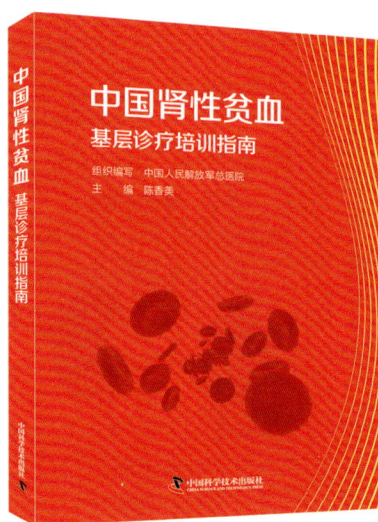

主编　陈香美

定价　48.00 元

　　本书在中国人民解放军总医院陈香美院士主持下，由国内多位肾脏病学专家编撰而成，是第一部面向基层医生的肾性贫血诊疗实用指导手册。编者围绕肾性贫血这一话题，从总则、诊断、治疗和特殊人群等多角度进行了细致阐述。书中所述紧扣临床医生最为关切的问题，不仅对肾性贫血的诊断思维、治疗药物的选择、每种药物的特点及不良反应的应对进行了系统介绍，还对老年、儿童及合并糖尿病、急性肾损伤和肾移植后这些特殊患者的处理给出了指导性建议。本书既紧跟学术进展又贴近基层医生的临床需求，图文并茂，语言精练，便于查阅，适合广大基层医生在日常诊疗过程中参考阅读。

出版社官方微店